AF454530

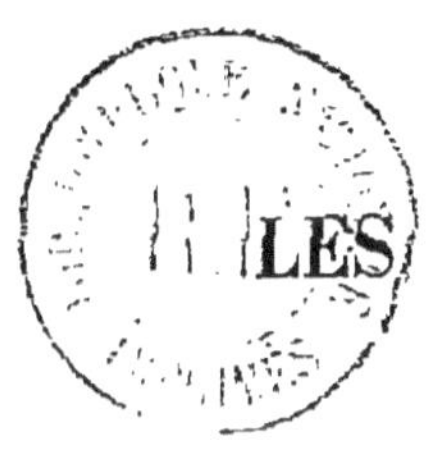

LES PLANTES BIENFAISANTES

Ne reniez jamais vos humbles origines
Soyez comme le chêne, au tronc noueux et dur
Dans La Terre, enfoncez vaillamment vos racines
Tandis que vos rameaux verdiront dans l'azur

Car La Terre qui fait mûrir les moissons blondes
Et, dans les pampres verts, monter l'âme du vin
La Terre est la nourrice aux mamelles fécondes,
Celui-là seul est fort, qui boit son lait divin.

André THEURIET,
de l'Académie française.

A. FLEURY de la ROCHE

Agronome.

Les Plantes Bienfaisantes

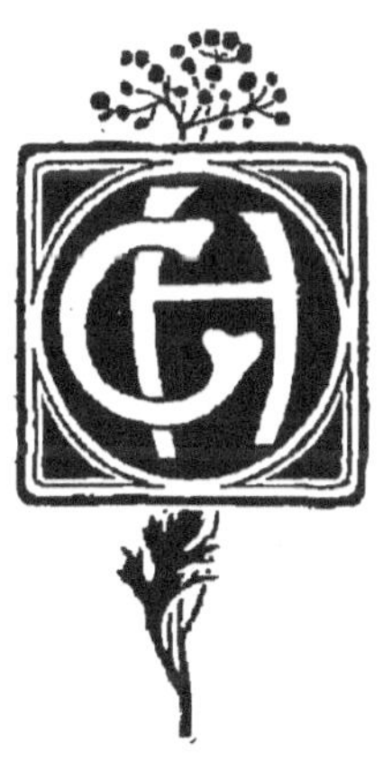

PARIS

LIBRAIRIE BLÉRIOT

HENRI GAUTIER, SUCCESSEUR

55, QUAI DES GRANDS-AUGUSTINS, 55

PRÉFACE

Le présent ouvrage est la conception d'un ami passionné de la terre, d'un de ces hommes — trop rares, hélas, de nos jours — qui restent indissolublement attachés au sol natal et préfèrent, à l'existence luxueuse et factice des cités, la vie paisible des campagnes.

M. Fleury de la Roche s'honore, avant tout, du titre de rural. Il estime, avec raison, que c'est surtout aux champs que se trouvent la santé, la fortune, l'honneur et le bonheur. Selon lui, le délaissement des travaux de culture de la terre, est la plus grande plaie de notre époque. Aussi, à l'heure où, en France, la démoralisante émigration de nos peuplades rurales, vers les grands centres de population et les contrées d'outre-mer, augmente, chaque année, dans des proportions effrayantes, à l'heure où la plupart de nos villages sont menacés d'abandon, a-t-il pensé qu'il était du devoir d'un bon patriote, d'imiter ces hommes d'élite qui régénérèrent jadis leur pays par l'agriculture. A l'instar de Pline, Varron, Columelle, Caton, Virgile, Cincinnatus, et de tant d'autres citoyens courageux que l'histoire rappelle à notre admiration, il s'est efforcé d'enrayer, de combattre, par tous les moyens possibles, le dépeuplement lamentable de nos campagnes. Pour arriver au but vers lequel, depuis bien des années déjà, il s'efforce avec une inlassable persévérance, il ne s'est pas contenté de plaider, dans ses articles et ses conférences, contre l'abandon des travaux champêtres, de donner le bon exemple en conduisant lui-même sa charrue, il a encore fondé, tout récemment, une œuvre remarquable, « l'Œuvre des Terriens » qui, quoique encore à son berceau, montre déjà combien elle peut, par la suite, être féconde en résultats pratiques.

Le 25 septembre 1903, M. Fleury de la Roche convoquait à son domicile quelques siens amis — pour la plupart instituteurs ou ecclésiastiques — tous fervents de la vie rurale, auxquels il tenait à peu près ce langage : « Nos jeunes » paysans, attirés par l'appât du gain, d'une vie facile et » luxueuse, désertent, de plus en plus nos campagnes et s'en » vont, par centaines, grossir, dans les villes malsaines, la » foule des aigris et des mécontents et augmenter la phalange » des déclassés et la clientèle, si nombreuse déjà, des tribu-» naux correctionnels et des cours d'assises. Un pareil état » de choses ne laisse pas d'être fort inquiétant pour l'avenir » de notre pays. Je crois, pour ma part, que si tant de cam-» pagnards désertent le village pour les cités où ils ne trouvent, » le plus souvent, que vice, maladie ou misère, c'est qu'ils ne » comprennent pas la nature qui les environne, c'est qu'ils ne » connaissent pas les richesses qu'elle offre spontanément ou » qu'elle peut donner à l'homme, en échange de son travail. » Il est donc nécessaire de les éclairer, de les mettre à même » d'entrer en pleine possession de leur domaine.

» C'est à nous, mes amis, à nous les patrons, les éduca-» teurs des ouvriers du sol, qu'incombe cette tâche difficile. » Que chacun d'entre nous invite, le dimanche, les jeunes » gens de sa commune à une petite excursion à travers » champs et là, en pleine campagne, qu'il les initie aux » grands mystères de la nature, qu'il leur fasse connaître les » emplois et les vertus multiples des innombrables végétaux » qui peuplent nos plaines, nos prés et nos bois, qu'il leur » fasse comprendre combien la terre est féconde en trésors » ignorés. Je gage, qu'avant une année, tous les « ruraux » » qui auront fréquenté nos « promenades » ne parleront plus » de quitter le village natal. »

L'idée était excellente. M. Fleury de la Roche et ses zélés collaborateurs se mirent aussitôt à l'œuvre. Leurs louables efforts ont — disons-le tout de suite — été couronnés d'un plein succès, car, en quelques mois, ils sont parvenus à enrayer, à peu près totalement, l'émigration rurale, dans plusieurs cantons du Poitou.

*Il est à souhaiter, que, sur tous les points de notre terri-
toire, des personnes dévouées suivent ce bel exemple et s'as-
socient à l'œuvre, si utile et si souverainement moralisatrice
des « Terriens » en instituant, dans toutes nos communes rurales, des promenades hebdomadaires, destinées à développer
l'amour des champs, chez ceux qui sont appelés à y vivre.*

*C'est du reste avec cette pensée que M. Fleury de la Roche
a dédié tout spécialement ses « Plantes Bienfaisantes » aux
instituteurs, aux ecclésiastiques, à tous les éducateurs de la
jeunesse qui trouveront, dans ce livre, un guide précieux, pour
les excursions champêtres qu'ils voudront bien diriger.*

*Il va sans dire que le présent ouvrage s'adresse également
aux volontaires charitables de l'art de guérir, désireux de
faire le bien autour d'eux, en soulageant les misères de ceux
qui souffrent. Grâce à lui, du reste, chacun pourra être son
propre médecin, les remèdes indiqués par l'auteur — remèdes
inédits pour la plupart, — et exclusivement tirés du règne
végétal, étant simples, vraiment pratiques et d'une exécution
facile.*

*Ce volume dont j'apprécie fort, pour ma part — ceci soit
dit en passant — la forme claire et vulgarisatrice, aura
encore pour avantage de permettre aux habitants des campagnes, d'entreprendre des industries nouvelles, inconnues
jusqu'ici et de tirer parti d'une foule de végétaux, dont ils ne
soupçonnent même pas actuellement l'utilité. Car, M. Fleury
de la Roche ne s'est pas contenté, dans son livre, de décrire
minutieusement nos plantes indigènes et d'énumérer leurs
vertus curatives, il s'est encore attaché à y faire connaître
leurs applications diverses à l'industrie, aux arts et à l'économie domestique.*

*Bref, les « Plantes Bienfaisantes » est, — je n'hésite pas
à le déclarer, — une œuvre recommandable à tous les points
de vue, qui est appelée à rendre — aussi bien à la ville qu'aux
champs — les plus grands services et mérite, par suite, d'occuper une place dans tous les foyers.*

*FRANCIS DE LA **BIONNIÈRE**.*

*La plupart des gravures qui illustrent cet ouvrage nous ont été
communiquées par MM. Vilmorin-Andrieux et Cie, marchands-grai-
niers, 4, Quai de la Mégisserie, Paris.*

1.

LES PLANTES BIENFAISANTES

1. Absinthe (*Artemisia absinthium*). — Encore appelée
herbe sainte, aluine, aloïne, apussinte, alvine, alvin menu,
armoise mère, herbe aux vers, alvuine, l'absinthe est
une plante herbacée, vivace, de la famille des Composées ou
Synanthérées, qui croît spontanément dans les terrains
incultes, les lieux arides, les ruines, sur le bord des chemins et des fossés et que l'on cultive, en grand, dans
certains départements pour les besoins de l'industrie. Sa
tige droite, cannelée, rameuse, teintée de gris, est haute de
50 à 70 centimètres. Ses feuilles décomposées, finement
dentées, sont soyeuses et d'un blanc argenté à leur partie inférieure. Ses fleurs jaunâtres et globuleuses s'ouvrent
de juillet à septembre et sont formées par l'agglomération
de petits fleurons tubulés, disposés en panicule à l'extrémité
des rameaux.

Toute la plante dégage une odeur forte et aromatique et
possède — ainsi que l'indique du reste son nom, tiré de deux
mots grecs : α privatif et $\psi i \nu \theta o \varsigma$ (douceur) — une saveur
âcre et amère qui fait présager des propriétés très actives.

Les parties utilisées en médecine sont les feuilles et les
sommités que l'on recueille à l'époque de la floraison et que
l'on met sécher à l'ombre. La décoction de feuilles d'absinthe,
additionnée de sel de cuisine, forme une bonne lotion détersive qui assainit les plaies de mauvaise nature et les pousse à
la cicatrisation. La même tisane est très efficace, en gargarismes, contre l'angine ou mal de gorge. Les feuilles contuses,
appliquées chaudes sur les parties malades, soulagent les douleurs articulaires. — L'on fait, avec les sommités fleuries,
une infusion — 15 grammes par litre d'eau — dont on peut

mettre à profit les vertus toniques apéritives, stimulantes et digestives, dans les cas si fréquents de paresse de l'estomac, digestions lentes et pénibles accompagnées de ballonnements, faiblesse générale, prostration, manque d'énergie, etc... Cette tisane qui se prend à raison d'une tasse, le matin à jeun ou dans l'intervalle des repas, est, en outre, fébrifuge, vermifuge, diurétique et emménagogue.

La poudre, la teinture et le vin d'absinthe sont doués de propriétés identiques. Pour préparer le vin d'absinthe l'on verse, sur 30 gr. de feuilles sèches, 60 gr. d'alcool bon goût à 60ᶜ et après une macération de 48 heures on ajoute 1 kilog. d'excellent vin blanc, on laisse macérer, de nouveau, durant deux jours ; au bout de ce temps l'on passe avec expression dans un linge fin, et l'on filtre au papier. La dose est d'un verre à madère au début des principaux repas.

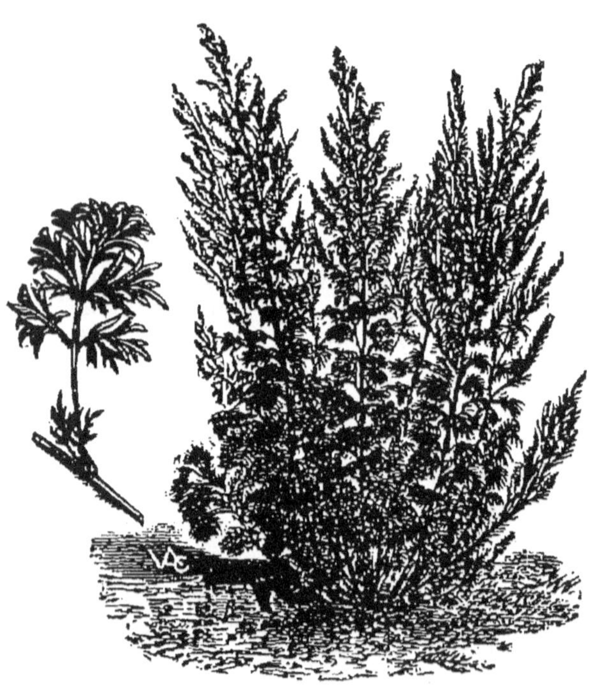

Absinthe.

Le sirop d'absinthe, qui délayé dans une suffisante quantité d'eau, forme une boisson tonique et rafraîchissante, n'est autre chose qu'une infusion concentrée de feuilles d'absinthe, mélangée avec une quantité égale de sirop de sucre.

Ajoutons qu'on obtient une excellente liqueur de ménage, recommandée, à raison d'un petit verre après ou avant les repas, pour aiguiser l'appétit, favoriser la digestion, en faisant macérer, pendant une quinzaine de jours, dans 1 litre de bonne eau-de-vie, 500 grammes de feuilles d'absinthe et en ajoutant au liquide filtré provenant de cette macération, un demi-litre de sirop de sucre et 100 grammes de gomme arabique, dissous dans de l'eau.

Toutes les préparations que nous venons d'indiquer ne sauraient, prises modérément, être nuisibles à la santé : il n'en est pas de même de l'absinthe du commerce qui, fabriquée, le plus souvent, avec de l'alcool inférieur et diverses substances plus ou moins délétères, est un dangereux poison et produit des désordres sans nombre dans l'organisme: stupeur, hébétude, hallucinations, affaiblissement graduel des facultés intellectuelles et enfin abrutissement complet.

2. Acanthe (*Acanthus mollis*). — L'acanthe-vulgo branc-ursine, insérine — donne son nom et sert de type à la famille botanique des Acanthacées. Cette belle plante vient, à l'état naturel, dans toute la France méridionale. On la cultive, dans la plupart des jardins, pour la beauté de ses grandes fleurs blanches ou teintées de rose, qui apparaissent pendant les mois de juin et de juillet et sont disposées, en épis, à l'extrémité d'une hampe élégante, haute de 50 à 60 centimètres. Les feuilles de l'acanthe, charnues et très riches en mucilage, sont larges, luisantes, sinueuses et profondément découpées. Employées en cataplasmes, ces feuilles

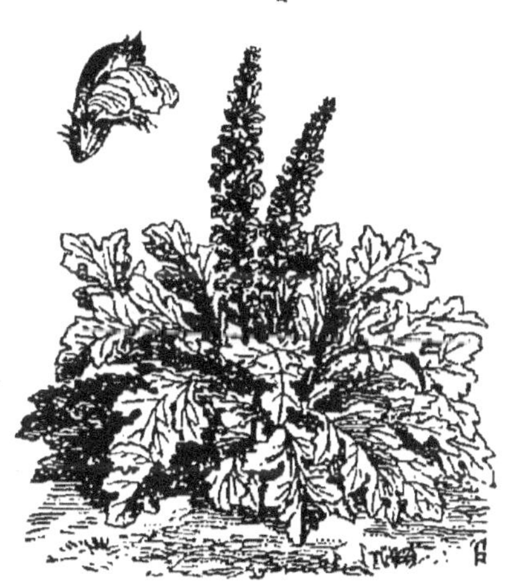

Acanthe.

rendent de grands services dans les cas d'inflammations viscérales. Leur suc ou leur décoction est, en raison de ses propriétés émollientes et adoucissantes, très bon pour calmer la douleur des brûlures, des contusions, des dartres enflammées, des érysipèles. On en use encore avec avantage, en lavements, dans l'entérite. Nous ne saurions trop recommander l'emploi du jus exprimé des feuilles et des racines de l'acanthe ainsi que de l'infusion concentrée des fleurs sèches — 15 à 20 grammes par kilogramme d'eau — aux personnes souffrant d'hémorroïdes ou atteintes de dysenterie, d'ardeurs d'urines, de dyspepsie, d'irritation d'entrailles. Le même remède amène la prompte guérison des crachements de sang et des blessures internes provenant d'une chute ou d'un coup.

Les fleurs du végétal qui nous occupe doivent être cueillies, vers le milieu de l'été, au moment de leur épanouissement complet. On les étale sur des feuilles de papier à l'ombre. Quant aux feuilles et à la partie souterraine on les récolte avant la floraison et on les expose à la chaleur modérée d'un four, pour en opérer rapidement la dessiccation. Après quoi on les renferme dans des boîtes en bois ou en fer-blanc.

3. **Ache** (*Apium graveolens*). — L'ache ou céleri des marais, céleri bâtard, persil odorant, persil sauvage est une Ombellifère, très commune dans les lieux humides et ombragés, dans les marécages au bord des eaux. Cette plante bisannuelle, atteint une hauteur de 60 à 80 centimètres. Elle est facile à reconnaître à ses tiges cylindriques et fistuleuses, qui partant d'une racine courte, pivotante, rameuse, blanche en dedans, roussâtre en dehors, portant des feuilles larges incisées ou dentelées. Les minuscules fleurs verdâtres, auxquelles

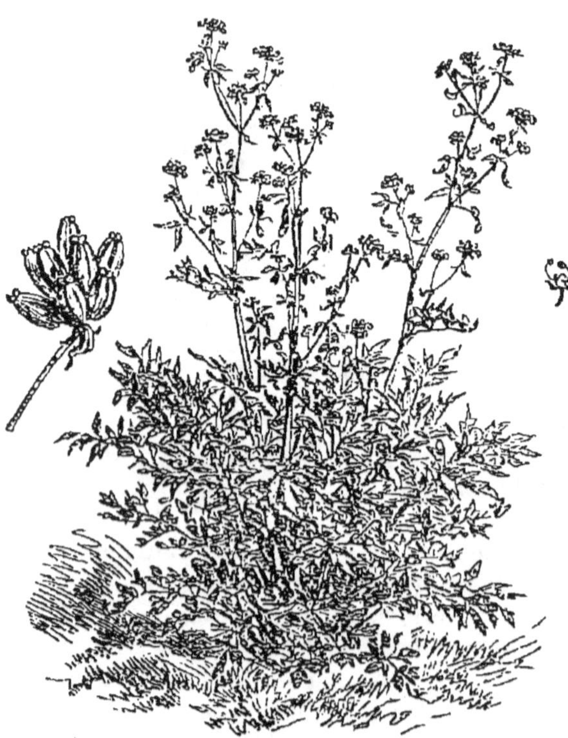

Ache de montagne.

succèdent des akènes oblongs, rayés, de couleur grise, sont disposées en ombelles, à l'aisselle des feuilles ou à l'extrémité des rameaux.

Passons maintenant aux vertus médicales de notre om

bellifère. La décoction des racines d'ache, fraîches ou sèches, à la dose de 40 à 80 grammes par litre d'eau, est stimulante, apéritive, sudorifique et diurétique. En augmentant, en excitant les sécrétions urinaire et cutanée, elle rend de grands services dans l'hydropisie, les irrégularités de la circulation du sang, les engorgements du foie et de la rate. La même décoction possède, en outre, des propriétés fébrifuges incontestables. Lorsqu'on désire combattre les fièvres vernales ou automnales, ainsi que les fièvres paludéennes intermittentes, il convient de donner, une heure environ avant le retour présumé de l'accès, un grand verre de cette tisane.

La décoction des feuilles d'ache, coupée avec du lait frais et prise à jeun, a été employée avec succès dans les affections de la poitrine et du poumon, principalement dans l'asthme humide, les extinctions de voix, le catarrhe pulmonaire chronique.

A l'extérieur, les feuilles d'ache pilées, appliquées sur les contusions, les ulcères cancéreux, les tumeurs froides, les engorgements laiteux, les plaies de mauvaise nature, agissent comme résolutif, détersif et cicatrisant. Le suc des feuilles et des tiges, qui est antiscorbutique, forme un bon gargarisme pour les ulcérations de la gorge et, en applications externes, guérit les ophtalmies qui ne sont pas liées à une maladie constitutionnelle. Enfin, l'on prépare un bon onguent contre les blessures et les ulcères de toutes sortes, en faisant cuire, à feu doux, jusqu'à consistance suffisante, parties égales de cire blanche, d'axonge, d'huile d'olive et de suc frais d'ache.

Ajoutons, pour ne rien omettre, que l'eau extraite des feuilles et des diverses parties du céleri des marais, donne une belle couleur verte, inoffensive, pour bonbons et liqueurs.

4. **Aconit napel** (*Aconitum napellus*). — L'aconit appartient à la famille des Renonculacées. On le désigne, à la campagne, sous les noms vulgaires de gant de Notre-Dame, gant de bergère, patte d'aigle, aiglantine, capuce de moine, tue-loup, coqueluchon, napel, thore, madriélet, sabot du pape, fève de loup, pistolet, etc... C'est une plante vivace que l'on rencontre dans les bois, les endroits ombragés et principalement sur les montagnes et que l'on cultive dans

les jardins, où elle fournit des variétés nombreuses, à fleurs simples ou doubles, rouges, roses, blanches ou bleues.

A l'état sauvage, les fleurs de l'aconit sont violettes et solitaires, composées de cinq cornets renversés à éperon et portées par une hampe mince et flexible. Les tiges rondes, brunes et peu rameuses sont garnies de feuilles profondément découpées qui, en vieillissant, passent du vért tendre au brun foncé.

L'aconit est un poison narcotico-âcre qui agit spécialement sur le système nerveux et à faible dose, détermine l'engourdissement, la froideur de la peau, des vertiges, des douleurs violentes de la tête. A dose élevée l'aconit occasionne la diminution graduelle de la force et de la fréquence du pouls, puis la cessation des battements cardiaques et la paralysie musculaire, suivie de la mort dans le coma.

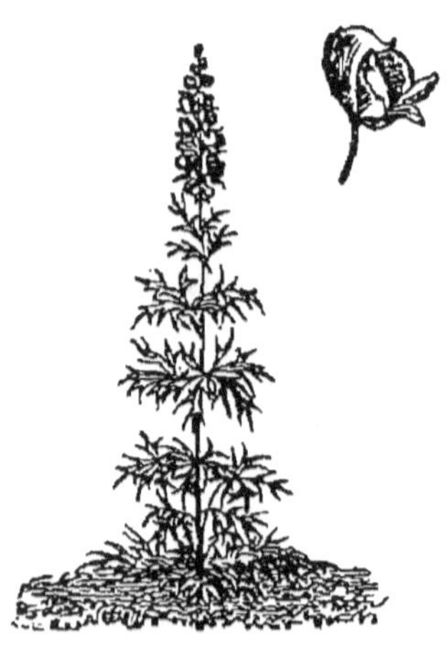

Aconit napel.

Toutes les parties du végétal qui nous occupe sont douées, en thérapeutique, de propriétés très actives; les médecins mettent à profit les vertus sédatives de l'aconit napel, pour calmer l'irritation des bronches, dans l'asthme, l'enrouement, la toux rebelle, la coqueluche, en un mot dans la plupart des maladies inflammatoires. La teinture d'aconit, qui se prépare en faisant macérer longuement une partie de racine fraîche dans 5 parties d'alcool et s'administre à raison de 50 centigrammes à 2 grammes, agit comme stupéfiant de la douleur, dans les névralgies rebelles, les spasmes nerveux. L'extrait aqueux, donné à la dose de 5 à 25 centigrammes, produit des effets analogues.

Toutes les préparations à base d'aconit sont, entre les mains d'un médecin expérimenté, un agent précieux, une arme puissante, mais on n'en saurait conseiller l'usage aux personnes inexpérimentées. L'on se contentera, en médecine usuelle, d'employer les feuilles fraîches de l'aconit, pilées, comme rubéfiantes et vésicantes, pour produire une révulsion salutaire dans les douleurs sciatiques, névralgiques et rhumatismales. L'on pourra encore prévenir le retour d'un accès de fièvre intermittente, en appliquant, autour du poignet de la personne malade, trois quarts d'heure environ avant l'arrivée présumée de l'attaque, un bracelet de feuilles d'aconit contuses. L'on devra panser la plaie produite par ce vésicatoire avec des feuilles d'arum ou de bouillon blanc enduites d'un corps gras

5. **Actée** (*Actœa spicata*). — Ce que nous venons de dire au sujet de l'aconit napel, de ses dangers et de ses propriétés curatives s'applique, en grande partie, à l'actée, plus connue sous les noms d'herbe aux poux, faux ellébore noir, herbe de Saint-Christophe, autre Renonculacée vivace qui affectionne les bois ombragés et montueux et est aisément reconnaissable à ses feuilles, décomposées, vertes en dessus, blanchâtres en dessous, à ses petites fleurs blanches, disposées en grappes et qui s'ouvrent vers le mois de mai.

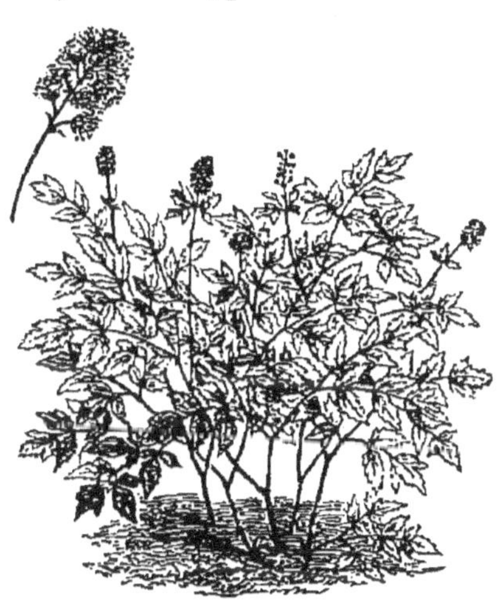

Actée.

De même que l'aconit, l'actée est antinévralgique et employée parfois comme décongestionnant dans la pneumonie, la rougeole, la scarlatine, la pleurésie, les affections catarrhales. Ses feuilles appliquées sur la peau, produisent la rubéfaction, la vésication et enfin l'ulcération de la partie avec laquelle on les met en contact. La racine recueillie à l'automne, séchée rapidement au four ou à l'étuve, conservée dans un vase bien bouché et administrée à la dose de 1 gr. à 1 gr. 50 en poudre, dans du vin, de l'eau miellée ou tout autre véhicule, constitue un purgatif excellent mais trop énergique pour qu'on puisse en conseiller l'usage autrement que sous la direction d'un praticien expérimenté. La décoction des racines ou des feuilles fraîches, en lotions répétées, tue l'acarus de la gale, agit favorablement sur les excoriations superficielles, la teigne, la gale de lait et, en général, donne des résultats excellents dans toutes les ma-

ladies parasitaires; de là, le surnom d'herbe aux poux
donné par les campagnards au végétal qui nous occupe.

6. Agripaume (*Leonorus cardiaca*). — L'agripaume, vulgairement cardiaire, bonhomme, cardiaquée, cardiale, herbe
aux tonneliers, se rencontre sur les ruines, les décombres, dans les jachères, les terrains incultes, aux alentours
des habitations rurales. C'est une la-
biée ou lamacée, haute de 60 à 80 centimètres, aux feuilles palmées et pubescentes, aux fleurs velues, blanches
ou rosées, tachetées de pourpre.

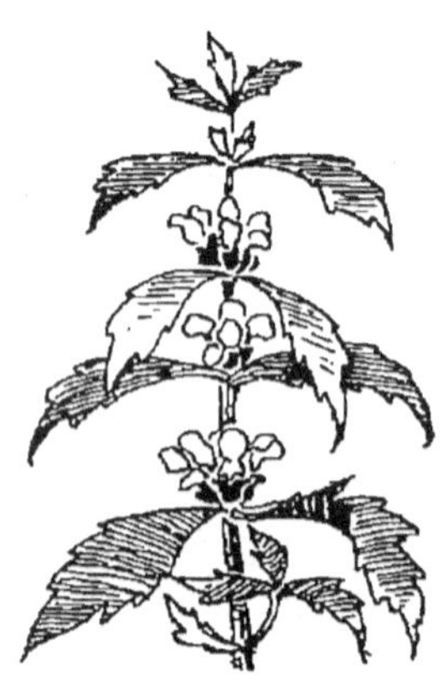

Agripaume.

L'on peut, pendant toute la belle
saison, cueillir les sommités fleuries
des rameaux qui ne perdent, par la
dessiccation, ni leur odeur aromatique, plutôt désagréable, ni leur saveur
âcre et amère.

L'infusion des feuilles et des sommités semble exercer spécialement
son influence sur les organes de la
respiration : Aussi, l'emploie-t-on
communément dans le traitement des maladies chroniques
de la poitrine et du poumon. La même tisane guérit les
palpitations chez les enfants et favorise l'expulsion des
vers intestinaux, si communs chez le jeune âge.

En lotions externes, la décoction des feuilles d'agripaume
constitue un bon détersif qui assainit les blessures et les
plaies de toute nature et qui hâte leur cicatrisation.

7. Aigremoine (*Agrimonia eupatoria*). — L'aigremoine
a été classée dans la grande famille des Rosacées, tribu des
Spirées ou Sanguisorbées chez laquelle nous examinerons
plus loin plusieurs types dignes d'intérêt. Peu de végétaux
ont reçu autant de surnoms populaires : on l'appelle, en
effet, suivant les provinces ou les cantons : thé des bois,
herbe de Saint-Guillaume, eupatoire des Grecs, herbe aux
blessures, herbe à l'esquinancie agrémone, thé du Nord,
sorbelette, ingrelmoine soublirette.

Cette plante dont le nom a été formé de deux mots grecs
αγοος champ et Μονιας sauvage est très commune dans les
prairies, les champs et les jachères au pied des haies, sur

la lisière des bois et bien trop répandue pour qu'il soit nécessaire d'en faire ici la description. Je me contenterai
donc de dire quelques mots touchant ses intéressantes propriétés.

L'infusion des feuilles et des tiges d'aigremoine d'une
odeur et d'un goût agréables est d'un usage familier dans la
migraine, les indigestions, les coliques venteuses, les vomissements, les diarrhées, les la-
ryngites, la toux et remplace avantageusement le thé qui cause souvent
une irritation nerveuse. Cette infusion est principalement recommandée aux asthmatiques et, de plus,
rend de grands services dans la
dysenterie, la néphrite, les diverses
formes d'hydropisie, le catarrhe
chronique du poumon, les affections
du foie et de la rate, les engorgements des viscères abdominaux, la
cachexie, l'hématurie ou pissement
du sang. Les feuilles d'aigremoine
en décoction concentrée et miellée

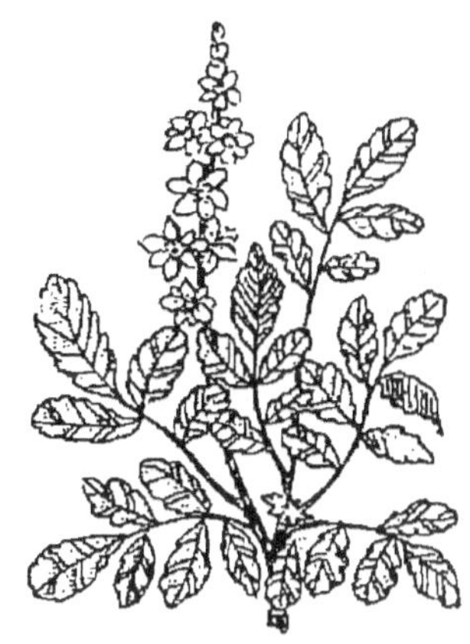

Aigremoine.

donnent un bon gargarisme astringent pour l'angine et les
ulcérations de la bouche et du gosier. On emploie également cette tisane pour lotionner les plaies de toute nature et
faire revenir les chairs. On prépare un topique, très efficace
contre les tumeurs, les foulures, les contusions, en faisant
cuire ensemble, sur un feu doux, jusqu'à obtention d'une
pâte homogène et bien consistante, parties égales de
vinaigre, de son de froment, et de feuilles d'aigremoine
hachées. Ce mélange s'applique aussi chaud que possible
sur les parties malades ; on renouvelle l'application matin
et soir jusqu'à guérison.

8. **Ail** (*Allium sativum*). — L'ail, de la famille des Liliacées, est cultivé dans tous les jardins, pour son bulbe
comestible, dont on fait, en cuisine, un fréquent usage. On
l'appelle parfois thériaque des pauvres, herbe aux aulx. Il
affectionne tout particulièrement les terres profondes, substantielles, mais sans humidité excessive. Il a produit par
la culture un certain nombre de variétés ; les plus communes sont l'ail blanc, l'ail rose hâtif et le rocambole. Le

végétal qui nous occupe se propage par plantation de ses bulbes que l'on met en terre à l'automne ou au début du printemps, à 15 ou 20 centimètres les uns des autres. L'ail réclame fort peu de soins, il suffit de lui prodiguer pendant le cours de sa végétation, un ou deux binages superficiels pour le débarrasser des mauvaises herbes qui pourraient entraver sa croissance.

Dans le courant de juin, il est bon de tordre l'extrémité des tiges pour favoriser le développement de la partie souterraine. Lorsqu'en juillet, les feuilles commencent à jaunir et à se dessécher, on procède à l'arrachage. L'ail est laissé quelques jours sur le terrain, au soleil; après quoi on le réunit en bottes qu'on suspend au plafond d'un grenier sec et bien aéré.

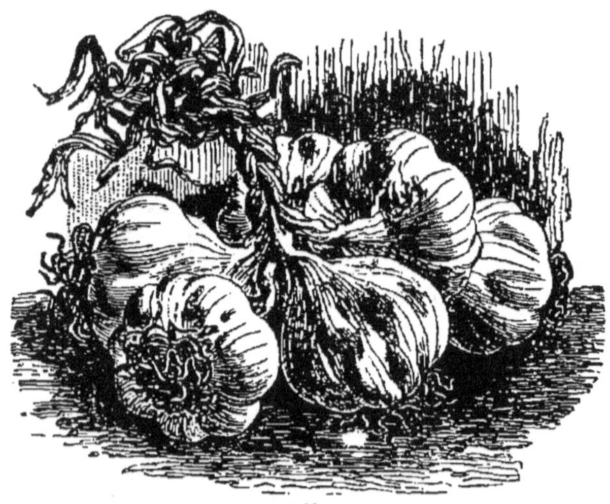

Ail.

Le bulbe de notre liliacée renferme une huile volatile à saveur chaude et piquante, douée d'une odeur caractéristique plutôt désagréable. C'est à la présence de cette huile que la racine bulbeuse de l'ail doit les propriétés rubéfiantes et vésicantes qui la rendent apte à soulager les douleurs nerveuses et rhumatismales. Cette même racine pilée et cuite avec du saindoux, forme une excellente pommade contre la gale. Le bulbe de l'ail, appliqué sous forme de cataplasmes, exerce une action excitante et résolutive sur les ulcères indolents, les tumeurs scrofuleuses, les engorgements d'articulations et peut encore faire tomber les verrues, les durillons et les cors.

Le vinaigre d'ail qui s'obtient en versant, sur 25 gousses d'ail écrasées, 1 litre d'eau bouillante et en laissant infuser le tout, une demi-heure durant, en vase clos, est l'un de nos meilleurs antiseptiques, pour le pansement des ulcères gangreneux, des plaies de mauvaise nature. Dans les cas de surdité accidentelle, on peut obtenir la guérison, en introduisant trois ou quatre fois par jour, dans l'oreille, le jus exprimé d'une gousse d'ail. On prépare un onguent très utile, en frictions pour ramener la chaleur et la circulation du sang, dans la période algide (de refroidissement) du choléra, ainsi que dans la paralysie, en triturant ensemble, au mortier, un gramme d'encens et dix bulbes d'ail.

La plante qui nous occupe n'est pas moins utile dans la médecine interne qu'à l'extérieur. Pris modérément, l'ail est un excellent tonique de l'estomac, qui augmente l'appétit et favorise la digestion des aliments. Disons, cependant, que les nourrices et les personnes atteintes d'une affection cutanée doivent le proscrire rigoureusement de leur alimentation. L'ail est, dans les campagnes, un vermifuge d'un usage familier et un fébrifuge qui réussit particulièrement dans les fièvres paludéennes intermittentes. Dans l'un et l'autre cas, on ordonne, deux fois par jour, un grand verre d'une décoction préparée avec environ 25 grammes de plante par kilogramme d'eau ou de lait. S'il faut en croire le journal *la Santé Universelle* — on obtiendrait, en peu de temps, la guérison de la goutte et des rhumatismes en absorbant, chaque matin, pendant plusieurs jours consécutifs une gousse d'ail crue. On complète ce traitement original — dont il ne vous a pas été donné, du reste, de contrôler l'efficacité — en appliquant, sur les parties douloureuses, un emplâtre de poix de Bourgogne, qu'on renouvelle, 2 fois par semaine, jusqu'à disparition complète de la douleur.

La décoction d'ail, préparée avec du lait et prise chaude, favorise l'expectoration des crachats dans l'asthme, le catarrhe du poumon, de la dyspnée ou difficulté de respirer.

L'emploi de la même tisane a produit de bons effets dans la coqueluche. Pour se préserver du croup et de la plupart des maladies contagieuses, l'on fait, dans beaucoup de campagnes, usage d'une mixture, à base d'ail, dont voici la formule : Pilez, dans 10 grammes de fort vinaigre, 50 grammes d'ail ; faites ensuite bouillir le mélange à feu doux, après addition d'un demi-litre d'eau d'hysope et de 200 grammes de miel. Mettez en flacons que vous boucherez avec soin.

Ajoutons que l'on prépare une bonne potion météorifuge en délayant, dans un litre de lait froid, une tête d'ail crue

pilée. Cette potion, qui, conservée en bouteilles hermétique
ment closes, acquiert, en vieillissant, beaucoup d'efficacité,
s'administre, à raison d'un demi-litre à la fois, pour les bêtes
bovines et d'un verre ordinaire pour le mouton et la
chèvre ; en provoquant de nombreuses éructations, elle fait
disparaître toute la trace de gonflement en quelques minutes.

Pour rendre encore utilisables les vases de terre qui, à la
suite d'un trop long usage, laissent échapper les liquides
qu'on y met, il suffit de frotter ces vases extérieurement
avec une gousse d'ail.

Terminons en disant que l'ail est un poison mortel pour
les taupes et qu'on peut très bien détruire ces animaux
nuisibles, qui causent tant de dégâts dans les prés et les
jardins en déposant, dans leurs galeries souterraines, un
mélange, à parties égales, de poudre d'anis et d'ail, finement
pulvérisé, après calcination.

9. Ailante glanduleux (*Ailantus glandulosa*). — Originaire de la Chine et introduit, en Europe, vers le milieu
du xviiie siècle, par le père d'Incarville, l'ailante glanduleux est un arbre de haute taille que les naturalistes ont
classé dans la famille des Si-
maroubées et qu'on dénom-
me parfois, improprement du
reste, vernis du Japon. Cet
arbre est, sans contredit, l'une
des plus belles et des plus
remarquables parmi les essences ornementales, admises
dans les parcs et jardins d'a-
grément.

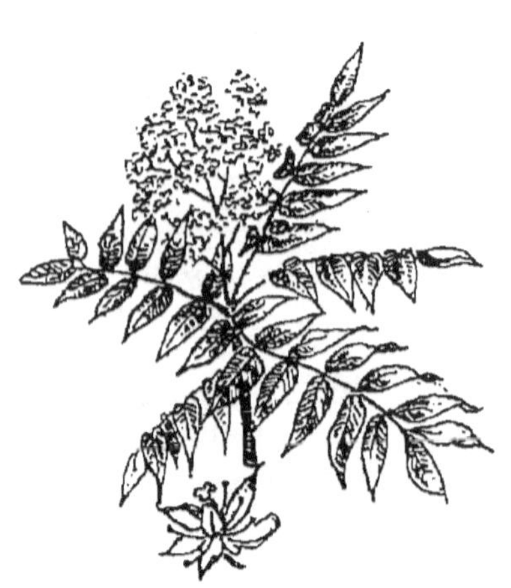

Aillante glanduleux.

Voici les principaux caractères botaniques qui permettent de le reconnaître : tronc
droit, régulier, à cime étalée,
recouvert d'une écorce d'un
gris noirâtre, lisse ou légère-
ment rugueuse ; feuilles composées, pennées, alternes, formées
de 14 à 30 folioles pointues, dentées à la base d'un vert luisant
en dessus, blanchâtres à leur partie inférieure ; fleurs verdâtres, disposées en panicules dressées, douées d'une odeur

forte plutôt désagréable ; fruits ailés d'un vert tirant sur le jaune.

L'ailante glanduleux se propage par semis et plus communément par éclats de pieds. Extrêmement rustique, il croît à toutes les expositions et se contente des terrains les plus pauvres. Il ne redoute, en outre, ni le froid, ni les sécheresses prolongées. Ajoutons qu'il a un développement très rapide ; c'est ainsi que sa croissance annuelle dépasse souvent un mètre de hauteur.

Si chaque année, vers le milieu de l'hiver, l'on a soin d'élaguer les branches qui poussent le long du tronc, celui-ci monte très droit et étale ses rameaux supérieurs en parasol.

L'ailante glanduleux n'est pas seulement l'un des plus beaux arbres d'ornement. L'on doit aussi le regarder comme l'une de nos essences forestières les plus précieuses, car son bois, d'un beau jaune, est très apprécié des menuisiers et des ébénistes et peut rivaliser avec celui du noyer.

L'arbre qui nous occupe rend quelques services en médecine. Ses feuilles sont garnies de distance en distance de petites boursouflures, renfermant une substance âcre et volatile qui leur donne des vertus rubéfiantes et vésicantes. Aussi emploie-t-on parfois ces feuilles contuses, sous forme, de sinapismes, pour produire une dérivation et une substitution salutaire, dans les cas de douleurs nevralgiques, sciatiques et rhumatismales.

A l'intérieur, les feuilles de l'ailante, administrées sous forme de décoction, peuvent guérir la diarrhée, les dysenteries rebelles. D'après Decaisne, le suc qui découle d'incisions faites au tronc de l'*ailantus glandulosa,* peut produire, chez l'homme, des vertiges, des étourdissements, des vomissements, un assoupissement profond. Ce qui est incontestable c'est que les feuilles de l'ailante peuvent causer la mort des vaches, des chevaux, des chèvres et des moutons ; aussi ne saurions-nous trop recommander à nos lecteurs de veiller à ce que ces animaux n'aient pas occasion d'y goûter.

10. Airelle myrtille (*Vaccinum myrtillus*). — Je ne dirai que deux mots touchant l'airelle myrtille, communément désignée sous les noms de morette, gueule-de-loup noire, cousinier, vaciet, arodeille, raisin des bois, brembollier, brembelle, petit arbuste de la famille des Vacciniée qui vient, à l'état sauvage, dans les bois montueux, les lieux arides et ombragés et offre beaucoup de ressemblance avec le myrte commun.

L'airelle atteint de 30 à 60 centimètres de hauteur. Ses tiges portent un grand nombre de rameaux verdâtres, anguleux, garnis de feuilles alternes, ovales, aigues, bordées de fines dents. Les fleurs, qui s'ouvrent vers le milieu de l'été, sont solitaires, pendantes, blanches ou rosées, disposées en forme de grelots. A l'automne leur succèdent des baies globuleuses, de la grosseur d'une petite cerise, qui de bleuâtres, deviennent noires à leur maturité. Ces baies sont la seule partie de la plante usitée en médecine domestique. On

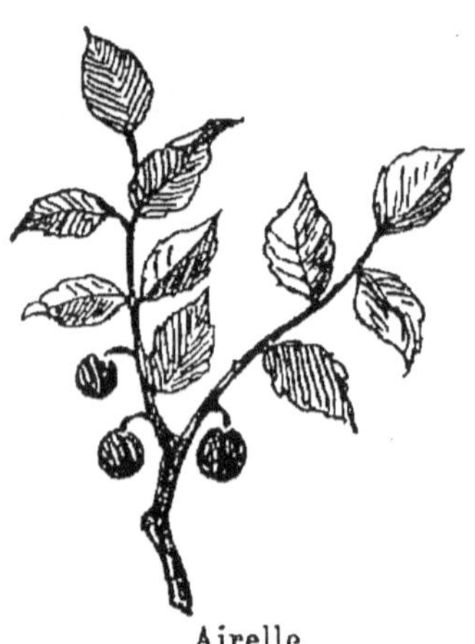

Airelle.

peut les recueillir en septembre-octobre et les sécher promptement au four. Elles sont douées de propriétés astringentes très prononcées. Bouillies dans l'eau, à raison d'une forte poignée par 500 grammes de liquide, elles donnent une décoction qui, additionnée d'eau de cannelle et édulcorée avec du sucre, est un remède précieux contre la diarrhée si souvent meurtrière des bébés. Le suc exprimé des fruits d'airelle, cuit avec son poids de sucre en pain, cassé par petits morceaux, forme un sirop agréable et rafraîchissant.

11. Alisier (*Genre sorbus*). — Tout le monde connaît l'alisier. Aussi l'on me dispensera de décrire ici cet arbre familier qui croît sur les montagnes, les rochers arides, dans les bois secs et pierreux et que l'on cultive dans beaucoup d'endroits, principalement en vue de ses fruits comestibles dont le volume ne dépasse pas celui d'une petite noix.

L'alisier est peu exigeant sur la nature du terrain ; il vient dans tous les sols mais a une préférence marquée pour les terres légères, où domine l'élément calcaire. On peut le propager soit par semis de ses graines, soit par plantation des drageons qui poussent sur les racines.

L'on distingue plusieurs espèces d'alisiers : Les deux

variétés principales sont : l'alisier blanc ou allouchier *sorbus aria* et l'alisier torminal *sorbus torminalis*.

Le tronc de l'arbre qui nous occupe peut atteindre une hauteur de 20 mètres et une circonférence de 1 m 50 à sa base, il fournit à l'industrie un bois dur blanc, pesant, d'un grain fin et homogène qui figure au premier rang parmi les bois d'ouvrage et est susceptible d'acquérir un beau poli. Ce bois est très recherché des sculpteurs, des menuisiers, des charrons, des luthiers, des tourneurs. On en fait des rabots, des vis, des varlopes, des écrous, etc. On l'emploie également pour imiter l'ébène.

Les fruits de l'alisier, appelés aloses ou alises, placés dans un tonneau avec de l'eau, du sucre brut et quelques aromates, donnent après une fermentation de quelques jours, une piquette rafraîchissante et très saine.

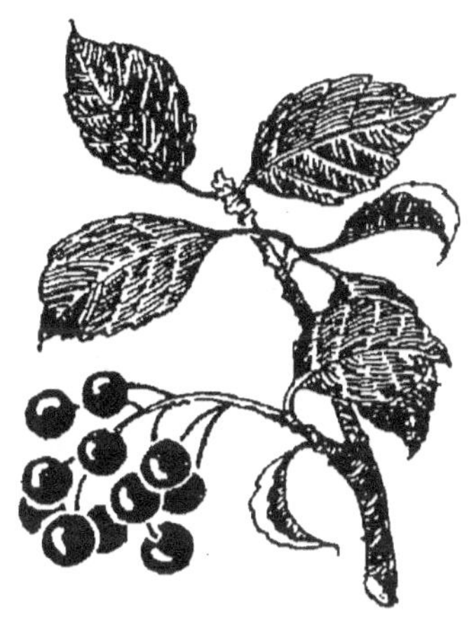

Alisier.

Les mêmes fruits servent à confectionner des confitures, des sirops agréables. On prépare aussi avec les baies de l'alisier une tisane tempérante et légèrement diurétique.

L'écorce, recueillie au printemps, ou à l'automne sur les jeunes branches de l'alisier et séchée à l'ombre, est un bon astringent qui s'administre avec succès contre la diarrhée, la dysenterie, les flux de toute nature. On la prend en poudre dans du miel, un jaune d'œuf, etc., ou on fait une décoction dans laquelle on emploie de 30 à 50 grammes d'écorce pour un kilo d'eau.

Ajoutons que la même tisane est très efficace, à l'extérieur, en gargarismes, dans l'angine ou mal de gorge.

12. Alléluia (*Oxalis acetosella*). — Plus connue sous les qualicatifs populaires de surelle, trèfle aigre, oseille de Pâques, pain de coucou, oseille de bûcheron, oseille à trois feuilles, l'alléluia ou oxalide, est une plante, de la famille des Oxalidacées qu'on rencontre surtout dans les lieux ombragés où elle montre pendant toute la belle saison ses petites fleurs blanches, solitaires, supportées par un long pédoncule. Ses feuilles blanchâtres, qui offrent beaucoup de ressemblance avec celles du trèfle partent d'un rhizome charnu, recouvert d'une écorce brune.

En médecine, on fait souvent usage des feuilles d'oxalide qui, fraîches, ont une saveur acide, fort agréable, due à la présence d'un oxalate de potasse, le sel d'oseille, et dont l'action est tonique, dépurative et même purgative, à dose un peu élevée.

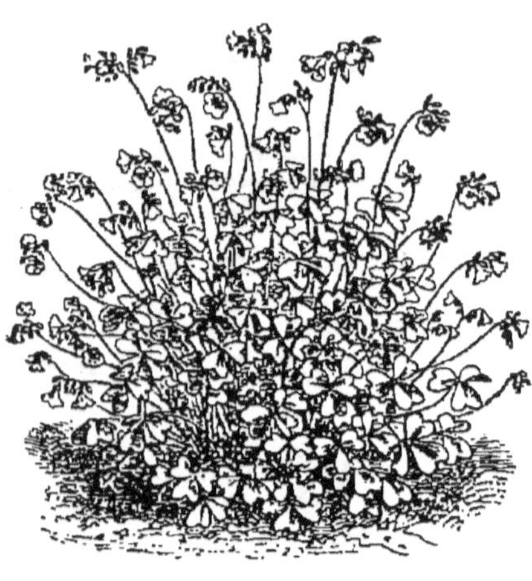

Alléluia.

La décoction des feuilles d'alléluia est un remède très populaire dans les campagnes, principalement contre les maladies de la peau. La dose est de 30 à 60 grammes par litre d'eau. Ces mêmes feuilles servent à préparer une limonade rafraîchissante, tempérante et diurétique, préférable à celle du citron et très utile dans les cas de fièvres inflammatoires, typhoïdes ou bilieuses.

A l'extérieur, les feuilles d'alléluia exercent une heureuse influence sur les ulcères indolents, les engorgements lymphatiques. Incorporées, une fois écrasées, à un mélange de savon et de crème fraîche, elles forment une pommade excellente pour faire aboutir, mûrir et vider les abcès et furoncles.

Enfin l'on prépare un bon onguent contre la gale, en mélangeant parties égales de graisse de porc fondue, de soufre et de racine d'alléluia râpée.

13. **Aloès** (*Aloes vulgaris*). — Cette plante grasse, arborescente, dont la tige élevée surmonte une touffe de feuilles charnues, armées à leurs bords de piquants aigus est, comme l'ail, — cet hôte modeste de nos potagers que nous avons examiné plus haut — de la nombreuse et bienfaisante famille des Liliacées et croît dans les terrains secs et brûlants des régions tropicales, notamment dans l'Inde et aux environs du Cap de Bonne-Espérance.

Le suc qui découle d'incisions longitudinales, pratiquées sur les feuilles de l'aloès est très amer et fréquemment usité en thérapeutique, comme purgatif. La dose ordinaire est de 2 grammes pour les adultes et de 30 à 40 centigrammes pour les enfants.

En médecine vétérinaire, on emploie l'aloès dit « du Cap » beaucoup moins cher, mais aussi moins actif que l'aloès sucotrin et l'aloès des Barbades, dont on se sert dans la thérapeutique humaine. La dose nécessaire pour provoquer la purgation varie naturellement avec l'espèce et la taille des animaux. Elle est de 100 grammes pour un bœuf, de 60 grammes pour un cheval, de 15 grammes pour un mouton ou une chèvre et de 10 grammes chez le porc et le chien.

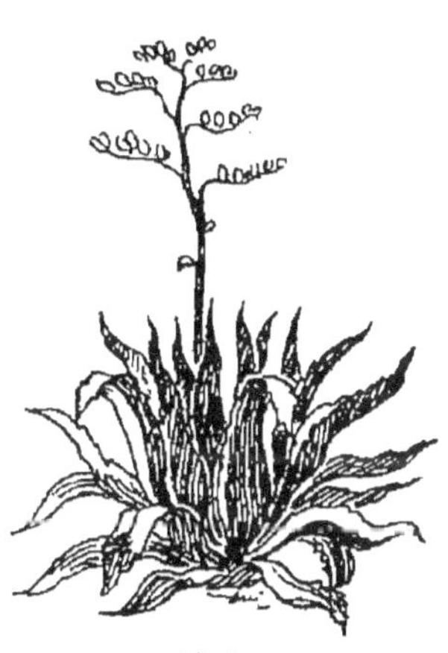

Aloès.

La plante qui nous occupe est aussi un bon tonique de l'estomac, qui excite les fonctions intestinales et rend de grands services dans les cas de manque d'appétit, de digestions lentes et pénibles.

Voici la formule du vin d'aloès qui, pris à raison d'une cuillerée aussitôt après les repas principaux, entretient la liberté du ventre et par suite prévient les nombreuses maladies qui ont pour point de départ le mauvais fonctionnement de l'appareil digestif et de l'intestin :

On fait macérer, huit jours durant, dans un litre de bon vin blanc, avec 10 grammes de poivre de la Jamaïque et 10 grammes de gingembre, 100 grammes d'aloès sucotrin. Lorsque la macération est complète, on passe avec expression dans un linge fin, on filtre au papier et l'on conserve en bouteilles.

On peut remplacer ce vin par l'élixir d'aloès appelé parfois élixir sacré et élixir de longue vie et qui se prépare comme il suit : on laisse digérer, pendant une semaine, dans un litre da bonne eau-de-vie, 40 grammes d'aloès sucotrin, 20 grammes de rhubarbe, 20 grammes de petit cardamone, 10 grammes de gentiane et 10 grammes de safran. On passe et l'on filtre après macération.

Ajoutons que l'aloès forme la base des pilules ou grains

de santé, d'un usage si répandu : Pour fabriquer ces pilules, on délaye 25 grammes d'aloès, 20 grammes de jalap et 5 grammes de rhubarbe, dans une quantité de sirop suffisante pour former une pâte épaisse, qu'on divise en pastilles.

La teinture d'aloès, préparée avec une partie de plante sèche pour 5 parties d'alcool ou de vinaigre fort, constitue un bon vulnéraire fréquemment employé pour le pansement des blessures, aussi bien chez les animaux domestiques que chez l'homme.

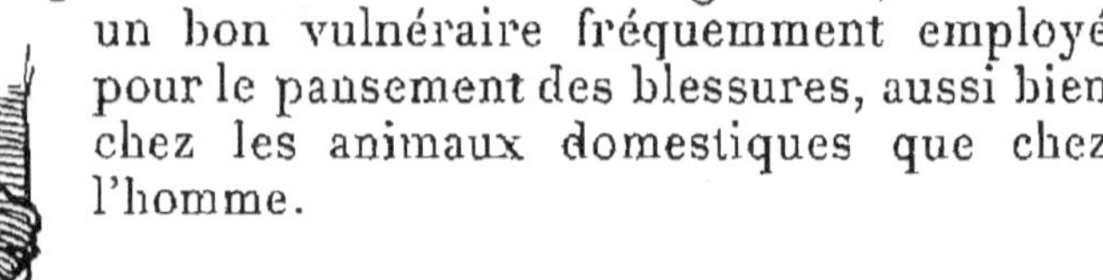

14. Amadouvier (*Boletus ungulatus*). — Voyez Champignons.

15. Amandier (*Amygdalus communis*). — Cet arbre gracieux de la famille des Rosacées qui, dès le mois de février, se couvre de fleurs blanches ou rosées, au calice campanulé, est originaire des Etats barbaresques et se cultive, aujourd'hui, sur tous les points du littoral méditerranéen, principalement en France, en Italie et en Algérie pour ses drupes vertes, allongées, qui renferment une graine — l'amande — dont nous examinerons, tout à l'heure, les multiples usages, non seulement en médecine, mais encore en parfumerie et en confiserie.

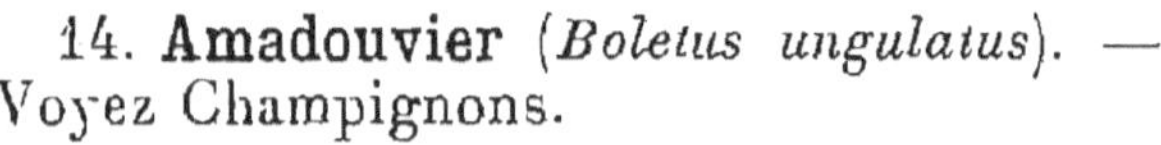

Amadouvier.

On multiplie l'amandier par semis et, plus communément, par greffe. Cet arbre demande une bonne terre de jardin, plutôt calcaire que trop argileuse, profonde, substantielle et sans humidité excessive. Les expositions qui lui conviennent le mieux sont celles du levant, du midi et de l'ouest. Au printemps, il est bon de préserver ses fleurs des gelées tardives par un abri temporaire.

Toutes les parties de l'arbre qui nous occupe renferment, en quantité très minime, un poison violent, l'acide prussique ou cyanhydrique, qui leur donne une vertu sédative. Les feuilles fraîches, contuses, calment la douleur des ulcères, des contusions, des dartres enflammées, des brûlures et soulagent quelques névralgies et les maux de tête nerveux. La seconde écorce est fébrifuge, diurétique et anthelminthique, c'est-à-dire capable de faire périr les vers intestinaux. La décoction des feuilles ou de l'écorce verte constitue un purgatif excellent, mais dont il ne faut pas abuser. Administrée entre les accès de fièvre intermittente, la même tisane amène, en peu de jours, la complète guérison. Les fleurs ont une odeur douce, agréable et une saveur amère. Elles sont légèrement purgatives et vermifuges. Leur infusion convient très bien aux enfants; il faut l'administrer, à la dose d'une petite tasse, de deux heures en deux heures, jusqu'à ce que l'action du remède se fasse sentir.

L'amande douce — variété *dulcis* — est alimentaire. Les pâtissiers et les confiseurs l'utilisent journellement pour la confection de certains gâteaux. C'est avec l'amande douce qu'on fabrique le sirop d'orgeat qui est adoucissant et rafraîchissant et dont nous donnons ci-après la formule : On prend 1 kilogramme d'amandes, préalablement mondées — c'est-à-dire débarrassées de leur pellicule — qu'on délaye avec un demi-kilo de sucre, dans un litre d'eau après les avoir broyées, dans un mortier. On passe avec expression dans un linge fin et l'on ajoute au liquide filtré 750 gr. de sucre et 250 gr. d'eau de fleurs d'oranger.

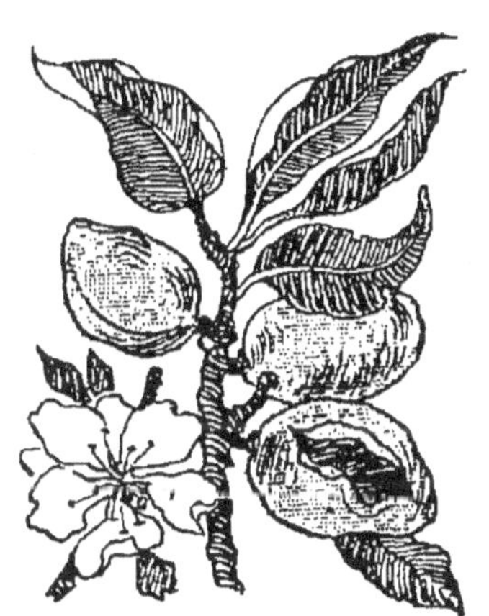

Amandier.

Le lait d'amandes s'obtient en pilant, dans un mortier, en porcelaine avec un peu de sucre pulvérisé et quelques gouttes d'eau, 100 grammes d'amandes douces et en ajoutant au liquide filtré, 2 litres d'eau, tenant en dissolution 100 grammes de sucre en pain. Ce lait calme la toux, apaise la soif, guérit l'irritation des organes digestifs et urinaires et augmente toutes les sécrétions. Les personnes atteintes d'inflammation chronique des viscères abdominaux se trouveront bien de l'usage journalier d'un bouillon de poulet, coupé avec du lait d'amandes douces.

Les amandes torréfiées et pulvérisées sont employées, dans certaines régions, comme succédané du café. Mêlées aux potages, elles conviennent aux enfants, aux convalescents, aux personnes faibles et délicates.

La décoction d'amandes douces dans de l'eau, prise chaude

en mélange avec du lait frais, est un excellent remède contre le rhume, la coqueluche, les inflammations de poitrine.

On confectionne, avec les amandes douces, des biscuits recommandés aux diabétiques.

Le thé d'amandes, obtenu en laissant bouillir, pendant une demi-heure, dans 1 kilo d'eau, une poignée de coques d'amandes grossièrement concassées, pris légèrement sucré et additionné de quelques gouttes de bon rhum, constitue une boisson très hygiénique, qui remplace avantageusement le thé et possède un agréable parfum de vanille.

Les amandes douces forment la base d'une préparation connue sous le nom de lait virginal, très efficace, en lotions journalières, pour blanchir la peau, entretenir la fraîcheur du teint ou le débarrasser d'un hâle léger. Le lait virginal se prépare comme il suit : on pile avec une petite quantité d'eau de roses, jusqu'à obtention d'une pâte très fine, 40 grammes d'amandes douces, puis, après addition de 150 grammes d'eau de roses, on filtre au papier et l'on fait dissoudre dans la liqueur 1 gramme de benjoin.

On extrait de l'amande douce, une huile, purgative à l'intérieur, vulnéraire et adoucissante dans la médecine externe.

Les amandes amères, plus petites que les amandes douces, possèdent une odeur caractéristique qui se dégage lorsqu'on les laisse au contact de l'eau.

Leur usage n'est pas sans danger, car elles renferment une notable quantité d'acide cyanhydrique. En médecine, leur émulsion agit comme calmant dans la coqueluche, la grippe, la toux rebelle. La même émulsion est fébrifuge ; on la prend une heure environ avant l'accès ; il ne faut pas dépasser la dose de 7 à 8 grammes d'amandes dans 125 grammes d'eau. Dans les cas de fleurs blanches, accompagnées d'irritabilité du système nerveux on conseille de prendre, chaque jour, 3 ou 4 amandes amères entières.

L'huile d'amandes amères, administrée de trois heures en trois heures, à la dose de 2 gouttes à la fois produit souvent de bons effets dans la coqueluche.

D'après Leroy on peut guérir, en peu de temps, les constipations opiniâtres et les inflammations abdominales, en frictionnant le bas-ventre avec la main, trempée dans de l'huile d'amandes, aussi chaude que possible. On répète ces frictions deux fois par jour jusqu'à guérison.

Les amandes amères, écrasées, forment des cataplasmes calmants et sédatifs, dans la migraine, le rhumatisme, les douleurs névralgiques, les coliques hépatiques et néphrétiques.

Tout le monde sait que la pâte d'amandes amères est très employée pour adoucir les mains et entretenir leur blancheur et leur souplesse.

En terminant, disons, à titre de simple renseignement, que l'on fait disparaître presque instantanément l'ivresse commençante, en mâchant 2 ou 3 amandes amères.

16. **Ancolie** (*Aquilegia vulgaris*). — Peu de chose à dire touchant l'ancolie ou gant de Notre-Dame, colombine, aiglantine, renonculacée vivace, des bois montueux, haute de 50 centimètres environ, facilement reconnaissable à ses tiges rameuses, un peu velues, garnies de feuilles incisées, vertes en dessus, de couleur terne à leur partie inférieure et qui portent des fleurs composées de cinq cornets renversés à éperons soutenues par un pédoncule mince et flexible. L'art tinctorial emprunte à ces fleurs une belle couleur bleue.

L'ancolie se multiplie par semis ou éclats de pieds. On la cultive dans les parterres où elle fournit de nombreuses variétés doubles, aux nuances les plus diverses.

Il est prudent de ne pas employer à l'intérieur les préparations à la base de cette plante qui, comme toutes les renonculacées, est très nergique et agit à la manière des poisons narcotico-âcres. Bien que les diverses parties de l'ancolie possèdent des propriétés sédatives, diaphorétiques, apéritives, dépuratives, qui rendent cette plante apte à calmer la toux et les irritations de la poitrine et à exciter l'évolution normale des maladies éruptives, rougeole, scarlatine, variole, croûtes de lait, etc..., l'on devra, dans la médecine domestique, se borner à

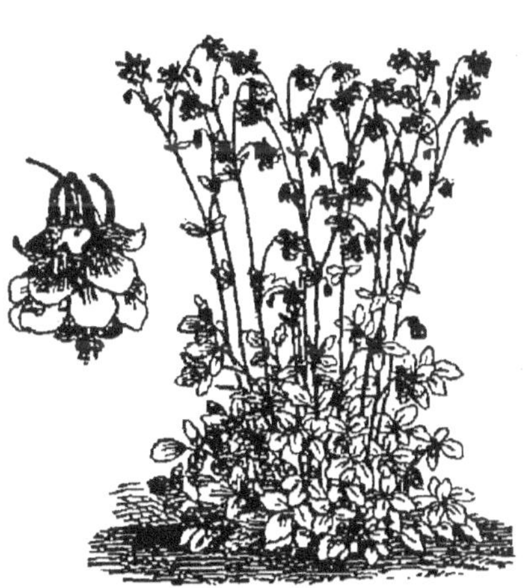

Ancolie.

employer la décoction concentrée des feuilles fraîches, en lotions externes, contre les affections parasitaires, principalement la gale et la teigne.

17. Anémone des prés (*Pulsatilla nigricans*). — Voir plus loin : Pulsatille.

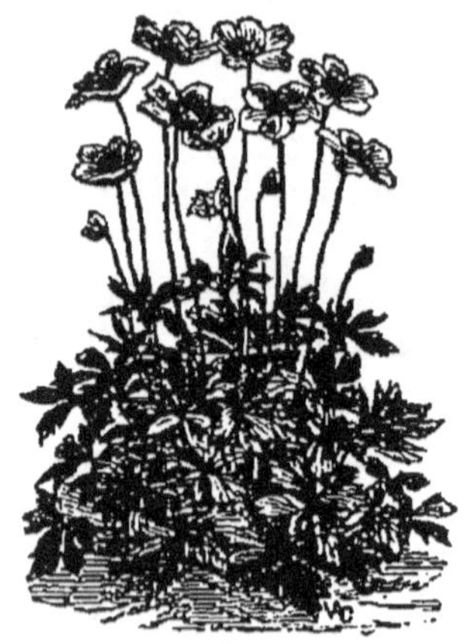

Anémone des prés.

18. Angélique (*Angelica archangelica*). — Encore appelée racine du Saint-Esprit, racine de longue vie, *angelica sylvestris* racine bonne, herbe du Saint-Esprit, l'angélique est une Ombellifère qui croît spontanément sur les montagnes, dans les bois, les lieux ombragés, les prairies humides, sur le bord des fossés et des ruisseaux, Sa tige, haute de 1 mètre à 1 m. 50, est épaisse, cylindrique, cannelée, d'un vert tendre. Les feuilles larges, profondément incisées en deux ou trois lobes, dentées, vertes en dessus, blanchâtres à leur partie inférieure, sont supportées par un pétiole fistuleux qui s'élargit beaucoup vers sa base. Les fleurs, auxquelles succèdent des fruits allongés, cannelés, réunis deux à deux et très durs, sont nombreuses, petites, verdâtres et disposées en ombelles inégales.

Toutes les parties de la plante possèdent une odeur aromatique agréable et pénétrante, une saveur chaude, légèrement âcre et amère et sont douées de vertus stimulantes énergiques. Il n'y a pas, dans la médecine domestique, de remède plus efficace contre l'atonie de l'appareil digestif, les flatulences. On emploie, journellement, l'angélique pour combattre les coliques venteuses, les maux de tête nerveux, les vomissements spasmodiques, et l'ensemble des symptômes pénibles, faiblesse générale, manque d'énergie, dégoût des aliments qui accompagnent la dyspepsie, cette maladie si commune de nos jours.

L'infusion, préparée avec 30 grammes de feuilles ou de racine, par kilo d'eau, est un bon tonique de l'estomac et de l'intestin, particulièrement recommandé, pendant la convalescence longue et pénible des maladies graves.

La même tisane constitue un remède très efficace dans la chlorose, les scrofules, la leucorrhée. On l'a encore employé, avec succès, comme expectorant, dans les bronchites chroniques avec atonie et dans la dernière période des bronchites aiguës.

Ajoutons que l'on fabrique, avec les jeunes tiges de l'angélique, une excellente liqueur digestive qui, sous une forme agréable, possède toutes les vertus de la plante. Nous donnons ci-après la composition de cette liqueur :

On laisse macérer pendant 4 ou 5 jours, dans une cruche en grès, avec 2 litres de bon cognac, 30 gr. de tiges fraîches d'angélique, coupées en morceaux et autant d'amandes amères mondées et réduites en pâte. Lorsque la macération est com-

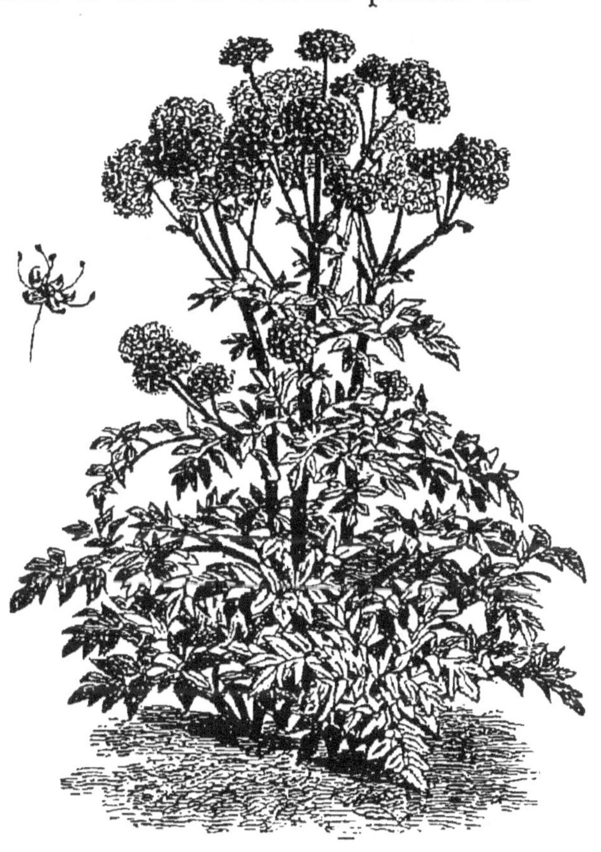

Angélique.

plète, on passe dans un linge et l'on ajoute, au liquide, 1 litre de sirop de sucre ; après quoi on filtre et on conserve en flacons.

Lorsqu'on veut confire les tiges de l'angélique, on coupe ces tiges à une longueur de 5 centimètres environ et on les met sur un feu clair, avec de l'eau, dans une bassine en cuivre. On porte à l'ébullition et l'on maintient celle-ci durant environ une demi-heure. Puis on retire et on débarrasse les tiges de leurs parties fibreuses. Après quoi, on les replace sur le feu et on continue de les faire bouillir à grande eau jusqu'à ce qu'elles deviennent tendres au toucher. Les tiges de l'angélique sont alors passées, à plusieurs reprises, dans de l'eau fraiche, et bien égouttées. Ceci fait, on les remet une troisième fois sur le feu avec leur poids de sirop de sucre. On fait bouillir le tout, durant une demi-heure. Le lendemain, le sirop de cuisson, porté de nouveau à l'ébullition, est jeté sur les tiges. On renouvelle cette opération pendant trois jours consécutifs. Il ne reste plus alors qu'à mettre sécher les tiges à l'étuve et à les conserver dans des boîtes bien closes après les avoir saupoudrées de sucre.

Les feuilles de l'angélique qui, contuses et employées à l'extérieur sous forme de cataplasmes, rendent, comme résolutives, les mêmes services que les feuilles d'ache, perdent, en séchant, une partie de leur énergie curative. Par contre, la racine, récoltée à l'automne, débarrassée par des lavages de la terre qui y adhère, séchée rapidement au four ou à l'étuve et placée, à l'abri de l'air, dans des boîtes bien closes, conserve, pendant plusieurs années, ses qualités médicales.

L'angélique est cultivée en grand dans certains départements. Elle s'accommode d'une bonne terre de jardin et se plaît surtout à l'exposition du midi. On ne la multiplie guère que par semis de ses graines.

19. **Anis** (*Pimpinella anisum*). — L'anis, désigné dans les campagnes, sous les noms de boucage, pimpinelle, aneth, anis vert, herbe odorante, appartient, comme l'angélique que nous venons d'examiner, à la famille des Ombellifères. Cette plante annuelle, très commune en France, notamment dans l'Anjou et la Touraine où elle est l'objet d'une grande culture est assez connue pour qu'on me dispense de la décrire. Je me contenterai donc de parler, aussi brièvement que possible, de ses propriétés qui ont, du reste, beaucoup d'analogie avec celles de l'angélique et résident principalement dans les fruits, appelés improprement graines, desquels on extrait par distillation une huile essentielle très aromatique.

L'infusion, préparée avec 15 grammes de semences ou 30 grammes de feuilles par kilo d'eau, est un stimulant des plus utiles qui excite doucement le système nerveux et combat la torpeur de l'appareil digestif. Douée de pro-

priétés stomachiques carminatives, expectorantes, diurétiques et emménagogues très prononcées, cette tisane rend
de grands services dans les gastralgies, les flatuosités, les coliques venteuses ou spasmodiques, la migraine, les vertiges,
les éblouissements et les vomissements nerveux. L'infusion
d'anis, prise le matin à jeun augmente sensiblement le lait
des nourrices et communique, en outre, à ce lait, une plus
grande facilité
digestive. Elle
guérit aussi les
tranchées des
enfants et facilite
les selles.

Les semences
d'anis, macérées
longuement dans
de l'eau-de-vie
donnent une li-
queur, connue
sous le nom d'ani-
sette, très efficace
contre les diges-
tions laborieuses,
les ballonne-
ments, les cépha-
lalgies, les coli-
ques flatulentes,

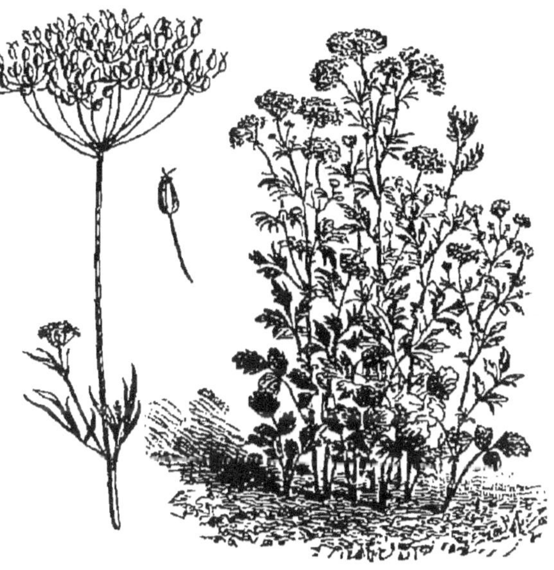

Anis vert.

etc... Ces semences pulvérisées et mélangées intimement,
à parties égales de poudre de charbon de peuplier et de
quinquina gris, forment une excellente poudre dentifrice
qui, agglutinée sur le coin d'un mouchoir ou d'une brosse
douce humide et employée en frictions sur les dents, entretient leur blancheur, leur rend leur éclat et, de plus, tonifie les gencives.

On fait, avec les feuilles fraîches de l'anis, de bons cataplasmes résolutifs qui s'appliquent avantageusement sur
les engorgements laiteux, les tumeurs, les ecchymoses.

Enfin les graines, réduites en poudre et fumées lentement, pendant un accès d'asthme, provoquent un soulagement souvent immédiat.

Tout ce que nous venons de dire, au sujet de l'anis, peut
s'appliquer au fenouil, *anethum fœniculum*, autre ombel-

lifère, communément appelée, par les paysans, aneth odorant, faux anis, fenouil bâtard.

20. Argentine (*Potentilla anserina*). — Cette petite Rosacée qui doit son nom à la couleur argentée du duvet soyeux, qui recouvre la partie inférieure de ses feuilles, n'a pas manqué de parrains. On la connaît sous les appellations populaires de bec d'oie, aigremoine sauvage, potentille ansérine. Elle se multiplie souvent outre mesure dans les prairies humides, dans les endroits marécageux et est recherchée de la plupart des animaux domestiques. Les porcs sont particulièrement friands de sa racine qui contient de l'amidon et est riche en tannin.

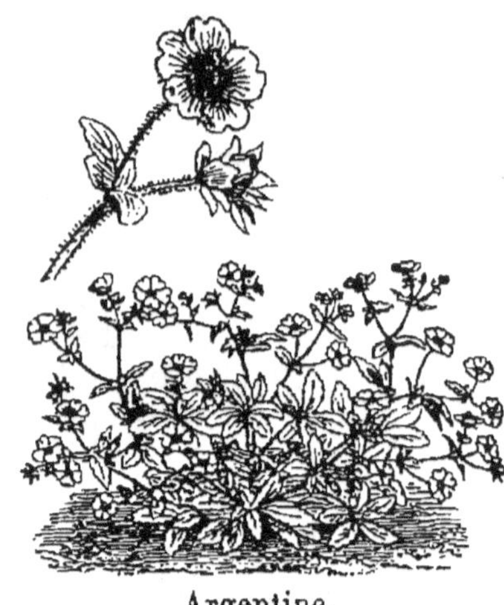

Argentine.

Cette racine remplace avantageusement les hochets pendant la période de dentition, chez les enfants, car elle raffermit les gencives tout en facilitant la sortie des dents. — Séchée au soleil elle s'emploie en infusion — 25 à 50 grammes pour un litre d'eau, comme tonique stomachique et comme astringent dans la diarrhée, la dysenterie, les hémorragies. L'usage de la même tisane est conseillé dans l'anasarque consécutive aux fièvres paludéennes. À l'extérieur elle rend de grands services, en gargarismes, dans l'angine et en lotions ou fomentations contre les érysipèles, les brûlures, les tumeurs enflammées.

21. Armoise (*Artemisia vulgaris*). — Vous n'êtes pas sans avoir remarqué, mes chers lecteurs, dans les lieux secs et arides, dans les ruines, les terrains incultes, le long des chemins et des fossés, cette plante vivace, de la famille des Composées, à tiges rameuses, teintées de rouge, hautes de 1 mètre à 1 m. 25, aux feuilles alternes, d'un vert tendre en dessus, blanchâtres et cotonneuses en dessous, et aux fleurs, d'un jaune verdâtre, qui apparaissent en mai-juin à l'extrémité des rameaux et affectent la forme de petits grelots.

L'armoise, nommée vulgairement herbe de l'armise, fleur de Saint-Jean, herbe à cent goûts, remise, ceinture de Saint-Jean, couronne de Jean-Baptiste, herbe de feu, est tonique, stimulante, fébrifuge, anthelminthique, antispasmodique, emménagogue.

On récolte, au moment de la floraison, les tiges et les sommités que l'on fait sécher à l'ombre. Elles conservent, après dessiccation, leur odeur forte, aromatique et leur saveur très amère.

L'infusion ou la décoction, préparée avec 20 grammes de plante par litre d'eau, est très utile, dans les coliques venteuses, les accidents nerveux, les lourdeurs de tête, les défaillances, l'hystérie, la chlorose, les convulsions des enfants, la chorée ou danse de Saint-Guy.

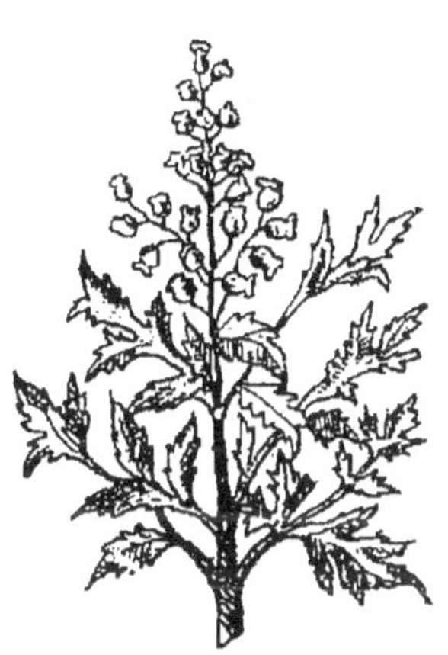

Armoise.

De nombreux épileptiques ont été radicalement guéris grâce au simple traitement suivant dont il nous a été donné à plusieurs reprises de contrôler l'efficacité : On couche la personne atteinte du *mal caduc* sur un matelas et on l'entoure d'épaisses couvertures. Puis, on lui fait absorber deux fortes tasses d'une tisane d'armoise chaude. Au bout de quelques minutes, le malade commence à transpirer abondamment. Une demi-heure environ après le début de ces sueurs, on l'essuie fortement à l'aide d'un chiffon de flanelle. Le traitement doit être continué pendant 5 ou 6 jours consécutifs.

La poudre de la plante qui nous occupe rend de grands services comme fébrifuge — surtout chez les sujets débilités.

La tisane d'armoise est employée avec avantage, en injections, pour rappeler les écoulements naturels, supprimés par une cause débilitante quelconque. Elle forme encore un bon détersif et cicatrisant des ulcères et des plaies de mauvaise nature.

Enfin les feuilles d'armoise, contuses, appliquées fraîches, en cataplasmes sur le bas-ventre favorisent l'expulsion des vers intestinaux chez les enfants.

22. Arnica (*Arnica montana*). — L'arnica, ou arnique, est l'une de nos plantes médicinales les plus précieuses. On a prodigué à cette Composée, trop connue pour qu'il soit nécessaire d'en faire ici la description, une foule de surnoms populaires : c'est ainsi que dans quelques contrées on l'appelle : bétoine des montagnes, bétoine des Vosges, herbe à tous les maux, herbe sainte, souci des Alpes, tabac des Vosges, tabac des Savoyards, anique, plantain des Alpes, herbe aux prêcheurs, herbe aux chutes, quinquina des pauvres, herbe à éternuer, etc...

L'arnica croît dans les régions montagneuses de l'est et du midi de la France, mais, bien qu'elle pousse de préférence à une haute altitude, elle n'est pas, comme on le croit généralement, une plante exclusivement alpine ou pyrénéenne et on la rencontre parfois sur les coteaux du Nord et du Centre. Nous avons même tenté sa culture, avec plein succès dans l'Ouest, aux confins du Poitou et de la Touraine.

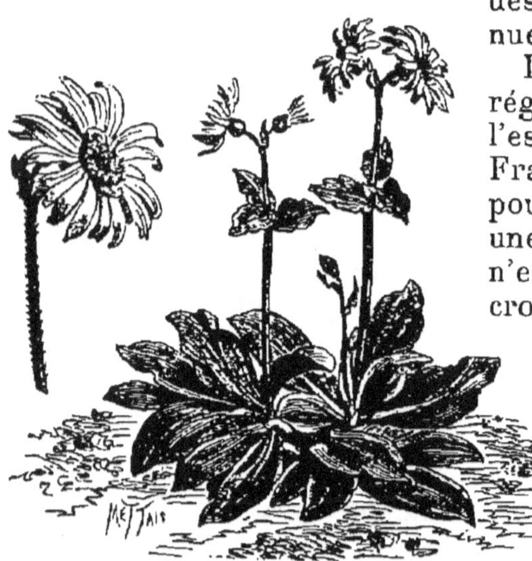
Arnica des montagnes

Cette culture est d'ailleurs extrêmement rémunératrice car, outre que l'arnica se contente des terrains les plus arides et ne réclame que très peu de soins, on en trouve toujours la vente, à des prix relativement élevés, dans les herboristeries, les drogueries et les pharmacies.

Les parties employées en médecine sont les feuilles et les extrémités des rameaux que l'on cueille à l'époque de la floraison et que l'on étend ensuite sur des toiles propres, dans un local bien aéré, en prenant soin de les remuer de temps à autre, pour empêcher qu'elles ne moisissent et hâter leur dessiccation ; lorsque celle-ci est complète, on les conserve en lieu sec.

L'arnica est utilisée, sous forme d'infusion, pour ramener les forces, augmenter l'énergie dans les cas de débilité nerveuse et de prostration résultant d'une chute, d'un choc, d'une secousse, d'une émotion violente ; la même tisane produit souvent d'excellents effets, dans les catarrhes pulmonaires chroniques sans fièvre, si fréquents chez les vieillards. Disons, en passant, qu'on ne saurait apporter trop de circonspection dans l'administration de ce remède qui, à dose un peu élevée, peut provoquer des nausées, des vomissements, du délire, des convulsions, de violents maux de tête. L'on ne devra donc pas dépasser la dose de 5 à 15 grammes de plante sèche par kilo de liquide.

Les médecins ont employé la décoction d'arnica, avec succès, dans la coqueluche, à la dose de 2 à 5 grammes par jour.

Les fleurs d'arnica pulvérisées, prises à raison de 15 décigrammes, toutes les deux heures, dans un demi-verre d'eau ou dans un jaune d'œuf, sont d'une efficacité éprouvée, dans les diarrhées atoniques et les dysenteries putrides.

La poudre d'arnica, mêlée en parties égales, avec l'écorce de chêne ou de saule blanc, peut être regardée comme l'un de nos meilleurs fébrifuges indigènes. C'est cette propriété qui a valu à notre composée l'appellation populaire de « quinquina du pauvre ».

L'on obtient une bonne potion anti typhoïde, en versant sur 4 grammes de fleurs sèches d'arnica, 100 grammes d'eau bouillante et en ajoutant à cette infusion filtrée 16 grammes de sirop d'écorce d'orange et 4 grammes de gomme arabique. Cette potion s'administre à raison d'une cuillerée à bouche, de cinq heures en cinq heures.

A l'extérieur, l'arnica agit comme résolutif. L'on peut mettre à profit son action détersive et cicatrisante, en appliquant sur les coupures, les écorchures, les épanchements de sang, les ulcères, et les plaies de toute nature, des linges trempés dans sa décoction concentrée.

Voici la formule de la teinture d'arnica qui, comme l'infusion, est très efficace, à la dose d'une cuillerée à café dans un verre d'eau, contre l'abattement succédant à une chute, à une vive émotion : on fait macérer, pendant deux semaines, en vase clos, 100 grammes de fleurs sèches d'arnica et 50 grammes d'anis, de cannelle, de girofle et de gingembre, dans un litre d'alcool à 90° ; après quoi l'on passe avec expression dans un linge et l'on filtre au papier. Cette préparation qui, ajoutée, à raison de quelques gouttes, dans l'eau servant aux ablutions journalières, constitue une eau de toilette très hygiénique, également recommandée pour se rincer la bouche et purifier l'haleine, rend, en outre, de grands services, en compresses, sur les entorses, les foulures, les blessures contuses.

Contre la chorée, l'on peut prendre, tous les matins, à jeun 8 à 10 gouttes de teinture d'arnica, dans une infusion de tilleul, de mauve ou de camomille.

Dans l'est de la France, les paysans fument et prisent les feuilles d'arnica, réduites en poudre après dessiccation : de là, les noms de tabac des Vosges et de tabac des Alpes, donnés à la plante qui nous occupe.

23. Arrête-bœuf (*Ononis spinosa ou ononis repens*). — L'arrête-bœuf ou bugrane, tenon, herbe aux ânes, chaupoint,

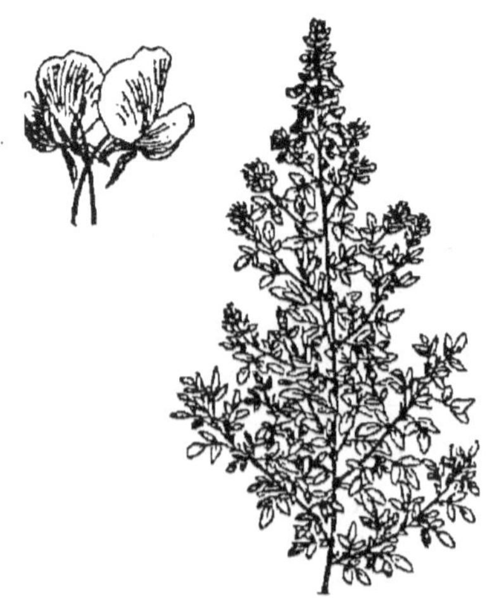

Arrête-bœuf.

tabouret du diable, bougrane, est une Légumineuse de la tribu des Papilionacées. — Ses tiges dures, étalées, hautes de 40 à 60 centimètres et armées de piquants aigus, portent des feuilles vertes, à trois folioles, et des fleurs ayant l'apparence d'un papillon, et partent d'une racine, grosse comme le petit doigt, grise en dehors, blanchâtre en dedans et si tenace qu'elle peut arrêter la charrue du laboureur ; c'est du reste, ce qui a valu à la bugrane, l'appellation d'arrête-bœuf. Le fruit est une gousse de forme allongée. Notre papilionacée est vivace ; on la trouve dans les champs, les terrains secs et sablonneux, les lieux incultes.

On récolte, pendant la saison estivale, ses feuilles et ses fleurs qui, en décoction, forment un bon diurétique, agissent comme calmant dans l'inflammation des voies urinaires, la pierre, la gravelle, le catarrhe chronique de la vessie et sont usitées fréquemment, en gargarismes dans les maux de gorge et les maladies des gencives.

La racine, qu'on peut arracher en tous temps, est plus énergique que les fleurs et les feuilles ; elle ouvre l'appétit et pousse aux urines ; son emploi est surtout indiqué dans les infiltrations et les engorgements produits par les désordres des reins et du foie.

24. Arroche (*Atriplex hortensis*). — Voir plus loin : Épinard d'été.

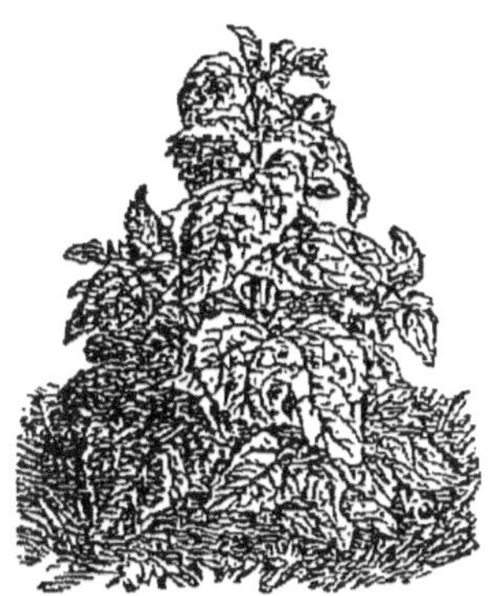
Arroche blonde.

25. Artichaut (*Cinara scolymus*). — L'artichaut a été rangé dans la grande famille des composées ou Synanthérées. Cet hôte précieux de nos potagers, qui n'est en somme qu'une variété de chardon, améliorée par une intelligente culture, se plaît surtout dans les terres chaudes, profondes, substantielles, plutôt calcaires que trop argileuses et exemptes de toute humidité souterraine. On en distingue un certain nombre d'espèces ; parmi les plus répandues citons : le gros vert de Laon, le vert de Provence, le violet hâtif et le gros camus de Bretagne.

L'artichaut se propage par semis et plus communément par la division des œilletons, au printemps ou à l'automne. Si l'on veut obtenir une plantation régulière, il est bon de ne mettre ces œilletons définitivement en place qu'après un séjour de quelques semaines dans une pépinière où ils se munissent de racines.

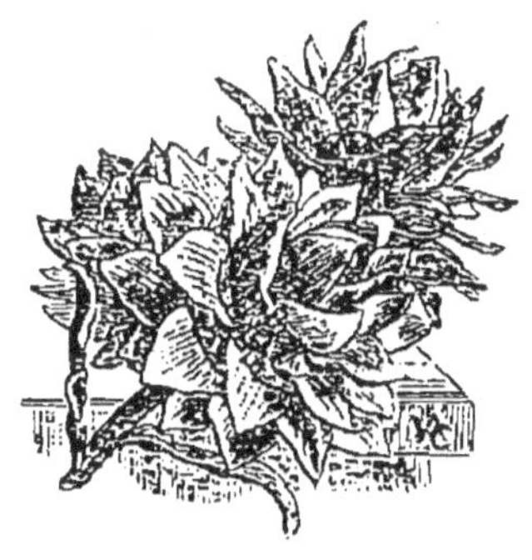
Artichaut *(fruit)*.

Pour établir, dans de bonnes conditions, une plantation d'artichauts, on commence par défoncer profondément le sol, puis on le fume copieusement et on y plante les œilletons enracinés à 0 m. 75 en tous sens. L'on assure la reprise par des arrosages journaliers. Une plantation d'artichauts peut produire pendant neuf ou dix ans, si l'on a soin, chaque automne, de nettoyer les souches et de couper les vieux montants qui détournent la sève au détriment des jeunes tiges.

L'artichaut redoute par-dessus tout le froid. Aussi doit-on, à l'approche de l'hiver, chausser chaque pied d'un petit monticule de terreau ou de fumier à demi décomposé, qu'on enlève, au début du printemps, lorsque les gelées ne sont plus à craindre.

Je crois inutile d'insister ici sur les emplois de l'artichaut en cuisine et je passe, sans plus tarder, à l'examen de ses usages médicaux. La thérapeutique utilise surtout la partie souterraine qui, à l'état frais, en décoction dans du vin blanc, est diurétique et par conséquent efficace dans l'hydropisie, la goutte, la pierre, la jaunisse, la gravelle, etc.

Avant l'importation du quinquina en France, l'artichaut jouissait, comme fébrifuge d'une renommée bien établie. On lui a, depuis, contesté absolument cette propriété. Il n'en est pas moins vrai que la racine d'artichaut, administrée en poudre, dans du vin, soit seule, soit unie à l'écorce du saule ou du chêne, guérit parfaitement les fièvres de printemps et d'automne et même les fièvres paludéennes. L'on arrive, paraît-il, à guérir, en peu de temps les diarrhées atoniques et toutes les affections de l'intestin, en mangeant, pendant quelques semaines, trois ou quatre artichauts crus.

Ce traitement facile à suivre, ne peut, en tous cas qu'être inoffensif. Ajoutons que l'on a obtenu des cures tout simplement merveilleuses dans les cas de rhumatismes chroniques, même compliqués de goutte, en prenant, une heure environ avant chacun des principaux repas, durant 10 à 12 jours consécutifs, un grand verre d'une tisane, préparée en faisant bouillir lentement dans un litre d'eau, jusqu'à réduction à 75 centilitres, quatre feuilles fraîches d'artichaut. Ce traitement qui se recommande par son extrême simplicité est d'efficacité à peu près certaine ; mais, il a le défaut d'être difficilement supporté par les personnes dont les digestions sont laborieuses.

26. **Arum** (*Arum maculatum*). — Plus connue sous les noms de pied-de-veau, gouet, gironde, herbe dragonne, herbe à pain, racine amidonnière, vaguette, langue-de-bœuf, oreille d'âne, curé, herbe aux fièvres, géline, cornet, crapaud, mourelle, chou pané, cette belle plante vivace, qui habite surtout les haies, les bois, les endroits humides et ombragés, donne son nom et sert de type à la famille des Aroïdées. Voici ses principaux caractères botaniques : feuilles

longues sagittées, marquées de taches blanches et brunes,
engainant une tige ronde, d'un beau vert tendre, que termine
une grande fleur solitaire, en forme de cornet. Le fruit présente la forme d'une massue renversée, à manche renflé.
Quant à la racine c'est un rhizome charnu, brun extérieurement et imprégné d'un suc laiteux, de saveur âcre et
brûlante. Cette racine renferme, ainsi que toute la plante,
du reste, un poison violent, mais, la cuisson et la dessiccation lui enlèvent ses principes nuisibles, de sorte que son
usage ne présente plus alors aucun danger et qu'on peut
l'employer, sans crainte aucune, dans la médecine interne.

Administrée, à raison de
5 à 20 grammes, en poudre,
dans de l'eau de gomme ou
du mucilage de graine de
lin, la racine de l'arum est
un bon remède altérant,
c'est-à-dire un remède capable de modifier la vitalité des organes dans une foule de maladies chroniques.
L'usage de ce médicament
est particulièrement indiqué dans le traitement de la
goutte, du rhumatisme, des

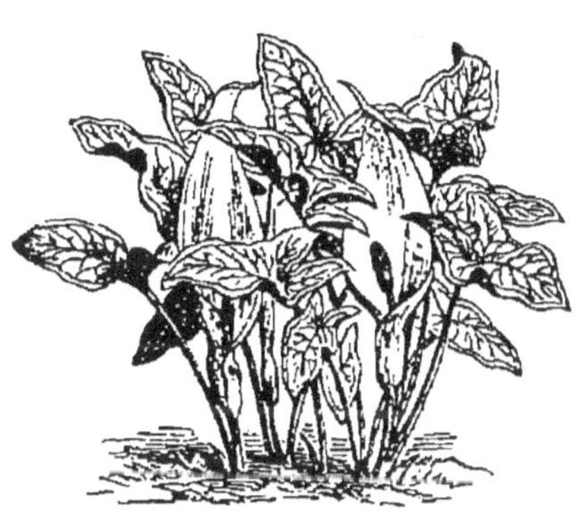

Arum ou Gouet.

diverses formes d'hydropisie. A dose plus élevée, la même
racine rend de grands services dans la bronchite, l'asthme
et toutes les maladies des voies respiratoires. Macérée
longuement dans du vinaigre, elle est très efficace contre
le scorbut. On donne, avec succès, dans la coqueluche,
30 centigrammes de racine d'arum torréfiée et pulvérisée ; cette dose doit être répétée 3 ou 4 fois par jour,
jusqu'à guérison. La racine du gouet contuse s'emploie
avec avantage, en cataplasmes, contre les inflammations de
la gorge. Ajoutons que la partie souterraine de la plante
qui nous occupe renferme une notable proportion d'amidon.
Quant aux feuilles on ne les emploie guère qu'à l'extérieur
pour le pansement des vésicatoires. Elles servent aussi à
préparer un bon onguent maturatif pour les abcès froids
et les tumeurs scrofuleuses. Cet onguent s'obtient en incorporant à 100 grammes de saindoux une quantité égale de
feuilles d'oseille et d'arum, cuites sous la cendre et réduites

en bouillie. Disons, en terminant, que le suc exprimé de la plante fraîche, est un excellent caustique pour les polypes du nez.

L'arum est, on le voit, à plus d'un titre précieux. Aussi n'hésitons-nous pas, bien qu'on le considère d'ordinaire comme un végétal dépourvu de toute utilité, à l'admettre parmi nos « plantes bienfaisantes ».

27. Asaret (*Asarum europœum*). — L'asaret, vulgo oreillette, rondelle, oreille d'homme, herbe aux fièvres quartes,

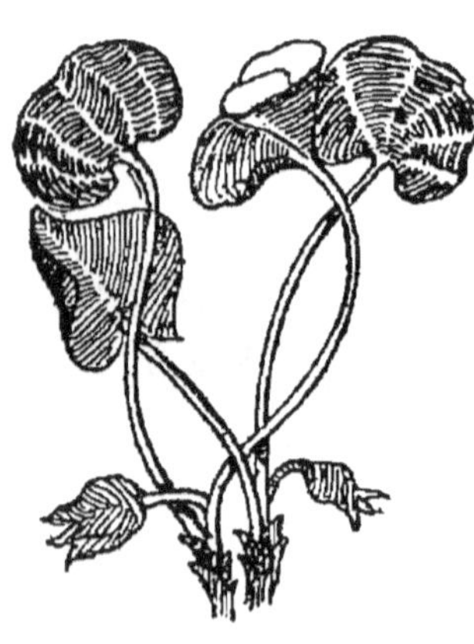

Asaret.

asarine d'Europe, roussin, cabaret, girard, nard sauvage, est un végétal de la famille des Aristolochées qu'on distingue aisément à ses tiges presque nulles qui portent, à leur extrémité, deux feuilles coriaces, vertes et luisantes en dessus, blanchâtres et cotonneuses à leur partie inférieure et soutenues par un long pétiole, à sa racine brune et noueuse; enfin à ses fleurs petites et solitaires, en forme de clochettes, qui s'ouvrent de mars en juin.

L'on doit, autant que possible, employer la plante fraîche car la dessiccation lui fait perdre beaucoup de son activité.

La racine qui, à l'état frais, possède une odeur camphrée et térébenthinée et une saveur âcre, nauséeuse est plus énergique que les feuilles. Elle rend, en thérapeutique, des services incontestables, à la dose de 10 à 20 centigrammes en poudre, comme altérant, de 60 à 80 centigrammes, comme vomitif, diurétique et anthelminthique et de 1 à 2 grammes comme drastique. La poudre de la racine d'asaret a aussi été employée, avec avantage, dans le traitement des fièvres quartes. La même poudre, administrée à raison de 12 ou 15 centigrammes, dans du miel qu tout autre véhicule, est un remède quasi infaillible dans la dysenterie.

Les feuilles fraîches d'asaret mâchées excitent la sécrétion de la salive et, par une sorte de dérivation, peuvent ainsi soulager des maux de dents nerveux. Pulvérisées, après dessiccation, elles forment un bon sternutatoire dont l'action révulsive sur la muqueuse du nez est souvent utile dans les douleurs de tête invétérées.

28. Asclépiade blanche (*Asclepias vincetoxicum*). — L'asclépiade, type de la famille des Asclépiadées, est une plante très commune dans les bois et les terrains incultes. On la reconnaît à ses tiges simples, droites, flexibles, peu élevées, qui partent d'une souche charnue, épaisse, longue de 5 centimètres environ ; à ses feuilles coriaces, opposées, entières. pubescentes, en forme de cœur et surtout à ses petites fleurs blanches, disposées en minuscules bouquets, qui s'ouvrent, pendant toute la saison estivale et sont remplacées par un fruit ventru, renfermant de nombreuses graines rougeâtres.

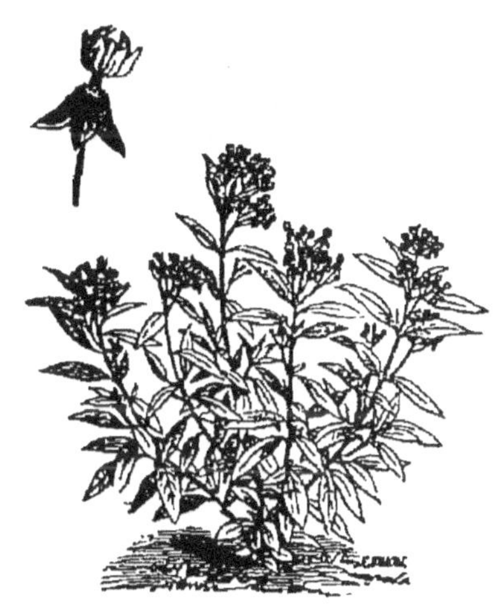

Asclépiade blanche.

L'asclépiade, qui jouissait jadis, au temps où on lui accordait la propriété de guérir les morsures venimeuses, d'une certaine réputation a vu sa renommée s'éteindre comme un feu de paille et est tombée, aujourd'hui, dans un oubli, à peu près complet. Beaucoup d'auteurs ne la mentionnent même pas au nombre des végétaux curatifs. Elle mérite, cependant, d'attirer l'attention, au point de vue médical, car toutes ses parties sont utiles en thérapeutique.

Les feuilles sèches, réduites en poudre et administrées dans du miel, de l'eau de gomme ou tout autre véhicule, constituent un bon vomitif.

Une décoction de racine ou de semences, prise à raison d'un grand verre, excite toutes les sécrétions, notamment celle des urines et peut rendre de grands services, dans le rhumatisme chronique, la goutte, les scrofules, les maladies du foie et de la peau. A dose plus élevée, c'est un excellent remède contre les infiltrations aqueuses. Dans les diverses formes d'hydropisie, on se trouve généralement bien de l'usage d'un vin préparé, en faisant macérer, pendant quelques jours, dans 1 litre de vin rouge, 250 grammes de racine d'asclépiade coupée.

Quant aux vertus alexipharmaques qui ont valu à la plante qui nous occupe le surnom de dompte-venin, elles ne sont nullement prouvées.

Bien que les feuilles et la racine de l'asclépiade, perdent par la dessiccation, une partie de leur énergie curative, on peut les recueillir, pendant la belle saison, les faire sécher et les conserver en lieu sec.

29. **Asperge** (*Asparagus officinalis*). — La famille des Liliacées chez laquelle nous avons déjà étudié l'ail et l'aloès va nous fournir, avec l'asperge, un sujet d'étude fort intéressant.

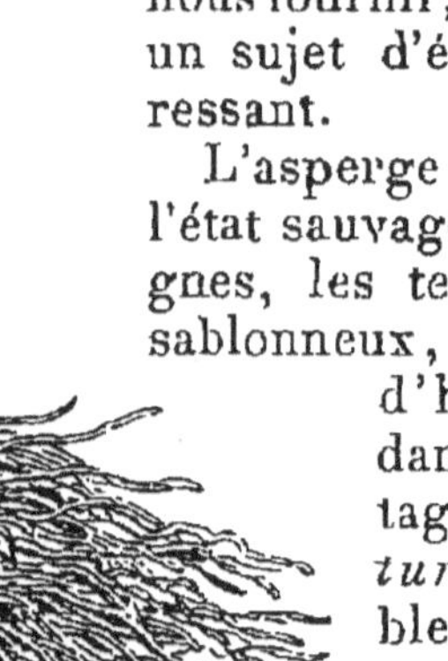

Asperge.

L'asperge qui croît, à l'état sauvage, dans les vignes, les terrains secs et sablonneux, est, aujourd'hui, cultivée dans tous les potagers pour ses *turions* comestibles dont la saveur exquise est justement appréciée.

Ces turions ne sont autre chose que des tiges souterraines qui, lorsqu'on les laisse se développer, s'élèvent jusqu'à 1 m. 50 au-dessus du sol et portent des feuilles consistant dans de minces écailles brunâtres, de l'aisselle desquelles partent des bouquets filiformes qu'on croit généralement être les feuilles de la plante mais qui ne sont, en réalité, que des rameaux secondaires. Les fleurs dioïques, c'est-à-dire de sexe mâle et femelle sur des individus différents, apparaissent en juin-août. Ce sont des clochettes à six découpures que remplacent des baies globuleuses de la grosseur d'un pois qui passent du vert au rouge vif à la maturité et renferment de petits grains triangulaires.

Il existe plusieurs variétés d'asperge.

Les meilleures d'entre ces espèces sont l'asperge d'Argenteuil, l'asperge violette de Hollande et la blanche d'Allemagne.

La culture de l'asperge est assez compliquée : Voici comment on la pratique d'ordinaire : après avoir défoncé soigneusement et à une profondeur de 60 centimètres le sol où l'on désire établir la plantation, on ouvre, dans ce terrain, des fossés parallèles, de 0 m. 50 de largeur, d'autant de profondeur et distants entre eux d'environ 1 mètre, puis on établit, au fond des fossés, une couche de bon fumier chaud qu'on recouvre d'une couche peu épaisse de terre ou de terreau. On plante alors à 0 m. 40 les unes des autres, des griffes d'asperge de deux ans, récemment arrachées en pépinière. Après quoi, on remplit les fosses de terre.

La culture de l'asperge, bien que très rémunératrice, présente un inconvénient : en effet, il faut attendre, pendant au moins trois ans, pour pouvoir récolter les premiers produits. Il est vrai qu'une plantation peut rester en plein rapport, pendant 10, 15 et même 20 ans, à condition toutefois qu'on donne à cette plantation des soins suffisants. Les façons culturales que réclame le végétal qui nous occupe sont d'ailleurs, extrêmement simples et se réduisent à des labours annuels, pratiqués en novembre après l'ablation des tiges et suivis d'un bêchage superficiel, au début du printemps. Ajoutons que, chaque année, la plantation doit recevoir une copieuse fumure, avant l'hiver, et un rehaussement de quelques centimètres de terre, au mois de février.

Il ne nous reste plus, pour finir, qu'à examiner brièvement les propriétés médicales de notre précieuse liliacée.

La décoction des racines d'asperge, préparée avec 50 grammes de plante par kilogramme d'eau, est un excellent diurétique ; cette tisane communique aux urines une odeur caractéristique désagréable qu'on fait, du reste, disparaître facilement en mettant dans le vase de nuit, une poignée de sel de cuisine pulvérisé.

La décoction de racines d'asperge, s'emploie avec succès dans les palpitations, les affections cardiaques, les engorgements de la rate et du foie, les maladies de poitrine, les douleurs néphrétiques, l'hypocondrie, la pierre, la jaunisse, etc. L'on peut remplacer cette tisane par l'extrait obtenu en laissant évaporer sur des assiettes, au soleil ou à l'étuve, le suc exprimé des racines d'asperge.

L'asperge proprement dite est, d'ailleurs, plus qu'un

mets exquis : c'est aussi un aliment très sain, d'une digestion facile, qui convient spécialement aux convalescents et aux personnes faibles et délicates. Terminons, en disant que l'asperge sert à préparer un sirop qui possède toutes les vertus de l'extrait et de la décoction de la racine : Voici la formule de ce sirop, qui se prend à la dose de cinq ou six cuillerées à bouche, matin et soir : On pile une certaine quantité de pointes d'asperges fraîches pour en exprimer le jus ; ce jus est décanté, après un repos de quelques heures et filtré au papier Joseph ; après quoi on y ajoute par kilogramme, 1.500 grammes de sucre en pain, cassé par morceau et l'on fait cuire au bain-marie, jusqu'à consistance sirupeuse. Cette préparation se conserve en bouteilles hermétiquement closes.

30. Aubépine (*Cratœgus oxyacantha*).—Je ne dirai que deux mots touchant l'aubépine, ce charmant arbrisseau de la famille des Rosacées, qu'on rencontre partout et dont les rameaux, garnis de piquants aigus, se couvrent, dès le début du printemps, d'une multitude de fleurs blanches, auxquelles succèdent, en été, des petits fruits rougeâtres, peu charnus, doués d'une saveur fade.

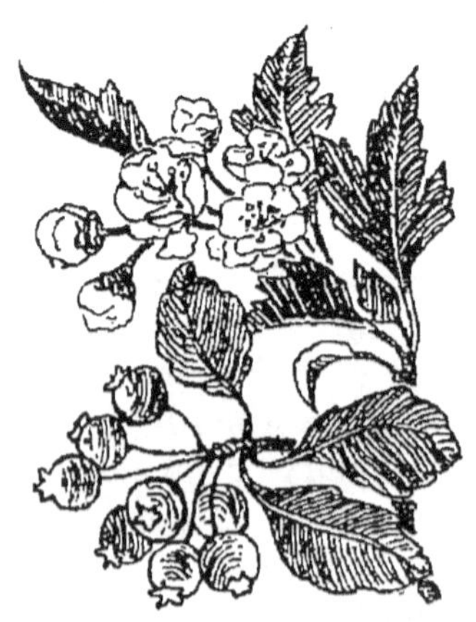

Aubépine.

L'aubépine, plus communément désignée dans les campagnes, sous les qualificatifs populaires de bois de mai, albe épine, épine blanche, abopin, est propre à former des haies vives impénétrables. On la propage, soit par semis soit par éclats de pieds. Toutes les terres lui conviennent. Elle a cependant une préférence marquée pour les sols frais, argileux et substantiels.

Toutes les parties de l'aubépine sont utiles en médecine usuelle : l'écorce des jeunes rameaux, recueillie dans le courant de février, avant le complet réveil de la sève, est douée de propriétés fébrifuges incontestables. On l'emploie sous forme d'une infusion, préparée avec 30 à 60 grammes de plante par kilogramme d'eau, ou on l'administre en poudre, à la dose de 8 à 10 grammes, de 4 heures en

4 heures, pendant les accès. On peut y associer le tan ou l'écorce de saule.

Les fruits de notre rosacée, récoltés au moment de leur maturité et séchés rapidement en four, servent à préparer une tisane astringente, très utile pour combattre la diarrhée, la dysenterie, les flux de toute nature. Les feuilles possèdent des vertus analogues mais sont moins énergiques. Quant aux fleurs, elles donnent une infusion qui, édulcorée avec du miel et employée en gargarismes, est très efficace contre l'angine et les ulcérations de la gorge.

31. Aubergine ou Mélongène (*Solanum melongena*). — L'aubergine ou mélongène appartient à la famille des Solanées, chez laquelle nous étudierons plus tard, un certain nombre de végétaux précieux, entre autres la pomme de terre, la tomate, le datura, la saponaire, le tabac, la morelle. Cette jolie plante, que l'on me dispensera de décrire ici, a produit, par la culture, un grand nombre de variétés : On distingue, entre autres, l'aubergine violette longue, l'aubergine de Barbentame, l'aubergine violette ronde, l'aubergine monstrueuse de New-York, l'aubergine ronde de Chine, l'aubergine de Madras.

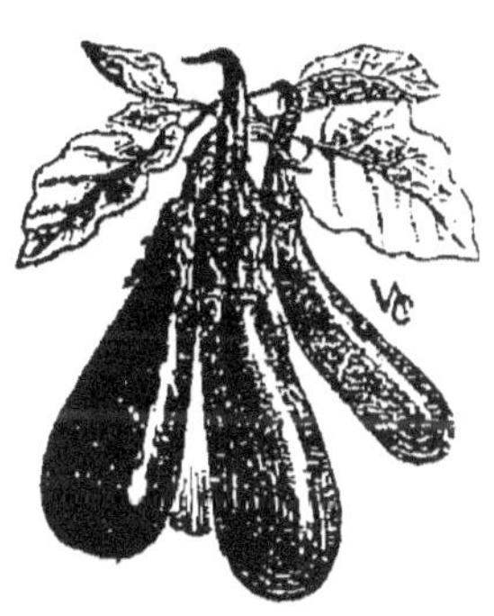

Aubergine
ou Mélongène.

On sème la mélongène, sous châssis, en février-mars. On la repique sur couche, au mois d'avril et on la met définitivement en place, vers la fin de mai, en espaçant les plants de 30 à 40 centimètres : Notre solanée se plaît à une température chaude : elle réclame, pendant toute la saison estivale, des arrosages copieux et fréquents.

Si l'on veut obtenir de beaux fruits, il est bon de n'en laisser, sur chaque pied, qu'un nombre restreint. Il ne faut pas attendre, pour consommer les fruits de l'aubergine, que ces fruits aient atteint leur développement complet.

Les emplois médicaux de la plante qui nous occupe sont assez restreints. On fait avec les feuilles de la mélongène des cataplasmes émollients qui s'appliquent, avec avantage, sur les brûlures, les dartres enflammées, les abcès chauds. Enfin, le suc des fruits est un bon diurétique.

32. Aune (*Alnus glutenosa*). — L'aune ou vergne, désigné plus communément, à la campagne sous le nom d'anée, verne, alnois, aulnet, bouleau vergne, aime les lieux humides et marécageux et croît sur le bord des ruisseaux, des étangs, des rivières. C'est un bel arbre, au tronc droit, élancé, à l'écorce rugueuse, aux rameaux touffus, retombants, aux feuilles vertes, simples, rondes, d'un beau vert tendre, aux fleurs à pistil dépourvues d'enveloppe, qui sont remplacées par un fruit, en forme de cône.

L'aune est une Bétulinée. Il fournit un bois excellent pour le chauffage et qui donne une flamme claire, vive et pétillante. Son tronc, qui ne craint pas l'humidité, est très apprécié pour les constructions navales et les pilotis et fort estimé des sabotiers et des menuisiers.

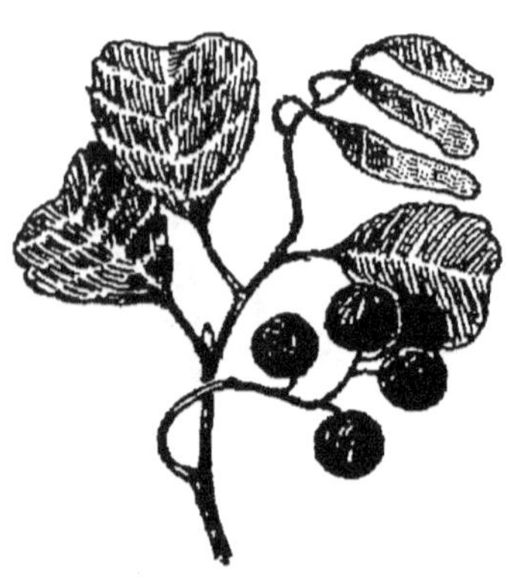

Aune.

L'écorce des jeunes rameaux, dont on se sert pour teindre en gris, est, comme celle du chêne et du saule, riche en tannin et douée d'une saveur âcre, amère, astringente. On la recueille, d'ordinaire, dès le mois de février, avant le complet réveil de la sève. On en fait une décoction, 2 à 3 onces par litre d'eau, qui se prend par tasses pour produire une action légèrement tonique et astringente. Comme fébrifuge il faut administrer 15 grammes environ d'écorce pulvérisée, avant l'accès, dans du miel ou sous toute autre forme. Les feuilles et l'écorce fraîche de la racine, en décoction, produisent des effets analogues et guérissent très bien les fièvres d'accès simples, surtout si l'on a soin de faire précéder leur emploi par un léger vomitif suivi d'un purgatif.

On obtient un bon gargarisme contre les maux de gorge, les ulcérations de la bouche, les engorgements des gencives et une excellente lotion détersive pour les plaies et les ulcères, en laissant bouillir, jusqu'à réduction de moitié, dans 500 grammes d'eau, une poignée de feuilles de vergne.

Ajoutons que la même tisane est recommandée, en injections, dans la leucorrhée.

L'on peut dissiper les engorgements des seins et arrêter les écoulements laiteux, par des applications, répétées deux ou trois fois par jour, de feuilles fraîches d'aune, exposées au préalable à la chaleur d'un four.

Les feuilles d'aune, dont on fait parfois usage à l'extérieur contre les parasites et pour éloigner les mouches et les taons des animaux domestiques, sont aussi, dans les cas de douleurs rhumatismales, un remède précieux dont il nous a été donné, à maintes reprises, de contrôler l'efficacité. Voici la manière de les employer à cet effet : on fait sécher dans un four, ou simplement au soleil, une certaine quantité de feuilles vertes d'aune qu'on étend sur un lit. Après avoir couché le rhumatisant sur le lit, on recouvre entièrement son corps de ces feuilles, puis d'une épaisse couverture de laine. Ce singulier traitement a pour effet de provoquer d'abondantes sueurs. Au bout d'une demi-heure on essuie longuement le malade avec un chiffon de flanelle. Ce bain de feuilles, répété, chaque jour, pendant une semaine, amène souvent la guérison complète des douleurs rhumatismales.

33. Aunée (*Inula helenium*). — L'aunée, nommée communément œil-de-cheval, lionne, inule, heleniaire, campone, helenine, aster de chien, panacée de chiron, est une Composée très commune dans les lieux ombragés, le long des fossés, sur le bord des rivières, dans les prairies humides. Sa racine vivace, grosse, charnue, jaunâtre en dehors, blanche en dedans, est douée d'une saveur piquante, aromatique et légèrement amère et possède une odeur forte et pénétrante assez agréable. La tige herbacée, rameuse, haute de 1 mètre et plus, porte de grandes feuilles molles, crénelées, légèrement cotonneuses à leur partie inférieure. Les fleurs terminales, qui s'épanouissent en été, sont formées de fleurons jaunes et remplacées par des akènes que surmonte une aigrette, d'un blanc tirant sur le roux.

L'on récolte en automne, ou au commencement du printemps et l'on fait sécher à l'ombre, la racine qui est la seule partie de la plante employée en médecine.

L'infusion de cette racine, 15 à 30 grammes par kilogramme d'eau, est tonique, excitante, sudorifique, diurétique, expectorante, fébrifuge, vermifuge, dépurative et emménagogue. Elle est utile dans les convalescences, la faiblesse des organes digestifs, les débilités générales, l'anémie, la chlorose ou pâles couleurs, la goutte, le rhumatisme, les diarrhées persistantes. Elle s'emploie également avec succès contre les dartres, les efflorescences, les éruptions cu-

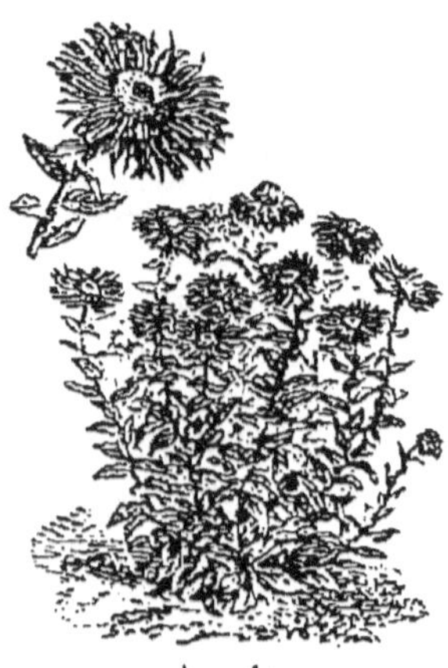

Aunée.

tanées, les vices du sang ; mais, il est nécessaire, dans ce dernier cas, si l'on veut obtenir des résultats vraiment satisfaisants, de continuer la médication pendant un certain temps. On use avantageusement de la tisane d'aunée, dans l'asthme, le catarrhe chronique du poumon, la bronchite. La poudre de racine d'aunée remplace économiquement le quinquina dans le traitement des fièvres. On l'administre, à la dose de 5 à 10 grammes, dissimulée dans du miel, du sirop de gomme ou dans un jaune d'œuf. Donnée aux enfants à raison de 1 à 5 grammes suivant l'âge, elle favorise l'expulsion des vers intestinaux, si fréquents chez le jeune âge.

La décoction de racine d'aunée, préparée avec 500 grammes de plante pour 10 litres de liquide, constitue une bonne lotion détersive et cicatrisante pour les plaies de mauvaise nature, les ulcères, les blessures de toutes sortes. Les membres fatigués reprennent, après une immersion prolongée dans ce bain, une souplesse remarquable.

Disons, en terminant, que la racine d'aunée, réduite en poudre et mélangée avec la moitié de son volume de saindoux, forme un onguent très efficace contre la gale et, en quelques jours, fait disparaître cette malpropre affection.

34. Avoine (*Avena sativa*). — L'avoine est regardée comme l'une de nos céréales les plus précieuses. Cette Graminée annuelle qui est, dans beaucoup de départements, l'objet d'une très importante culture, comprend de nombreuses variétés : Parmi ces espèces, les meilleures et les plus communément cultivées sont les suivantes : avoine noire de Brie, avoine de Coulommiers, avoine de Houdan, avoine jaune géante, avoine noire à grappes, avoine blanche de Logowo, avoine grise de Hongrie.

L'avoine reste insensible aux gelées de nos hivers ordinaires. Elle se sème suivant les espèces, à l'automne ou au mois de mars. Elle demande un sol profond, substantiel, humide et bien fumé. On enterre ses graines par un léger hersage, puis on roule la surface ensemencée.

Au printemps, on herse l'avoine pour la débarrasser des mauvaises herbes qui pourraient entraver sa croissance.

La récolte a lieu dans le courant de juillet. L'avoine, coupée à la faux ou à la machine, est réunie en gerbes. On laisse ces gerbes en tas, durant quelques semaines ; après quoi, l'on sépare par le battage, la paille du grain.

La paille de notre graminée, hachée, constitue une bonne nourriture pour les animaux de la ferme ; elle est même, pour cet usage, préférable à la paille de froment ; par contre elle fournit une litière médiocre, car elle a le défaut de s'imbiber trop facilement.

Les balles d'avoine servent à confectionner des matelas peu coûteux et, en même temps, très hygiéniques.

Le grain de la plante qui nous occupe, entre, pour une bonne part, dans l'alimentation des chevaux. Avant de le donner à ces animaux, il est bon de le laisser macérer, pendant deux ou trois

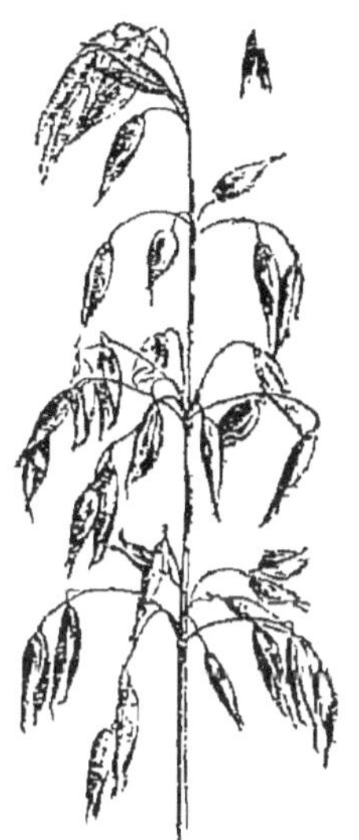

Avoine.

heures, dans de l'eau tiède ; grâce à cette macération, il se ramollit, se gonfle et devient d'une digestion plus facile.

L'on fait, avec l'avoine moulue, un pain grossier, dont l'usage fort répandu jadis, dans les campagnes, tend de plus en plus à disparaître.

L'avoine peut, en dehors de ses emplois dans l'alimentation, rendre d'importants services en médecine usuelle :

Le gruau d'avoine, en décoction dans du lait ou du bouillon de veau, forme une tisane agréable et très fortifiante, particulièrement recommandée, aux enfants, aux vieillards, aux convalescents, aux personnes faibles et délicates. La tisane préparée en faisant bouillir, durant une demi-heure, dans un litre d'eau, 20 à 25 grammes d'avoine, est un bon diurétique très efficace contre la goutte, la pierre,

la gravelle, les rétentions d'urine, les hydropisies simples.
Cette tisane, additionnée de quelques gouttes de rhum, peut
être donnée avec avantage aux ouvriers, car elle éteint
radicalement la soif et, de plus, soutient les forces des travailleurs.

L'avoine, torréfiée et pulvérisée, prise en infusion, à
raison de trois tasses, le matin à jeun, pendant deux jours consécutifs, est un bon laxatif et convient aux personnes constipées. La même tisane, administrée très chaude est un bon
remède contre la grippe.

Dans la médecine externe, des cataplasmes, faits avec de
l'avoine cuite dans du vinaigre, appliqués chauds sur les
parties douloureuses, soulagent les points de côté; les coliques venteuses et le lumbago ou mal des reins. La pâte
obtenue en mélangeant intimement de la farine d'avoine
et de la levure de bière, délayée dans du vin blanc, assainit
les plaies gangréneuses et les ulcères putrides et les pousse
à la cicatrisation.

35. Baguenaudier (*Colutea vesicaria*). — Le baguenaudier

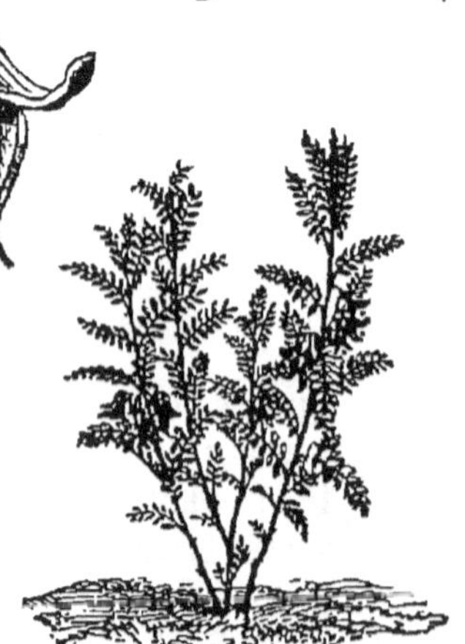

Baguenaudier.

est un arbrisseau de la famille des
Légumineuses, aux tiges rameuses,
au feuillage léger, au port élégant,
qui s'élève jusqu'à 2 mètres et plus
et se rencontre, à l'état sauvage, en
Auvergne, en Bourgogne et dans
tout le midi de la France.

Le baguenaudier est cultivé dans
un grand nombre de jardins. Il aime
les terres à la fois légères et substantielles et se plaît surtout à une
exposition méridionale. On lui a
prodigué les divers surnoms de :
arbre à vessie, colutier, séné d'Europe, séné bâtard. Ces deux derniers qualificatifs lui ont été donnés
à cause de l'emploi fréquent de ses feuilles et de ses
semences comme purgatives.

Pour provoquer la purgation, on peut administrer, soit
l'infusion de la plante, soit, de préférence, la décoction préparée en faisant bouillir, une demi-heure durant, dans un
litre d'eau, 60 à 80 grammes de feuilles de baguenaudier,

15 grammes de graines d'anis et 30 grammes de réglisse.
Cette tisane se prend, à raison de trois tasses, le matin à
jeun, pendant deux jours consécutifs et procure d'abondantes
selles, sans occasionner de fatigue. La poudre des semences,
administrée dans du miel, purge mieux que les feuilles et
ne répugne pas aux enfants. La décoction de l'écorce de
baguenaudier a été employée, avec succès, contre les fièvres
ordinaires de printemps et d'automne et les fièvres paludéennes intermittentes. Enfin, lorsque le flux nasal, se
trouve accidentellement supprimé, il suffit, pour guérir cet
inconvénient, de fumer quelques cigarettes faites avec les
feuilles de l'arbrisseau qui nous occupe, séchées à l'ombre
et réduites en poudre.

36. Balsamite (*Tanacetum balsamita*). — Peu de végétaux ont reçu autant de surnoms
que cette Synanthérée qu'on cultive
dans un grand nombre de jardins
et qui croît, à l'état sauvage, dans
les lieux incultes du centre et du
midi de la France. La balsamite
est dénommée, en effet, suivant
les provinces ou les cantons : bau-
mier, herbe à omelette, tanaisie,
passe-thé, menthe-coq, menthe de
Notre-Dame, grand'baume, coq
des jardins, baume-coq. Elle doit
son nom à son odeur suave et pénétrante. Sa tige vivace, herbacée,
veloutée, est haute de 30 à 60 centimètres ; elle porte des feuilles
allongées, dentées, d'un vert blan-

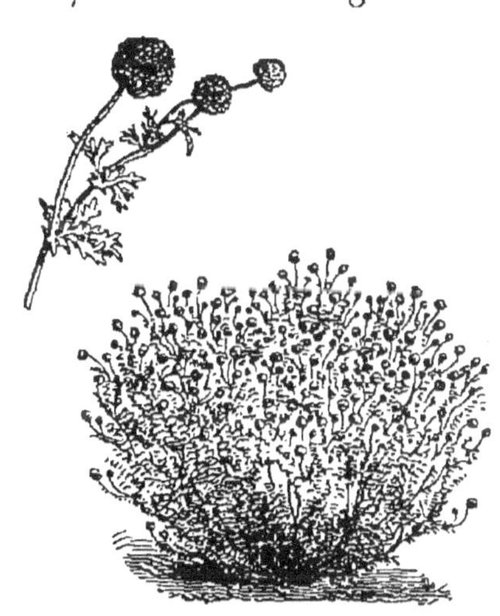

Balsamite.

châtre ; ses fleurs jaunes, disposées en capitules, se montrent, de juin à fin septembre, à l'extrémité des rameaux.

Toutes les parties sont employées en médecine. L'infusion des feuilles et des fleurs, préparée avec 10 à
20 grammes de plante par kilogramme d'eau, est tonique,
excitante, antifébrile et convient aussi dans les accidents
nerveux, les spasmes. Le vin blanc dans lequel on a fait
infuser, par litre, 15 grammes de balsamite et 15 grammes
d'absinthe est un excellent stomachique, fébrifuge et vermifuge. On administre encore, avec avantage, pour combattre

les fièvres ordinaires de printemps et d'automne, ainsi que les fièvres paludéennes intermittentes, et faire périr les vers intestinaux, 2 ou 3 grammes de la poudre des feuilles, des fleurs ou des fruits. Le vin, préparé avec la balsamite et l'écorce du saule, remplace avantageusement dans les campagnes, le vin de quinquina. Ajoutons que la décoction de balsamite, additionnée de sel de cuisine, est un excellent antiseptique des plaies et ulcères qu'elle assainit et cicatrise promptement, lorsque son action locale est favorisée par une hygiène convenable et un traitement général approprié. Enfin les feuilles de balsamite, macérées longuement dans de l'huile d'olive, constituent un bon vulnéraire, très utile dans les blessures et les contusions.

37. Barbarée (*Erysimum barbarea*). — La barbarée, dénommée parfois roquette des marais, cresson de terre, julienne jaune, herbe de Sainte-Barbe, herbe aux charpentiers, a été rangée dans la grande famille des Crucifères, qui renferme tant de végétaux précieux. C'est une plante bisannuelle, haute de 50 à 65 centimètres, facilement reconnaissable à sa tige dressée et rameuse, garnie de feuilles lisses, à ses fleurs, d'un beau jaune vif, qui se montrent en avril-mai et sont disposées en grappes terminales ou thyrses. La barbarée, croît, à l'état naturel, dans les lieux frais et ombragés. Cultivée dans les jardins, elle a donné une charmante variété à fleurs doubles.

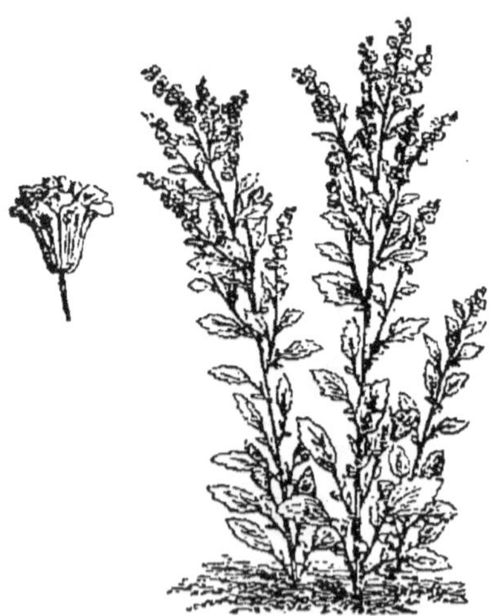

Barbarée.

Notre crucifère est fort utile en médecine domestique, mais il faut toujours l'employer fraîche car elle perd, ainsi, du reste, que la plupart des végétaux de la même famille, une grande partie de son énergie curative par la dessiccation. Le suc des feuilles est apéritif et diurétique. Son usage est, par suite, indiqué dans les cas d'inappétence, de digestions lentes et pénibles, dans l'hydropisie, la pierre, la goutte, la gravelle, les engorgements de la rate et du foie.

L'on peut remplacer le suc de la plante par le vin obtenu

en laissant macérer longuement, dans 1 litre de bon vin blanc, de 5 à 10 grammes de semences de barbarée.

L'huile dans laquelle, on a fait tremper les feuilles fraîches *d'erysimum barbarea* contuses, forme un baume souverain contre les plaies, les coupures, les blessures de toute sorte.

Enfin, les tiges de barbarée, mâchées, raffermissent les gencives ramollies et ulcérées par le scorbut.

38. Bardane (*Arctium lappa ou lappa communis*). — La bardane est une plante bisannuelle de la famille des Composées, qui croît spontanément près des masures, le long des chemins et des fossés, sur les décombres, dans les terrains incultes, comme aussi dans les champs cultivés où elle se multiplie parfois outre mesure. On la cultive, dans les jardins, pour ses racines comestibles, dont le goût rappelle celui du salsifis. Ses jeunes pousses, qui se mangent en salade, tiennent lieu d'asperges dans quelques contrées. Les animaux n'y touchent pas, à l'exception, toutefois des moutons qui aiment à

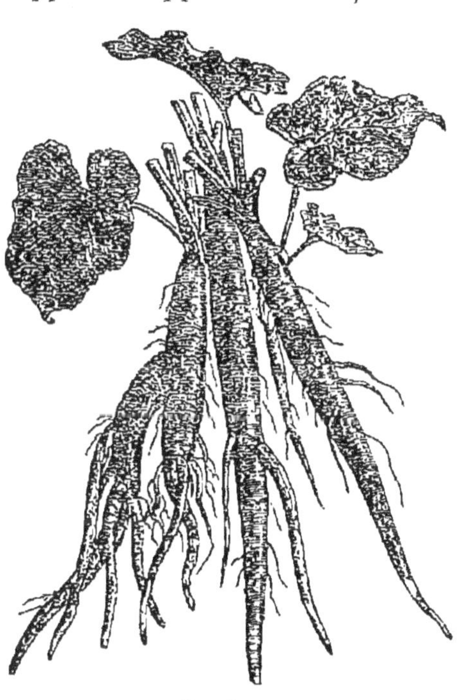

Bardane.

manger ses feuilles desséchées. Vous avez pu entendre désigner la bardane sous les noms de napolier dogue, herbe aux teigneux, gratterons, houyou, glouteron, teignon, catoles, herbes aux pouilleux, coupeau, fatarasse. Elle est facilement reconnaissable à ses tiges cannelées, robustes, hautes de 1 mètre à 1 m. 50, à ses grandes feuilles molles, crénelées, cordiformes, vertes en dessus, blanchâtres et cotonneuses en dessous, à ses fleurs globulaires, de couleur purpurine, garnies de poils durs et recourbés et disposées en panicule irrégulière et feuillée ;

enfin à sa racine grosse, pivotante, noirâtre, inodore et douée d'une saveur amère. Cette racine, récoltée au début du printemps, soigneusement lavée et épluchée, coupée en rondelles et exposée à la chaleur modérée d'un four, est un excellent diurétique, fort utile dans la goutte, la pierre et la gravelle. On en prépare, à cet effet, une décoction de 100 grammes par litre d'eau, que l'on prend, à raison d'un grand bol le matin, pendant plusieurs jours consécutifs. Cette tisane excite aussi la sécrétion de la sueur et est, en outre, douée de vertus dépuratives qui la rendent précieuse dans toutes les maladies de la peau et les éruptions cutanées. On l'a également employée, avec succès, dans la rougeole, le rhumatisme et le catarrhe chronique du poumon.

Les feuilles de la bardane possèdent, bien qu'à un degré moindre, toutes les propriétés diurétiques, sudorifiques et dépuratives de la racine, mais on n'en fait guère usage, qu'à l'extérieur, contre la teigne, les croûtes de lait, la gale de lait, les excoriations superficielles, pour hâter la cicatrisation des blessures et des plaies, pour enrayer la chute des cheveux, tonifier le cuir chevelu, et faire disparaître les pellicules. Dans les divers cas que je viens de citer, on lotionne les parties atteintes avec une tisane, obtenue en faisant bouillir, durant une demi-heure 150 grammes, de feuilles dans 1 kilogramme d'eau.

Les feuilles de bardane, appliquées fraîches sur la peau, rendent de grands services dans les affections chroniques de la poitrine et du poumon et procurent un soulagement notable dans les cas de douleurs ordinaires et d'engorgements d'articulations, d'engorgements hémorroïdaux. Ajoutons que le suc de bardane, mélangé à de l'huile d'olive est un remède excellent contre les plaies rongeantes, les cancers, les tumeurs scrofuleuses ouvertes, les ulcères variqueux des jambes.

39. **Basilic** (*Ocimum basilicum*). — Cette jolie Labiée, originaire de l'Asie et de l'Afrique et admise, dans tous les jardins, à cause de l'élégance de son port, de la beauté de son feuillage touffu, de l'odeur pénétrante et suave qu'elle répand, à cause aussi de ses emplois culinaires et médicaux, a produit, par la culture, un certain nombre de variétés. L'on distingue, en dehors de l'espèce commune, le basilic

fin vert, le basilic violet, le basilic nain compact, le basilic
à feuilles de laitue, le basilic en arbre.

On sème le végétal qui nous occupe, en mars, sur couche
et on le repique, dans le courant de mai, soit en pleine
terre, soit en pots. On doit placer le basilic à une bonne
exposition et l'arroser abondamment, pendant la saison
estivale, car il redoute, par dessus tout, les sécheresses.

Notre labiée remplace le thym comme condiment ; elle
rend, aussi, des services en mé-
decine domestique : Ses tiges
et ses sommités fleuries, récoltées vers le milieu de l'été et
séchées à l'ombre, servent à
préparer une infusion tonique
et stimulante, recommandée
dans les cas de langueurs d'estomac, de digestions lentes et
pénibles, de faiblesses générales, contre les coliques venteuses, les vomissements, les
vertiges.

Les feuilles, pulvérisées
après dessiccation, s'administrent avec avantage, à la dose de
2 à 5 grammes dans un verre

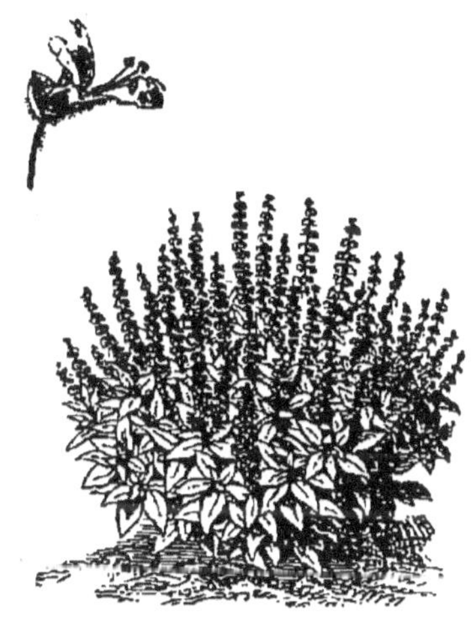

Basilic.

d'eau, dans les névroses, l'épilepsie, l'hystérie, certaines
paralysies, etc... A l'extérieur, cette même poudre forme un
excellent sternutatoire, qui peut soulager la migraine, les
maux de tête nerveux, quelques névralgies et guérir le
coryza, l'amaurose.

Disons, en terminant, que le basilic, donne à la distillation,
une huile aromatique, qui s'administre, avec avantage, à la
dose de 8 à 10 gouttes, dans la goutte sereine et, employée
en frictions, enraye la chute des cheveux.

40. **Belladone** (*Atropa belladona*). — La belladone ou
mandragore baccifère, belle-dame, bouton noir, morelle
marine, herbe empoisonnée, morelle furieuse, guigne des
côtes, parmenton, est une Solanée vivace qu'on rencontre,
à l'état naturel, dans les lieux ombragés, le long des haies,
des murs et qu'on cultive, dans quelques endroits, pour les
besoins de la médecine.

D'une racine longue et rameuse, part une tige forte, haute d'un mètre, portant des feuilles alternes, ovales, d'un vert sombre, de l'aisselle desquelles sortent des fleurs purpurines, solitaires, régulières qui sont remplacées par une baie globuleuse d'abord verte, puis rouge et enfin d'un violet foncé.

L'on peut, à première vue, confondre les baies de la belladone —douées d'une saveur douceâtre, assez agréable — avec de petites cerises. Il faut veiller à ce que les enfants n'aient pas occasion d'y goûter car ces baies perfides, renferment, ainsi que toute la plante, du reste, un poison violent, l'atropine qui, fréquemment usitée en thérapeutique, comme calmant, cause, à faibles doses, une excitation générale, des vertiges, de la migraine, des nausées, des coliques sèches et, à doses tant soit peu

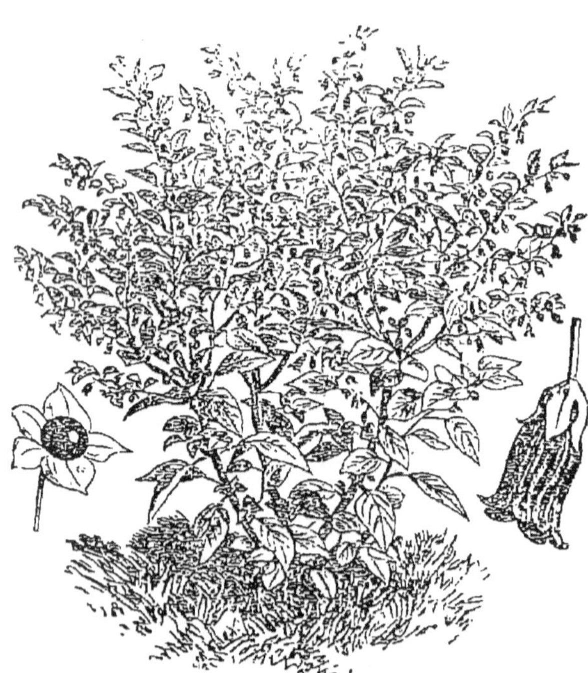

Belladone.

élevées, une véritable folie simulant l'ivresse, des convulsions, un délire furieux, la paralysie, l'aphonie, la cécité et enfin la mort dans le coma.

En cas d'empoisonnement par la belladone, l'on doit administrer, sans retard, un vomitif énergique et recourir, sur-le-champ, à l'intervention du docteur qui, seul, a qualité pour indiquer un contre-poison convenable.

Les feuilles de la belladone sont la partie le plus communément employée en médecine. Leur infusion, préparée avec 2 ou 3 grammes de plante par litre d'eau et prise à la dose de 25 à 50 grammes, est très utile dans les névralgies, les constrictions spasmodiques, les palpitations, les vomissements nerveux, les coliques sèches. Entre les mains d'un médecin expérimenté, ce remède peut rendre de grands services dans l'angine de poitrine, l'asthme, la toux, la coqueluche.

L'on peut guérir les enfants atteints d'incontinence d'urine, en leur faisant prendre, chaque soir, une heure environ avant le coucher, pendant 8 jours consécutifs, 2 ou 3 centigrammes de poudre de belladone dans un verre d'eau.

A l'extérieur, l'on fait un fréquent usage de l'infusion de belladone en instillations dans l'œil, pour dilater la pupille dans les ophtalmies et en frictions pour calmer les douleurs.

On peut soulager promptement les névralgies en appliquant sur les points douloureux, où on les maintient jusqu'à guérison, des cataplasmes faits avec de la racine de belladone, reduite en bouillie. Ces mêmes cataplasmes font cesser la douleur, ordinairement fort vive, des panaris. Enfin, pour soulager la migraine et les maux de tête nerveux, il suffit de poser sur le front des compresses trempées dans une forte décoction de feuilles ou de racines de belladone.

41. Benoite (*Geum urbanum*). — Cette intéressante Rosacée se distingue aisément par ses tiges, dressées, velues, par ses feuilles vertes, cordiformes, pubescentes, légèrement dentées, par ses fleurs petites et jaunes, à cinq pétales, enfin par sa racine, recouverte d'une écorce brune et douée d'une odeur forte et aromatique. Elle pousse abondamment dans les haies, les bois, les lieux arides et ombragés et est désignée, par les campagnards, sous les appellations vulgaires du recise, goliot, sanicle des montagnes.

La benoite mérite d'occuper une place d'honneur parmi nos plantes curatives indigènes, car toutes ses parties sont précieuses en thérapeutique. On emploie surtout la partie souterraine et les feuilles. Celles-ci doivent être recueillies, en mai-juin, un peu avant la floraison. On récolte la racine en automne ou de préférence au début du printemps.

La racine de la benoite est un tonique astringent de premier ordre. Prise en poudre dans du miel, un jaune d'œuf ou tout autre véhicule, à la dose de 2 à 6 grammes, elle rend de grands services dans la dysenterie, les hémorragies scorbutiques, ainsi que dans les flux muqueux chroniques provenant d'une relaxation générale des tissus, la dyspepsie, les fièvres d'accès, les faiblesses d'estomac.

L'on peut aussi, dans les divers cas que nous venons de citer, faire usage d'un vin, obtenu par macération, ou d'une liqueur de benoite préparée en laissant bouillir jusqu'à ré-

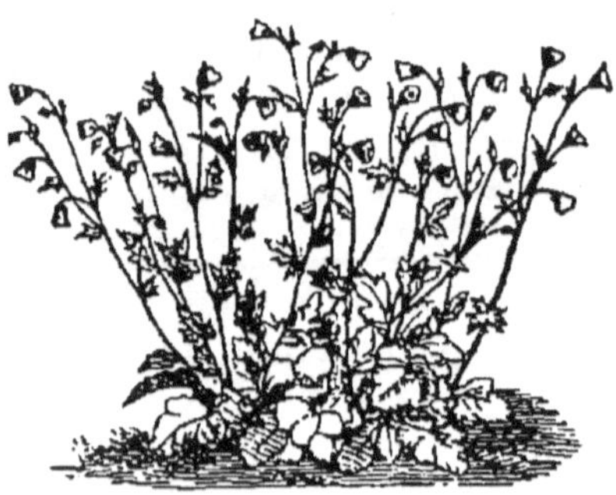

Benoite.

duction de moitié ; dans un litre d'eau, 30 grammes de *geum urbanum* et, en ajoutant ensuite à la décoction filtrée, 100 grammes d'alcool à 80° et 200 grammes de sirop d'angélique.

La décoction des feuilles ou de la racine de benoite, forme, à l'extérieur, un bon gargarisme contre les maladies ulcéreuses de la gorge et une excellente lotion détersive et cicatrisante pour les plaies de toute nature.

Disons, en terminant, que les feuilles de notre rosacée, appliquées contuses autour du poignet, une heure environ avant l'arrivée présumée des accès de fièvres intermittentes, préviennent le retour de ces accès, par leur action révulsive et perturbatrice.

42. **Berce** (*Heracleum sphondylium*). — Encore appelé panais des vaches, acanthe d'Allemagne, angélique sauvage, patte d'oie, branche ursine, cette plante de la famille des Ombellifères, que les anciens avaient consacrée à Hercule, croît spontanément dans les endroits humides, au bord des ruisseaux et des rivières. Voici les caractères botaniques qui lui sont particuliers et permettent de la différencier : tige droite, rameuse, pubescente, haute d'un mètre et plus, feuilles radicales, larges, rudes et velues, de couleur blan-

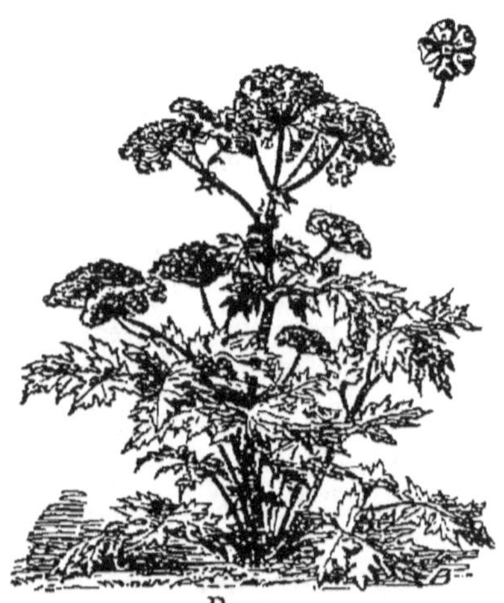

Berce.

châtre ; fleurs blanches ou teintées de rouge, disposées en ombelles terminales ; racine charnue et blanchâtre, imprégnée intérieurement d'un *latex* abondant et douée d'une saveur âcre.

Les habitants des contrées septentrionales, moins favorisés que nous, employent la berce comme aliment.

Les Polonais fabriquent, avec les semences de notre ombellifère, une boisson spiritueuse, assez agréable, appelée *Parst*.

La racine de la berce est douée de propriétés vermifuges et carminatives. Sa décoction concentrée, 25 à 50 grammes par litre de liquide, est un excellent remède, contre les digestions laborieuses, les embarras gastriques, les coliques venteuses.

La poudre de cette même racine, administrée à la dose de 8 à 10 grammes, a été employée avec succès dans le traitement de l'épilepsie.

43. — **Berles** (*Sium latifolium ou sium angustifolium*). — Je ne dirai que deux mots des berles, végétaux de la famille des Ombellifères, que l'on confond souvent avec les Hélosciades et qui, — comme l'indique leur nom scientifique *sium*, tiré du celtique *siw* cau, habitent les endroits humides et marécageaux.

Les berles sont stimulantes, diurétiques, diaphorétiques, antiscorbutiques, emménagogues, et, par conséquent, utiles, dans une foule de maladies chroniques, dans les engorgements de la rate qui accompagnent les fièvres intermittentes ou leur succè-

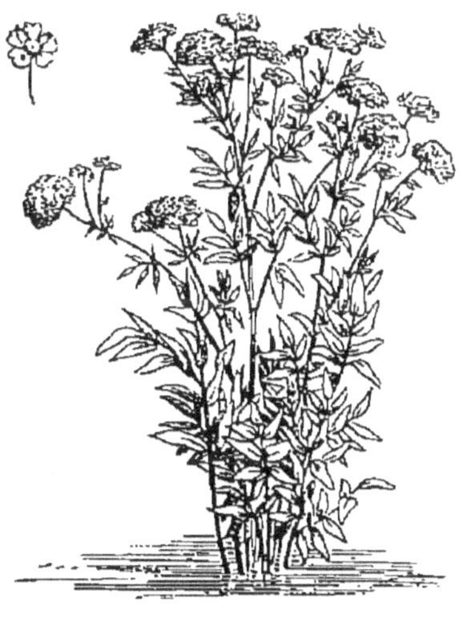

Berles.

dent, dans les scrofules, les diverses formes d'hydropisie et pour ramener les écoulements naturels accidentellement supprimés.

La meilleure préparation est le suc exprimé des feuilles et des tiges, qui s'administre, à la dose de 60 à 120 grammes, coupé avec du lait ou du petit lait.

Pour guérir les ulcérations des gencives, occasionnées

par le scorbut, il suffit de mâcher quelques feuilles de berles.

44. Betoine (*Betonica officinalis*). — Cette Labiée, dont on a, tour à tour, vanté à l'excès et contesté injustement les propriétés curatives, se rencontre surtout dans les bois, les prairies, les lieux ombragés.

Sa tige droite, carrée, velue, haute de 40 à 60 centimètres, est garnie de feuilles opposées, oblongues, pubescentes ; ses feuilles verticillées, forment un épi à l'extrémité des rameaux.

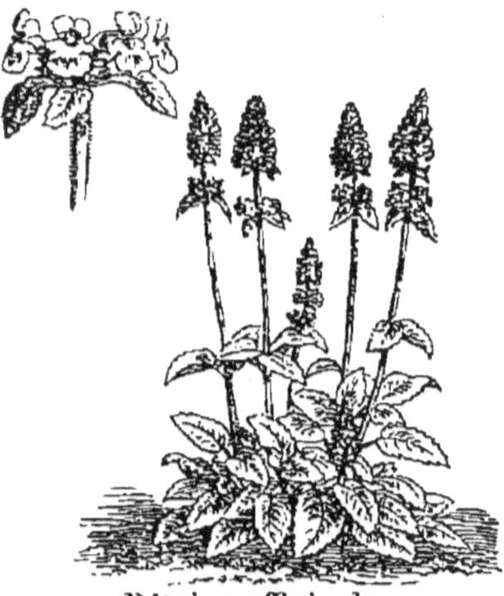

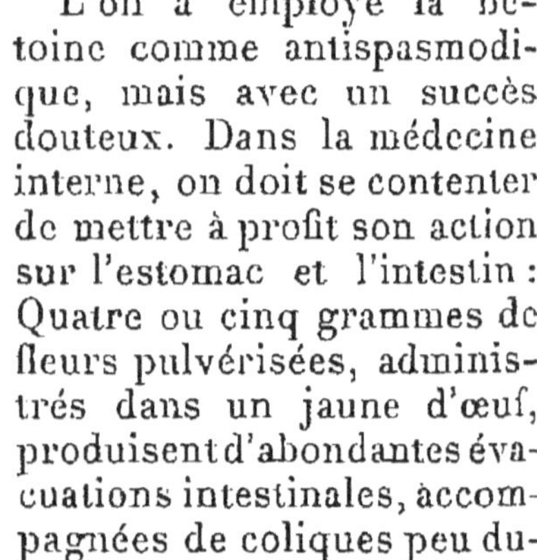

L'on a employé la bétoine comme antispasmodique, mais avec un succès douteux. Dans la médecine interne, on doit se contenter de mettre à profit son action sur l'estomac et l'intestin : Quatre ou cinq grammes de fleurs pulvérisées, administrés dans un jaune d'œuf, produisent d'abondantes évacuations intestinales, accompagnées de coliques peu durables. Si l'on augmente la dose, l'on provoque des nausées, puis des vomissements. L'infusion des fleurs, des feuilles ou de la racine, préparée, avec 10 à 12 grammes de plante sèche par litre d'eau et prise à la dose d'un verre ordinaire, 2 heures après la fin de l'accès, dans les fièvres intermittentes et les fièvres automnales rebelles, cause une perturbation salutaire. On complète la cure et l'on assure la complète guérison, par l'usage prolongé des toniques amers et astringents.

Bétoine officinale.

Les feuilles de bétoine, séchées et pulvérisées, forment, comme celles de l'asclépiade blanche, un bon sternutatoire qui, en agissant comme révulsif, soulage les douleurs de tête invétérées, la migraine, les maux de dents nerveux et peut guérir les ophtalmies, les bronchites chroniques.

Enfin, l'eau-de-vie dans laquelle on a mis tremper des feuilles de bétoine, constitue un excellent vulnéraire.

45. Bette commune ou Poirée (*Beta communis*). — Il serait superflu de décrire ici cette plante familière qui, désignée fréquemment, dans les campagnes, sous les noms de joute et de jute, est cultivée, dans tous les jardins, à cause de ses larges feuilles qu'on consomme à la façon des épinards.

La bette est de la famille des Chénopodées. Elle se sème de mars en juin. On la repique, dans le courant de l'été, à 40 centimètres en tous sens, dans un sol profond et bien fumé. On peut encore semer la poirée en place, au printemps, ou à l'automne. La plante qui nous occupe redoute la gelée ; aussi, aux approches de

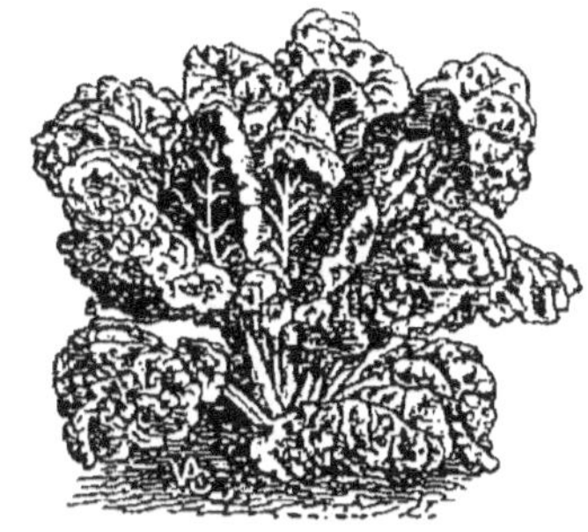

Poirée ou Bette commune.

l'hiver, est-il bon de couper ses feuilles au ras du sol et de recouvrir chaque pied d'un petit monticule de fumier.

La bette commune est rafraîchissante, émolliente, diurétique et légèrement laxative. La décoction des feuilles ou de la partie souterraine — 25 à 50 grammes par litre d'eau — est utile dans les inflammations viscérales, les irritations d'entrailles, les ardeurs d'urine, les hémorroïdes, les constipations opiniâtres, les maladies de la peau avec prurit.

Les feuilles, dont on se sert fréquemment, à l'extérieur, pour le pansement des vésicatoires forment, une fois cuites et réduites en bouillie, de bons cataplasmes émollients qu'on applique avec avantage sur les brûlures, les contusions, les abcès, les furoncles, les tumeurs enflammées.

46. Betterave (*Beta rapa vulgaris*). — Originaire de l'Europe méridionale et importée chez nous, dans le courant du XVIe siècle, cette plante qui appartient, comme la précédente, à la famille des Chénopodées, est cultivée partout et bien trop répandue pour que j'aie besoin d'en faire ici la description. Elle comprend un très grand nombre de variétés : citons parmi les espèces, admises dans le potager : la rouge grosse ou rouge longue, la rouge crapaudine, la ronde précoce, la rouge noire plate d'Egypte.

Les meilleures variétés fourragères sont : la bette d'Allemagne, disette mammouth, fausse globe, jaune ovoïde de Barres, jaune géante de Vauriac.

Pour les besoins de la distillerie, on cultive souvent les espèces suivantes : blanche à collet vert, blanche de Brabant, blanche sucrière à collet rose, jaune sucrière demi-longue.

Les betteraves potagères ou « à salades » qui après cuisson, constituent, pour l'homme, un aliment aussi sain qu'agréable se sèment, au printemps, en terre sèche, meuble et bien dé-foncée. La levée a lieu, d'ordinaire, une quinzaine de jours après le semis ; lorsque les jeunes plants ont acquis un certain développement, on les éclaircit, puis, on bine à plusieurs reprises et l'on arrose copieusement durant tout l'été. La récolte commence en juillet et peut se prolonger jusqu'à la fin de l'automne.

Disons, en passant, que les betteraves potagères possèdent toutes les vertus rafraîchissantes et émollientes de la poirée et peuvent être employées dans les mêmes cas.

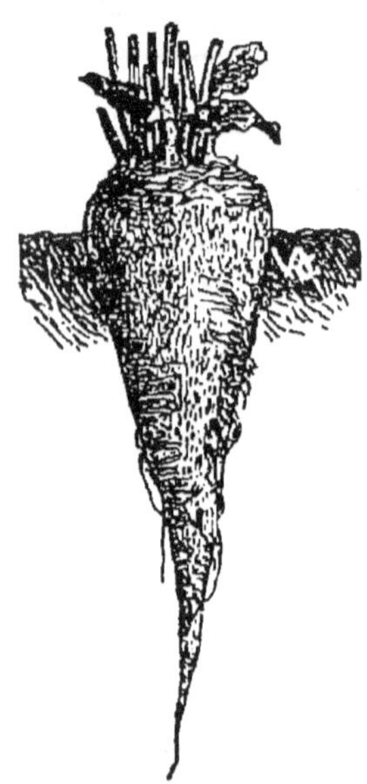

Betterave.

Les betteraves fourragères et sucrières sont semées en mars-avril, à la volée, en lignes distantes de 40 à 50 centimètres. Elles affectionnent, tout particulièrement, les terres argileuses, profondes, substantielles, mais redoutent le contact du fumier récent. Quelques jours après la levée, on éclaircit en laissant, entre chaque pied, une distance de 20 à 25 centimètres. Les soins culturaux que réclament les betteraves, pendant le cours de leur végétation, se réduisent à quelques binages, suivis de buttages.

On récolte les betteraves dans le courant d'octobre, lorsqu'elles ont atteint leur complet développement. On les entasse dans un local sec et on les recouvre d'une épaisse couche de paille, pour les mettre à l'abri des gelées.

C'est des betteraves blanches que s'extrait la plus grande partie de l'énorme quantité de sucre qui se consomme journellement.

Je crois inutile d'insister ici sur les divers emplois du sucre au foyer domestique et je me contenterai de passer en revue, aussi succinctement que possible, ses vertus médicales, vertus multiples et fort peu connues.

Le sucre, dissous à raison de 15 à 20 grammes, dans un verre d'eau, forme une boisson calmante et rafraîchissante, très utile dans les fièvres bilieuses, les maladies inflammatoires, les bronchites, les catarrhes gastriques ou pulmonaires, la toux sèche, etc. Rien n'est meilleur que l'eau fortement sucrée, pour dissoudre et faire évacuer la bile dans les émotions violentes, la peur, le chagrin, la colère.

A dose ordinaire, le sucre est légèrement purgatif : il nettoie l'intestin et débarrasse l'estomac de toutes les impuretés. C'est, en outre, un très bon digestif qui, pris aussitôt après le repas, évite les acidités, aigreurs, ballonnements, embarras gastriques, éructations et autres malaises analogues.

Dans les cas d'empoisonnement par le vert-de-gris, l'on prévient tout danger en administrant, aussitôt l'absorption du toxique, une solution de 150 grammes de sucre, dans un litre de lait ou d'eau albuminée.

Dans la médecine externe, le sucre mélangé avec le petit lait et la cassonade, en lavements, provoque l'action du gros intestin et forme un excellent laxatif doux. Appliqué, en poudre, sur les ulcères atoniques, les plaies blafardes, il les avive, les assainit et les pousse à la cicatrisation. On l'emploie encore avec succès, contre les gerçures non enflammées. Ajoutons que le sucre, dissous dans l'eau, donne un gargarisme très efficace contre les aphtes et les ulcérations de la gorge. On guérit encore les taies des yeux et les ulcères de la cornée, si fréquents dans le jeune âge, ainsi que le coryza des enfants, par des insufflations de sucre ordinaire, finement pulvérisé.

Disons, en terminant, qu'on peut faire disparaître rapidement les dartres simples, en laissant fondre, dans sa bouche, de préférence le matin, avant le premier repas, un petit morceau de sucre qu'on écrase ensuite, lorsqu'il est à moitié dissous, sur la partie atteinte où on le laisse sécher. Il faut renouveler l'opération, chaque matin, jusqu'à guérison.

47. **Bistorte** (*Polygonum bistorta*). — La bistorte, classée, par les botanistes, dans la grande et bienfaisante famille des Polygonacées, chez laquelle nous étudierons, plus loin, plu-

sieurs types dignes d'intérêt, entre autres, la persicaire, le blé noir, ou sarrasin, la patience, la rhubarbe, l'oseille commune, doit son nom à la forme de sa racine. Cette racine est un rhizome charnu, brun, à l'extérieur, rougeâtre en dedans, duquel partent des tiges, hautes de 30 à 50 centimètres, cylindriques, striées, fistuleuses, noueuses, garnies de feuilles alternes, ovales, lancéolées. Les fleurs, petites et nombreuses, de couleur rose tendre, apparaissent au mois de mai et sont rangées en épi terminal.

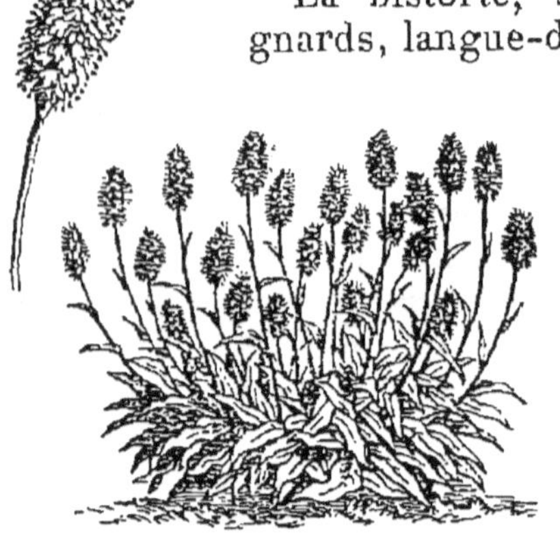

Bistorte.

La bistorte, surnommée par les campagnards, langue-de-bœuf, feuillote, faux épinard, serpentaire mâle et femelle, renouée bistorte, serpentaire rouge, couleuvre, aime les sols frais et tourbeux, mais sans humidité excessive ; elle abonde dans les marais, les pâturages ombreux, dans les fossés, sur le bord des rivières et des étangs, ainsi que dans les régions montagneuses des Pyrénées, du Jura et des Alpes. On la cultive, dans les jardins, pour ses bourgeons et ses feuilles qui s'apprêtent à la façon des épinards et sont doués d'une saveur légèrement acide, fort agréable. On peut semer ses graines à l'automne, à toute exposition, dans une terre profonde et substantielle La plante qui nous occupe se multiplie également par division des pieds au printemps.

Les feuilles de la bistorte sont très recherchées des animaux domestiques et constituent un fourrage excellent, mais d'une dessiccation difficile. En médecine usuelle, on les emploie, à l'intérieur, contuses, comme maturatif, sur les abcès froids, les tumeurs scrofuleuses. Elles servent aussi à préparer une boisson rafraîchissante, tempérante et diurétique, très utile dans les maladies inflammatoires, les fièvres malignes, etc. Le rhizome, riche en tannin, en oxalate de potasse et en amidon, est alimentaire. Les Russes et les Polonais le mêlent au pain, quand survient une disette. Cette racine est l'un de nos meilleurs astringents. On en prépare

une tisane qui rend de grands services, en lavements, dans
la diarrhée, la dysenterie, les fissures de l'anus, en injections dans la leucorrhée ou flueurs blanches et en gargarismes dans l'asthme, l'angine, les ulcérations de la bouche
et des gencives. La teinture obtenue en laissant macérer,
pendant une quinzaine de jours, 50 grammes de rhizome
de *polygonum bistorta* râpé, dans un litre d'alcool à 90° est
un excellent tonique Cette teinture, en lotions, déterge
les plaies et les ulcères et hâte leur cicatrisation.

La racine de la bistorte étant vivace, se rencontre, en
toutes saisons, à l'état frais. L'on peut, cependant, la récolter au commencement de l'hiver et la sécher rapidement
au four, après l'avoir coupée en rondelles ; placée en lieu
sec, elle conserve, pendant plusieurs années, ses propriétés
curatives.

48. **Bleuet** (*Centaurea cyanus*). — Cette Composée
annuelle, qui se propage sou-
vent, à outrance, dans les
bois, les champs cultivés, où
elle montre, durant toute la
saison estivale, ses jolies
fleurs bleues, est haute de 60
à 80 centimètres. Ses tiges
dressées, rameuses sont garnies d'un duvet cotonneux ;
elles portent des feuilles linéaires, entières et sessiles

Le bleuet a reçu un cer-
tain nombre d'appellations
vulgaires. On le désigne,
communément, sous les noms
de barbereau, bluet, foin blanc,
brène foin, brenecaille, bla-
vette, casse-lunette. Ce der-

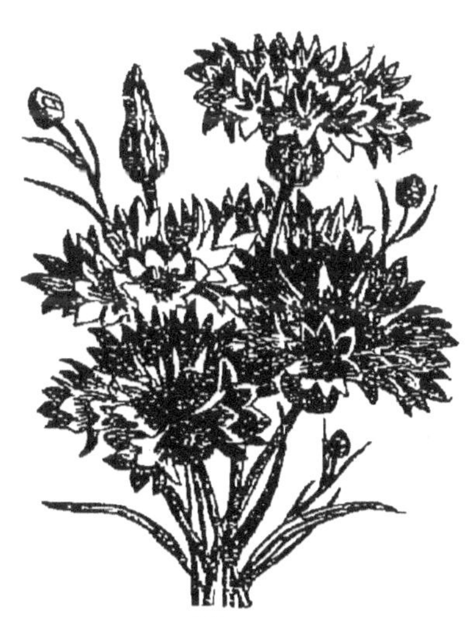
Bleuet.

nier qualicatif fait allusion à l'usage fréquent que l'on
fait, dans beaucoup d'endroits, de la plante qui nous occupe
contre les affections des yeux. L'eau distillée des tiges et
des feuilles, forme un collyre très efficace dans les ophtalmies chroniques et la conjonctivite ou inflammation des
paupières.

Aux personnes souffrant de goutte, de pierre, de gravelle, de coliques néphrétiques d'hydropisie, de rhumatismes, de rétentions d'urine, nous ne saurions trop recommander l'usage d'une bière dans laquelle on a fait infuser longuement, par litre, 10 grammes de bleuet (feuilles et tiges).

Les fleurs de notre composée, séchées à l'ombre, réduites en poudre très fine et prises, à la dose de 3 à 5 grammes, dans un jaune d'œuf, donnent de bons résultats, dans le traitement de l'ictère ou jaunisse.

Enfin les semences pulvérisées, données, à raison de 2 grammes, dans du miel, ou une infusion de feuilles de frêne, peuvent provoquer la purgation.

49. Bouillon-blanc (*Verbascum thapsus*).

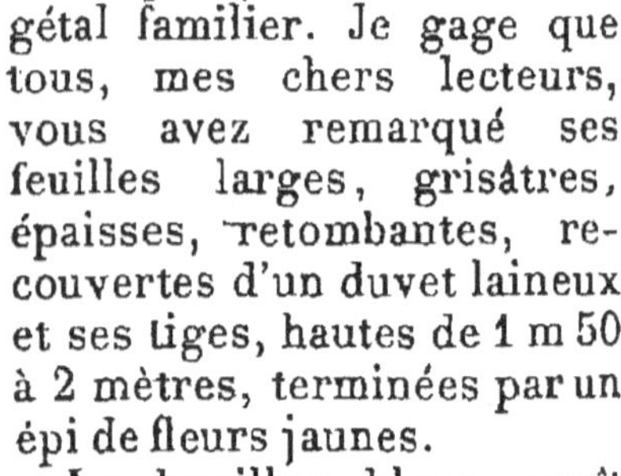

— Voici un végétal familier. Je gage que tous, mes chers lecteurs, vous avez remarqué ses feuilles larges, grisâtres, épaisses, retombantes, recouvertes d'un duvet laineux et ses tiges, hautes de 1 m 50 à 2 mètres, terminées par un épi de fleurs jaunes.

Le bouillon-blanc, croît d'ailleurs, à peu près partout : on le rencontre, communément, aux alentours des habitations rurales, dans les jachères, les lieux incultes, mais il envahit aussi fréquemment les terrains cultivés. On le désigne, dans beaucoup d'endroits, sous le nom de molène officinale,

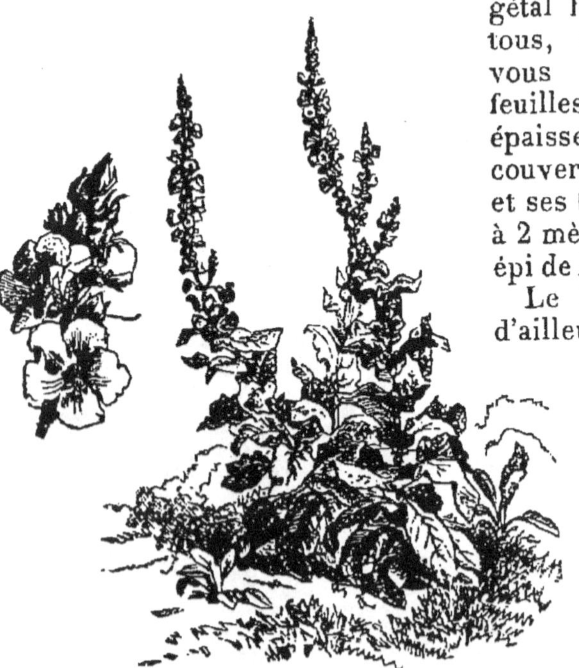

Bouillon-blanc.

oreille-de-loup, bouillon jaune, herbe de Saint-Fiacre, bonhomme, herbe de Notre-Dame, herbe de Saint-Cloud.

Le bouillon-blanc est le type de la famille des Verbascées.

Il ne faut pas demander à ce végétal des vertus énergiques, mais ses qualités émollientes, adoucissantes et béchiques, ne le rendent pas moins fort précieux, en médecine usuelle, dans le rhume, la bronchite, la toux, et en général toutes les maladies inflammatoires. On emploie, à cet effet, l'infusion préparée avec 15 grammes de fleurs ou 20 grammes de feuilles par kilo d'eau. Cette tisane est, en outre, dépurative et laxative, utile, par conséquent, dans les maladies de la peau — dartres, acné, boutons, eczéma, démangeaisons — et les constipations.

En médecine externe, les feuilles fraîches de bouillon-blanc, cuites dans du lait et appliquées, sous forme de cataplasmes, sur les parties atteintes, calment la douleur des hémorroïdes, des clous, des ulcères, des dartres enflammées, des brûlures, des panaris et guérissent la phlébite ou inflammation des veines. Le même remède, employé de la même façon, soulage promptement les coliques les plus violentes; il est particulièrement recommandé dans la colique du *miserere*.

La racine du bouillon-blanc, coupée en rondelles et séchée, est un excellent diurétique, qui peut rendre des services dans la goutte et la gravelle. On l'emploie, dans ce cas, en décoction, à la dose de 60 grammes par litre d'eau. On prend de cette tisane, de 100 à 250 grammes, en plusieurs fois, le matin à jeun ou dans l'intervalle des repas.

50. Bouleau (*Betula alba*). — Ce bel arbre qui sert de type à la famille des Bétulinées et est connu dans les campagnes, sous les qualicatifs populaires de biole, bouillard, boulat verge, sceptre des maîtres, attire l'attention par son tronc élancé, recouvert d'une écorce d'un gris cendré, par son feuillage charmant et ses chatons allongés que remplacent des fruits aplatis, étoilés.

Le bouleau pousse partout ; il se contente des terrains les plus arides. Il vient sous les climats les plus rudes et croît dans les contrées septentrionales, jusqu'à l'extrême limite de la végétation arborescente.

L'arbre qui nous occupe est considéré, à juste titre, comme l'une des essences les plus précieuses de nos forêts : toutes ses parties sont, en effet, utiles en industrie et en médecine. Son bois, tendre et d'un grain égal, est employé par les layetiers, les menuisiers, les tourneurs, les sabotiers, les charrons. Le bouleau forme un assez bon combustible, mais il a, comme du reste, tous les bois blancs, le double inconvénient de répandre peu de chaleur et de se consumer beaucoup trop vite. Il donne, aussi, un charbon léger dont on fait des fusains pour esquisser et qui, ainsi que nous le verrons tout à l'heure, rend, en médecine, d'importants services.

Les rameaux du bouleau servent à confectionner des balais vulgaires, employés pour le nettoyage des cours et des écuries.

L'écorce, qui se détache aisément, renferme de la résine et s'utilise pour faire des torches. Les habitants des contrées boréales, qui, moins favorisés, mais plus ingénieux que nous, savent tirer parti de toutes les richesses naturelles dont ils disposent, emploient cette écorce pour couvrir leurs cabanes, pour faire des cordages, des nattes, des corbeilles, des vases de toutes sortes. Les Lapons et les Suédois mangent la seconde écorce, qui est nutritive et sert, en outre, à fabriquer une bière domestique

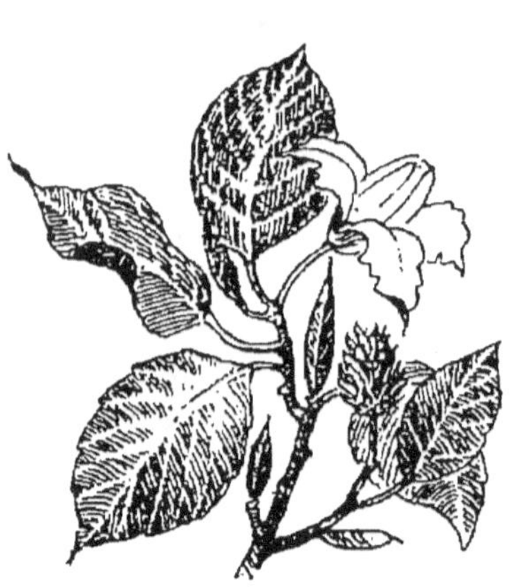

Bouleau.

assez agréable. L'écorce du bouleau est encore employée pour teindre en jaune ; elle donne, à la distillation, une huile empyreumatique dont les Russes tirent parti pour préparer leurs cuirs et les mettre à l'abri des insectes. Ajoutons que l'arbre qui nous occupe sécrète une sève vineuse qui, additionnée d'un peu de sucre, constitue, après fermentation, une boisson agréable et rafraîchissante. Pour extraire cette sève, il suffit de pratiquer, au début du printemps, avant le développement des feuilles, des incisions profondes aux troncs ou aux branches des jeunes bouleaux. Le liquide qui découle de ces blessures est, ensuite, recueilli dans un vase quelconque et mis en tonneau.

Examinons, maintenant, les propriétés médicinales de notre précieuse bétulinée : La décoction des feuilles et des bourgeons, 20 à 25 grammes par kilogramme d'eau, est dépurative, excitante, apéritive et diurétique ; elle rend de grands services dans les maladies de peau, les affections scrofuleuses, l'atonie de l'appareil digestif, la goutte, la gravelle, la pierre, les coliques néphrétiques, la jaunisse.

L'écorce des jeunes rameaux, bien que moins énergique, est douée de vertus identiques. Quant à la racine, elle est fébrifuge et antirhumastimale.

Le vin de bouleau, qui peut rendre les mêmes services que la décoction, s'emploie, à l'extérieur, en lotions répétées contre les taches du visage.

Enfin le charbon de bouleau, pulvérisé, est utile dans la dysenterie et la dyspepsie, ainsi que dans les cas d'empoisonnement. On l'applique aussi, comme antiseptique, sur les plaies et les brûlures.

51. Bourdaine (*Rhamnus frangula*). — Encore appelée bourgène, frangule, aune noir, nerprun-bourdaine, bois noir, rhubarbe des paysans, la bourdaine est un arbrisseau de la famille des Rhamnées que l'on rencontre dans les haies et les bois et qui, bien qu'il préfère les terrains frais et ombragés, s'accommode de tous les sols et de toutes les expositions : Les tiges très rameuses, sont hautes d'un mètre et plus et recouvertes d'une écorce noirâtre, marquée de taches blanches. Les fleurs petites, jaunes ou verdâtres, réunies en

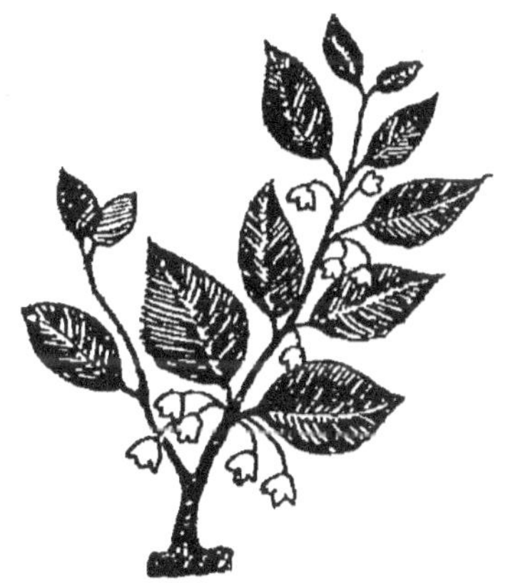

Bourdaine.

bouquets, à l'aisselle des feuilles, se montrent en août-septembre. Elles produisent des baies, de la grosseur d'un pois, vertes d'abord, et qui deviennent noires à la fin d'octobre, époque à laquelle on doit les recueillir. Ces baies fraîches, écrasées, sont amères, âcres, nauséeuses. On les a employées comme purgatives, mais elles sont d'un effet assez incertain. Il vaut mieux faire usage de l'écorce sèche qui, en infusion, à la dose de 25 à 40 grammes par litre d'eau, constitue un purgatif drastique et antihelminthique énergique et d'une action sûre. L'on peut encore administrer 3 ou 4 grammes d'écorce pulvérisée, dans un jaune d'œuf, du miel ou des confitures.

La décoction concentrée de racine de bourdaine, additionnée d'un peu de vinaigre, est, dans les campagnes, un remède populaire contre la gale, la teigne et en général, toutes les affections vermineuses de l'homme et des animaux. C'est aussi un excellent antiseptique des plaies et ulcères qu'elle assainit et cicatrise promptement. On peut encore mettre à profit les vertus antiparasitaires des feuilles ou des semences, pour détruire les poux des enfants.

La bourdaine est employée dans l'industrie. Ses rameaux, fendus et calcinés, dans un tube de fer, se transforment en fusains légers, d'un usage journalier, pour tracer des esquisses. Le charbon de bourdaine est préféré à tout autre, pour la fabrication de la poudre.

La seconde écorce et les baies d'une variété de bourdaine commune dans le midi de la France — lesquelles baies sont désignées, dans le commerce, sous le nom de « graines d'Avignon » — servent à teindre la laine en vert et en brun.

Enfin l'on fait, avec le bois très flexible du végétal qui nous occupe, des liens, des harts, fort utiles dans les fermes, des allumettes, et une foule d'objets usuels : paniers, corbeilles, chapeaux, etc...

52. Bourrache (*Borrago officinalis*). — La bourrache, qui donne son nom à la famille des Borraginées, se plaît dans les décombres et les terrains sableux. C'est une plante à tiges herbacées, creuses, velues, hautes de 50 à 60 centimètres, à feuilles larges et allongées, épaisses et garnies de poils, rudes au toucher. Les fleurs, qui se montrent pendant toute la belle saison, à l'extrémité des rameaux, passent du blanc ou du pourpre au bleu tendre à mesure qu'elles s'épanouissent.

La bourrache, encore désignée sous les noms de buglose, bourrage, chou-bourrache, est cultivée dans les jardins comme plante d'ornement et surtout pour ses qualités médicales. On ne la multiplie guère que par semis, au printemps ou à l'automne, en terre profonde et substantielle. Il est bon de lui prodiguer, durant l'été, des arrosages journaliers. Le moment le plus favorable pour la récolte est celui où les sommités commencent à fleurir. On coupe les tiges, au ras du sol, et on les lie, en paquets de la grosseur du poing, que l'on suspend au plafond d'un grenier bien aéré. Pour que la plante conserve toutes ses vertus, il importe que sa dessiccation s'opère très rapidement.

La tisane de bourrache, infusion ou décoction, qui se prépare avec 10 grammes de fleurs ou 25 grammes de feuilles par kilogramme d'eau, est adoucissante, pectorale, sudorifique et diurétique. On l'emploie par suite, avec avantage,

contre le rhume, la toux, la bronchite, le catarrhe, les refroidissements, la fluxion de poitrine, les retentions d'urine, les maladies dartreuses. Elle est également utile dans la rougeole, la scarlatine et autres affections éruptives.

Dans les cas d'irritation des reins, d'engorgement du foie et de la rate, de catarrhe vésical,

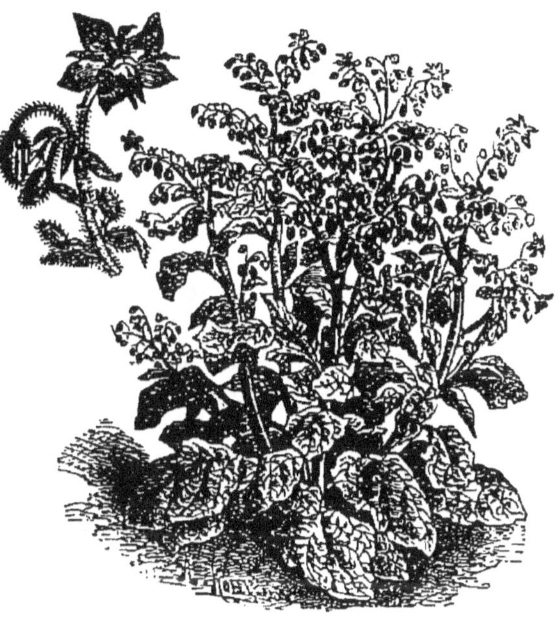
Bourrache.

le docteur Rocques conseille de prendre, chaque jour, 100 grammes de suc de bourrache, dans 3 ou 4 tasses de petit-lait. Il est bon, en même temps, de prendre des bains de siège et de frictionner le bas-ventre et les reins avec de l'huile d'olive.

Les feuilles fraîches écrasées et appliquées sur les abcès, les tumeurs inflammatoires, les brûlures, en calment la douleur. Un cataplasme très chaud, fait avec les mêmes feuilles bouillies, procure un soulagement notable dans les accès de goutte.

53. **Bourse-à-pasteur** (*Capsella bursa pastoris*). — On rencontre cette petite Crucifère sur les vieux murs, le long des chemins et des fossés, dans les jachères, mais elle se propage aussi dans les champs cultivés, qu'elle épuise par sa végétation ininterrompue : Voici les principaux caractères botaniques qui permettent de la reconnaître : tige grêle, ronde, simple, haute de 20 à 40 centimètres, fleurs blanches, petites et disposées en grappes lâches, à l'extrémité des

tiges ; les fruits aplatis et triangulaires, qui remplacent
ces fleurs, ressemblent à une panetière de berger : c'est
d'ailleurs ce qui a valu, à la plante qui nous occupe, le
nom français de bourse-à-pasteur et les surnoms populaires de boursette, capselle, bourse à berger, tabouret,
thlapsi, molette de berger. — Quant aux feuilles, elles affectent diverses formes : celles de la base sont en rosette et

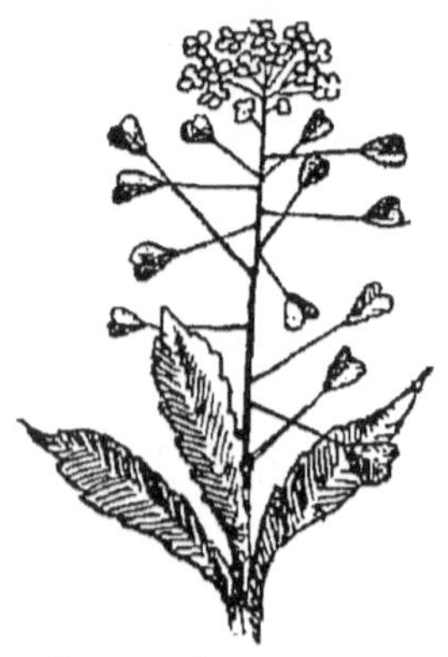

presque triangulaires ; celles de la
tige, amplexicaules, sagittées et pubescentes.

La bourse-à-pasteur est inodore et
légèrement salée : les animaux la dé-
daignent, à l'exception toutefois des
chèvres qui aiment à brouter ses
feuilles et ses capsules.

Cette plante n'est guère aimée des
agriculteurs, et elle fait, ainsi que je
l'ai dit plus haut, beaucoup de tort aux
récoltes, en se multipliant à outrance
dans les champs. Mais, elle est douée de
précieuses qualités médicinales qui,

Bourse-à-pasteur.

jusqu'à un certain point, font oublier ses défauts. Toutes les
parties de la plante sont utiles et employées, avec succès,
contre les hémorragies par phlétores, les crachements de
sang, la diarrhée, la dysenterie, le scorbut. L'on administre, dans ces divers cas, 8 à 15 grammes de suc ou 2 ou
3 tasses d'une décoction, préparée avec 30 à 60 grammes de
plante par litre d'eau.

On a fort vanté la tisane de bourse-à-pasteur pour arrêter
les règles trop abondantes à l'époque de l'âge critique.

La même décoction, est très efficace contre les urines
sanguinolentes.

Enfin les feuilles mâchées excitent la sécrétion de la
salive.

54. **Bryone** (*Bryonia dioïca*) ou (*Bryonia alba*). — Encore
appelée vigne blanche, navet galant, navet fou, couleuvrée,
navet du diable, colubrine, feu ardent, racine vierge, la
bryone est une Cucurbitacée, vivace, très commune dans
les bois, les haies et les buissons. Elle est facile à reconnaître à ses tiges grêles, cannelées, rugueuses, garnies de
poils, longues de plusieurs mètres, qui s'accrochent au moyen

de longues vrilles et partent d'une racine charnue, pivotante, de la grosseur du bras ou de la jambe, jaune extérieurement et blanche à l'intérieur. Les feuilles, de l'aisselle desquelles partent les fleurs, d'un jaune pâle, disposées en bouquets peu touffus, sont palmées, un peu rudes. Les fruits sont des baies globuleuses, de la grosseur d'un pois, qui passent du vert au rouge vif à la maturité. Toute la plante dégage une odeur repoussante et âcre; on ne doit l'employer, à l'intérieur, qu'avec circonspection.

Les praticiens mettent à profit son action vomitive, purgative, diurétique et résolutive dans les hydropisies, la goutte, la dysenterie, les bronchites, les catarrhes, la coqueluche, les fièvres muqueuses, les pneumonies, le rhumatisme chronique ; 6 à 12 grammes de suc frais, administrés dans du bouillon de veau, ou 2 à 3 gr. de racine sèche, pulvérisée et mêlée à du miel, suffisent pour provoquer la purga-

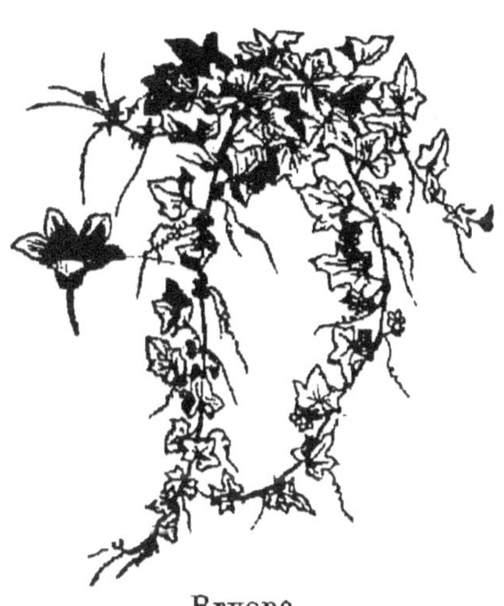

Bryone.

tion. L'on peut encore user de ce purgatif pour les animaux, en ayant soin, bien entendu, de doubler la dose.

Le vin de bryone, qui se prépare en faisant macérer 60 grammes de racine sèche dans un litre de bon vin blanc, est un puissant diurétique, recommandé dans le traitement de la goutte, de l'hydropisie, de la pierre, de la gravelle.

L'on a aussi employé la racine de bryone contre l'épilepsie, mais ce remède demande de nouvelles expériences.

La cucurbitacée qui nous occupe n'est pas moins utile à l'extérieur qu'intérieurement. La racine fraîche pilée, additionnée de sel, cuite sous la cendre et appliquée chaude sur les loupes, matin et soir, pendant plusieurs jours consécutifs, fait disparaître ces tumeurs disgracieuses, en moins de deux semaines. Les mêmes cataplasmes, posés sur les articulations gonflées par la goutte, procurent un soulagement notable. En provoquant la rubéfaction de la peau, ils font, en outre, cesser les douleurs sciatiques, névralgiques et rhumatismales.

Ajoutons que l'on prépare un bon onguent contre la gale, en mélangeant, parties égales, d'axonge, de soufre et de racine de bryone écrasée.

La souche de notre cucurbitacée étant vivace, il est à peu près inutile de s'en approvisionner pour l'hiver ; l'on peut toutefois, la récolter, en septembre et la faire sécher au four ou à l'étuve. Après quoi, on la place en lieu sec. D'ailleurs, pour la conserver fraîche, jusqu'au début du printemps, il suffit de la mettre dans du sable.

Les feuilles et les tiges de la plante qui nous occupe, possèdent, bien qu'à un degré moindre, toutes les vertus curatives de la partie souterraine. Quant aux fruits, ils agissent comme laxatifs. Leur décoction, 40 grammes par kilogramme d'eau, additionnée d'un peu de vinaigre, fait mourir les parasites de la tête et est très utile pour améliorer les ulcères indolents. De plus, c'est un remède populaire, justement apprécié, contre la gale, la teigne et autres affections analogues. Ces mêmes baies, écrasées, s'emploient, avec succès, pour les brûlures légères qui n'ont pas pénétré au-dessous de la peau. Les semences qu'elles renferment, broyées avec du lait ou de l'eau de gomme forment une émulsion émolliente, rafraîchissante et tænifuge, c'est-à-dire capable de tuer le ver solitaire.

La racine de bryone fermentée, donne, à la distillation un alcool de bonne qualité. On extrait, en outre, de cette racine une fécule alimentaire, très saine, très nourrissante, et qui, comme celle de la pomme de terre, s'utilise de mille manières. Enfin, les baies de notre cucurbitacée, renferment les deux tiers de leur poids d'une huile comestible et propre pour l'éclairage.

La bryone se contente de toutes les expositions et de tous les terrains. On la propage par éclats de racine ou, de préférence, par semis. Nous sommes persuadés qu'il y aurait avantage à entreprendre, dans les jachères, les coteaux en friche, sur le bord des chemins, voire même dans les bois, la culture de cette plante précieuse, trop longtemps négligée.

55. Bruyère (*Erica vulgaris*). — Tout le monde connaissant ce petit arbrisseau, aux rameaux raides et cassants, aux feuilles linéaires, qui sert de type à la famille des Éricacées et est très répandu, dans les forêts et sur les côteaux, où il montre, durant toute la belle saison, ses jolies petites fleurs violettes, à corolle monopétale et découpée au sommet, l'on me dispensera d'en faire ici une description plus détaillée.

Je me bornerai donc à dire quelques mots, touchant ses usages et ses propriétés médicinales. Dans beaucoup de pays pauvres, la bruyère est utilisée pour le chauffage des fours : ses rameaux servent, comme ceux du genêt et du bouleau, à confectionner des balais vulgaires, fort employés dans les campagnes. L'on fait encore, avec ces mêmes rameaux, d'excellentes brosses.

Toutes les parties de la plante sont utiles en médecine. Les feuilles et les sommités sont diurétiques et astringentes, par suite, leur infusion, 50 grammes par kilogramme d'eau, rend de grands services dans la goutte, la pierre, la gravelle, la jaunisse, les

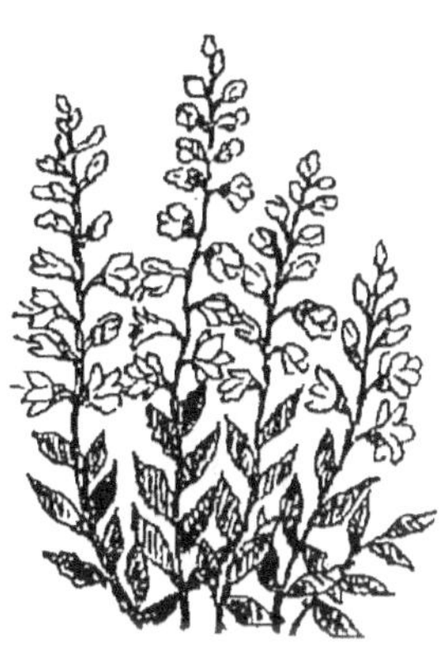

Bruyère.

flux de toute nature. Cette tisane est un remède souverain contre les coliques venteuses et spasmodiques, et possède, en outre, la vertu d'augmenter sensiblement le lait des nourrices. Les fleurs, cuites dans un peu d'eau, réduites en bouillies et maintenues, en cataplasmes, sur les articulations gonflées par un accès de goutte, font disparaître la douleur, souvent violente, que l'on ressent dans ces articulations.

L'huile de bruyère, qui s'obtient en laissant macérer longuement, dans 500 grammes de bonne huile d'olive, 100 grammes de fleurs fraîches d'*erica vulgaris* et s'emploie en frictions, le soir en se mettant au lit, guérit les dartres, les rougeurs, les boutons du visage :

L'on voit que bien peu de végétaux réunissent, à un plus haut degré que l'humble bruyère de nos bois, l'utile et l'agréable.

56. **Bugle** (*Ajuga reptans*). — La bugle a reçu les appellations vulgaires de consoude moyenne, petite consoude.

C'est une plante de la famille des Labiées, qui croît spontanément dans les lieux humides et ombragés, dans les bois, les prairies marécageuses. On la distingue aux caractères botaniques suivants : tiges rampantes, longues de 10 à 25 centimètres ; feuilles opposées, ovales, presque lisses ; fleurs blanches, bleues ou rouges, disposées en épis à l'extrémité des rameaux.

On recueille les sommités des tiges, à l'époque de la floraison, qui a lieu en avril-juin. Pour les faire sécher, on les étale, à l'ombre, sur des toiles. Placées, après dessiccation, dans des sacs en papier ou des boîtes en fer-blanc bien closes, elles conservent, pendant longtemps, leur énergie curative :

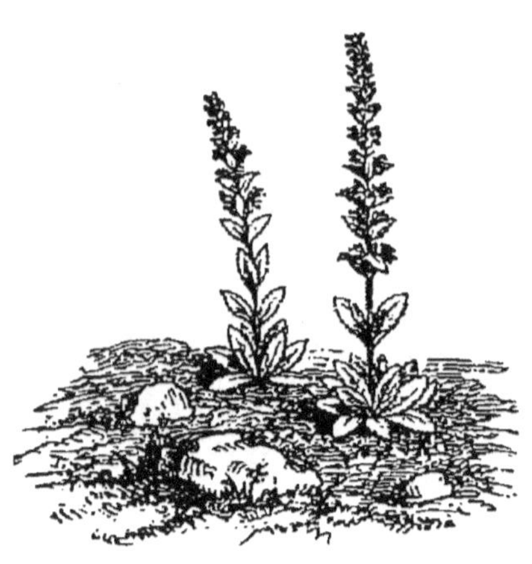

Bugle.

La bugle est douée d'incontestables vertus vulnéraires. Dans les blessures internes provenant d'un coup, d'une chute violente, il n'est pas de meilleur remède qu'une tisane obtenue, en laissant macérer, dans un litre d'eau, 60 grammes de plante sèche. La même tisane est aussi astringente. On l'emploie avec succès, à l'intérieur, dans les hémorragies, la phtisie, les crachements de sang, la diarrhée et extérieurement, en gargarismes, dans l'angine, en injections dans la leucorrhée.

Disons, en terminant, que la plante fraîche contuse, forme un bon topique détersif des plaies et ulcères.

57. **Buis** (*Buxus semper virens*). — Le buis ou housine, housenic, arbre vert, a été classé, avec le ricin, la mercuriale, l'euphorbe épurge, le réveille-matin, dont nous parlerons plus loin, dans l'intéressante famille des Euphorbiacées. Cet arbrisseau, qui croît, à l'état naturel, en Espagne, en Suisse, en Italie, en Franche-Comté et dans les régions montagneuses du Jura, acquiert dans certaines contrées, des dimensions considérables. C'est ainsi, qu'en Sicile, en Sardaigne et en Corse, il atteint jusqu'à 25 mètres de hauteur. On cultive, dans les jardins, le buis nain ou

buis d'Artois qui forme des bordures, toujours vertes, du plus charmant effet et se multiplie soit par semis, soit par marcottes.

Le buis affectionne, tout particulièrement, les terrains légers, secs et sablonneux. Ses petites feuilles rondes dégagent une odeur vireuse et aromatique ; de leur aisselle partent de minuscules fleurs monoïques auxquelles succèdent une capsule, divisée en trois loges qui renferment chacune deux graines.

Le bois du buis, très dense et très homogène, est fort apprécié des sculpteurs et des graveurs. On l'utilise pour fabriquer des peignes, des boîtes, des toupies et une foule d'autres objets usuels. En thérapeutique, notre euphorbiacée agit, suivant les doses et le mode d'emploi, comme purgative, fébrifuge, apéritive, sudorifique et diurétique. Malheureusement, ce n'est pas un remède à la mode et bien peu de praticiens savent en tirer parti.

Pour faire évacuer l'intestin, il suffit de donner, dans du miel, du sucre ou de la gomme arabique, 3

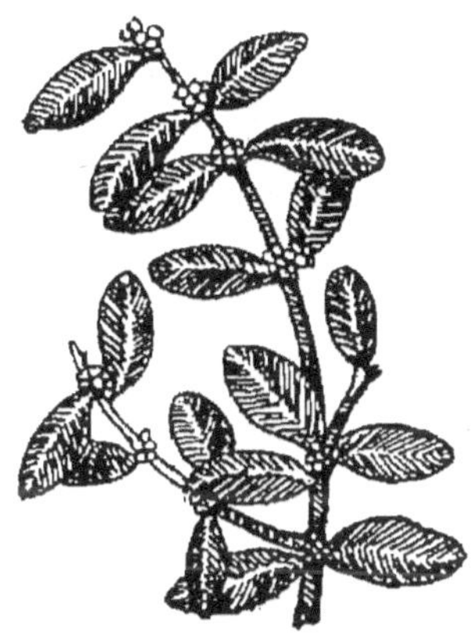

Buis.

ou 4 grammes de feuilles de buis, séchées et pulvérisées. L'infusion, de 30 à 60 grammes de feuilles par litre d'eau produit aussi d'excellents effets. L'on administre cette préparation purgative aux animaux domestiques, avec non moins de succès, en ayant soin, cela va sans dire, de proportionner la dose à leur taille.

Les feuilles de buis, prises en poudre, à raison de 2 à 3 grammes, au commencement de l'accès, dans du vin, du thé ou de l'eau sucrée, guérissent, en peu de jours, les fièvres vernales et automnales, ainsi que les fièvres paludéennes intermittentes. Le vin de buis, préparé en faisant macérer longuement 30 grammes de buis, dans 500 grammes de bon vin blanc et pris par petits verres, avant les principaux repas, ouvre l'appétit, favorise la digestion des aliments et est très efficace dans la dyspepsie.

La racine de buis, râpée et administrée à la dose de 15 à 20 grammes dans un jaune d'œuf, excite toutes les sécrétions, notamment celle de la sueur et rend de grands services dans le traitement du rhumatisme chronique et dans les engorgements d'articulations.

Le vin, dans lequel on a fait bouillir, par litre, 250 grammes de copeaux de buis, est très efficace, en frictions, pour fortifier les membres affaiblis et calmer les douleurs de nerfs, et constitue une bonne lotion antiseptique, détersive et cicatrisante.

58. Busserole (*Arbutus uva ursi*). — A la même famille que la bugle, dont je vous ai entretenu précédemment, ap-

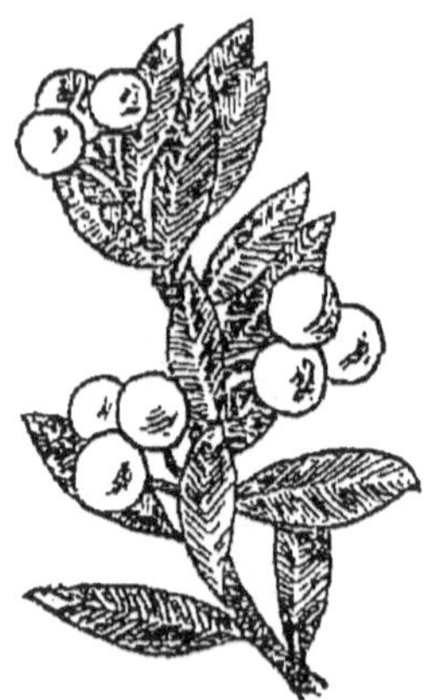

Arbousier ou Busserole.

partient la busserole, autre arbrisseau, non moins intéressant. La busserole doit son nom à l'aspect de son feuillage toujours vert qui offre beaucoup de ressemblance avec celui du buis. Ses tiges rampantes, rameuses, sont hautes de 30 à 70 centimètres. A leur extrémité, apparaissent, durant les mois d'avril et de mai, de petites fleurs rosées, à corolle urcéolée, rassemblées en grappes terminales et que remplacent des baies rougeâtres et allongées.

L'arbuste qui nous occupe, encore appelé bousserole, arbusier traînant, petit buis, raisin d'ours, se plaît dans les lieux secs, pierreux et ombragés. On le multiplie par semis et par boutures.

Au point de vue médical, la busserole a été classée parmi les toniques astringents. Comme tous les agents de cette catégorie, elle donne de la force, du ton, aux muscles, aux nerfs, aux viscères et en se mêlant au sang, le rend plus coagulable. Aussi rend-elle de grands services dans la dyspepsie, les flatuosités, la diarrhée, la dysenterie, les hémorragies, les flux de toute nature, la goutte, les fièvres intermittentes, les débilités qui accompagnent certaines affections chroniques de la poitrine et du poumon. On administre, dans ces divers cas, une décoction préparée avec environ 300 grammes de feuilles, d'écorce ou de fruits, par kilogramme d'eau. Mais, il ne faut pas oublier que ce remède est contre-indiqué dans toutes les maladies inflammatoires.

Son action diurétique a fait employer la busserole, avec

succès, contre les maladies des voies urinaires : la pierre, la gravelle, le catarrhe de la vessie, les rétentions d'urine, etc., etc.

Les feuilles fraîches, écrasées et bouillies, forment un excellent cataplasme pour les hydropiques. On donne aussi, avec avantage aux hydropiques, le sirop fait avec du miel et le suc exprimé des fruits.

On récolte les feuilles de la busserole, en mars-avril, et on les fait sécher à l'ombre. Quant à l'écorce, il faut la recueillir, au commencement du printemps, et la lier en paquets de la grosseur du poing que l'on suspend dans un grenier bien aéré.

Tout ce que nous venons de dire au sujet des vertus curatives de la busserole peut s'appliquer à un autre arbuste de la même famille : l'arbousier (*arbutus unedo*), dont vous avez pu remarquer, en septembre, les jolis fruits rouges qui ressemblent à des fraises.

59. Camomille romaine (*Anthemis nobilis*). Tout le monde connaît cette Composée vivace, à tiges rameuses, velues, hautes de 30 à 40 centimètres, à feuilles pubescentes, sessiles, finement découpées, qui croît spontanément le long des routes, dans les terrains sablonneux, dans les pâturages secs, sur les pelouses des bois, où elle montre, de juin à septembre, ses jolies fleurs blanches assez semblables à de petites pâquerettes.

L'on doit récolter ces fleurs avant leur complet épanouissement, et après les avoir fait sécher avec soin, les conserver, en lieu sec, dans des boîtes, hermétiquement closes. La dessiccation ne leur enlève ni leur éclat, ni leurs vertus. Elles servent à préparer une infusion douée de propriétés toniques, stimulantes, antispasmodiques. Cette tisane, qui s'obtient, en versant, sur 8 à 15 grammes de fleurs sèches, un kilogramme d'eau bouillante et, en laissant infuser, pendant une demi-heure, est très utile dans les langueurs d'estomac, les digestions difficiles, l'atonie de l'intestin, les constipations, l'anémie, les pâles couleurs, les coliques venteuses, la migraine, les affections spasmodiques. La plante qui nous occupe, a également été employée, avec succès, contre les fièvres du printemps, les fièvres intermittentes et les fièvres automnales rebelles. On administre, à cet effet, l'infusion, la décoction, la plante en poudre, ou le vin préparé avec les fleurs de camomille et l'écorce de saule blanc. Cette dernière préparation remplace avantageusement, dans les campagnes, le vin de quinquina qui n'est pas à la portée de toutes les bourses.

Le vin blanc, dans lequel on a fait infuser, 15 grammes d'ail et 15 grammes de camomille, par litre, pris à la dose de 30 à 100 grammes, est aussi un excellent fébrifuge et anthelminthique.

Ajoutons que la décoction des feuilles ou des fleurs de camomille, additionnée de sel marin, est un bon antiseptique des plaies et ulcères, qu'elle assainit et cicatrise promptement.

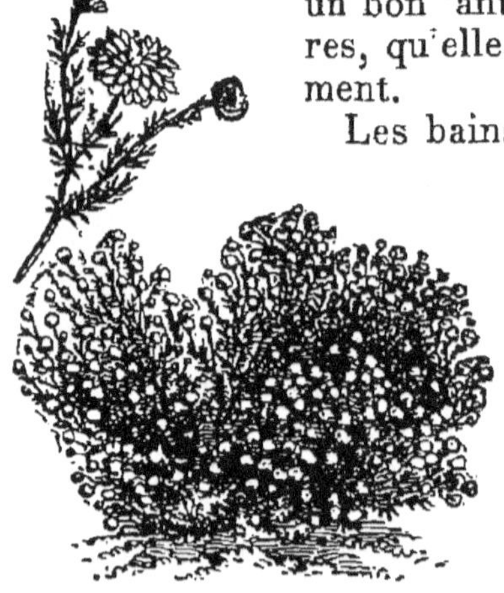

Camomille romaine.

Les bains chauds, aromatisés avec la camomille, conviennent aux enfants rachitiques, scrofuleux et délicats.

L'huile de camomille, qui s'obtient en faisant digérer, durant 2 heures, au bain-marie, dans 500 grammes de bonne huile d'olive, 100 gr. de sommités de camomille romaine, est fréquemment utilisée, en frictions, sur les foulures, entorses, contusions, et pour calmer les coliques, les douleurs articulaires, névralgiques, rhumatismales.

La camomille n'est pas seulement l'un de nos végétaux curatifs les plus précieux, c'est encore l'une de nos plus jolies plantes d'agrément, que l'on cultive dans tous les jardins, pour la beauté de ses nombreuses fleurs doubles. Elle ne vient que dans les terres siliceuses, très chaudes et très sèches, où on la multiplie, par la division des touffes au printemps.

La camomille puante (*anthemis coluta*) possède, bien qu'à un degré moindre, toutes les propriétés de la camomille cultivée.

60. **Capillaire** (*Adianthum capillus Veneris*). — Vous avez remarqué, sans doute, amis lecteurs, dans les lieux humides et pierreux, sur les vieux murs, les parois des

caves, des puits et des citernes, cette petite plante vivace, de la famille des Fougères, facilement reconnaissable, à ses feuilles finement découpées, longues de 10 à 30 centimètres, d'un beau vert noirâtre. Ces feuilles exhalent un léger arome. Fraîches ou sèches, on les emploie journellement, en infusion, contre le rhume, la toux, les bronchites, la phtisie pulmonaire, le catarrhe chronique du poumon. On use également, avec un très réel succès, dans les affections de poitrine, d'un sirop de capillaire, préparé comme il suit : L'on commence par faire infuser longuement en vase clos, 100 grammes de feuilles de capillaire, dans 2 litres d'eau bouillante.

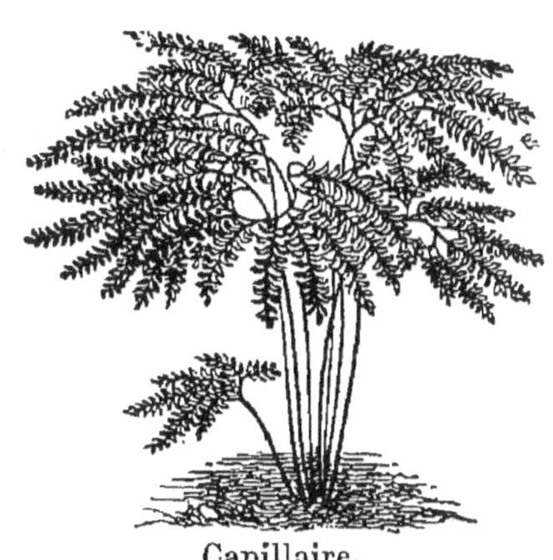

Capillaire.

Lorsque le mélange est refroidi, on passe avec expression dans un linge fin, on filtre à la chausse et l'on ajoute, au liquide obtenu, 100 grammes d'eau de fleurs d'oranger et 2 kilos de sirop de sucre. Ce sirop béchique se conserve en flacons bien bouchés.

La décoction de capillaire est usitée parfois, en gargarismes, dans l'angine et, en lotions externes, pour tonifier le cuir chevelu, enrayer la chute des cheveux et faire disparaître les pellicules. Ce sont, d'ailleurs, ses vertus capilligènes, reconnues dès la plus haute antiquité, qui ont valu, à la plante qui nous occupe, son nom français de capillaire et son nom scientifique d'*adianthum capillus Veneris*.

61. **Câprier** (*Capparis spinosa*). — Originaire de l'Asie, le câprier, type de la famille des Capparidées, croît abondamment, dans le midi de la France, notamment en Provence. C'est un arbrisseau rameux, qui atteint environ un mètre de hauteur. Ses tiges souples, sarmenteuses et lisses, à stipules épineuses, portent des feuilles rondes, glabres, de l'aisselle desquelles partent des fleurs larges, blanches, solitaires. Ces fleurs, cueillies avant leur complet épanouis-

sement et confites au vinaigre, sont un assaisonnement agréable et constituent les câpres du commerce, d'un usage aujourd'hui si répandu.

Le câprier est, sur tout le littoral méditerranéen, l'objet d'une importante culture. Il se contente des terrains les plus ingrats et peut très bien croître dans les sols de garrigues que nos agriculteurs méridionaux laissent improductifs.

On propage le câprier par boutures ou marcottes. Il faut toujours le placer à une bonne exposition, car il est très sensible aux gelées printanières.

Au point de vue médical, toutes les parties de notre arbuste sont utiles. Mais on emploie surtout, en thérapeutique, l'écorce de la racine qui est douée de vertus stimulantes, toniques, apéritives et diurétiques. L'on doit recueillir cette écorce, dès le début du printemps, et la faire sécher rapidement au four. Le vin obtenu en faisant

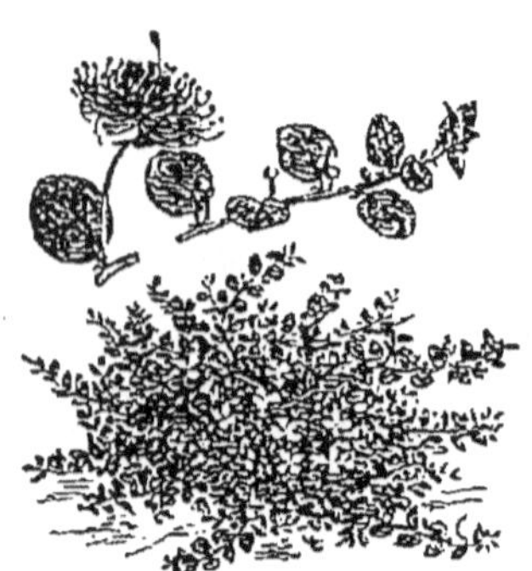

Câprier épineux.

macérer longuement, dans 2 litres de bon vin rouge, 60 gr. d'écorce râpée, pris à la dose d'un petit verre à liqueur, avant ou aussitôt après les repas principaux, est un excellent toni-digestif, qui peut rendre de grands services, dans les cas d'atonie de l'estomac et de l'intestin, d'anémie, de chlorose, de faiblesse générale.

Les boutons à fleurs du câprier sont antiscorbutiques. L'on prépare, avec les câpres, un sirop tonique et rafraîchissant. Voici la formule de ce sirop : Sur 100 grammes de câpres, versez 1 litre d'eau bouillante. Couvrez et laissez infuser, pendant 24 heures. Passez, avec expression, dans un linge fin, filtrez au papier et ajoutez au liquide, un litre de sirop de sucre.

62. **Capucine** (*Tropœolum majus*). — La capucine ainsi nommée, parce que l'éperon de sa fleur, présente vaguement la forme d'un capuchon, est une plante de la famille des Géraniacées, originaire de l'Amérique centrale et qui a produit, par la culture, un grand nombre d'espèces. On la désigne, dans beaucoup d'endroits, sous les noms de

cresson d'Inde, cresson de Chine, capuce de moine. Ses longues tiges grimpantes sont souvent employées pour garnir des treillages de clôture ou de berceaux, à cause de l'effet ornemental de leurs jolies fleurs, aux nuances variées, qui s'épanouissent, durant toute la belle saison, et se montrent jusqu'aux premières gelées. La plante qui nous occupe se sème, en avril-mai, dans une bonne terre de jardin, profonde et substantielle.

Les fleurs de la capucine, mêlées aux salades douces, laitues, romaines, pourpier, endives, en relèvent le goût. On peut confire ces fleurs au vinaigre et les employer, comme assaisonnement, en guise de câpres.

Les propriétés médicinales de la capucine, résident dans les feuilles et les graines, qui possèdent une saveur âcre et exhalent un arome pénétrant.

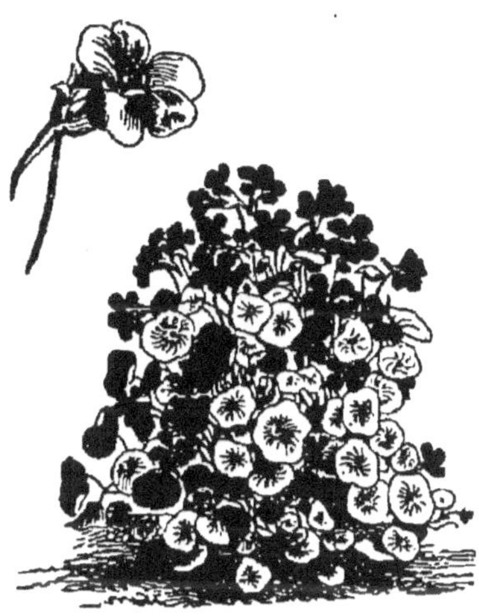

Capucine.

La décoction des feuilles fraîches — 8 à 15 grammes par litre d'eau — est apéritive et diurétique, c'est-à-dire capable d'ouvrir l'appétit, de faciliter l'écoulement, d'augmenter la sécrétion des urines. La même tisane s'emploie aussi contre les scrofules et le scorbut. L'on administre encore, avec avantage, le suc frais de la plante, à raison de 15 à 30 grammes.

La poudre des semences, donnée dans du miel, à raison de 50 à 70 centigrammes, est un bon purgatif qui provoque d'abondantes évacuations intestinales, sans donner de coliques.

63. **Cardère à foulon** (*Dipsacus fullonis*). — La cardère à foulon, cultivée en grand dans les centres manufacturiers, à cause de ses capitules, dont les arêtes aiguës et solides sont employées pour carder les draps, appartient, avec la scabieuse, que nous examinerons plus loin, à la famille des Dipsacées.

Je n'ai point besoin de décrire un végétal aussi familier. Je me contenterai donc de vous dire quelques mots tou-

chant ses vertus trop peu connues et qui résident principalement dans la partie souterraine.

L'époque la plus favorable pour récolter cette racine est
le mois de juin. Après l'avoir soi-
gneusement lavée et épluchée, on la
fend, dans le sens de la longueur,
pour en faciliter la dessiccation et
on la suspend, par bottes, au plafond
d'un local bien ventilé.

La racine de la cardère, administrée sous forme de décoction — 30
à 60 grammes d'eau — est amère,
apéritive et excite, en outre, toutes
les sécrétions, notamment celle des
urines et de la sueur.

Macérée dans l'alcool, elle donne
une bonne liqueur digestive et stomachique. Enfin, le sirop, préparé
avec du sucre et le suc exprimé de
la plante qui nous occupe, est très efficace, contre les maladies de la peau et les vices du sang.

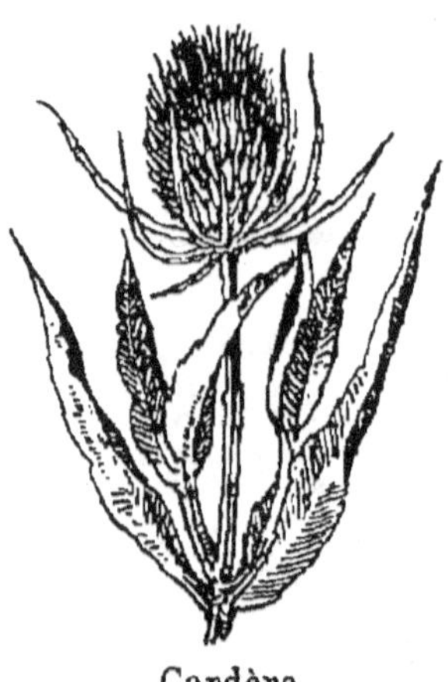

Cardère.

Ce que je viens de dire au sujet du *dipsacus fullonis*
peut s'appliquer à la cardère sauvage (*dipsacus sylvestris*),
dénommée, par les campagnards, cardère des bois, peigneré,
lavoir de Vénus, peigne, fontaine des oiseaux.

64. **Carotte** (*Daucus carota*). — Cette plante, précieuse
entre toutes, appartient — est-il besoin de le dire — à la
famille des Ombellifères : elle comprend un grand nombre
de variétés, à chair rouge ou blanche. Les plus estimées
des espèces, admises dans les jardins, sont la rouge très
courte à châssis, la courte hâtive, la demi-courte obtuse
de Guérande, la demi-longue nantaise, la demi-longue de
Luc, la longue de Saint-Valéry. Citons, parmi les variétés
cultivées en vue de l'alimentation des bestiaux : la blanche
à collet vert, la blanche des Vosges, la blanche d'Orthe.

La graine de carotte, qui conserve durant plusieurs années, ses propriétés germinatives, se sème, en pleine terre,
depuis février jusqu'en septembre, à la volée ou en lignes,
dans une terre profondément labourée, bien ameublie et
abondamment fumée. Quelques jours après la levée, on
éclaircit de façon à laisser, entre chaque plant, un espace de

5 à 10 centimètres. Les soins ultérieurs que réclame notre ombellifère se réduisent à quelques binages, pratiqués, de temps à autre, jusqu'au moment de la récolte. On procède, à celle-ci, vers la fin de l'automne. Les racines, débarrassées de leurs fanes, entassées dans un local sec et recouvertes d'une épaisse couche de paille, se conservent fort longtemps. On peut encore les mettre, dans du sable, à la cave.

La carotte constitue, pour les animaux domestiques, un aliment précieux. Les chevaux surtout s'en trouvent fort bien. Ceux qui en font usage ne tardent pas à prendre un poil brillant et lustré. On doit toujours la donner entière, mais, il est bon, avant de la distribuer, de la débarrasser, par un lavage, de la terre qui y est adhérente.

La carotte s'emploie journellement en cuisine. C'est un légume agréable, sain, rafraîchissant et d'une digestion facile, qui convient surtout aux personnes échauffées ou d'un tempérament bilieux.

La carotte rend, du reste, d'importants services en médecine usuelle. Son suc frais, extrait par compression et pris, à la dose

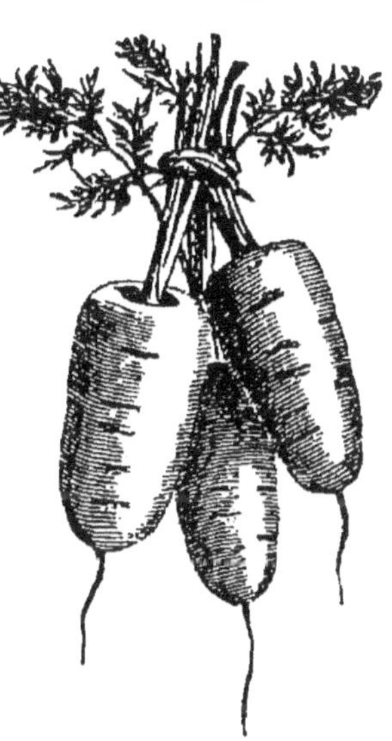

Carotte.

d'un verre ordinaire à la fois — seul ou mélangé à du lait — est un bon expectorant qui rend de grands services dans l'asthme, le catarrhe pulmonaire chronique, la bronchite, le rhume, la toux rebelle, l'aphonie et en général toutes les affections de la poitrine et des voies respiratoires. Le même suc agit aussi comme diurétique. Son usage est, par suite, indiqué dans le traitement de la goutte, de la pierre, de la gravelle, de l'ictère ou jaunisse.

D'après Dubois, l'on peut guérir, en peu de jours, le carreau, en donnant, comme toute nourriture, aux enfants atteints de cette affection, des carottes, apprêtées de diverses manières.

Ajoutons que les carottes crues, mangées par les enfants, font périr les vers et entretiennent les bonnes fonctions intestinales, qui laissent souvent à désirer chez le jeune âge. Mâchées par les bébés, elles remplacent avantageusement les hochets et favorisent la sortie des dents.

L'on fait, avec les feuilles fraîches de la carotte, de bons cataplasmes émollients, qui s'appliquent, avec avantage, sur les dartres, les tumeurs enflammées, les brûlures, les érysipèles, les clous, les panaris.

Dans beaucoup de campagnes, l'on prépare, avec la carotte torréfiée et pulvérisée, un simili-café, très agréable et dont l'emploi ne présente aucun inconvénient.

Les semences de notre ombellifère ne sont pas moins précieuses que la racine ; elles donnent, à la distillation, une huile aromatique, employée en médecine, comme diurétique et emménagogue. L'infusion obtenue, en versant, sur 8 à 10 grammes de graines de carotte, 100 grammes d'eau bouillante, est stimulante et apéritive et recommandée pour ouvrir l'appétit, faciliter la digestion des aliments, favoriser l'écoulement des urines et augmenter la sécrétion du lait chez les nourrices. La liqueur, préparée avec ces semences et de l'alcool, est douée de vertus analogues. Disons en terminant que la tisane de feuilles de carottes est très efficace, en lotions, contre les blessures et les plaies de toutes sortes, qu'elle assainit et pousse à la cicatrisation.

65. Caroubier (*Ceratonia siliqua*). — Ce bel arbre qui appartient à la famille des Césalpiniées — tribu des Quassiées — est originaire de l'Orient. Voici quels sont ses principaux caractères distinctifs : tronc droit, assez élevé, recouvert d'une écorce brune, très raboteuse ; rameaux nombreux, se présentant en cime arrondie ; feuilles composées, ovales, obtuses et coriaces ; fleurs petites, de couleur rougeâtre, disposées en grappes ; fruits ou gousses allongés, légèrement arqués ; à péricarpe drupacé, à mésocarpe plus ou moins gorgé, renfermant des graines supportées par un funicule grêle.

Les fruits du caroubier ; désignés sous les noms de caroubes, caroupes, fèves de Pythagore, pain de Saint-Jean, sont, à plus d'un titre, précieux : on les emploie pour l'alimentation des bestiaux. Très riches en sucre, ils fournissent, à la distillation, un alcool de bonne qualité. Les Arabes se servent de la pulpe de caroube desséchée pour éduloorer leurs mets ou leurs boissons. Dans quelques pays de l'Europe méridionale, en Espagne, notamment, on fait entrer cette pulpe dans la composition du chocolat. La caroube torréfiée et réduite en poudre est un bon succédané du café. Son infusion est pectorale et d'une grande efficacité contre la toux, le rhume, la coqueluche, les irritations de poitrine. L'on peut remplacer cette tisane par un sirop obtenu en faisant cuire le suc exprimé des fruits du *ceratonia siliqua* avec poids égal de sucre.

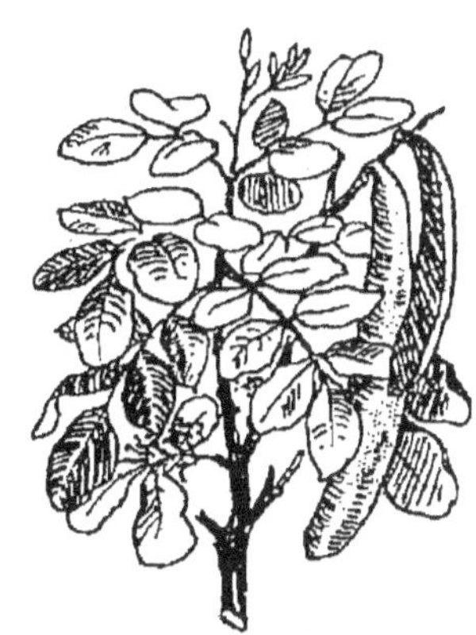

Caroubier.

Les feuilles et les fleurs de la caroube renferment une notable proportion de tannin. Leurs propriétés astringentes les font employer, en médecine interne, contre la diarrhée, la dysenterie, les flux de toute nature et à l'extérieur en gargarismes, dans l'angine. Les graines du caroubier fournissent à l'art tinctorial une belle couleur jaune.

Quant au bois, dur et compact, susceptible d'un beau poli, marqué de veines rougeâtres, il est très apprécié des charrons et des ébénistes.

Les applications multiples des diverses parties du caroubier, ont fait cultiver cet arbre, sur une grande échelle, en Algérie et dans le midi de la France.

Notre césalpiniée est, d'ailleurs, fort peu exigeante sur la nature du terrain. Dédaignant les terres riches et profondes, il se plaît surtout dans les sols secs, arides et pierreux.

On peut le planter sur les coteaux calcaires, exposés au midi. Il se propage par boutures, marcottes ou semis. Ce dernier mode de reproduction est le plus communément usité.

66. **Carthame** (*Carthamus*). — Je ne parlerai que très brièvement du carthame ou safran bâtard, plante tinctoriale, oléagineuse et officinale, connue de tous et cultivée, dans quelques départements méridionaux, en Corse, en Algérie, en Tunisie, en Italie, en Espagne.

Le carthame se plaît dans les sols légers, bien ameublis, situés à une exposition méridionale.

Ses graines se sèment, à la volée ou en lignes, en avril-juin. Un mois environ après le semis, on procède à un second binage et on éclaircit, en espaçant chaque pied de 30 centimètres.

— Dans le courant de l'été, on pratique un second binage qu'on fait suivre d'un buttage.

La récolte des fleurs se fait vers la fin de l'été, celle des graines de septembre en octobre.

On extrait des fleurs du carthame une belle couleur rouge, très appréciée pour la teinture des étoffes riches.

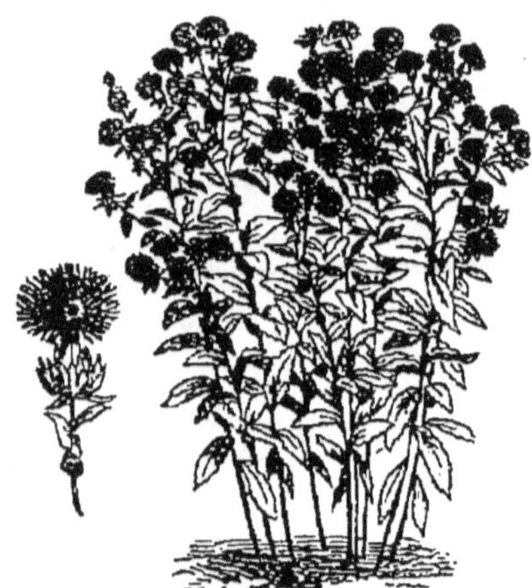

Carthame.

Les graines du végétal qui nous occupe s'utilisent pour l'alimentation des oiseaux de basse-cour et des perroquets Ces semences fournissent encore à l'industrie une bonne huile comestible.

Terminons en disant que l'huile de carthame, administrée, à la dose de 50 à 100 grammes, constitue un excellent purgatif.

67. Carvi (*Carum carvi*). — Le carvi, vulgo, brunion cumin des prés, anis des Vosges, est une Ombellifère, très commune, dans les prairies sablonneuses, sur les coteaux calcaires, le long des fossés, sur le bord des chemins.

Le carvi offre beaucoup de points de ressemblance avec la carotte sauvage et, comme cette dernière plante, porte de nombreuses petites fleurs blanches, groupées en ombelles, à l'extrémité des tiges.

Ses propriétés médicales sont à peu près semblables à celles de la carotte. Je n'y reviendrai donc pas et je me contenterai d'ajouter que l'on prépare, avec les graines aromatiques du carvi, une excellente liqueur digestive, très recommandée contre les ballonnements, les vertiges, les coliques venteuses et spasmodiques. L'on obtient cette liqueur, en laissant macérer, pendant 8 jours, dans un litre de bonne eau-de-vie, 25 grammes de semences et en ajoutant, au liquide filtré provenant de cette macération, un demi-litre d'une eau dans laquelle on aura fait dissoudre 350 grammes de sucre en pain.

Enfin les graines du carvi, mélangées, à la dose d'une

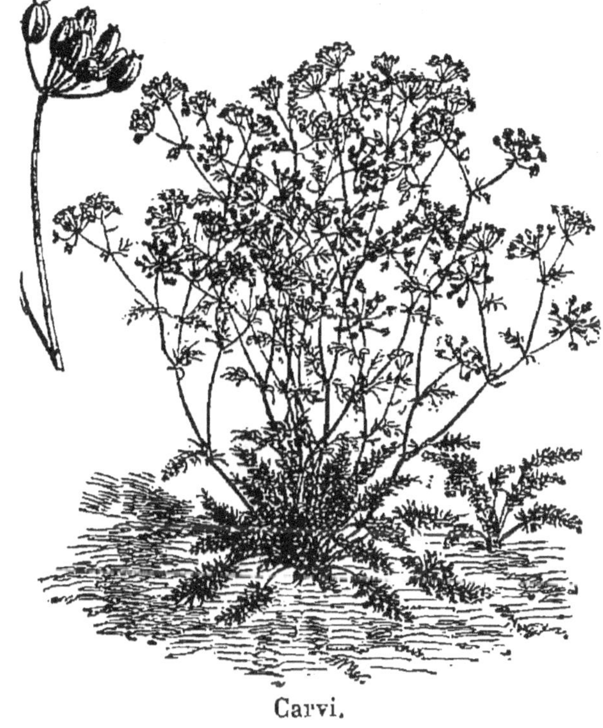

Carvi.

cuillerée ordinaire, à l'avoine des chevaux, sont souveraines pour tonifier l'intestin et réveiller l'appétit de ces animaux, après une longue maladie.

68. Cassis. — Voir plus loin : Groseillier noir.

69. Cataire (*Nepeta cataria*).— Cette Labiée doit son nom français, son nom scientifique et les diverses appellations populaires, de menthe des chats, herbe aux chats, chataire, sous lesquelles elle est communément désignée, dans les campagnes, à la singulière attraction qu'elle exerce sur les animaux de la race féline qui se vautrent avec frénésie sur son feuillage.

La cataire croît partout. Elle atteint une hauteur de 80 centimètres à 1 mètre. Ses tiges dressées, blanchâtres,

garnies de poils soyeux, portent des feuilles, crénelées, cordiformes ; les fleurs, blanches ou purpurines,
forment de longs épis, à l'extrémité des rameaux et se
montrent d'avril en septembre. Toutes les parties de la
plante exhalent une odeur forte et aromatique, assez analogue à celle de la menthe et possèdent une saveur chaude,
piquante et amère.

On récolte, avant et pendant la floraison, les sommités de
la cataire que l'on fait sécher à l'ombre. Ces sommités servent à préparer une infusion — 30 à 60 grammes par
litre d'eau — excitante et stimulante, très efficace, par
suite, contre les désordres provenant d'atonie de l'estomac,
dans les gastralgies et les dyspepsies non inflammatoires.

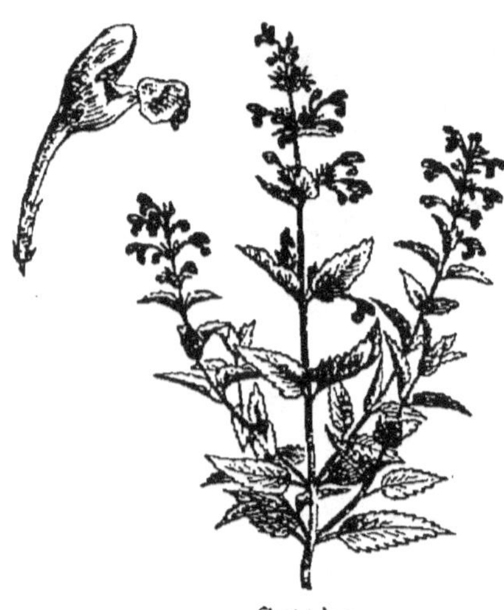

Cataire.

On l'administre encore, avec succès, dans l'hystérie, les
névroses, les palpitations, l'hypocondrie, les vertiges, les
débilités musculaires, succédant à une longue maladie, les
retards des règles.

L'on obtient un bon remède contre les douleurs rhumatismales, les maux de reins, la migraine et un excellent topique détersif des plaies et ulcères, en faisant
bouillir, dans un litre de bon vin rouge, jusqu'à réduction
de moitié, 10 à 15 grammes de sommités sèches de cataire.
Cette décoction vineuse s'emploie en frictions ou fomentations.

Ajoutons que les feuilles fraîches de la cataire, mâchées,
excitent la sécrétion de la salive et peuvent calmer quelques maux de dents nerveux.

70. **Céleri** (*Apium dulce*). — Le céleri a été rangé dans
la famille des Ombellifères. Cette plante, cultivée dans tous
les jardins, comprend deux espèces principales, le céleri
commun et le céleri rave et un certain nombre de sous-
variétés parmi lesquelles je citerai : le plein blanc, le plein
blanc doré, le Pascal plein blanc, le blanc court à grosses

côtes, le violet de Tours, le rave de Paris, le rave d'Erfurt, le géant de Prague.

Le céleri affectionne tout particulièrement les terres riches, profondes, substantielles et abondamment fumées. On peut le semer, sur couche, au mois de février, pour le repiquer, ensuite, en avril et le mettre définitivement en place, en mai-juin. On le sème également en pleine terre, au printemps et on le plante environ 6 ou 7 mois après le semis, en laissant entre chaque pied une distance de 30 centimètres dans tous les sens.

Il réclame, tant que dure l'été, de copieux et fréquents arrosages. On doit aussi lui prodiguer, de temps à autre, un binage léger. Lorsqu'il a acquis un certain développement, on lie ses feuilles et on bute chaque pied. L'on obtient ainsi des côtes très tendres et d'une extrême blancheur.

Le céleri se mange en salade. Sa racine, douée d'une saveur très

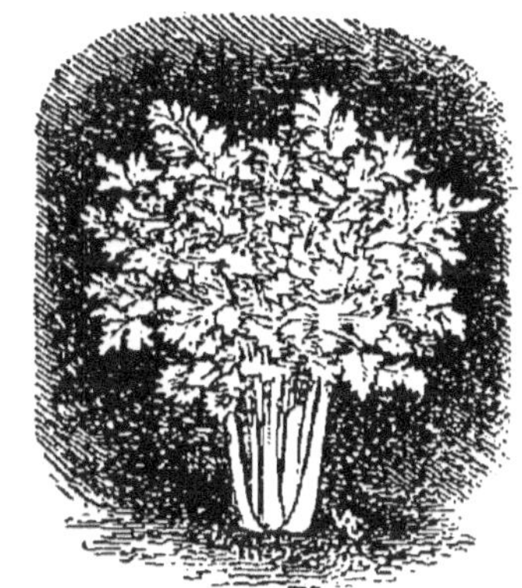

Céleri.

agréable, s'apprête de diverses façons. Ajoutons qu'une feuille de céleri, placée dans le pot-au-feu, communique au bouillon un arome particulier des plus agréables.

Notre ombellifère n'est pas seulement précieuse, au point de vue culinaire, elle a encore une foule d'applications, en médecine domestique.

L'on prépare, avec ses feuilles — 25 à 30 grammes par kilo d'eau — une décoction qui, mélangée à du lait frais et prise à jeun, compte de nombreux succès, dans l'asthme humide, les affections catarrhales, l'aphonie ou extinction de voix. Cette tisane possède, en outre, des propriétés stimulantes, apéritives et diurétiques très prononcées : elle rend, par suite, de grands services dans les débilités de l'estomac, les engorgements, les maladies scrofuleuses, les hydropisies, la goutte, la jaunisse, les irrégularités de la circulation du sang, les coliques néphrétiques, le rhumatisme.

Le suc exprimé des feuilles de céleri, fraîches, administré à la dose journalière de 150 à 200 grammes, en trois fois, dans l'intervalle des accès, donne d'excellents résultats, dans les cas de fièvre paludéennes intermittentes. Comme toutes les médications fébrifuges, ce traitement doit être continué, pendant 2 ou 3 semaines, après la cure apparente. On assure la guérison par une nourriture substantielle, un air sain et l'usage des toniques amers et astringents.

Dans la médecine externe, le suc de céleri, en lotions ou compresses, forme un bon topique détersif des plaies de mauvaise nature et des ulcères cancéreux. On s'en sert encore, en gargarismes, contre les ulcérations de la gorge.

Les feuilles de céleri contuses, mêlées à du sel et à du vinaigre, guérissent la gale, en peu de temps.

La racine du végétal qui nous occupe, possède toutes les propriétés expectorantes, diurétiques, résolutives et fébrifuges des feuilles. Cette racine s'emploie fraîche, à la dose de 50 grammes par kilo d'eau, ou sèche, à raison de 25 grammes par litre de liquide, sous forme d'infusion ou de décoction.

L'onguent préparé en faisant cuire, dans 200 grammes de saindoux, 100 grammes de racine de céleri râpée, appliqué aussi chaud que possible, sur les reins, est très efficace pour dissoudre les glandes des engorgements, provenant d'inflammation aiguë.

L'infusion des semences de céleri est stomachique, tonique et excitante. On en use, avec avantage, dans les cas d'atonie des organes digestifs, de débilité générale, dans les névroses, les céphalalgies, etc... Cette infusion, est avantageusement remplacée, par la liqueur obtenue en laissant macérer, pendant une huitaine de jours, dans 500 grammes de bonne eau-de-vie, 20 grammes de semences de céleri et en ajoutant au liquide filtré, provenant de cette macération, 100 grammes de suc de citron et 1 kilo de sirop de sucre.

71. **Centaurée** (petite) (*Erythræa centaurium* ou *Gentiana centaurium*). — Encore appelée fiel de terre, centaurelle, herbe à Chiron, herbe au centaure, chironée, herbe à la fièvre, la petite centaurée est une plante annuelle, de la famille des Gentianées, qui vient, à l'état naturel, dans les prairies, les bois, les terrains secs et sablonneux, au pied des haies, où elle montre, durant toute la saison estivale, ses jolies fleurs roses, à corolle tubulée, disposées en corymbes terminaux ombelliformes. Sa tige dépasse rare-

ment une hauteur de 35 centimètres ; elle est grêle, entourée, à sa base, d'une rosette de feuilles et porte d'autres feuilles, plus petites, opposées, sessiles, ovales, aiguës, luisantes, d'un vert terne.

La petite centaurée est, à bon droit, considérée comme l'une des plus précieuses parmi nos plantes officinales indigènes. L'on n'emploie guère, en thérapeutique, que ses tiges et ses sommités. Celles-ci doivent être recueillies au moment de la floraison. On les dessèche promptement, au four, au soleil ou à l'étuve et on les renferme, après dessiccation, dans des cornets de papier ou des bocaux, de verre hermétiquement clos. Dans cet état, elles conservent tout leur arome et ne perdent rien de leur énergie curative.

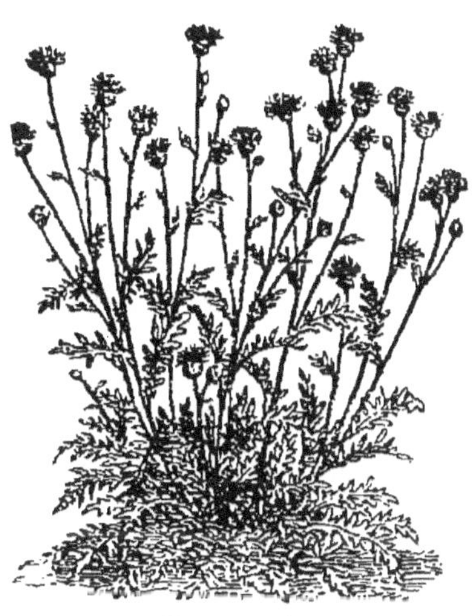

Centaurée.

L'infusion de petite centaurée, préparée avec 15 à 30 grammes de plante par kilo d'eau, est un tonique amer de premier ordre qui, comme tous les remèdes de cette classe, rend de grands services, dans les dyspepsies, les flatuosités, les faiblesses d'estomac, les diarrhées atoniques, l'anémie, les pâles couleurs, les scrofules, le scorbut, les fièvres intermittentes. On l'emploie encore avec succès, pour expulser les vers de l'intestin.

Dans les divers cas que nous venons de citer, l'on se trouve généralement fort bien de l'usage d'un vin obtenu en laissant macérer, deux semaines durant, dans un litre de bon bordeaux, 50 à 60 grammes de sommités de centaurée hachées.

Terminons en disant que la plante qui nous occupe, appliquée contuse sur les ulcères scrofuleux ou scorbutiques, amène leur prompte guérison.

72. Cerfeuil (*Chærophyllum sativum*, *Anthriscus cerefolium* ou *Scandix cerefolium*). — Cette plante condimentaire, appartient, avec l'ache, le céleri, la carotte, l'angélique, l'anis, dont je vous ai entretenu plus haut, à la grande et bienfaisante famille des Ombellifères. Je crois inutile d'en faire ici la description, car, le cerfeuil, cultivé dans la plupart des jardins, est, sans nul doute, connu de tous les lecteurs. Je me contenterai donc de dire quelques mots touchant sa culture et ses propriétés médicinales.

Le cerfeuil se plaît surtout dans les sols, à la fois frais et légers. Il croît difficilement dans les terres argileuses, compactes, où règne une humidité excessive. On peut semer ses graines toute l'année. Le semis se pratique à la volée. Après la levée, on enlève les herbes, par un sarclage léger. Le cerfeuil demande à être arrosé copieusement pendant les grandes chaleurs.

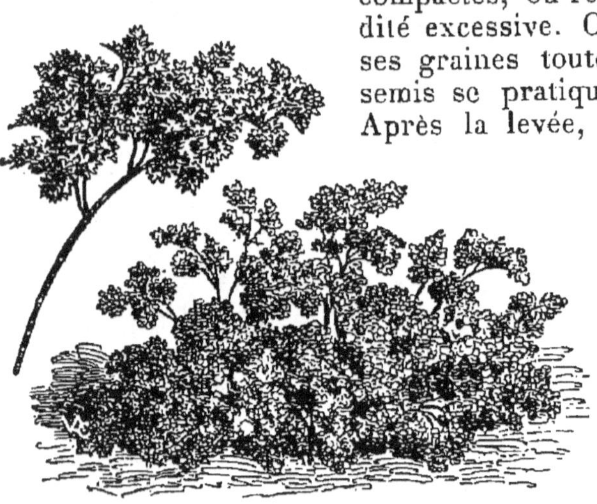

Cerfeuil.

Les feuilles de notre ombellifère sont précieuses, en médecine usuelle. Ecrasées et appliquées seules ou avec addition de sel et de vinaigre, sur les engorgements atoniques, les tumeurs froides, les contusions, elles agissent comme résolutif. Employées de la même façon, elles calment la douleur des hémorroïdes, des dartres enflammées, des engelures. On s'en sert encore pour aviver, déterger les plaies de mauvaise nature, les ulcères rebelles et les pousser à la cicatrisation. Leur suc forme un bon collyre, dans les ophtalmies et un excellent gargarisme contre les ulcérations de la gorge. Le même suc, en fomentations, guérit les gencives des bébés. Coupé avec du lait frais, il est très efficace, à l'intérieur, dans l'asthme humide, l'aphonie, le catarrhe pulmonaire chronique.

L'infusion ou la décoction des feuilles de cerfeuil favorise le cours des urines. Par suite, son usage est indiqué dans les hydropisies, la goutte, l'ictère, la pierre, les engorgements viscéraux.

Enfin, les semences agissent comme stimulantes et stomachiques.

Tout ce que nous venons de dire, au sujet du cerfeuil commun et de ses vertus, peut s'appliquer au cerfeuil bulbeux (*Chœrophyllum bulbosum*), dont la racine, charnue et succulente, constitue, convenablement accommodée, un mets des plus agréables.

73. Cerisier (*Cerasus avium*). — Cet arbre fruitier, originaire de Cérasonte, ville de l'Asie Mineure et rangé, par les botanistes, dans la famille des Rosacées, tribu des Amygdalées ou Drupacées, est cultivé partout. Il comprend une foule d'espèces qu'il serait trop long d'énumérer ici. On le propage soit par semis, soit par greffe ; ce dernier mode de reproduction est le plus communément en usage.

On doit planter le cerisier, de préférence, dans une terre argilo-siliceuse, sèche et profonde.

L'arbre qui nous occupe fournit un bois excellent, qui est très

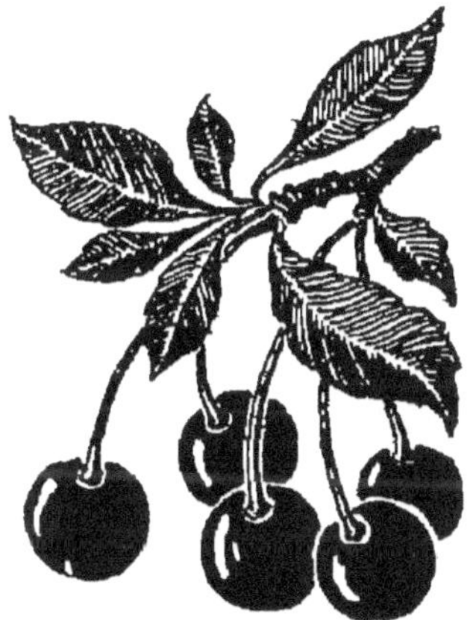

Cerisier (rameau de).

apprécié des menuisiers, des tourneurs et des ébénistes.

L'écorce des jeunes rameaux ou de la racine de cerisier, recueillie au début du printemps, sert à préparer une décoction — 25 à 50 grammes d'écorce fraîche ou 15 à 30 grammes d'écorce sèche, pour un litre d'eau — douée de vertus astringentes et fébrifuges incontestables.

L'infusion des fleurs est pectorale et calme l'irritation de la poitrine. La décoction des feuilles dans du lait, purge sans occasionner de coliques.

Les pédoncules des cerises, bouillis dans de l'eau, donnent une bonne tisane diurétique, recommandée dans les affections des reins, les obstructions de la rate et du foie, les rétentions d'urine, la goutte, les hydropisies, les coliques néphrétiques.

Le vin dans lequel on a laissé longuement infuser, par litre, 4 ou 5 poignées de noyaux de cerise concassés, possède des vertus analogues.

Les fruits du cerisier sont rafraîchissants et légèrement laxatifs. Mangés en grande quantité, ils peuvent triompher des constipations.

Les cerises servent à préparer un bon ratafia digestif : voici la formule de cette liqueur : on place, dans une cruche en grès, une certaine quantité de cerises écrasées avec leurs noyaux et débarrassées de leurs queues. Au bout de 3 ou 4 jours, on ajoute aux fruits par kilo :

Sucre. . . . . 250 grammes.
Alcool à 60° . . 2 litres.

On laisse fermenter le mélange, durant un mois au moins, à la cave. Après quoi, on passe avec expression dans un linge, on filtre au papier et on conserve en flacons.

Le suc exprimé des cerises aigres, cuit avec le double de son poids de sucre, donne un sirop agréable et très rafraîchissant.

Pour préparer les cerises à l'eau-de-vie, on choisit des fruits bien mûrs et très sains dont on coupe la moitié du pédoncule. Après avoir essuyé ces fruits, on les introduit dans un bocal. Quand celui-ci est à moitié plein, on ajoute, par kilo de cerises, 350 grammes de sucre pulvérisé et on achève de remplir le récipient avec du bon cognac. Il ne reste plus alors qu'à boucher hermétiquement le bocal avec une vessie de porc et à le placer en lieu sec.

Disons, en terminant, que la pulpe des cerises, cuite dans du sucre, forme une excellente conserve.

74. Champignons. — Les champignons sont — nous disent les botanistes — des Acotylédones de formes variées, de consistance tantôt molle, tantôt charnue et généralement pourvues d'un chapeau offrant l'aspect d'un parasol ou d'un bouclier. Personne n'ignore que ces végétaux se reproduisent par des spores qui, s'échappant des champignons sous forme de poussière, entrent en germination, dès qu'elles rencontrent un milieu favorable et donnent naissance à des filaments blanchâtres, entre-croisés, feutrés, appelés communément *blanc* et désignés, en docte langage, sous le nom de *mycelium*.

L'on distingue aujourd'hui plus de 2.500 variétés de champignons, dont les unes sont comestibles, tandis que la majeure partie est vénéneuse. Parmi les espèces, pouvant être consommées sans crainte, je citerai, outre l'agaric champêtre, la morille, l'oronge, le mousseron, la chante-relle, le bolet, les cèpes.

Il est assez difficile, à première vue, de distinguer les champignons comestibles de ceux qui ne le sont pas. Il faut toujours se méfier, cependant, des champignons qui poussent au pied des arbres, ou croissent dans les endroits humides et marécageux, ainsi que de ceux qui sont caractérisés par une chair molle et spongieuse, dé-gageant une odeur vireuse et se noircissant promptement au contact de l'air.

Les expériences du célèbre Gé-rard ont, d'ailleurs, démontré que l'on peut, sans avoir à redouter d'empoisonnement, manger indis-tinctement de toutes sortes de champignons. Pour cela, il suffit de débarrasser, ceux qui appar-

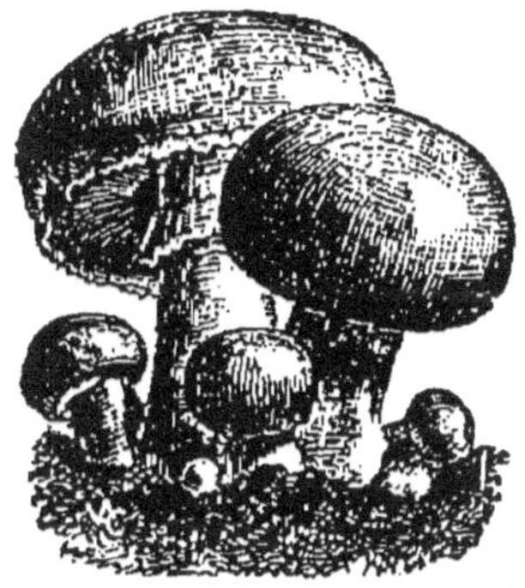

Champignons.

tiennent aux variétés toxiques, de leurs principes nuisibles, en les laissant macérer, durant quelques heures, dans de l'eau salée, additionnée de fort vinaigre. Après quoi, on les place dans une passoire et on les lave longuement, sous un robinet d'eau.

Malgré l'opinion émise par quelques médecins qui pré-tendent que les champignons transforment tout ce que contient l'estomac en une bouillie nauséabonde et, par suite, constituent le plus détestable aliment que l'on puisse ima-giner, je n'hésite pas à déclarer que ces végétaux crypto-gamiques offrent, non seulement, à l'homme, mais encore aux animaux domestiques, une nourriture aussi exquise que substantielle.

Les champignons s'accommodent de diverses manières et entrent dans la composition d'une infinité de sauces et de ragoûts, auxquels ils communiquent leur arome délicat.

L'on peut conserver très facilement les champignons, d'une année à l'autre, en les faisant sécher dans un four modérément chauffé et en les mettant ensuite dans un en-droit non humide.

Tout possesseur d'un cellier, d'une cave ou de tout autre

local obscur peut cultiver, en toutes saisons, non seulement
pour les besoins du ménage, mais aussi pour la vente, le
champignon de couche ou agaric champêtre et retirer, de
cette industrie, d'importants bénéfices.

La culture de l'agaric, est d'ailleurs, extrêmement simple.
Elle comprend deux opérations bien distinctes : la préparation du fumier et la confection des meules. On choisit du
bon fumier de cheval. Après avoir entassé ce fumier, on
l'arrose fréquemment et on le retourne, à diverses reprises,
jusqu'à ce que sa décomposition soit parfaite et qu'il soit
devenu onctueux et noirâtre. Il est, dans cet état, propre à
la confection des couches. Celles-ci doivent mesurer environ 50 centimètres de hauteur et s'arrondir, à leur partie
supérieure, en forme de taupinière. Sur les parois de ces
meules, préalablement bien tassées et recouvertes d'une
couche de terre, finement tamisée, épaisse d'environ 0 m. 03,
l'on pratique, à 10 centimètres en tout sens, de petites
ouvertures, dont on saupoudre, ensuite, l'intérieur de
salpêtre. Dans chacun de ces trous, on introduit un morceau de *mycelium* ou blanc de champignon, puis, les ouvertures bouchées, l'on tasse de nouveau la couche avec le
dos d'une bêche, afin de bien faire adhérer le fumier au
mycelium. Ce dernier ne tarde pas à entrer en germination et, si l'on donne aux meules de fréquents arrosages à
l'eau nitrée, l'on peut, dès la fin du premier mois, récolter
quelques champignons. La cueillette se fait généralement
deux fois par semaine. Les couches, ainsi préparées, ne produisent pas moins de 5 à 6 mois ; l'on aura d'ailleurs soin,
pour entretenir leur fécondité, de laisser, de temps à autre,
sécher sur pied quelques agarics. L'on se gardera bien de
jeter le blanc des couches épuisées ; on le recueillera, au
contraire, avec soin, et l'on s'en servira pour alimenter
de nouvelles meules. Disons, en passant, que le *mycelium*,
placé dans un lieu sec, conserve, pendant une dizaine d'années, ses facultés germinatives. Quant au fumier qui a
servi à la préparation des couches, il est encore très
riche en matières fertilisantes et peut être utilisé comme
engrais.

Ajoutons que l'on peut aussi cultiver les morilles, en
établissant, à une situation ombragée, sur une terre légère
et sablonneuse, un lit de marc de pommes de l'année précédente, que l'on tasse fortement, avec les pieds. Cette

couche, établie dans le courant de l'été, est ensemencée avec des pelures et des débris de morilles et recouverte ensuite de feuilles mortes qu'on enlève seulement au printemps suivant, époque où apparaissent les premiers champignons.

Le seul d'entre les champignons qui ait quelque utilité, en thérapeutique est l'amadouvier (*boletus igniarius*) qui pousse sur le tronc des hêtres, des chênes, des mélèzes. C'est ce cryptogame qui, débarrassé de ses parties ligneuses, cuit dans l'eau, séché au soleil, battu ensuite avec un maillet de bois, et enfin coupé en minces lamelles, constitue l'amadou des chirurgiens, d'un usage si fréquent en médecine, pour arrêter les hémorragies, et le sang qui s'échappe des piqûres de sangsues.

L'on se sert encore de cette substance pour doubler les vêtements des rhumatisants.

L'amadou des fumeurs se prépare exactement comme celui des chirurgiens, mais pour qu'il prenne feu à la moindre étincelle, il est nécessaire de le faire tremper dans un bain de nitrate de potasse.

75. Chanvre (*Cannabis sativa*). — Le chanvre ou chènevis, cherve, canevas, chenove, est une plante, de la famille des Urticacées, originaire des Indes Orientales. Cultivée dans tous les pays d'Europe, elle a produit un certain nombre de variétés : on distingue le chanvre commun, le chanvre d'Anjou, le chanvre monstre, le chanvre géant, le chanvre chinois, le chanvre de Calcutta.

La plante qui nous occupe est facile à reconnaître à ses tiges droites, peu rameuses, hautes d'un mètre cinquante à deux mètres, garnies de feuilles digitées, composées de 5 à 7 folioles. Les fleurs mâles, qui possèdent un calice à 5 sépales et 5 étamines, sont disposées en petites grappes lâches.

Les fleurs femelles, auxquelles succèdent des akènes lisses, renfermant une graine blanchâtre, se composent d'un ovaire qu'enveloppe un calice d'une seule pièce ou *spathe* et que surmonte un style velu.

Le chanvre aime les terres riches et profondes, non compactes. On le sème d'avril en juin. On lui prodigue, dans le courant de l'été, un ou deux sarclages, pour le débarrasser des mauvaises herbes qui pourraient entraver sa végétation. La récolte a lieu à l'automne.

Personne n'ignore que les tiges dures et fibreuses de notre urticacée, soumises au rouissage, au teillage et au peignage donnent une filasse solide, avec laquelle on confectionne de belles et bonnes toiles.

Les fruits du chènevis constituent une excellente nourriture pour les animaux de basse-cour et de volière. On retire des mêmes graines, une huile, propre pour l'éclairage et usitée journellement dans les arts. L'huile de chè-

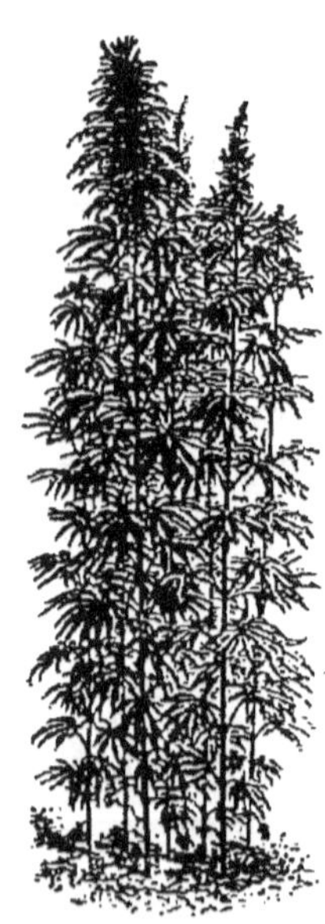

Chanvre.

nevis a divers emplois dans la médecine usuelle. On s'en sert, en lavements, contre la colique de plomb, cette affection douloureuse qui atteint les broyeurs de couleurs, les peintres en bâtiments et en général tous ceux qui travaillent les sels de plomb. Cette huile possède en outre, la propriété de faire passer le lait des nourrices. Après l'avoir légèrement chauffée, on l'applique sur les seins, en lotions abondantes, renouvelées tous les deux ou trois jours. Après chaque lotion on recouvre d'ouate. Ce remède est, sans danger aucun, à condition toutefois que l'on fasse précéder son emploi par un léger purgatif.

L'émulsion préparée en mélangeant, à un demi-litre d'eau bouillante, 30 gr. de graines de chènevis pilées, prise à raison d'un verre à la fois, est très efficace contre le catarrhe vésical, la gonorrhée, les affections des reins.

Le lait dans lequel on a fait bouillir, par litre, 50 grammes de semences de chènevis, donné à raison de 150 à 180 grammes, matin et soir, est un remède précieux dans la jaunisse.

Les feuilles de chanvre servent à préparer une infusion, recommandée contre les dartres, le rhumatisme chronique et qui augmente toutes les sécrétions, notamment celle des urines et de la sueur.

Les mêmes feuilles contuses, forment de bons cataplasmes maturatifs, pour les abcès et les furoncles.

C'est d'une variété de chanvre, cultivée dans les pays chauds, le *cannabis cindica* que les Orientaux retirent le *haschisch*, substance narcotique qui produit une sorte d'ivresse, accompagnée d'hallucinations. Les parties vertes de notre chènevis indigène renferment du reste une huile essentielle, douée de propriétés analogues, quoique moins énergiques.

76. Chardon bénit (*Centaurea benedicta*). — Le chardon bénit, vulgairement dénommé cnicus bénit, est une Composée, haute de 30 à 40 centimètres, très commune dans les départements du centre et du midi de la France. Cette plante se distingue par ses tiges cannelées, rougeâtres, herbacées, anguleuses, pubescentes qui partent d'une racine, blanche, grêle, fibreuse, pivotante et portent des feuilles alternes, coriaces, pubescentes, épineuses ; par ses fleurs disposées en corymbes terminaux, de 20 à 25 fleurons jaunes ; enfin par ses fruits légers, à aigrettes.

Toutes les parties du végétal qui nous occupe sont douées d'une amertume très intense. On recueille, avant l'épanouissement complet des feuilles, les fleurs, les tiges et les

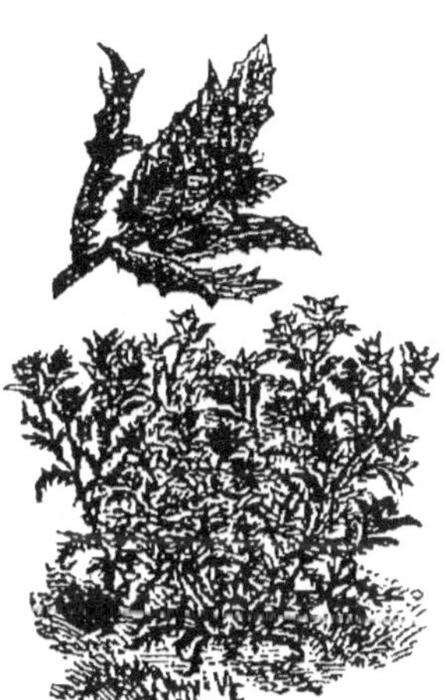

Chardon bénit.

sommités que l'on dessèche promptement. Placées en lieu sec, elles conservent toute leur énergie curative.

On a classé le chardon bénit parmi les toniques amers ; de même que la petite centaurée et tous les agents de cette classe, notre composée s'emploie, avec avantage, dans un grand nombre d'affections chroniques et dans les convalescences des maladies aiguës. En augmentant la vitalité des organes et en préparant l'organisme à l'action de médicaments spéciaux, elle produit une très heureuse influence, dans les cas de débilités générales, d'inappétence, de digestions laborieuses, dans les faiblesses d'estomac, les diarrhées atoniques, etc... On administre, à cet effet, soit l'infusion, préparée avec 15 à 60 grammes de plante par kilo d'eau-de-vie, soit le suc exprimé des feuilles, qui se prend à la dose journalière de 100 grammes. La tisane de chardon bénit donne de bons résultats dans les fièvres intermittentes ; ses qualités sudorifiques et diurétiques la rendent précieuse pour combattre les pleurésies, les pneumonies, les refroidissements, la goutte, la pierre, la jaunisse. Enfin, la poudre des sommités ou la décoction concentrée des feuilles et des tiges, forme une excellente lotion détersive pour les plaies et ulcères de toute nature.

Les propriétés du chardon-marie (*carduus marianus*) ou chardon argenté, chardon Notre-Dame, artichaut sauvage sont, en tous points, semblables à celles du *centaurea benedicta*.

77. Chardon chausse-trappe (*Centaurea calcitrapa*). —

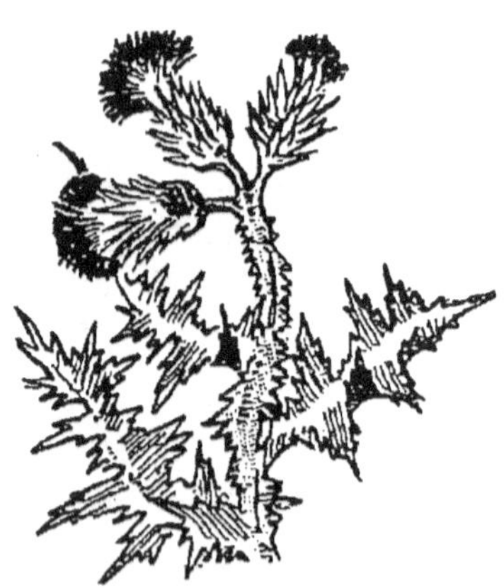

Chardon chausse-trappe.

Encore appelé pignerolles, centaurée chausse-trappe, le chardon chausse-trappe est une plante vivace qui pousse, en abondance dans les endroits secs et pierreux. Tige herbacée, forte, rameuse, haute d'un mètre et plus, feuilles molles et sessiles, fleurs larges d'un rose violacé : tels sont ses caractères distinctifs les plus saillants.

Le chardon chausse-trappe est diurétique et fébrifuge. Il compte de nombreux succès dans les affections des reins et des voies urinaires de même que dans les fièvres vernales ou automnales et les fièvres paludéennes intermittentes. C'est, en outre, un excellent tonique de l'estomac et de l'intestin.

Lorsqu'on veut obtenir un effet diurétique, on administre l'infusion de 25 à 30 grammes de feuilles dans un kilo d'eau, ou un verre ordinaire d'une eau dans laquelle on a fait macérer, par litre, 15 grammes de semences. Comme tonique, on se trouve bien de l'usage de la teinture de chardon chausse-trappe, qui se prend à la dose journalière de 60 à 80 grammes. Enfin, le suc de la plante, pris à raison de 50 à 100 grammes et la décoction de 40 grammes de fleurs ou de feuilles de *centaurea calcitrapa*, dans un litre de vin, donnée à la dose de cinq à six cuillerées à bouche, avant et pendant les accès, forment de très bons fébrifuges.

78. Chardon roland (*Eryngium campestre*). — Le chardon roland, qui a reçu les qualificatifs vulgaires de panicaut, échaussis, chardon à cent têtes, barbe de chèvre, n'appartient pas, comme le *centaurea benedicta* et le *centaurea calcitrapa*, à la famille des Composées. C'est une Ombellifère, très commune dans les lieux incultes, les prairies, les champs cultivés. Ses tiges blanchâtres ne s'élèvent jamais à plus de 25 centimètres. Elles partent d'une racine longue de plusieurs mètres, brune extérieurement, blanche en dedans, de saveur douceâtre, et sont garnies de feuilles coriaces, d'un vert glauque, à nervures saillantes. Les fleurs, de couleur terne, forment des corymbes terminaux ombelliformes.

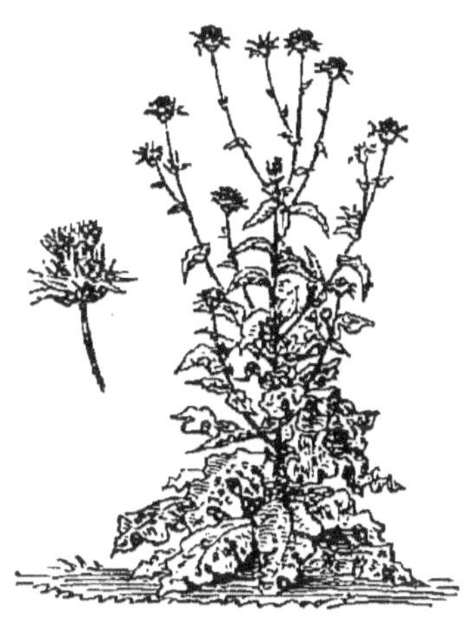

Chardon-Marie.

On n'emploie guère, en thérapeutique, que la partie souterraine du chardon roland qui est un puissant diurétique et un excellent emménagogue, très utile dans les obstructions des reins et du foie, les coliques néphrétiques, l'ictère ou jaunisse, les retards des règles. On récolte cette racine, à l'automne ou au début du printemps. Pour la sécher, on l'expose, durant quelques heures, à la chaleur d'un four.

79. Chélidoine (*Chelidonium majus*). — La chélidoine, autrement dite : grande éclaire, sologne, herbe aux hirondelles, félougène, herbe dentaire, herbe à cors, pelongue, abonde dans les lieux incultes, sur les rochers, les ruines, au pied des haies, le long des vieux murs humides. Cette plante appartient à la famille des Papavéracées, qui a pour type le pavot, dont je vous entretiendrai plus loin.

D'une racine chevelue, d'un brun rougeâtre, partent des tiges, hautes de 10 à 15 centimètres, cassantes, raides, noueuses, velues, garnies de feuilles alternes, profondément découpées et des fleurs jaunes, munies, d'un calice à deux sépales caducs, d'une corolle de 4 pétales, de nombreuses étamines hypogynes et de stigmates aplatis, couronnant le pistil.

Toutes les parties de la *chélidoine* renferment un suc jaunâtre amer et caustique qui leur donne des vertus très actives. Ce suc agit à la façon des poisons narcotico-âcres et provoque une soif inextinguible, des vomissements, des douleurs de tête et d'estomac, des vertiges suivis de défaillances, de délire, d'hallucinations et enfin d'un refroidissement général, précurseur de la mort.

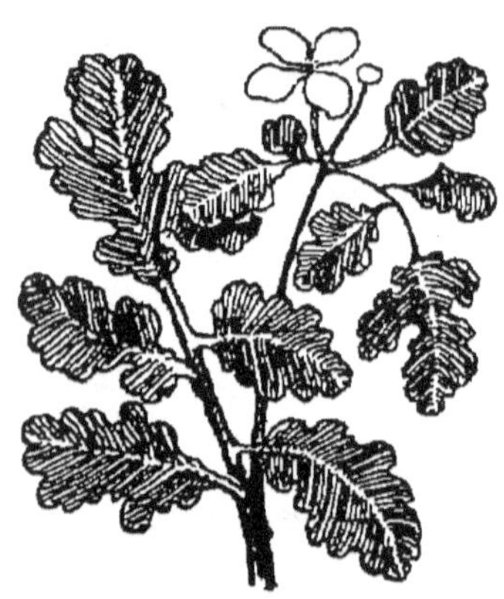

Chélidoine.

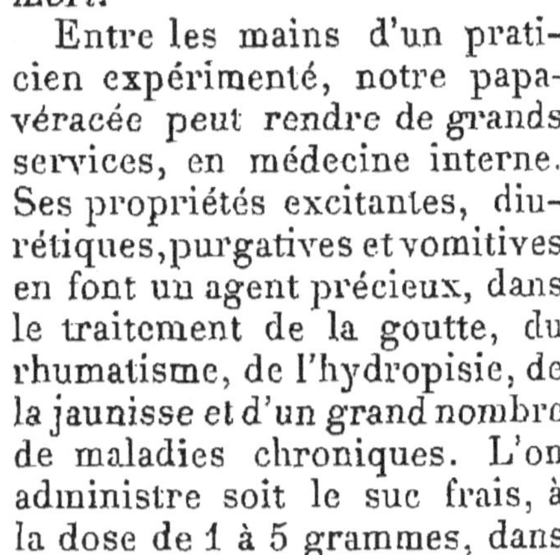

Entre les mains d'un praticien expérimenté, notre papavéracée peut rendre de grands services, en médecine interne. Ses propriétés excitantes, diurétiques, purgatives et vomitives en font un agent précieux, dans le traitement de la goutte, du rhumatisme, de l'hydropisie, de la jaunisse et d'un grand nombre de maladies chroniques. L'on administre soit le suc frais, à la dose de 1 à 5 grammes, dans une tasse de lait ou de bouillon, soit l'infusion préparée avec environ 10 grammes de plante par kilo d'eau.

A l'extérieur, le suc de chélidoine, étendu d'eau, constitue une bonne lotion détersive, d'un usage fréquent en médecine usuelle, pour modifier la vitalité des tumeurs, des ulcères, des plaies de mauvaise nature, des éruptions dartreuses, et pour provoquer leur résorption partielle ou complète. Cette même lotion fortifie la vue et est très efficace contre la conjonctivite ou inflammation des paupières et les ophtalmies chroniques. De là, le nom d'éclaire, donné à la plante qui nous occupe. Quant au surnom d'herbe à cors, il vient de l'usage que l'on fait, dans beaucoup d'endroits du suc de chélidoine, contre les verrues, les durillons et autres collosités de la peau.

80. **Chêne** (*Quercus*). — Cet arbre, connu de tous, a été rangé dans la famille des Amentacées, tribu des Cupulifères.

Doué d'une extrême longétivité, il atteint souvent un développement considérable.

Le chêne est fort peu exigeant sur la nature du terrain

et vient dans les sols secs, arides et rocailleux. On le propage par semis de ses glands.

On distingue de nombreuses variétés de chêne ; les plus communes sont les suivantes : le chêne pédonculé (*quercus pedunculata*), bel arbre de 40 à 45 mètres qu'on cultive à peu près partout ; le chêne *cerris* qui croît dans les terrains les plus ingrats ; le chêne rouvre (*quercus robur*), dont la croissance est fort lente ; le chêne angoumois (*quercus taura*) qui atteint une hauteur de 20 à 25 mètres, au bois dur, noueux et résistant ; le chêne vert (*quercus ilex*) qui, en toutes saisons, conserve son feuillage ; le chêne-liège, dont l'écorce spongieuse est très appréciée, pour sa compressibilité, et s'emploie pour la fabrication des bouchons ; le chêne des montagnes (*quercus montana*) à feuilles caduques ; le chêne blanc (*quercus alba*), originaire d'Amérique ; le chêne des teinturiers, simple arbuste natif d'Asie, sur lequel on récolte les noix de Galles, d'un

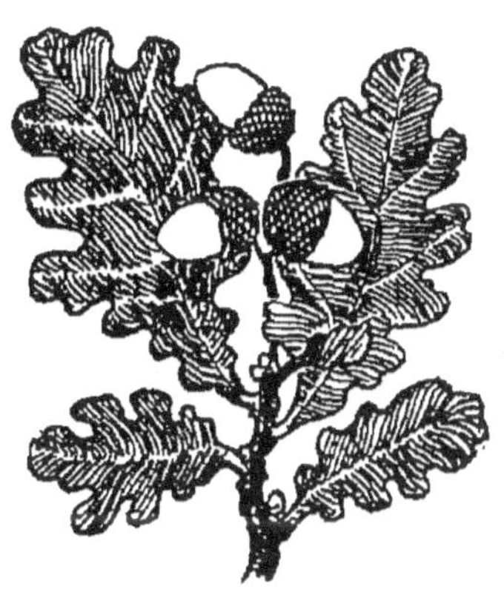

Chêne.

usage si fréquent, en médecine, pour leurs propriétés astringentes et dont l'infusion, avec les sels de fer, donne un précipité bleu-noirâtre, qui s'utilise pour la teinture en noir et la fabrication de l'encre ; enfin, le chêne kermès, ainsi appelé, à cause de l'espèce de cochenille qu'on récolte sur ses feuilles et qui fournit une très belle teinture écarlate.

Le chêne n'est pas seulement le plus beau et le plus majestueux de tous les arbres qui croissent sous nos climats, c'est encore la plus précieuse d'entre nos essences forestières. Toutes ses parties sont, en effet, utiles en industrie ou en médecine. Son bois solide et durable est très recherché des ébénistes, des carrossiers, des tonneliers, des charrons, des sabotiers, des armuriers. On le préfère à tout autre pour la charpente et les constructions navales ; il est encore excellent pour le chauffage et fournit beaucoup de calorique.

L'écorce de chêne, recueillie au commencement du printemps, renferme une forte proportion de tannin et sert, une fois pulvérisée, à la préparation des peaux. Cette écorce, d'une odeur fade, d'une saveur âcre et astringente rend, en médecine, de nombreux services. A l'intérieur, on l'administre avec avantage, à la dose de 2 à 5 grammes dans la diarrhée, la dysenterie, les hémorragies scorbutiques. Employée en décoction, à raison de 30 à 60 grammes par 500 grammes d'eau, soit seule, soit unie à la poudre de gentiane ou de camomille, elle coupe les fièvres d'accès simples, surtout si l'on a soin de faire précéder son emploi par un léger vomitif, suivi d'un purgatif; sans être plus infaillible que les autres fébrifuges indigènes, c'est un remède sur lequel on peut compter.

Comme médicament externe l'écorce de chêne resserre les fibres et peut, par suite, s'opposer aux hémorragies et aux écoulements muqueux, provenant d'une relaxation générale des tissus. C'est ce qui explique son utilité contre les gerçures de la peau, les excoriations superficielles, les flux de toute nature, de même que dans les cas de gangrène, de pourriture d'hôpital. On l'emploie également pour assainir, désinfecter les plaies rebelles et pour provoquer leur cicatrisation.

La même écorce est très efficace, en gargarismes (sous forme de décoction) contre les maladies ulcéreuses de la gorge.

Les feuilles et la racine du chêne possèdent, bien qu'à un degré moindre, toutes les propriétés astringentes et fébrifuges de l'écorce.

Quant aux fruits, ils constituent une excellente nourriture pour les porcs qui en sont très friands et les mangent avec avidité. Il est bon, avant de les donner aux pourceaux de les transformer en farine. Pour cela, l'on récolte des glands tombés et, par conséquent, bien mûrs qu'on met sécher sur des claies, au soleil ou, de préférence, dans un four chaud. Lorsque leur dessiccation est complète, on les débarrasse de leur écorce qui, en raison de son astringence, pourrait provoquer la constipation des animaux et on les fait moudre.

La farine de glands engraisse rapidement les porcs et de plus, leur communique une chair ferme et d'excellente qualité; elle convient également aux volailles, aux vaches, aux moutons et aux chevaux. Ajoutons qu'on fait, avec cette farine, une colle très utile pour les grands herbiers, parce que les insectes ne l'attaquent pas. En terminant, disons que les glands, une fois torréfiés et pulvérisés, s'emploient comme succédané du café et donnent une décoction excellente pour combattre les accidents scrofuleux chez les enfants, dissiper les engorgements et ranimer les fonctions languissantes.

81. Chèvrefeuille (*Lonicera caprifolium* ou *Lonicera periclymenum*). — Ce charmant arbuste, — remarquable par ses rameaux longs et flexibles, recouverts d'une écorce grisâtre, par ses feuilles sessiles, ovales, souvent perfoliées, par ses fleurs, d'un blanc jaunâtre, disposées en fascicules terminaux et douées d'un parfum suave et pénétrant, enfin par ses fruits ou baies qui à leur maturité, ressemblent assez à de petites groseilles rouges — donne son nom et sert de type à la famille des Caprifoliacées qui nous fournira plus loin, avec

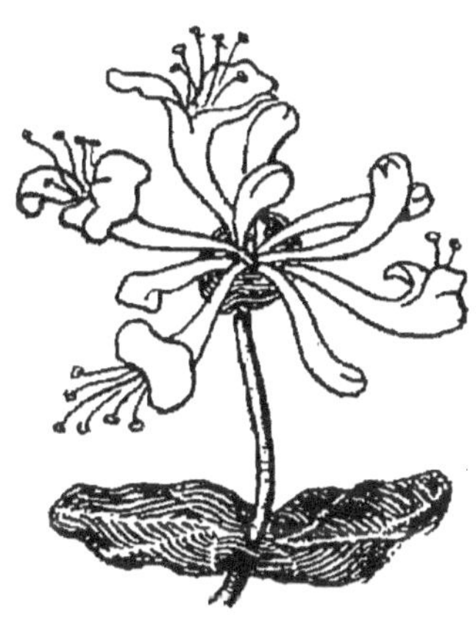
Chèvrefeuille.

l'hyèble et le sureau, deux sujets d'étude fort intéressants.

On le rencontre, à l'état naturel, dans les bois et les haies. Cultivé dans les jardins il a produit plusieurs variétés. Il se propage soit par semis, soit par boutures ou marcottes et a une préférence marquée pour les sols frais, argileux et profonds.

Toutes les parties du chèvrefeuille sont utiles, dans la médecine domestique. L'écorce fraîche des jeunes rameaux est l'un de nos meilleurs diurétiques. Administrée sous forme de décoction — 25 à 50 grammes par litre d'eau — à raison d'un verre à la fois, dans l'intervalle des repas, elle donne de bons résultats dans l'hydropisie, la goutte, l'ictère, la gravelle, les engorgements de la rate et du foie. L'on peut aussi, dans ces diverses maladies, faire usage d'un vin, préparé en laissant infuser, dans un litre de bon vin blanc, 150 grammes d'écorce de chèvrefeuille.

Les feuilles, bien que moins énergiques, sont douées de vertus analogues. Bouillies dans de l'eau, elles donnent un bon gargarisme contre les ulcérations de la gorge. Le suc exprimé de ces feuilles, appliqué en compresses sur les plaies, agit comme détersif et cicatrisant.

Les fleurs, récoltées avant leur épanouissement complet et séchées à l'ombre, servent à préparer une infusion béchique et antispasmodique, très efficace contre le rhume, la toux, le catarrhe, l'asthme, le hoquet, les convulsions, les maux de tête nerveux. Cette tisane est avantageusement remplacée par le sirop obtenu, en faisant cuire, sur un feu doux, jusqu'à consistance sirupeuse, la décoction concentrée des fleurs de chèvrefeuille, avec poids égal de sucre en pain, cassé par petits morceaux.

82. Chicorée sauvage (*Cichorium intybus*). — Très commune, dans les campagnes, où on la dénomme chicoraille, herbe à café, herbe amère, intybe, cette Composée dont vous avez, sans nul doute, remarqué, durant les mois d'août et de septembre, les grandes fleurs bleues ou blanchâtres, tantôt solitaires, tantôt disposées deux à deux, le long des tiges ou à l'extrémité des rameaux, est cultivée, en grand, dans certaines régions, notamment dans le nord de la France, en vue de sa racine qui, soumise à la dessiccation puis à la torréfaction, se vend, une fois pulvérisée, sous le nom de café chicorée. Certains commerçants peu scrupuleux la mêlent au café véritable dont elle est loin de posséder l'arome. Il est vrai, que la poudre de chicorée est fort saine. Son infusion s'emploie avec avantage, pour tonifier l'intestin, combattre la constipation, relever l'appétit, ranimer les fonctions languissantes. Elle rend aussi d'incontestables services dans les engorgements du foie et de la rate et les affections chroniques de la peau.

L'infusion des feuilles sèches ou de la partie souterraine, préparée avec 15 à 30 grammes de plante par litre d'eau est apéritive, diurétique, laxative et fébrifuge. On la recommande contre les coliques hépatiques ou intestinales, la goutte, l'hydropisie, la gravelle et dans le traitement des fièvres vernales ou automnales.

Le sirop de chicorée, si justement vanté, contre la constipation des bébés, se prépare comme il suit : On fait dissoudre, dans 1/2 litre de suc filtré de chicorée sauvage, 500 grammes de sucre en pain. On place le tout sur un feu doux et on laisse cuire, jusqu'à consistance de sirop. Après quoi, l'on conserve en flacons bien bouchés. Cette préparation se prend, à raison de 3 ou 4 cuillerées, le matin à jeun.

La tisane obtenue en versant, sur 10 grammes de feuilles de chicorée, un demi-litre d'eau bouillante et en laissant infuser 20 minutes durant, en vase clos, est très efficace contre le rhume, la toux et toutes les affections de la poitrine.

On récolte les feuilles de notre composée en mai-juin. Il faut, pour qu'elles conservent toutes leurs vertus, les dessécher promptement au four ou à l'étuve. Les fleurs sont recueillies vers la fin d'août. Quant aux racines on les arrache à l'automne et après les avoir lavées et épluchées, on les soumet à une dessiccation rapide.

La chicorée sauvage se sème en place, en avril-mai, à raison de 10 à 12 kilogrammes de graines par

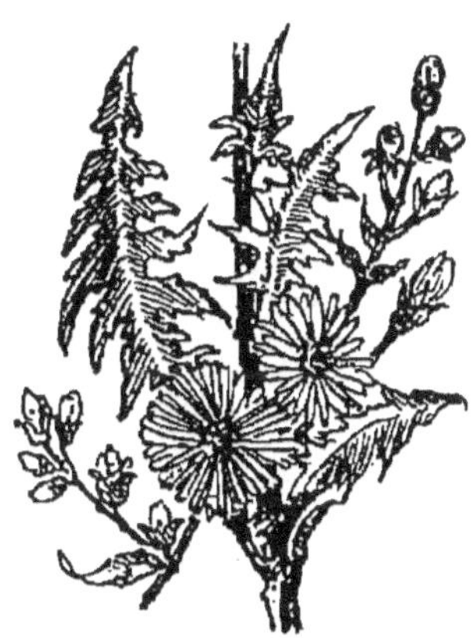

Chicorée sauvage.

hectare. Elle a une préférence marquée pour les terres fraîches et profondes.

La plante qui nous occupe, plantée à la cave, dans du sable, donne des feuilles blanches et très tendres que l'on connaît sous le nom de barbe-de-capucin et qui constituent une salade un peu amère, mais aussi agréable que saine.

Terminons en disant que les nombreuses variétés de chicorées — chicorée frisée, chicorée d'Italie, scarole, Witloof ou endive, etc., — que l'on cultive dans les jardins, sont toutes dérivées du *cichorium intybus* et possèdent par suite, toutes les propriétés médicinales de la chicorée sauvage.

83. Chiendent (*Triticum repens* ou *Radix graminis*). — Vous serez surpris, sans doute, mes chers lecteurs, de me voir classer, parmi les végétaux utiles, cette Graminée vivace, qui envahit certaines terres avec une incroyable rapidité et est, ordinairement considérée comme une plante malfaisante. Mais vous ignorez peut-être que le chiendent possède de précieuses qualités qui, jusqu'à un certain point, font oublier ses défauts.

C'est ainsi que la partie souterraine du chiendent, très riche en sucre, peut fournir un alcool d'excellente qualité. Donnée aux chevaux, fraîche ou sèche, à raison de 2 ou 3 kilogrammes, matin et soir, en guise d'avoine, cette même racine les rafraîchit, au point que, si l'on fait prolonger son usage, pendant une quinzaine de jours seulement, ces animaux prennent un poil brillant et lustré. — Les habitants des contrées septentrionales mélangent la farine du chiendent à celle du froment pour en faire du pain, aux années de disette.

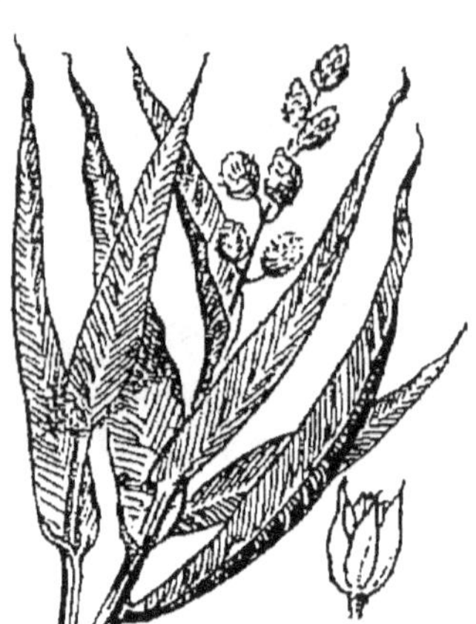

Chiendent.

Ajoutons qu'on fabrique, avec la racine de notre graminée, une bière économique, rafraîchissante, agréable et très saine. Voici la manière de préparer cette boisson : On met, dans une cuve de capacité convenable, 10 kilos de racines de chiendent, préalablement hachées, épluchées et lavées avec soin, sur lesquelles on verse, de temps à autre, de l'eau tiède, en quantité suffisante pour les maintenir dans un état constant d'humidité. Cette opération a pour résultat de faire apparaître, au bout de deux ou trois jours, de petites pousses blanchâtres qui se développent très rapidement. Dès que ces pousses ont atteint environ 1 centimètre de longueur, on place les racines dans un baril de la contenance de 50 litres et l'on y ajoute 5 kilogrammes de sucre ordinaire, 3 kilogrammes de baies de genièvre concassées et 150 gr. de levure de bière. Après quoi, on verse sur ce mélange, 8 litres d'eau bouillante et l'on agite vigoureusement, à l'aide d'un bâton, introduit par l'ouverture. On remplit, de temps en temps, avec un peu d'eau, le vide qui se produit et au bout d'une semaine, on peut, après l'avoir soutirée dans un baril propre, faire usage de cette bière de ménage, dont le prix de revient est d'environ 5 centimes le litre.

La médecine met à profit les propriétés émollientes, rafraîchissantes et légèrement diurétiques de la racine de chiendent, dans toutes les maladies inflammatoires et la tisane qu'on en fait, est employée journellement, dans les hôpitaux, contre le rhume, la toux, les affections catarrhales. Pour préparer cette tisane, on fait bouillir, dans deux litres d'eau, jusqu'à réduction de moitié, 20 grammes de racines de chiendent contuses auxquelles on ajoute une poignée d'orge et un peu de réglisse.

Ajoutons que le chiendent, mis en tas avec de la chaux vive, se transforme, une fois décomposé, en un terreau excellent, qui produit des effets remarquables sur les cultures de céréales.

84. Chou (*Brassica oleracea*). — Le chou appartient à la famille des Crucifères. Il existe deux espèces de chou bien distinctes : le chou fourrager et le chou potager. Chacune de ces espèces comprend elle-même un certain nombre de sous-variétés. Les choux verts, les choux moelliers, cultivés pour l'alimentation des bovidés, des moutons, des chèvres et des lapins, se sè-

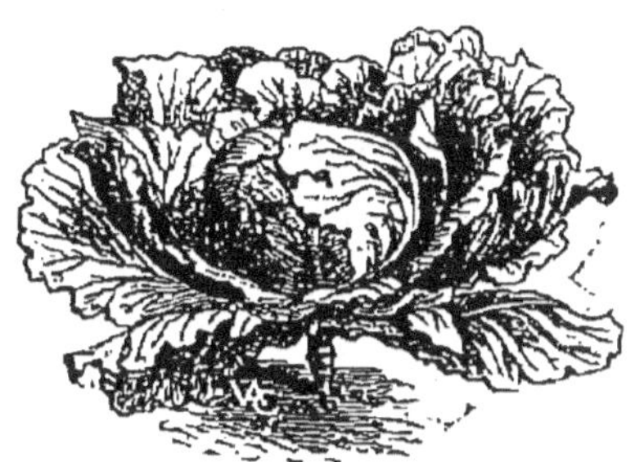

Choux pommé.

ment en pépinière, en mars-avril. On les met en place, dans le courant de mai, en lignes espacées d'environ 1 mètre et, à environ 0 m. 70 dans le rang. Quelques jours après la reprise, on passe la houe entre les lignes, puis on donne un binage et l'on ramène la terre au pied des jeunes plants à l'aide du buttoir. Si cela est nécessaire, on procède, dans le courant de l'été, à un nouveau binage. — Les choux fourragers réussissent surtout dans les sols substantiels profonds et abondamment fumés.

Les meilleures variétés de choux pommés sont : le Joanet nantais, le chou d'York, le cœur-de-bœuf, le chou de Schweinfurt, le chou de Saint-Denis, le chou de Brunswick, le chou de Vaugirard, le rouge gros, le rouge d'Utrecht, le Milan gros des Vertus, le Milan de Pontoise. Toutes ces espèces aiment les terres fortes et fraîches, rendues fertiles, par de copieuses fumures.

Je ne parlerai point ici des usages des choux potagers en cuisine et me contenterai de passer en revue leurs vertus curatives.

Le chou, cuit dans de l'eau, donne une boisson très efficace contre la toux, l'enrouement, le catarrhe pulmonaire chronique, la bronchite, etc... Les feuilles de notre crucifère, chauffées au feu et appliquées sur la poitrine, contribuent beaucoup à la guérison. des affections des voies respiratoires Les mêmes applications, procurent un soulagement notable dans le rhumatisme et la goutte.

Le sirop, préparé en faisant cuire le suc filtré du chou rouge, avec le double de son poids de sucre, possède toutes les qualités adoucissantes et béchiques de la tisane. Ajoutons que deux ou trois cuillerées de ce sirop, suffisent pour dissiper l'ivresse commençante.

Tout ce que je viens de dire au sujet des vertus du chou pommé peut s'appliquer au chou-fleur (*brassica botrytis*) dont tout le monde connaît les emplois culinaires, au chou-navet (*brassica napus*), qu'on cultive surtout comme racine fourragère, au chou-rave (*brassica gongylodes*), qui s'emploie à la fois comme légume et comme plante fourragère ; au chou de Bruxelles, dont on mange les rejetons qui apparaissent à l'aisselle des feuilles ; au chou de Chine (*brassica chinensis*) qu'on consomme en salade ; enfin au crambé ou chou marin (*brassica maritima*) excellent légume, trop peu cultivé en France.

85. — Christe-marine. (*Cristhmum maritimum*). — La christe-marine, plus connue sous le nom de perce-pierre, est une plante vivace de la famille des Ombellifères, qui croît spontanément sur les rochers, au bord de la mer et que l'on cultive dans quelques jardins. Ce végétal, que je crois inutile de décrire ici, se sème au mois de mars, dans une terre sablonneuse à une exposition méridionale. Il réclame, durant l'été, de copieux arrosages et redoute beaucoup le froid. Sa floraison a lieu dans le courant de juillet.

La seule partie intéressante est la feuille qui, confite, constitue un hors-d'œuvre excellent. Pour confire les feuilles de perce-pierre, on les place dans un pot de grès, avec une poignée de sel, un bouquet d'estragon, deux gousses vertes de piment. Ceci fait, on verse dessus du bon vinaigre de vin bouillant. Le lendemain, le vinaigre décanté est, de nouveau, porté à l'ébullition et mis dans le vase de grès. Il ne reste plus qu'à boucher hermétiquement avec un parchemin mouillé et à conserver en lieu sec.

Les feuilles de la christe-marine sont diurétiques. On donne l'infusion ou la décoction préparée avec 20 à 40 gram-

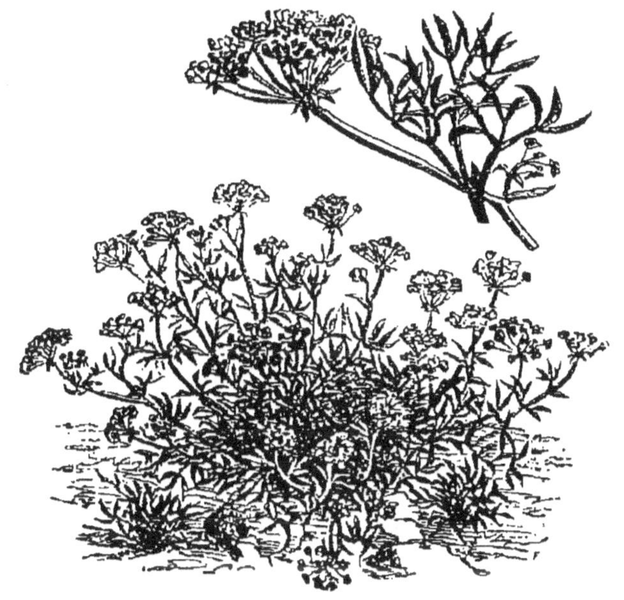

Christe-marine.

mes de plante fraîche par litre d'eau ou de bière, dans l'hydropisie, la goutte, les engorgements des viscères abdominaux, etc...

86. Ciguës. — La cigue est une autre Ombellifère qui se plaît dans les terrains vagues et incultes et pousse, en abondance, dans les lieux humides et ombragés. Elle comprend trois variétés principales : la ciguë vireuse (*cicuta virosa*), plante vivace, facile à reconnaître à ses feuilles déliées, à folioles très étroites, renfermant, dans toutes ses parties, une sève jaunâtre dont l'odeur rappelle assez celle du persil ; l'æthuse (*æthusa cynapium*) ou petite ciguë, qui est annuelle et se distingue par un suc incolore, une odeur fétide, une tige rougeâtre, haute de 50 centimètres environ, sans cannelures, marquée, à sa base, de taches brunes et portant des feuilles d'un vert sombre ; enfin, la grande ciguë (*conium maculatum*), plante bisannuelle bien moins dangereuse que l'æthuse et dont les tiges striées, épaisses, fistuleuses, atteignent jusqu'à 2 mètres de hauteur.

7.

Cette dernière variété est la seule qui soit employée en médecine. A dose modérée, entre les mains d'un praticien *expérimenté*, elle peut rendre d'incontestables services dans la phtisie, les névralgies, l'asthme, le tétanos, l'épilepsie, les convulsions infantiles.

A l'extérieur, on met à profit sa puissance résolutive pour modifier la vitalité des abcès froids, des engorgements lymphatiques, des furoncles, des éruptions dartreuses, des tumeurs malignes, des cancers.

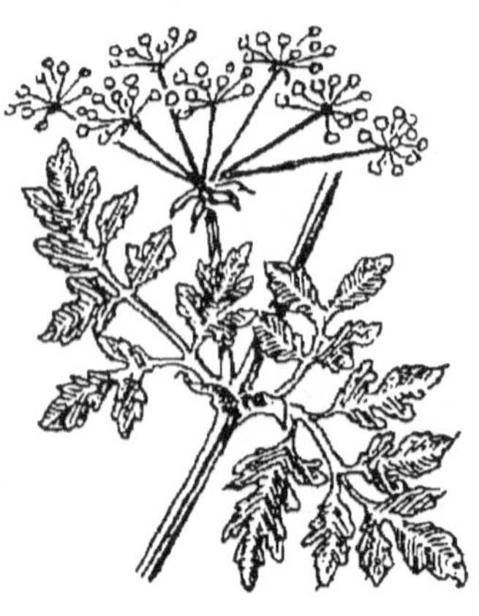

Ciguë.

La ciguë est un violent toxique qui agit tout spécialement sur le système nerveux. Ce toxique produit de la langueur, des vertiges, la destruction de la sensibilité, l'accélération des mouvements respiratoires, suivie de rigidité musculaire, de paralysie et enfin de la mort dans le coma.

En cas d'empoisonnement par la ciguë, on devra, en attendant le médecin, provoquer, sans retard, la régurgitation des substances vénéneuses, avec de l'eau tiède additionnée de une ou deux cuillerées de farine de moutarde, stimuler le malade, en lui faisant absorber des boissons excitantes, et, s'il y a syncope, ramener la circulation normale du sang par des sinapismes, des frictions énergiques, des flagellations.

La ciguë, qui tue les lapins et les chevaux, n'affecte ni les vaches, ni les chèvres, ni les moutons.

Elle constitue même, au commencement du printemps, un excellent fourrage lactigène, fort apprécié des espèces bovine, ovine et caprine.

87. Citronnelle (*Artemisia abrotanum*). — La citronnelle ou aurone, armoise mâle, garde-robe, garde-rose, armoise des jardins, est une Composée vivace qui peut atteindre jusqu'à 1 mètre de hauteur. On la distingue aisément à ses rameaux rougeâtres, garnis de feuilles d'un vert cendré, petites, nombreuses et profondément incisées, enfin à ses fleurs jaunes, disposées en capitules terminaux.

La citronnelle est cultivée dans un grand nombre de jardins. Elle aime les terrains frais et bien exposés. On peut la propager par semis ou boutures.

Les diverses parties de notre composée, exhalent, lorsqu'on les froisse, une odeur forte et pénétrante, assez analogue à celle du citron.

On recueille, durant la belle saison, les tiges et les fleurs de l'aurone, qui ne perdent, en séchant, rien de leur énergie curative et possèdent toutes les vertus stimulantes toniques, fébrifuges et anthelminthiques de l'armoise.

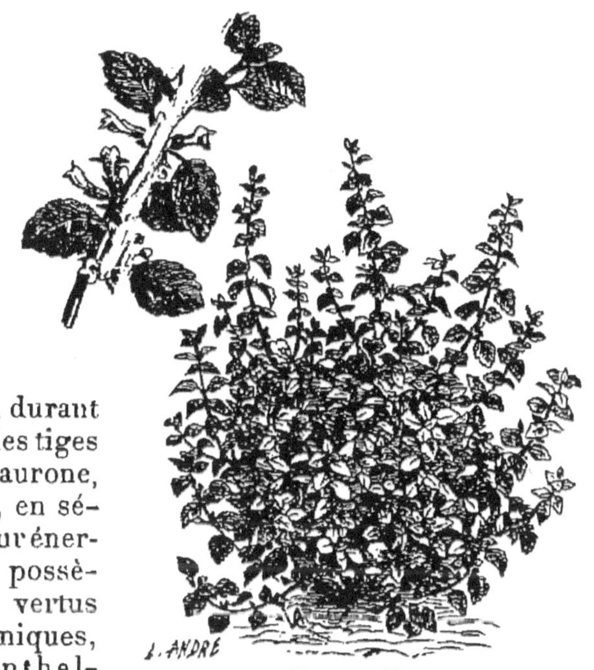

Citronnelle.

On donne l'infusion, préparée avec 15 grammes de plante sèche ou 20 grammes de plante fraîche par litre d'eau.

Les feuilles de la citronnelle sont employées, en cuisine, comme condiment. On fabrique, avec les fleurs et les sommités, de bonnes liqueurs digestives.

88. Citrouille (*Cucurbita pepo*). — La citrouille est le type de la famille des Cucurbitacées, qui nous a déjà fourni, comme sujet d'étude, la bryone et qui comprend un certain nombre d'herbes annuelles rampantes ou grimpantes, à tiges noueuses et rudes, à feuilles alternes, larges, pubescentes fortement crispées, munies à leur aisselle de longues vrilles, qui s'accrochent aux branches des arbres, aux haies, aux taillis.

Les fleurs de la citrouille, d'un beau jaune vif, donnent naissance à des fruits globuleux ou de forme allongée pouvant atteindre un volume considérable.

Notre cucurbitacée est, dans beaucoup de régions, l'objet d'une importante culture et les multiples services qu'elle rend, dans une ferme, en font une plante presque indispensable. Elle engraisse rapidement les porcs et augmente, dans de sensibles proportions, le lait des vaches.

De plus, les semences de la citrouille renferment près de la moitié de leur poids d'une huile comestible et propre pour l'éclairage.

En médecine domestique, le végétal qui nous occupe a été rangé parmi les agents émollients, adoucissants, capables de faire cesser les inflammations, de calmer les irritations, d'annihiler la douleur. Les cataplasmes, faits avec les feuilles fraîches de la citrouille ou la pulpe de son fruit, soulagent les brûlures, les dartres enflammées, les contusions, les excoriations superficielles.

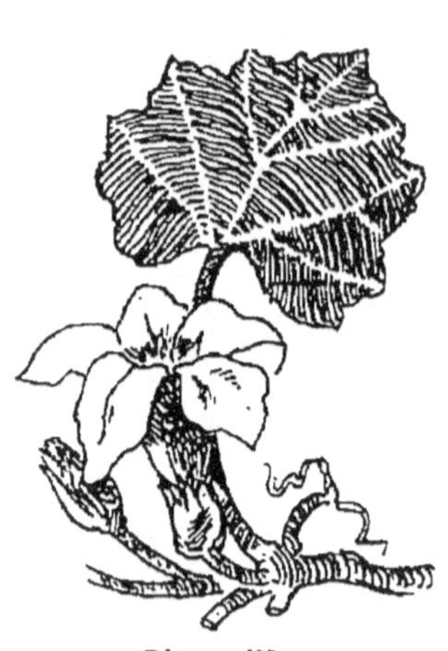

Citrouille.

Le suc de la citrouille est laxatif; pris le matin à jeun, à raison d'un grand verre, il entretient la liberté du ventre et triomphe des constipations.

L'émulsion, obtenue en broyant des semences de citrouille, avec de l'eau ou du lait, possède toutes les qualités adoucissantes des feuilles et de la pulpe. Elle a, en outre, la vertu de détruire le ver solitaire, appelé scientifiquement *tænia*. Cette préparation, qui s'administre à raison d'une cuillerée à bouche, le matin en se levant, et le soir, en se mettant au lit, est, avec le rhizome de fougère mâle et l'écorce de grenadier, le meilleur de nos tænifuges indigènes.

En terminant, disons deux mots, la culture de la citrouille. Notre cucurbitacée se sème en avril-mai, sur couche tiède. On la met en place, au mois de juin, dans une terre fraîche, argileuse, substantielle et bien ameublie. On doit laisser, entre chaque plant, une distance de 0 m. 50 à 2 mètres. La citrouille ne réclame pas d'autres soins qu'un ou deux binages, pratiqués dans le courant de l'été. Lorsque les fruits ont atteint leur complet développement et qu'ils se séparent, d'eux-mêmes, des tiges, on les rentre, dans un lieu sec, où ils peuvent se conserver pendant tout l'hiver.

L'on cultive, dans les jardins, pour les besoins de la cuisine, plusieurs espèces de citrouille, à chair savoureuse, entre autres, la courge, le giraumon, le patisson, le potiron le benincasa. Toutes ces cucurbitacées constitueut, pour l'homme, un aliment agréable, aqueux et très rafraîchissants. Ajoutons que leurs vertus médicales sont, en tous points, semblables à celles de la citrouille fourragère.

89. Claytone perfoliée (*Claytonia perfoliata*).—Cette plante annuelle, appelée communément épinard étranger, claytone de Cuba, fait partie de la famille des Portulacées, qui a pour type le pourpier dont je vous entretiendrai plus loin.

La claytone perfoliée mérite d'être mieux connue et plus cultivée qu'elle ne l'est actuellement, car, douée d'une grande vigueur et d'une rusticité

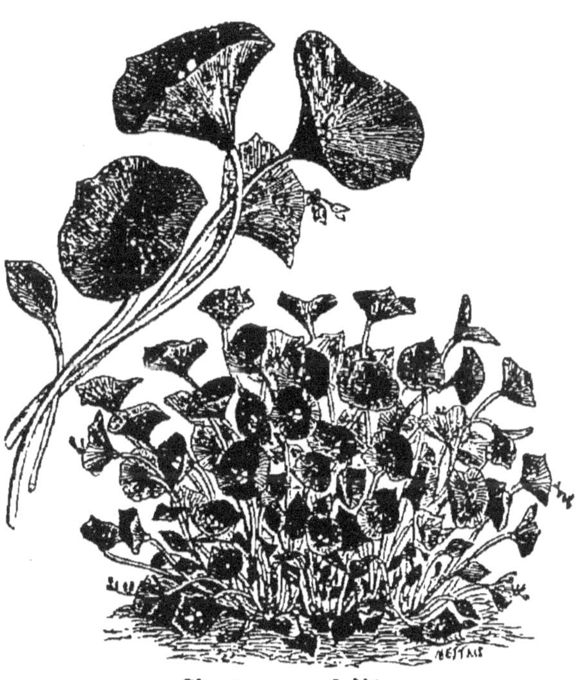

Claytone perfoliée.

incomparable, elle donne, durant toute la belle saison ct jusqu'au cœur de l'hiver, un feuillage abondant, susceptible de remplacer avantageusement les épinards qui, pendant l'été, montent prématurément en graines.

On sème le végétal qui nous occupe, d'avril à octobre, dans un sol, préparé par un bon labour, un épandage de terreau et un arrosage copieux. Quelques jours après la levée, on éclaircit si le plant est trop épais. Lorsque la plante à atteint 8 ou 10 centimètres de hauteur, on la coupe au ras du sol. Elle ne tarde pas à repousser, de sorte que l'on peut réaliser plusieurs cueillettes successives.

Les feuilles de la claytone constituent un excellent légume : On les mange cuites, à la façon des épinards ou on les consomme crues, en salade.

L'infusion de claytone, 50 à 80 grammes par kilogramme d'eau, est rafraîchissante, tempérante et diurétique. Elle s'administre, par suite, avec succès, dans les fièvres, les maladies inflammatoires.

Les feuilles fraîches, appliquées contuses sur le front, soulagent parfois la migraine et les maux de tête nerveux.

90. Clématite des haies (*Clematis vitalba*). — Peu de végétaux ont reçu autant d'appellations vulgaires que la clématite des haies, désignée, suivant les régions, sous les noms multiples de viorne, vigne de Salomon, herbe aux gueux, vigne blanche, barbe-à-Dieu, berceau de la Vierge, cranquillier, aubervigne. Cette plante qui vient à l'état sauvage, dans les haies et les bois, se distingue par ses longues tiges grimpantes et sarmenteuses, par ses feuilles opposées, découpées en cinq folioles, par ses fleurs blanches, disposées en panicules, auxquelles suc

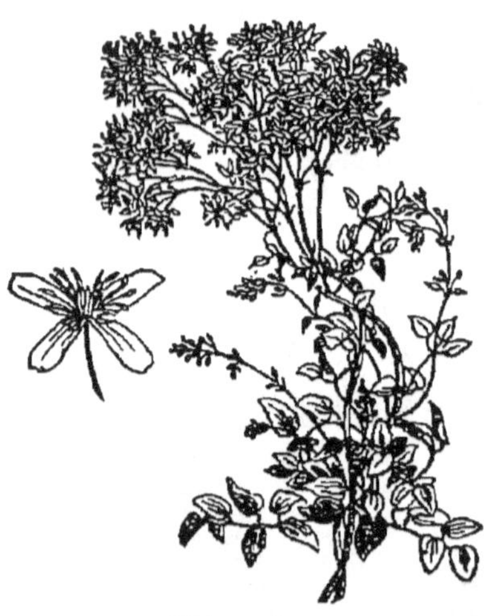

Clématite.

cèdent des aigrettes argentées, du plus charmant effet.

La clématite, employée fréquemment pour tapisser les tonnelles, les berceaux, les treillages de clôture, a produit, par la culture, plusieurs variétés. On la multiplie, par semis ou par éclats de pieds. Elle vient indistinctement à toutes les expositions et dans tous les sols.

La clématite appartient à la famille botanique des Renonculacées. Comme tous les végétaux de la même famille, elle est douée de propriétés très actives. Prise, à l'état frais, elle agit comme éméto-cathartique. Mais à dose tant soit peu élevée elle peut occasionner la mort. Aussi n'en doit-on jamais faire usage à l'intérieur.

La clématite fraîche, pilée et appliquée sur la peau, produit de la rougeur, puis la vésication et enfin l'ulcération de la partie. Ses qualités rubéfiantes et vésicantes la rendent apte à soulager les douleurs nerveuses et rhumatismales.

Certains mendiants, pour exciter la commisération, déterminent, sur leur corps, l'apparition d'ulcères passagers, en se frictionnant, avec le suc caustique de la clématite des haies : De là, le nom d'herbe aux gueux, donné à la plante qui nous occupe.

91. Cochléaria (*Cochlearia officinalis*). — Le cochléaria doit son nom tiré du latin *cochlear* (cuiller), à la forme concave de ses feuilles. C'est une Crucifère annuelle, à tiges courtes, étalées, qu'on rencontre en abondance, dans les lieux humides et bourbeux, au bord de la mer, sur les montagnes, où elle montre, de mai en juillet, ses fleurs blanches,

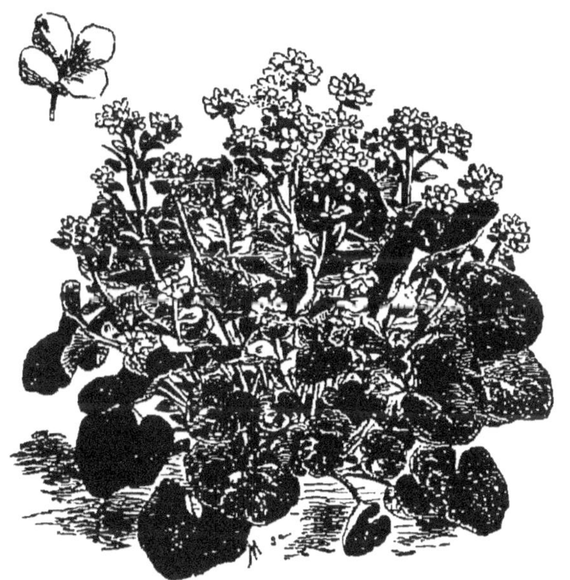

Cochléaria.

réunies en bouquets, à l'extrémité des rameaux. On l'appelle parfois, cranson officinal, herbe aux cuillers, herbe au scorbut.

Les feuilles et toutes les parties du cochléaria dégagent, lorsqu'on les froisse, une odeur forte et piquante, très caractéristique. Ces feuilles, mâchées, raffermissent les gencives ramollies et ulcérées par le scorbut. Leur suc, aspiré par les narines, provoque l'éternuement et peut, par suite, soulager quelques maux de tête nerveux. Le même suc, pris à l'intérieur, seul ou en mélange avec du lait frais, à la dose de 50 à 120 grammes, rend de grands services, par ses propriétés stimulantes, diurétiques, diaphorétiques, antiscorbutiques, dépuratives dans les engorgements de la rate et du foie, les scrofules, diverses formes d'hydropisie, le catarrhe du poumon, les affections cutanées, le scorbut et une foule de maladies chroniques.

Le cochléaria perdant son énergie curative, par la dessiccation, nous conseillons à nos lecteurs de préparer, pour l'hiver, avec du sucre et le suc exprimé des feuilles et des tiges de notre crucifère, un sirop qui, sous une forme agréable, possède toutes les propriétés médicales de la plante.

92. Cognassier (*Pyrus cydonia*). — Cet arbre, de la famille des Rosacées, tribune des Pomacées, est originaire de Sidon, ville de l'île de Crète et vient, à l'état naturel, dans quelques départements méridionaux. Bien que croissant dans tous les sols, il affectionne, tout particulièrement, les terres fraîches, argileuses et profondes. On le propage d'ordinaire par boutures. Il constitue un excellent porte-greffe pour le poirier.

On le cultive partout pour son beau fruit jaune, très odorant, qui sert à préparer des liqueurs, des conserves agréables et très saines

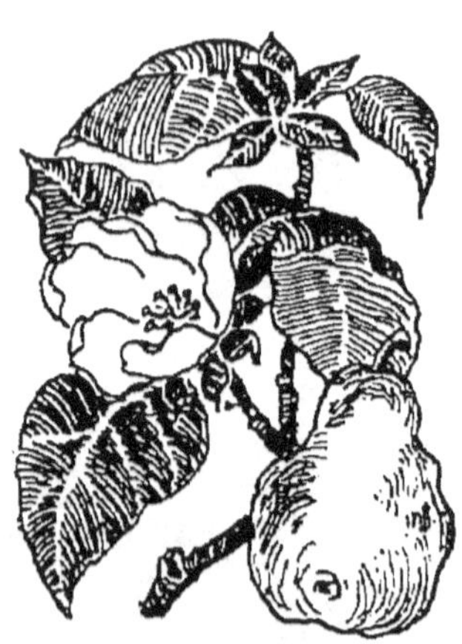

Cognassier.

et rend, en outre, de grands services dans la médecine domestique.

Toutes ses parties sont, du reste, précieuses. Son bois, très dur, est, comme celui du buis, employé par les tourneurs, et sert à fabriquer une foule d'objets usuels. Il fournit aussi un chauffage excellent.

Les feuilles et l'écorce des jeunes rameaux sont fébrifuges. On en prépare une décoction, — 15 à 20 grammes pour 50 grammes d'eau, — qu'on donne à raison de deux fortes tasses, dans l'intervalle des accès. Cette tisane, en lotions répétées, sur les plaies, agit comme détersif et cicatrisant.

L'infusion des fleurs fraîches ou sèches est béchique et et antispasmodique.

Les fruits du cognassier, coupés en morceaux et bouillis dans de l'eau, donnent une tisane tonique et astringente, très recommandée dans les faiblesses d'estomac, les digestions lentes et pénibles, les vomissements chroniques, la diarrhée atonique, les crachements de sang.

L'on peut substituer à cette tisane le sirop de coing, qui s'obtient en faisant cuire, jusqu'à consistance sirupeuse, le suc exprimé des fruits avec le double de son poids de sucre en pain.

Le jus filtré du coing, mélangé à parties égales de bonne eau-de-vie et de sirop de sucre, donne une liqueur digestive, très efficace contre les ballonnements, les aigreurs, les indigestions, les vertiges, les vomissements, etc...

Le vin de coing, en compresses, assainit la surface des ulcères de mauvaise nature ; en gargarismes il guérit l'angine ou mal de gorge ainsi que les ulcérations de la bouche et des gencives. Il est très efficace, en injections, contre le relachement du vagin et les chutes de l'utérus.

L'émulsion obtenue en broyant, dans un demi-verre d'eau, une poignée de pépins de coing, s'applique, avec avantage, sur les brûlures, les gerçures des seins, les engelures, l'eczéma des mains, les hémorroïdes enflammées.

Voici la formule de la gelée de coing, dont l'usage est souvent conseillé aux enfants faibles et délicats, aux personnes qui souffrent de la poitrine : On prend de beaux coings bien mûrs et après les avoir pelés et coupés en morceaux, on les fait cuire avec un peu d'eau. Lorsque la cuisson est complète, on retire, on passe avec expression dans un linge fin. Le liquide obtenu, recueilli dans une casserole en cuivre est placé sur un feu doux, avec son poids de sucre, cassé par morceaux. On porte lentement à l'ébullition, on maintient celle-ci pendant une demi-heure environ et l'on met en pots.

93. **Colchique d'automne** (*Colchicum autumnale*). — Le colchique d'automne donne son nom à la famille des Colchicacées, famille voisine des Liliacées et croît en abondance dans les prairies naturelles, les jachères, les lieux incultes.

Cette plante, appelée communément tue-loup, vachette, safran des prés, veillotte, safran bâtard, veilleuse, mort chien, ail des prés, tue-chien, chenarde, est vivace. Sa partie souterraine, bulbe charnue, brun extérieurement, blanc

à l'intérieur, donne naissance, à l'automne, à trois ou quatre
grandes fleurs, de couleur lilas tendre, auxquelles succèdent
des capsules, formés de trois compartiments, remplis de
graines. Les fleurs qui n'apparaissent qu'au début du printemps suivant, sont grandes, ovales, lancéolées.

Le colchique n'est guère aimé du cultivateur, car il se
multiplie souvent outre mesure. Le meilleur procédé de
destruction consiste à déterrer chaque
bulbe à l'aide d'une bêchette.

Le végétal qui nous occupe n'est
pas seulement nuisible en agriculture.
Il peut encore donner lieu aussi bien
chez les animaux que chez l'homme,
à des accidents mortels, car il renferme,
dans toutes ses parties, un poison violent, la colchicine qui, à dose un peu
élevée, cause une inflammation aigue

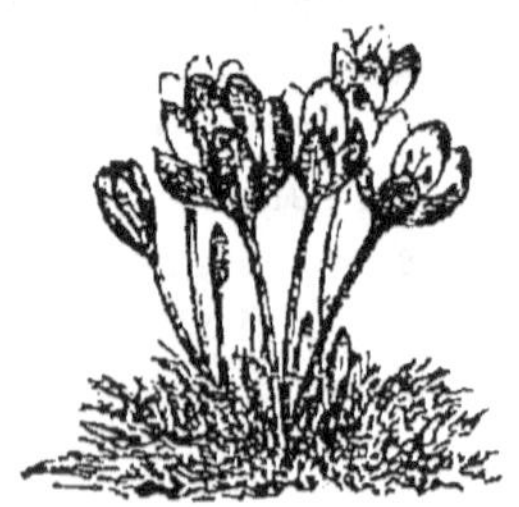
Colchique d'automne.

de l'estomac et de l'intestin, avec diarrhée sanglante, torpeur, insensibilité, accélération, puis relachement des
battements cardiaques.

Si nous admettons le colchique au nombre des plantes
utiles, c'est parce qu'il procure une somme de bien souvent
supérieure à la somme de mal qu'il occasionne parfois. Sa
partie souterraine, débarrassée, par l'ébullition, de ses principes toxiques, devient alimentaire. On peut alors la donner
sans crainte aux vaches, aux chevaux et aux moutons. Ce
bulbe renferme une notable proportion d'une fécule très
blanche, qui s'extrait par précipitation et s'utilise comme
celle de la pomme de terre.

L'homme de l'art se sert du colchique pour provoquer la
purgation et produire une perturbation salutaire dans l'hydropisie, le rhumatisme, la goutte aiguë. Inutile d'ajouter qu'en
médecine usuelle on ne doit jamais employer ce remède autrement que sous la direction d'une personne expérimentée.

Le vin de colchique qui se prépare en laissant macérer,
pendant une huitaine de jours, dans 500 grammes de xérès,
50 grammes de semences de *colchicum autumnale* et se
prend, tous les soirs, en se mettant au lit, à la dose d'une
cuillerée à café dans une tasse d'infusion émolliente, possède toutes les vertus de la partie souterraine. Ce vin
donne de bons résultats dans l'asthme, l'hystérie, la danse
de Saint-Guy, l'épilepsie et autres névroses.

On recueille le bulbe du colchique, au mois d'août, avant l'épanouissement des fleurs et on le dessèche promptement, à l'étuve ou au four. Quant aux semences, il faut les récolter au moment de leur maturité.

94. Coloquinte (*Cucumis colocynthis*). — De même que la bryone et la citrouille, dont je vous ai parlé plus haut, la coloquinte, vulgo-chicotin, a été rangée dans la famille des Cucurbitacées. D'origine asiatique, cette belle plante ornementale, trop connue pour qu'il soit nécessaire de la décrire, s'est fort bien acclimatée dans nos régions tempérées, où elle a produit une dizaine d'espèces, aux fruits blancs, jaunce, verts ou oranges.

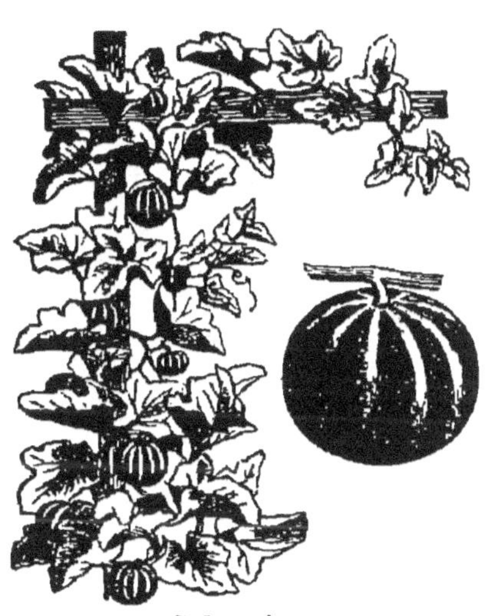

Coloquinte.

On multiplie la coloquinte par semis, de mars en juillet. Notre cucurbitacée se plaît surtout dans les terres fraîches, bien fumées à une exposition méridionale. Elle réclame, tant que dure l'été des arrosages journaliers et copieux. Toutes les parties de cette plante sont utiles en médecine : les feuille et les tiges écrasées, forment de bons cataplasmes émollient. La masse blanchâtre et spongieuse, renfermée dans les fruits, douée d'une saveur âcre, amère, nauséeuse, forme un xcellent purgatif drastique qui compte de nombreux succès dans le traitement de la goutte, du rhumatisme chronique des affections cutanées, des maladies de foie, des névroses. Cette pulpe s'administre, en outre, à raison de 10 à 60 centigrammes, en mélange avec du miel ou du sucre pulvérisé. L'on peut également faire usage, dans les divers cas que je viens de citer, d'un vin obtenu en laissant infuser longuement, dans 100 grammes de vin rouge ou blanc, 20 grammes de chair de coloquinte.

La teinture préparée avec une partie de pulpe pour trois d'alcool, en frictions ou formentations sur le ventre, fait évacuer les vers intestinaux, si fréquents chez le jeune âge.

95. Colza (*Brassica campestris oleifera*). — Je ne dirai que deux mots touchant le colza, cette précieuse Crucifère, cultivée, dans maints départements, pour ses feuilles et ses tiges qui constituent un excellent fourrage vert et, principalement, en vue de ses graines dont on extrait une huile propre pour l'éclairage et employée aussi dans les arts et la médecine.

L'on distingue un certain nombre de variétés de colza: citons, parmi les meilleures espèces: le colza de mars ou du printemps, le colza de Russie, le colza d'hiver ordinaire, le colza parapluie, le colza d'hiver, à fleurs blanches.

Toutes ces variétés ont une préférence marquée pour les terres douces et profondes. Le colza, cultivé pour sa graine, se sème de mars en mai, à la volée. Lorsqu'on le destine à l'alimentation des bestiaux on peut continuer les semis, jusque vers la fin de l'été.

Colza.

Dans la médecine domestique, les feuilles de notre crucifère sont douées de propriétés stimulantes, apéritives, diurétiques et antiscorbutiques. Leur infusion, 25 à 50 grammes par litre de liquide, est recommandée dans les cas d'hydropisie, de scrofules, d'engorgements de la rate et du foie, de rétentions d'urine, ainsi que dans le traitement des maladies de peau, de l'anémie, de la chlorose et autres affections causées par l'appauvrissement du sang.

L'huile de colza possède des vertus laxatives et vermifuges incontestables. Pour combattre les constipations opiniâtres, on la donne, le matin à jeun, à la dose de 60 à

100 grammes. Lorsqu'on veut expulser les vers de l'intestin, l'on se sert de cette huile en lavements.

96. Concombre (*Cucumis*). — Peu de végétaux comprennent un aussi grand nombre de variétés que cette Cucurbitacée annuelle dont les fruits de forme allongée, constituent, on le sait, l'une de nos meilleures salades d'été. On distingue : le concombre blanc hâtif, le concombre blanc parisien, le blanc très gros de Bonneuil, le jaune hâtif de Hollande, le jaune de Russie, le duc d'Edimbourg, le vert demi-long ordinaire, le concombre Fournier, le vert long anglais, le vert long maraîcher, le vert long de Chine,

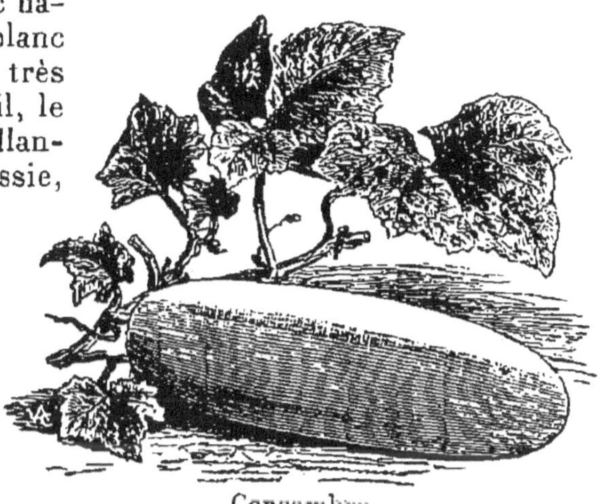

Concombre.

le concombre cornichon, le petit vert de Paris, le cornichon fin de Meaux, le cornichon de Bourbonne, le cornichon des Antilles, le cornichon serpent. Les fruits de ces dernières variétés, récoltés lorsqu'ils sont jeunes et qu'ils ne dépassent pas la grosseur du doigt et confits au vinaigre, forment un excellent condiment.

Le concombre se sème sur couche, de février en juin, suivant les espèces. La levée a lieu, d'ordinaire, une quinzaine de jours après le semis. Un mois plus tard, on met les jeunes plants en place, à 1 m. 50 les uns des autres. Aussitôt la reprise, on étête chaque pied, au-dessus de la deuxième feuille. Quand les ramifications qui se développent, ont huit à dix feuilles, on les coupe, au-dessus du sixième nœud. Il se produit alors de nouvelles ramifications qui portent presque toujours des fleurs fertiles.

Le concombre ne vient que dans les terrains riches, chauds et bien fumés. Mais il redoute la sécheresse et réclame, durant l'été, des arrosages copieux et répétés.

La plante qui nous occupe rend d'appréciables services

en thérapeutique : elle possède toutes les qualités adoucissantes et calmantes de la citrouille. L'émulsion de ses graines, en applications externes, apaise la douleur des brûlures, des hémorroïdes, des dartres enflammées, des abcès chauds, des excoriations superficielles, et à l'intérieur, est excellente contre le rhume, l'inflammation du tube digestif, de la vessie, de l'urètre.

Voici la formule de la pommade de concombre, très efficace contre les gerçures des lèvres et employée fréquemment, en onctions répétées, sur le visage, pour adoucir, embellir la peau et entretenir la fraîcheur du teint : on prend : suc filtré de concombre 300 grammes, axonge 250 grammes, graisse de veau 150 grammes, eau de rose 3 grammes, baume de tolu 50 centigrammes. On met le tout dans un mortier en porcelaine et l'on triture, à l'aide d'un pilon, jusqu'à obtention d'une pommade bien homogène.

97. Consoude (*Symphytum officinale*). — Je vous ai parlé plus haut de la bourrache, type de la famille des Borraginées. A la même famille appartient la consoude, plus connue, dans les campagnes, sous les noms d'oreille d'âne, langue de bœuf, herbe aux coupures, herbe aux descentes, végétal vivace, qu'on rencontre surtout dans les lieux humides, dans les marécages, dans les bois, au fond des fossés, le long des ruisseaux et des rivières et qui, semé en mars-avril, dans un sol frais, argileux et profond, fournit un excellent fourrage lactigène, que les bœufs, les vaches et les moutons acceptent volontiers.

La tige de la consoude, haute d'un mètre et plus, est anguleuse, rameuse, épaisse, garnie de poils rudes. Elle porte des feuilles alternes, pétiolées, larges, ovales, lancéolées aiguës, pubescentes à leur partie inférieure. Les fleurs blanches, rouges ou jaunes, aux corolles tubulées, apparaissent en mai-juin ; elles forment des épis pendants et recourbés.

La partie souterraine peut atteindre jusqu'à 35 centimètres de longueur. Elle est recouverte d'une écorce noirâtre et remplie d'un mucilage gluant et visqueux. Sa saveur douceâtre fait présager des vertus émollientes et adoucissantes très prononcées.

Les cataplasmes, faits avec la racine fraîche de consoude écrasée, s'appliquent avantageusement sur les blessures, les brûlures, les dartres vives, les furoncles, les abcès, les panaris, les gerçures des seins.

On soulage presque instantanément la douleur occasionnée par un accès de goutte, en posant, sur les articulations gonflées, une racine de consoude, réduite en bouillie, après cuisson sous la cendre

La partie souterraine de notre borraginée, bouillie dans de l'eau, donne une tisane béchique et astringente, très efficace contre le rhume, la toux, la diarrhée, les crachements de sang, les hémorragies utérines.

L'infusion des fleurs agit également comme pectorale.

Dans quelques campagnes on attribuait jadis, aux feuilles de consoude, la propriété de souder les hernies. C'est ce qui a valu à la plante qui nous occupe le qualificatif d'herbe aux descentes.

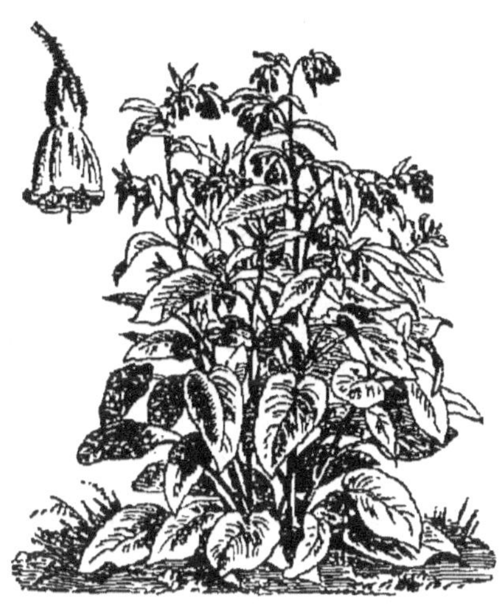

Grande Consoude.

Les racines du *symphytum officinale* doivent être recueillies vers la fin de l'automne. On les lave et on les épluche avec soin, puis on les soumet à une dessiccation rapide. Il faut les conserver dans des boîtes hermétiquement closes, à l'abri de l'humidité. On récolte les sommités de la plante, au début de la floraison et pour les sécher, on les suspend, par bottes peu serrées, au plafond d'un local bien ventilé.

98. Coquelicot (*Papaver rhœas*). — Si tout le monde connaît le coquelicot, ou pavot des champs, pavot rouge, mahon, ponceau — cette charmante petite Papavéracée, dont les jolies fleurs, d'un rouge vif, font, durant toute la belle saison, l'ornement de nos champs — bien peu de personnes savent tirer parti de ses vertus médicales. Ces vertus sont, cependant, fort intéressantes et méritent d'être signalées.

Elles résident principalement dans les pétales que l'on recueille, vers le milieu de l'été, pour les sécher promptement à l'étuve et les conserver, ensuite, dans un endroit exempt de toute humidité, dans des sacs de toiles ou des bocaux en verre.

Les pétales du pavot des champs, infusés dans l'eau, donnent une tisane calmante, tempérante et diaphorétique qui rend de grands services dans la bronchite aiguë, le catarrhe du pou-

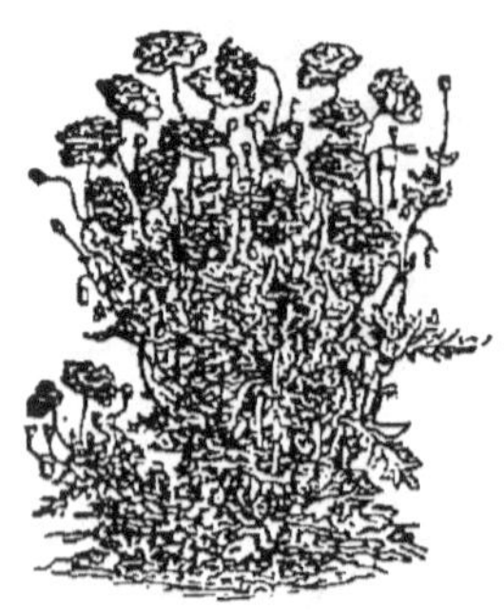

Coquelicot.

mon, la toux rebelle, le rhumatisme, l'asthme, la coqueluche, l'angine, la rougeole, la scarlatine, les fièvres éruptives. La même infusion, qui se prépare avec environ 2 pincées de fleurs sèches pour 500 grammes d'eau, est très efficace contre la colique des bébés. Les lavements d'un mélange, à parties égales d'huile d'olive, et de tisane de coquelicot, sont recommandés dans la diarrhée.

L'infusion des capsules de pavot champêtre, donnée le soir, à raison de 3 ou 4 cuillerées dans du lait, procure aux enfants un sommeil paisible. Ce remède remplace avantageusement la tisane de pavot sommifère dont l'emploi est toujours dangereux.

Notre papavéracée a produit, par la culture, plusieurs variétés, aux fleurs simples ou doubles, blanches, roses, violettes ou panachées. Toutes ces espèces se plaisent dans les terres de consistance moyenne, meubles et bien fumées. On les sème au printemps ou, de préférence, à l'automne.

99. Coqueret (*Physalis alkekengi*). — Encore appelé pomme d'amour, coquerelle, cerise d'hiver, herbe à cloques, le coqueret ou alkékenge, est un végétal vivace, de la famille des Solanées, qui croît spontanément dans les bois, les vignes, les champs cultivés et qui figure, dans la plupart des jardins, où on le cultive comme plante d'agrément, et surtout en vue de ses baies comestibles, dont nous énumérerons, tout à l'heure, les emplois divers et les intéressantes propriétés.

Voici les principaux caractères botaniques qui permettent de le reconnaître : tige droite, anguleuse, légèrement pubescente, haute de 40 à 50 centimètres, verte ou rougeâtre, feuilles larges, lisses, ovales, un peu pointues. Fleurs d'un blanc terne, solitaires, offrant beaucoup de ressemblance avec celles de la pomme de terre ; fruits globuleux, de la grosseur d'une cerise, recouverts, jusqu'à leur maturité, d'une capsule légère et presque transparente.

Les fruits du coqueret, doués d'une saveur agréable, se consomment crus, sans assaisonnement ou, avec un peu de sel. On peut aussi les confire au vinaigre, comme les cornichons. Dans cet état, ils forment un précieux condiment. On les confit encore au fondant ou au caramel. Ils servent, en outre, à préparer des confitures très saines et des sirops rafraîchissants.

Les baies de l'alkékenge rendent d'incontestables services en thérapeutique : mangées fraîches, à la dose de 20 à 25 grammes, elles poussent aux urines et constituent un remède très efficace contre la pierre, l'hydropisie, la goutte, l'ictère, les engorgements viscéraux. L'on peut encore administrer, dans ces divers cas, l'infusion des fruits secs de coqueret. Le vin, dans lequel on a fait infuser, par litre, 25 à 30 grammes de baies de *physalis* desséchées au four et pulvérisées, convient aux anémiques, aux chlorotiques, aux convalescents, aux personnes faibles et délicates.

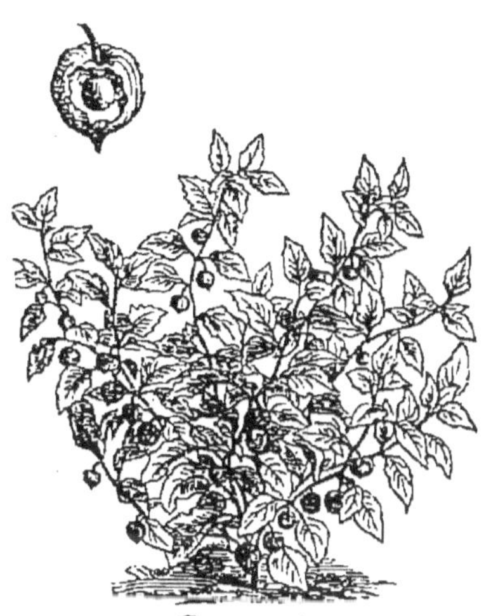

Coqueret.

Dans le traitement des fièvres, l'on se trouve généralement bien de l'usage d'une tisane, obtenue en faisant infuser 30 à 60 grammes de tiges ou de capsules d'alkékenge, dans un kilogramme d'eau. Ajoutons que les feuilles fraîches de notre solanée, contuses, agissent, à l'extérieur, comme calmantes et sont utiles, en cataplasmes, toutes les fois qu'il y a inflammation.

Ce que nous venons de dire au sujet du *physalis alkekengi*, peut s'appliquer au *physalis peruviana*, originaire de l'Amérique méridionale et au *physalis francheti*, remarquable par son énorme calice, qui passe du jaune au rouge orangé. De même que le coqueret, ces deux variétés de *physalis* se sèment sur couche chaude, au commencement du printemps. Les jeunes plants qui naissent de ce semis sont repiqués, dans le courant d'avril, sur couche tiède, pour être mis définitivement en place, vers la fin de mai, dans un endroit frais et bien exposé.

100. Coriandre (*Coriandrium sativum*). — La coriandre doit son nom, tiré du grec χόρις (punaise), à l'odeur fétide de ses fruits verts.

Cette plante appartient à la famille des Ombellifères. Sa tige, lisse et rameuse, est haute de 50 à 70 centimètres. Elle

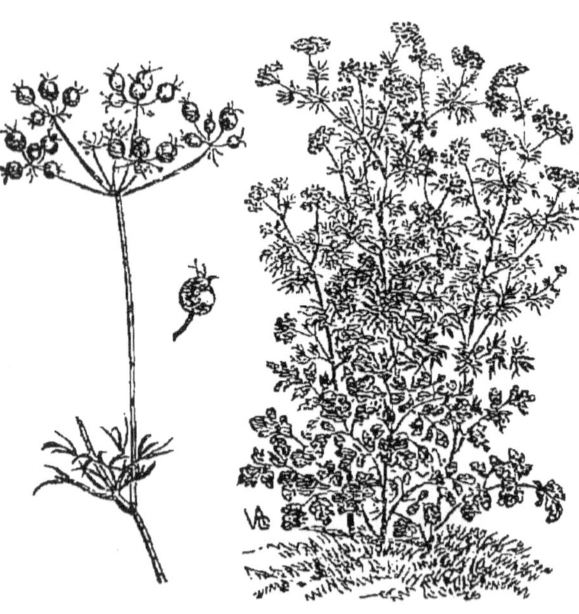

Coriandre.

porte des feuilles très divisées et de petites fleurs blanches ou rosées, formant des ombelles terminales. Toutes ses parties exhalent une odeur pénétrante et vireuse, mais qui devient agréable, après dessiccation.

Les vertus de la coriandre se rapprochent beaucoup de celles de l'anis et de l'angélique. De même que ces deux plantes, dont je vous ai entretenu plus haut, notre ombellifère est stimulante, stomachique, carminative, diaphorétique et rend de grands services dans les faiblesses d'estomac, les digestions lentes et pénibles, les flatulences, les coliques, les diarrhées atoniques, l'hystérie, les maux de tête nerveux. Bien que toutes les parties soient utiles, on n'emploie guère que les semences, sous forme d'une infusion, préparée avec 20 à 30 grammes de graines, par kilogramme d'eau.

Les semences de la coriandre servent à fabriquer diverses liqueurs digestives et entrent dans la composition de l'eau de mélisse des Carmes, d'un usage journalier contre la migraine, les palpitations, les vertiges, les vomissements, l'hypocondrie, et autres affections ou accidents qui dépendent des centres nerveux. On les emploie encore en cuisine.

La coriandre se sème, au printemps, dans une terre riche et bien fumée. On recueille ses graines à l'automne et, après les avoir fait sécher à l'ombre, on les conserve en lieu sec.

101. Cormier ou Sorbier domestique (*Sorbus domestica*). — Ayant déjà passé en revue les emplois et les vertus de l'alisier, nous ne parlerons que très brièvement du cormier.

dont les applications diverses à l'industrie, à l'économie domestique et à la médecine usuelle sont, en tous points, identiques et nous nous contenterons de dire quelques mots touchant les caractères botaniques et la culture de cet arbre, que les naturalistes ont rangé dans la famille des Rosacées, tribu des Pomacées.

Le cormier peut atteindre une hauteur de 25 à 30 mètres. Son tronc droit, recouvert d'une écorce lisse et noirâtre, est surmonté par des rameaux un peu

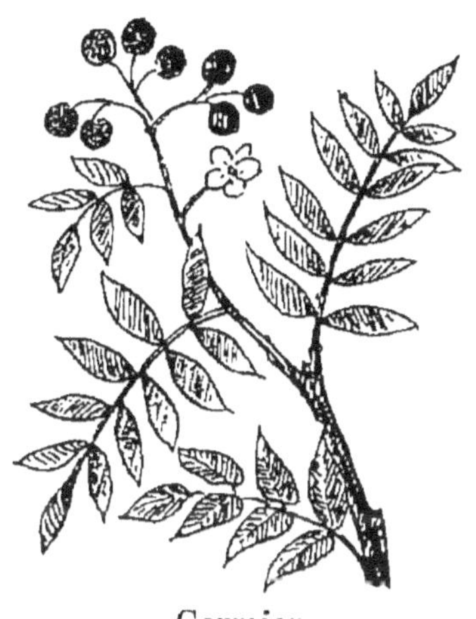

Cormier.

retombants, dont l'ensemble forme une cime large et touffue. Les feuilles vertes en dessus, blanchâtres à leur partie inférieure, sont composées de 17 folioles ovales, dentées en scie. Aux fleurs blanches succèdent des fruits, presque globuleux, gros comme une petite noix, appelés cormes ou sorbes.

A l'état frais, les sorbes, en raison de leur acerbité, ne sont pas consommables. Il faut leur faire subir le blettissement, qu'on provoque en les étendant sur un lit de paille, où elles ne tardent pas à se ramollir et à devenir brunes, sucrées et parfumées.

Le sorbier domestique aime les terres douces et profondes. On le propage par greffe ou semis de ses graines.

102. Cresson (*Sisymbrium nasturtium*). — Une description de cette Crucifère, quelque sommaire qu'elle puisse être, pourrait sembler superflue : le cresson est en effet, connu de tous. Il croît, à l'état naturel, au fond des fossés humides,

dans les courants d'eau vive et est universellement cultivé
pour ses feuilles et ses tiges qui constituent une salade
aussi agréable que saine et trouvent, en outre, ainsi que
nous le verrons tout à l'heure, de nombreux emplois dans
la thérapeutique.

On cultive le cresson, soit dans des tranchées pouvant être
alimentées par une eau courante, soit en pleine terre : dans le
premier cas, l'on sème ses graines, au fond des fosses
mises préalablement à sec, en lignes espacées de 8 à 10 centimètres. Puis, l'on tasse fortement la surface ensemencée,
avec le dos d'une bêche. Après la levée, on éclaircit le
plant qui naît ordinairement trop épais et l'on irrigue, de
temps à autre. Quelques jours plus tard, on laisse l'eau
s'écouler régulièrement. Si l'on coupe le cresson dès qu'il
a atteint une hauteur de 10 à 12 centimètres, l'on peut réaliser, chaque année, plusieurs récoltes successives.

La culture en pleine terre est d'une extrême simplicité.
On choisit, dans un coin du potager, à une exposition
ombragée, une plate-bande, dans laquelle on creuse des
rigoles parallèles peu profondes, larges de 0 m. 12 et espacées entre elles de 20 à 25 centimètres. Au fond de ces
rigoles, on dépose des racines de cresson, qu'on recouvre
d'une couche mince de terreau. Puis on mouille fortement
et l'on tasse.

Si l'on a soin de maintenir constamment la terre en état
d'humidité par des arrosages copieux, répétés matin et soir,
on peut faire, chaque jour, durant plusieurs semaines consécutives, une ample cueillette.

Passons aux vertus curatives du cresson. La plante qui
nous occupe, riche en fer, en soufre, en phosphate, en
oxalate de potasse, rend de grands services, dans la thérapeutique, par ses propriétés rafraîchissantes, stimulantes,
apéritives, diurétiques, expectorantes et antiscorbutiques.
On en use, avec avantage, dans une foule de maladies chroniques, principalement dans l'hydropisie, les obstructions
des reins et du foie, l'inappétence, la dyspepsie, les constipations provenant de l'atonie de l'intestin, les scrofules,
le scorbut, le catarrhe du poumon, la bronchite, les affections
cutanées : dartres, eczémas, démangeaisons.

L'on peut manger la plante en nature, boire son suc, seul
ou mélangé à du petit-lait, ou bien encore faire usage d'un
sirop obtenu, en laissant cuire, à feu doux, jusqu'à consis-

tance sirupeuse, 500 grammes de jus filtré de cresson, avec 750 grammes de sucre. Ajoutons que toutes les prépara-tions à base de cresson sont re-commandées aux anémiques, aux chlorotiques, aux personnes fai-bles et délicates.

Un médecin célèbre a guéri de nombreux cas de phtisie, en don-nant, chaque matin, aux malades, comme toute nourriture, une forte botte de cresson, accommodée avec du sel, de l'huile et du vi-naigre. Il ne nous a point été donné d'expérimenter ce remède.

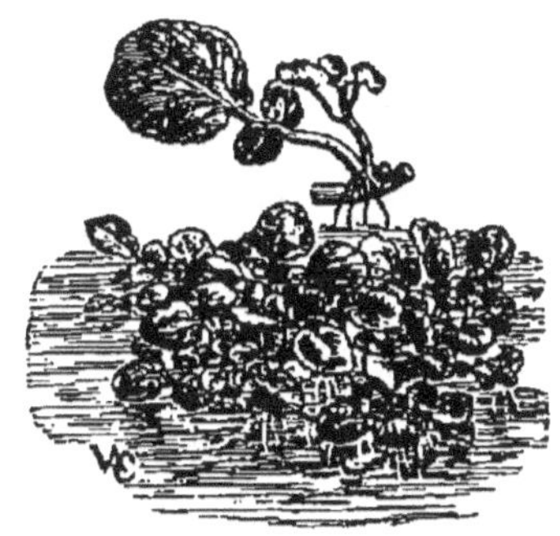

Cresson.

Terminons, en disant, qu'on obtient la cicatrisation rapide des plaies scorbutiques et scrofuleuses, en posant, sur les parties ulcérées, des cata-plasmes faits avec des feuilles et des tiges pilées de cresson.

103. Crosne du Japon (*Stachys affinis* ou *stachys tuberife-ra*). — Cette plante, d'origine exotique, est parfaitement natu-ralisée en France. Elle mérite d'occuper une place dans tous les jardins potagers car ses tubercules charnus, dont la forme

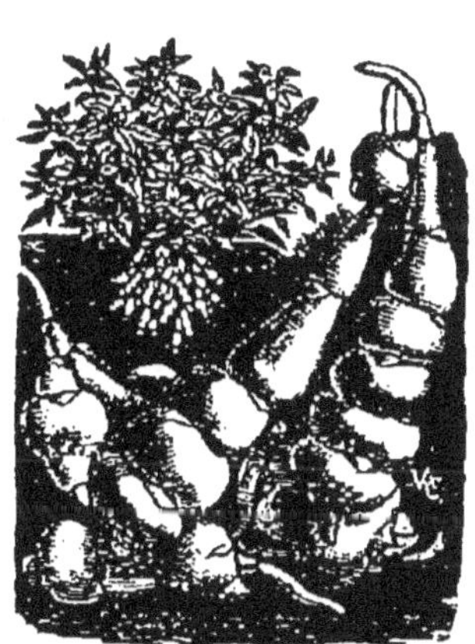

Crosnes du Japon.

rappelle — a dit un auteur — celle des grains de chapelet qu'on aurait soudés ensemble, et dont la saveur, un peu douceâtre, il est vrai, mais très délicate, tient à la fois de celle de la pomme de terre, du salsifis et de l'artichaut, peuvent être regardés comme l'un de nos meilleurs légumes racines.

Les tubercules du *stachys affi-nis* s'accommodent de diverses manières. On les mange, frits, au beurre, en beignets, en purée, à la sauce blanche, etc...

Le crosne du Japon se contente de toutes les expositions et de tous les terrains. On le reproduit d'ordinaire par plantation de ses racines.

Les tubercules sont mis en terre, dès le mois de février,

dans les trous profonds d'environ 20 centimètres et distants, entre eux, de 0 m. 40 dans tous les sens. Dans le courant de l'été, on donne un ou deux binages.

La récolte des racines commence à l'automne. Le *stachys tuberifera* restant insensible aux froids de nos hivers ordinaires, cette récolte peut se prolonger jusque vers la fin de janvier.

Les emplois médicaux des crosnes sont très restreints. On fait seulement usage des tubercules râpés en cataplasmes, contre les brûlures, les excoriations superficielles, les érysipèles.

Sans aucun doute, la thérapeutique saura, un jour ou l'autre, tirer meilleur parti de cette plante, encore mal étudiée.

104. Cumin des Prés (*Carum carvi*). — Voyez plus haut : Carvi.

105. Cuscute (*Cuscuta epithymum*). — Si je consacre ici quelques lignes à l'étude de cette plante parasite qui, en raison des dégâts qu'elle cause, mériterait plutôt de figurer au nombre des plantes malfaisantes, c'est uniquement parce que la cuscute possède d'intéressantes propriétés médicales qui, sans faire oublier ses défauts, peuvent, du moins, faire excuser son intrusion dans notre collection, où j'ai soin de n'admettre que des végétaux vraiment utiles.

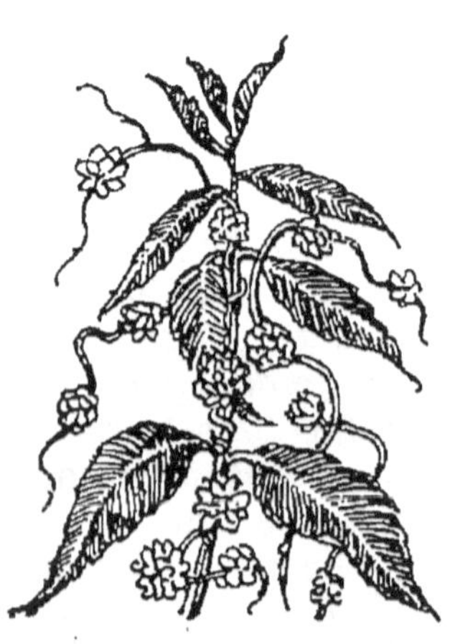

Cuscute.

La cuscute fait partie de la famille des Convolvulacées qui a pour type le liseron dont je vous entretiendrai plus loin. Cette plante a reçu les appellations diverses de rache, teigne, perruque, rougeot, tignasse, cheveux du diable.

Ses tiges, dépourvues de feuilles, portent de minuscules écailles et sont munies de nombreux filets blanchâtres qui s'entrelacent, à l'aide de suçoirs, autour de certaines plantes cultivées, en particulier, de la luzerne, du lin, de la vigne et qui, en s'appropriant les sucs nourriciers de ces plantes, finissent par les faire périr

L'on arrive à détruire assez facilement la cuscute par le procédé suivant : Après avoir fauché, au ras du sol, les surfaces envahies, on brûle les herbes, coupées sur place et on recouvre ensuite le terrain dénudé d'une bonne couche de sulfate de fer.

On prépare, avec notre convolvulacée, une décoction excellente, pour assainir les plaies et provoquer leur cicatrisation. Voici comment s'obtient cette tisane : Faites bouillir, dans un litre d'eau, 60 grammes de cuscute fraîche ou sèche. Après une demi-heure de pleine ébullition, laissez refroidir et filtrez. Cette préparation, additionnée de quelques gouttes d'alcool camphré, s'emploie en frictions ou fomentations.

106. Cyprès pyramidal (*Cupressus sempervirens*). — Cet arbre mélancolique, dont le tronc droit, garni de rameaux toujours verts, dépasse rarement, sous nos climats, une hauteur de 25 à 30 mètres, peut atteindre, dans les régions tropicales, des dimensions considérables.

« Il existe au Mexique, dit M. Elisée Reclus, dans sa géographie universelle, un cyprès, mesurant plus de 50 mètres de circuit, que l'on considère comme l'arbre le plus gros du monde entier et que les indigènes entourent d'une superstitieuse vénération. »

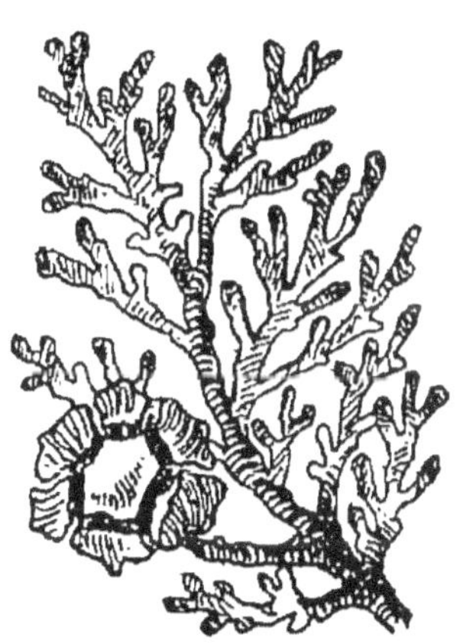

Cyprès.

Le cyprès appartient à la famille botanique des Conifères qui comprend, outre le pin, le sapin, le mélèze, l'if, le genévrier, la sabine, dont j'aurais l'occasion de vous entretenir plus loin, le cèdre, le thuya, l'araucaria et plusieurs autres arbres exotiques.

Le cyprès n'est guère cultivé chez nous que dans les cimetières. Son bois, très dur, est fort estimé des tourneurs et des ébénistes.

Ce bois renferme des principes aromatiques qui le rendent presque incorruptible. Aussi les Egyptiens l'employaient-ils jadis pour la confection des caisses destinées à enfouir leurs momies.

Toutes les parties du cyprès sont précieuses en thérapeutique : On prépare, avec l'écorce récoltée sur les jeunes rameaux, une décoction, de 25 à 50 grammes par kilogramme d'eau, douée de propriétés sudorifiques et diurétiques très prononcées et qui peut très bien remplacer le gaïac, dans les affections rhumatismales chroniques, et les accidents qui en résultent, notamment les engorgements articulaires.

La même tisane, agit, en outre, comme fébrifuge. Dans les cas de fièvres intermittentes, elle s'administre à raison d'une forte tasse, au commencement des accès.

La poudre des racines tient lieu de quinquina, dans quelques campagnes.

L'infusion prolongée des feuilles de cyprès, dans l'alcool étendu d'eau, forme une bonne lotion détersive et cicatrisante.

La décoction des feuilles rend de grands services, à l'intérieur, dans la diarrhée, la dysenterie, les hémorragies, et extérieurement, en injections vaginales dans la leucorrhée.

Ajoutons que les fruits du cyprès, en fumigations, soulagent promptement la douleur des hémorroïdes.

Les feuilles et l'écorce de l'arbre qui nous occupe, doivent être recueillies dès le début du printemps et séchées à l'ombre.

On récolte les fruits, dans le courant de l'été, avant leur maturité complète et on les dessèche au four.

107. **Dahlia** (*Dahlia*). — Ne pouvant énumérer ici toutes les espèces de dahlias, cultivées dans les jardins pour la beauté de leurs grandes fleurs simples ou doubles lesquelles variétés se chiffrent par centaines, nous nous contenterons de donner, ici, quelques indications touchant la culture de cette magnifique plante d'ornement dont nous passerons ensuite en revue les usages divers, usages aussi intéressants que peu connus.

Le dahlia affectionne d'une façon toute spéciale, les terres profondes, substantielles, abondamment fumées. On le propage par semis et plus communément par plantation de ses tubercules, au printemps. On peut encore le reproduire en greffant, sur sa racine, une jeune pousse herbacée.

L'on procède au semis dès le mois de février. A cet effet, l'on prend des terrines peu profondes, bien drainées, qu'on remplit de terre de bruyère ou de terreau de feuilles tamisé. Les semences du dahlia sont éparpillées à la surface et recouvertes ensuite d'une couche de terre, épaisse de 2 millimètres environ. Ceci fait, on place les terrines sur une couche chaude, recouverte de son châssis, après avoir eu soin d'arroser légèrement. Au bout de quelques jours, on voit apparaître, dans chaque terrine, un grand nombre de plants. Lorsque ceux-ci ont atteint un certain développement, on les repique sur couche, pour les mettre définitivement en place dans le courant de mai.

La reproduction par tubercules est beaucoup plus simple. Les racines, récoltées l'année précédente et conservées dans du sable, sont enterrées, dès le début du printemps, à environ 25 centimètres les unes des autres. Elles ne tardent pas à émettre plusieurs tiges. On ne laisse, sur chaque pied, que la plus forte, qu'on fixe à un solide tuteur. On prodigue au dahlia, dans le courant de l'été, un ou deux binages et des arrosages modérés, durant les périodes de sécheresse.

La Composée qui nous occupe n'est pas seulement intéressante

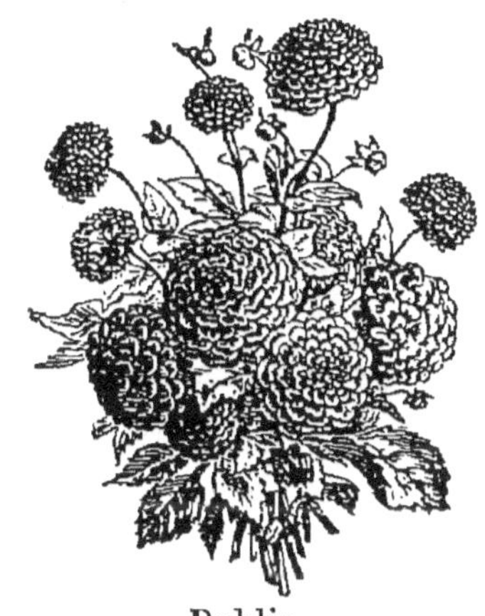

Dahlia.

comme plante d'ornement. Elle peut, encore, être considérée comme un végétal des plus utiles, car ses diverses parties trouvent des emplois dans la vie pratique.

Les tubercules débarrassés, par des lavages, de la terre qui y adhère, coupés en tranches et blanchis par une longue ébullition dans l'eau, constituent, confits au beurre et convenablement assaisonnés, un aliment tout simplement exquis.

Cette même racine s'emploie, après cuisson sous la cendre, pour modifier la vitalité des abcès et des tumeurs. Crue et pilée, elle forme de bons cataplasmes émollients. On l'a employée, à l'intérieur, dans le traitement de la goutte et du rhumatisme, mais avec un succès douteux. Les feuilles et les fleurs fraîches sont légèrement sédatives.

Dans quelques cantons du Poitou, on cultive le dahlia, en vue de l'alimentation des bestiaux. Les vaches, les chevaux, les moutons acceptent volontiers ses tiges et ses feuilles fraîches et sont très friands de sa racine.

108. Dentelaire (*Plumbago europæa*). — La dentelaire, plus connue sous les surnoms vulgaires de malherbe, herbe au cancer, herbe à dents, est une plante vivace, de la famille des Plombaginées, qui vient partout, mais qu'on rencontre principalement dans les lieux frais et ombragés. Sa tige peut atteindre jusqu'à un mètre de hauteur. Ses fleurs, qui s'épanouissent au début de l'automne, sont blanches ou violacées et disposées en épis.

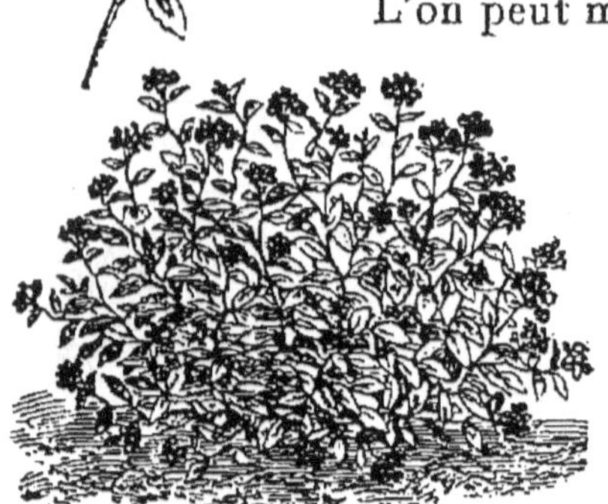

Dentelaire.

La médecine emploie les feuilles, les tiges et la racine du végétal qui nous occupe.

L'on peut mettre à profit les vertus rubéfiantes, vésicantes et par conséquent dérivatives de la dentelaire, dans les névralgies, la sciatique, le rhumatisme, la migraine, les douleurs de tête invétérées, le lumbago ou mal des reins. On pose, sur les parties douloureuses des cataplasmes faits avec la plante fraîche pilée.

On attribuait jadis à ce topique la propriété de résoudre les tumeurs malignes affectant un caractère cancéreux. C'est cette prétendue vertu résolutive qui a valu à la dentelaire son appellation d'herbe aux cancers.

Pour faire disparaître les douleurs dentaires occasionnées par la carie, il suffit de mâcher quelques tiges fraîches de *plumbago europæa*.

La racine de notre plombaginée entre dans la composition du liniment de Sumeire, justement réputé, contre la gale, la teigne et autres affections parasitaires. Voici la formule de cette préparation : Mettez, dans 1 kilogramme d'huile bouillante, 100 grammes de racine de dentelaire râpée. Remuez le mélange, durant quelques minutes, à l'aide d'une spatule, puis, laissez reposer, et, après addition d'une poignée de sel, passez avec expression dans un linge fin. Le liniment de Sumeire s'emploie en frictions journalières sur les parties atteintes.

109. Digitale pourprée (*Digitalis purpurea*). — Cette belle plante, rangée dans la famille des Scrofulariées, croît

surtout dans les lieux secs, arides et ombragés, elle vient
à l'état naturel, dans les bois, les haies, sur le bord des
chemins, sur les coteaux calcaires.

La digitale doit son nom à la disposition de ses fleurs
qui affectent la forme d'un doigt de gant. Ses tiges souples,
hautes d'un mètre et plus, d'un vert rougeâtre, garnies d'un
duvet laineux, portent, durant toute la belle saison, à leur
extrémité, des fleurs tubulées, de couleur purpurine, formant des épis renversés. Les feuilles
de la digitale sont sessiles, grandes,
ovales, pointues, bordées de fines
dents, légèrement ridées, d'un vert
terne en dessus, blanchâtres à leur
partie inférieure.

La digitale est cultivée comme plante
d'ornement, dans un grand nombre de
jardins. Elle a produit, par la culture,
diverses variétés. On distingue, en
dehors de l'espèce commune : la glo-
xinioïde variée; la digitale à fleur jaune
et enfin, la digitale campanulée, remarquable par la disposition de sa
tige, que termine une fleur énorme,
dressée.

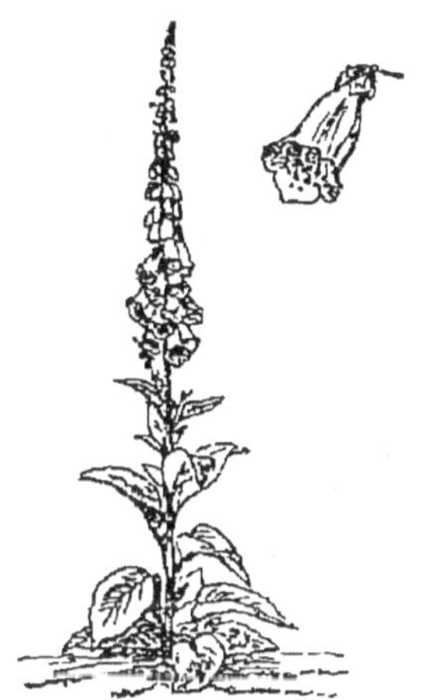

Digitale pourprée.

Le végétal qui nous occupe a reçu un certain nombre de
surnoms. Les campagnards l'appellent, suivant les régions :
gant de Notre-Dame, gantier, gandis, doigt de la Vierge,
gantelet.

La digitale exhale, à l'état frais, une odeur vireuse. Sa saveur, âcre et amère, fait présager des propriétés très énergiques. Cette plante renferme, en effet, plusieurs principes
actifs dont le principal est la digitaline, poison extrêmement violent, qui ne peut être employé qu'avec la plus
grande prudence.

Les préparations à base de digitale, administrées à faibles
doses, déterminent d'abord l'inflammation de l'estomac ;
puis surviennent des désordres visuels de l'hébétude des
nausées, des vertiges, le ralentissement des battements
cardiaques. A dose tant soit peu élevée, elles provoquent
les vomissements, la diminution graduelle des pulsations
cardiaques, le délire, les convulsions, la dilatation de la
pupille et enfin l'arrêt complet du cœur.

Les praticiens emploient la digitale, dans les fièvres, la pneumonie, la pleurésie, le rhumatisme articulaire, ainsi que dans les affections cardiaques, les palpitations, etc.

Ses qualités diurétiques rendent notre scrofulariée précieuse dans l'ascite et les autres formes d'hydropisie.

On donne ordinairement dans ces divers cas, par petites tasses, une infusion préparée avec 0 gr. 50 centigrammes à 2 grammes de feuilles sèches, par kilogramme d'eau.

En médecine domestique, l'on se contentera d'employer, à l'extérieur, la teinture de digitale, très efficace pour calmer les douleurs et faire disparaître l'œdème, sorte de gonflement, qui apparaît sur diverses parties du corps, notamment sur les bras, les jambes, le cou, le tronc, etc.

110. Douce-amère (*Solanum dulcamara*). — La douce-amère, familièrement vigne de Judée, morelle grimpante, bourreau des arbres, herbe à la fièvre, tue-chien, morelle sauvage, loque, vigne sauvage, est un arbuste, de la famille des Composées, qui habite les lieux frais et ombragés et pousse en abondance, sur le bord des ruisseaux et des rivières, dans les haies, les fossés humides. Ses tiges grêles, sarmenteuses et grimpantes, atteignent souvent jusqu'à 2 mètres de hauteur. Elles sont recouvertes d'une écorce grisâtre et portent des feuilles d'un vert foncé, coriaces, cordiformes, alternes, pétiolées, tantôt entières, tantôt divisées en trois segments. Les fleurs, auxquelles succèdent à l'automne, des baies arrondies, biloculaires, vertes d'abord et qui deviennent d'un rouge écarlate à leur maturité, sont violettes ou teintées de blanc et forment, vers le sommet, des corymbes un peu irréguliers.

Après avoir connu des jours de succès, la douce-amère est tombée, comme d'ailleurs beaucoup d'autres végétaux indigènes, dans un oubli aussi complet qu'injuste. Elle doit, quoiqu'en disent nos médecins modernes, être regardée comme l'une de nos plantes médicinales les plus précieuses.

Elle est douée de propriétés stimulantes, sudorifiques, diurétiques, dépuratives et antispasmodiques incontestables, utile, par suite, dans la bronchite chronique, la goutte, le rhumatisme, le scorbut, l'hydropisie, la jaunisse, les obstructions générales, les scrofules, les douleurs dans es os ou leur enveloppe, les affections cutanées : herpès, eczéma, dartres, démangeaisons, boutons.

Dans les nombreux cas que nous venons de citer, on prend, chaque matin à jeun, pendant deux semaines, une forte tasse d'une décoction, préparée avec 10 grammes de rameaux fendus de douce-amère par litre de liquide. On continue le traitement pendant deux ou trois mois, en augmentant progressivement les doses.

L'on ne doit jamais employer plus de 50 gr de plante par kilog. d'eau, car il ne faut pas oublier que la douce-amère contient des principes vénéneux et qu'administrée à trop forte dose, elle peut donner lieu à des accidents graves.

Notre solanée n'est pas moins utile à l'extérieur qu'intérieurement.

La décoction des feuilles ou des racines forme une bonne lotion pour les dartres, les éruptions, les boutons, les efflorescences. Cette même tisane, s'emploie encore avec avantage, en fomentations, sur les parties enflammées, douloureuses.

Les cataplasmes faits avec les feuilles fraîches, contuses, calment les douleurs des

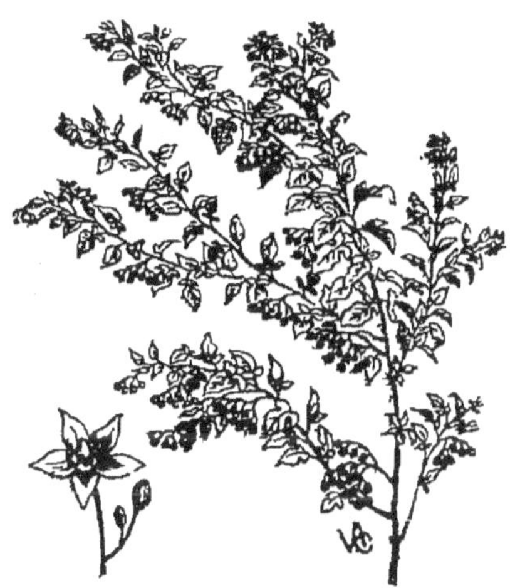

Douce-amère.

brûlures, des hémorroïdes, des contusions, des ulcères irrités.

L'on a un excellent topique résolutif, pour les abcès et les tumeurs, en faisant bouillir, sur un feu doux, jusqu'à obtention d'une pâte bien homogène, dans un vase en terre vernissée, deux ou trois poignées de douce-amère et 100 grammes de farine de lin.

Les feuilles de notre solanée sont légèrement vénéneuses et il faut veiller à ce que les enfants n'aient pas occasion d'y goûter.

On recueille les rameaux de la douce-amère, au début du printemps ou vers la fin de l'automne et après les avoir fendus dans le sens de la longueur, on les dessèche rapidement à l'étuve ou au four. L'on peut récolter les feuilles en mars-avril et les faire sécher à l'ombre. Il convient de dire, toutefois, qu'elles perdent par la dessiccation, une partie de leur énergie curative.

111. Eglantier (*Rosa canina*). — Ce charmant arbrisseau, dont on me dispensera de faire ici la description, appartient — est-il besoin de le dire — à la grande famille des Rosacées. Extrêmement rustique, il se contente des terrains les plus pauvres, et sert de porte-greffe aux innombrables variétés de rosiers cultivées dans les jardins.

Ses rameaux épineux le rendent propre à former des haies vives, impénétrables.

Toutes ses parties trouvent des emplois dans la médecine domestique. La décoction des feuilles et des fleurs constitue un bon astringent, souvent usité, en gargarismes dans l'angine, les ulcérations de la gorge et les maladies des gencives.

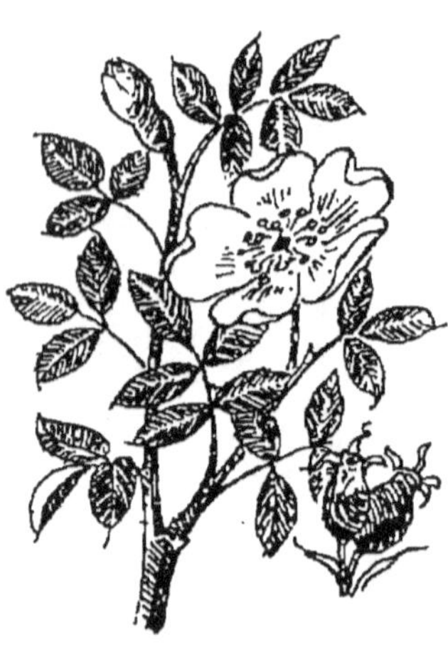
Eglantier.

L'eau-de-vie, dans laquelle on a laissé infuser longuement, par demi-litre, 60 grammes de feuilles sèches d'églantier, est excellente pour assainir, déterger les ulcères et les plaies et pour hâter leur cicatrisation, On imbibe de ce topique des compresses de charpie qu'on pose sur les parties blessées.

On prépare, avec les fruits de l'églantier, ou cynorrhodons, un sirop, qui jouit d'une grande efficacité contre la diarrhée, si meurtrière des bébés.

Voici la formule de ce sirop : Ecrasez une certaine quantité de cynorrhodons. Exprimez-en le suc ; à ce suc ajoutez poids égal de sucre en pain, cassé par morceaux. Faites cuire, à feu doux, jusqu'à consistance suffisante et conservez en flacons bien bouchés. Cette préparation s'administre, à la dose de 2 ou 3 cuillerées, plusieurs fois dans la journée.

Les personnes dont l'estomac et l'intestin ne remplissent qu'imparfaitement leurs fonctions, celles qui sont sujettes à l'insomnie, se trouveront bien de l'usage de la confiture de cynorrhodons, qui se prépare exactement comme la gelée de groseilles, dont nous indiquerons plus loin la composition,

Les cynorrhodons, mangés à l'état frais, font périr rapidement les vers intestinaux, si fréquents, chez le jeune âge

L'excroissance spongieuse, qui apparaît sur les branches de l'églantier et résulte de la piqûre d'un insecte — le cynips — rend de grands services, comme astringent, dans la diarrhée, la dysenterie, les flux de toute nature.

On doit recueillir, au printemps, les feuilles et les fleurs de l'arbre qui nous occupe et les conserver, après dessiccation, dans des boîtes en fer-blanc.

112. Ellébore noir (*Helleborus niger*).—Classé, avec l'aconit, l'ancolie, l'actée, la clématite, dont nous avons parlé précédemment, dans la famille des Renonculacées, l'ellébore noir, vulgairement rose de Noël, herbe à feu, herbe aux fous, rose d'hiver, herbe de la pointe, vient, à l'état naturel, dans les ruines, les endroits frais et ombragés.

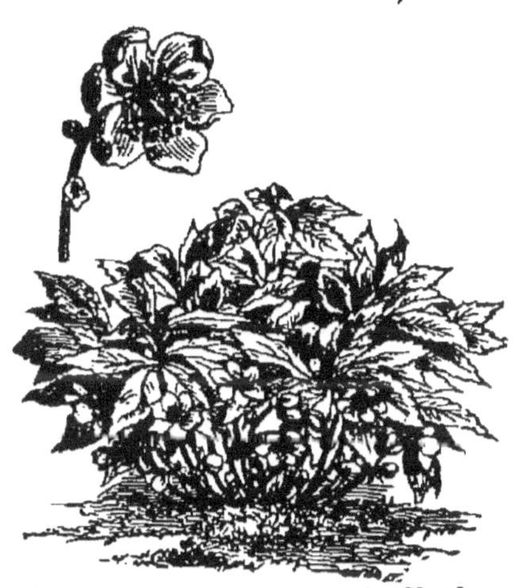

D'une souche noirâtre, part une hampe nue, haute de 25 à 30 centimètres, à l'extrémité de laquelle apparaissent, vers le milieu de l'hiver, de larges fleurs blanches ou teintées de rose.

Les feuilles vertes, coriaces, luisantes, réunies à la partie souterraine par un long pédoncule, sont divisées en plusieurs segments étroits.

Ellébore noir ou rose de Noël.

L'ellébore noir est cultivé dans beaucoup de jardins, où on le propage — en terrain léger et sec, à une exposition ombragée — tantôt par semis de ses graines, tantôt par éclats de la souche.

La plante qui nous occupe, renfermant, dans toutes ses parties, un violent toxique, on n'en doit jamais faire usage, en médecine interne, autrement que sous la direction d'un praticien avisé.

L'elléborne jouissait autrefois d'une grande réputation : les anciens l'employaient contre la folie et savaient bien tirer parti de ses vertus drastiques, ainsi qu'en font foi, les deux vers bien connus du fabuliste :

> Ma commère il faut vous purger
> Avec quatre grains d'ellébore...

Aujourd'hui encore, on met fréquemment à profit son action altérante, dérivative dans les affections mentales, la manie, l'hypocondrie, la paralysie, la goutte, le rhumatisme, les hydropisies passives, les maladies chroniques de la peau.

Les meilleures préparations sont la poudre des semences ou de partie souterraine, qu'on administre dans du miel, du vin, du bouillon de veau, un jaune d'œuf ou tout autre véhicule, à la dose de 50 centigrammes à 2 grammes; l'infusion et la décoction préparées avec 1 à 5 grammes de plante par kilogramme d'eau; enfin la teinture, obtenue en laissant macérer les racines dans l'alcool.

Disons, en terminant, que les graines de l'ellébore noir, pulvérisées sont souvent employées, dans les campagnes, contre les parasites de la tête.

113. Épinard (*Spinacia oleracea*). — Cette plante de la famille des Chénopodiées qui, d'après une version fort répandue, aurait été importée, en Europe, par les Arabes, est bien trop connue pour qu'il soit nécessaire de la décrire.

On la cultive, en effet, dans les jardins, en vue de ses feuilles qui constituent un excellent légume dont tout le monde connaît les usages en cuisine.

Elle comprend un assez grand nombre d'espèces. Les variétés les plus estimées sont : l'épinard monstrueux de Viroflay, l'épinard de Hollande, l'épinard de Flandre, l'épinard à feuilles de laitue, l'épinard à feuilles de choux, l'épinard lent à monter, l'épinard d'Angleterre, l'épinard d'été vert foncé, l'épinard paresseux de Catillon.

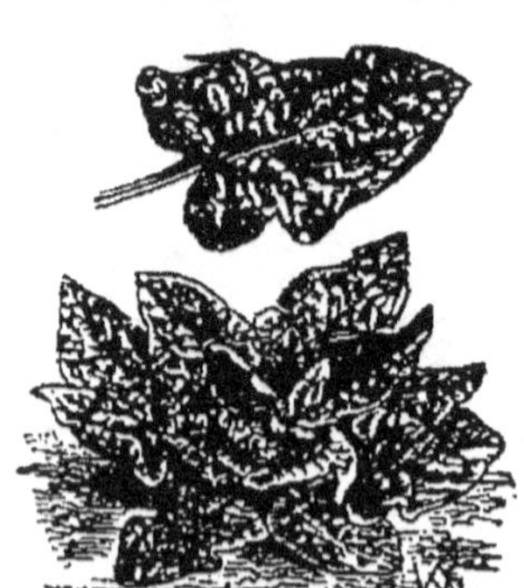

Épinard.

Toutes ces variétés se sèment de mars en octobre, dans un sol riche, profond, bien préparé, en lignes espacées de 25 à 30 centimètres, et demande, durant tout l'été, des arrosages abondants et répétés.

Passons maintenant aux vertus médicinales de l'épinard.

Les feuilles de la plante qui nous occupe sont calmantes et diurétiques. Bouillies dans de l'eau, elles donnent une tisane excellente contre les inflammations des organes digestifs et des voies urinaires, les obstructions des reins et du foie. La même tisane, en lavements, produit d'excellents effets dans la diarrhée et la dysenterie.

Les feuilles de l'épinard, cuites dans de l'huile d'olive et réduites en bouillie, s'appliquent, avec avantage, sous forme de cataplasmes, sur les brûlures, les dartres vives, les ulcères irrités.

Les semences sont légèrement laxatives et, comme telles, peuvent rendre des services, en infusion, à raison de 8 à 10 grammes, dans les constipations.

Ce que nous venons de dire au sujet de l'épinard peut s'appliquer, en grande partie, à l'arroche des jardins (*atriplex hortensis*) plus communément désignée dans les campagnes, sous les surnoms d'épinard d'été, follette, bonne dame, épinard rouge.

114. Épine-vinette (*Berberis vulgaris*). — L'épine-vinette ou vinettier, berberis, sert de type à la famille des Berbéridées. C'est un arbuste, haut de 1 à 2 mètres, dont la tige, recouverte d'une écorce cendrée, porte des rameaux épineux de couleur grise, garnis de feuilles obtuses, bordées de fines dents, supportées par un court pétiole, parfois sessiles et réunies en petits bouquets alternes. Les fleurs, qui apparaissent en mai-juin, sont d'un beau jaune vif et disposées en grappes pendantes. Les baies allongées qui les remplacent deviennent rouges à la maturité et ressemblent à de petites groseilles.

L'épine-vinette vient dans tous les terrains. On la rencontre, à l'état naturel, dans les haies et les buissons. Elle se propage avec la plus grande facilité, par graines, boutures, marcottes ou éclats de pieds. Elle est cultivée, dans beaucoup de jardins, à cause de l'effet ornemental de son feuillage et de ses jolies grappes de fleurs et de fruits.

Peu de végétaux rendent autant de services que notre berbéridée : toutes les parties de l'épine-vinette trouvent, en effet, des applications, soit à l'industrie et à l'économie domestique, soit à la thérapeutique.

L'art tinctorial retire, de la racine et des fleurs, une belle couleur jaune, employée pour teindre la laine, le fil et les cuirs. Le suc exprimé des fruits, combiné avec l'alun, donne une laque rouge très appréciée.

L'on peut fabriquer avec les baies de l'arbuste qui nous

occupe une piquette agréable. Pour cela, il suffit de laisser fermenter ces baies, dans un tonneau, avec du sucre et quelques aromates.

On confectionne encore, avec les fruits de l'épine-vinette, des confitures très délicates et des sirops rafraîchissants.

Les mêmes baies, bouillies dans l'eau, donnent une tisane tempérante et légèrement diurétique, qui rend de grands services dans les maladies aiguës, les fièvres inflammatoires bilieuses ou typhoïdes. Cette tisane est également recommandée contre les hydropisies, les engorgements viscéraux, la pierre, la goutte, la gravelle.

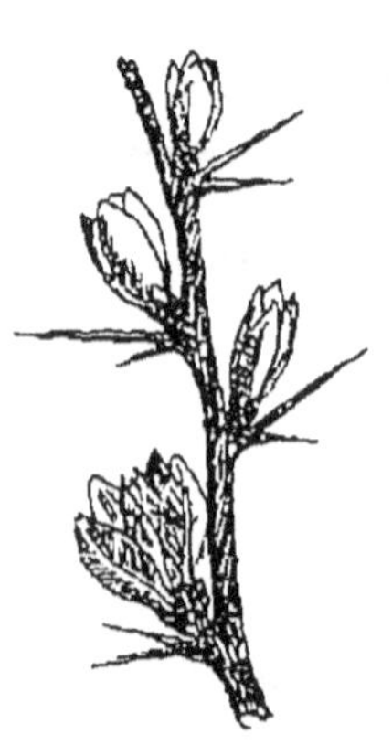

Bourgeon
d'Epine-vinette.

Chaque fois qu'on désire obtenir un effet diurétique, on peut encore user d'une décoction, préparée en faisant bouillir, durant une demi-heure, dans un litre d'eau, 30 à 50 grammes de la seconde écorce des rameaux.

Les feuilles possèdent toutes les vertus des baies, mais elles sont moins énergiques. Mâchées, elles raffermissent les gencives ramollies par le scorbut. Leur suc est utile, en gargarismes, dans l'angine et, en lotions, pour nettoyer les ulcères et les plaies.

Notre berbéridée mérite, on le voit, d'occuper une place d'honneur parmi les végétaux bienfaisants. Malheureusement elle a un grand défaut qui la fait regarder comme l'une des plantes le plus nuisibles à notre agriculture. C'est, en effet, sur ses feuilles, que se développent les spores qui donnent naissance au champignon de la carie.

115. Estragon (*Artemisia dracunculus*). — Encore appelée herbe du dragon, drogue, fargon, serpentine, l'estragon est une plante de la famille des Composées qui, fréquemment employée, en cuisine, comme condiment et pour aromatiser le vinaigre, est admise dans un grand nombre de potagers.

L'estragon atteint, ordinairement, une hauteur de 50 à 60 centimètres. On le distingue à ses feuilles lancéolées, d'un beau vert et surtout à ses petites fleurs jaunes, disposées en capitules terminaux.

L'estragon ne produit pas de graines. On le propage par

boutures ou division des touffes. Il se plaît partout, dans les sols légers et à une exposition méridionale. Aux approches

de l'hiver, il est bon de couper ses tiges au ras du sol et de recouvrir, chaque pied, d'un petit monticule de terre ou de fumier, à demi décomposé.

On récolte les tiges de l'estragon dans le courant de l'été, un peu avant la floraison et on les suspend, par bottes peu serrées, au plafond d'un local sec, pour en opérer la dessiccation rapide.

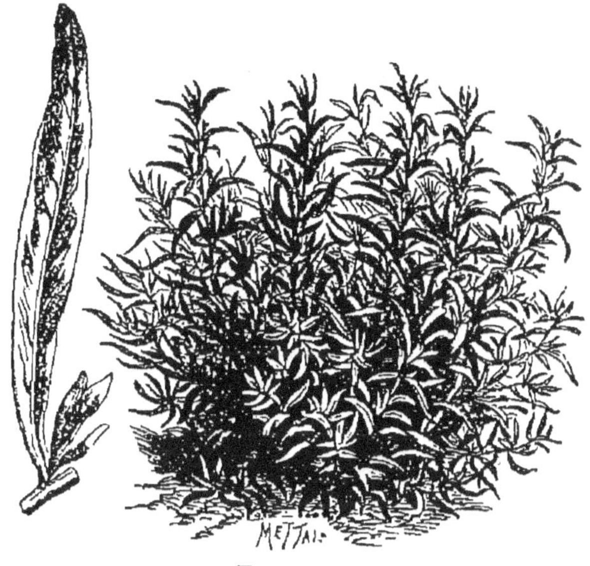
Estragon.

L'estragon possède toutes les propriétés stomachiques, toniques, excitantes et fébrifuges de la camomille romaine. On donne, de préférence à toute autre préparation, l'infusion faite avec 25 à 30 grammes de plante, par kilogramme d'eau.

116. Eupatoire (*Eupatorium cannabinum*). — L'eupatoire, autrement dit, herbe de Sainte-Cunégonde, origan des marais, trèfle de terre, est une Composée vivace que la nature fait croître spontanément, dans les endroits humides et marécageux, le long des étangs et des rivières, au fond des fossés bourbeux.

D'une racine oblique, blanche, fibreuse, grosse comme le petit doigt, s'élève, à environ 1 m. 50, une tige rameuse, rougeâtre et velue, portant des feuilles crénelées, divisées en trois segments, lancéolées et terminées en pointe.

De juillet à septembre se montrent, à l'extrémité des tiges, des corymbes de fleurs blanches ou purpurines.

Les seules parties employées, en médecine, sont les feuilles et la racine. Les feuilles sont recueillies avant l'épanouissement des fleurs. Quant à la partie souterraine, on l'arrache, soit au mois de mars, soit à l'automne et, après l'avoir coupée en rondelles, on la dessèche à l'étuve ou au four.

Cette racine constitue un excellent purgatif doux qui a, sur la plupart des agents de la même catégorie, l'avantage de provoquer des évacuations intestinales, sans occasionner de coliques ni d'affaiblissement. On la donne, en poudre, à raison de 8 à 10 grammes ou bien on fait usage d'une décoction, préparée en laissant bouillir, une demi-heure durant, dans 500 grammes d'eau ou de vin, 40 à 80 grammes de racine d'eupatoire.

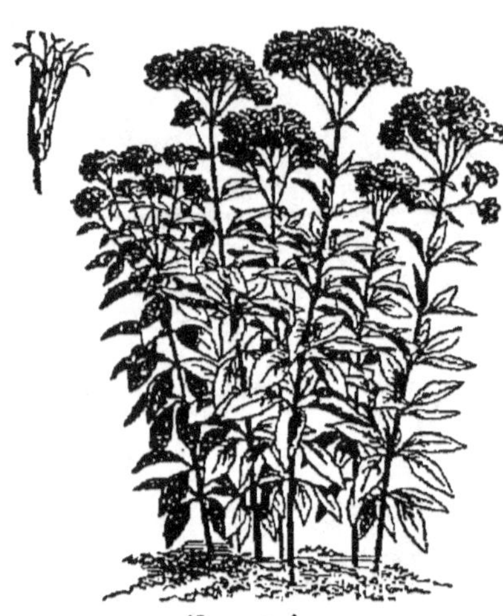

Eupatoire.

Disons en terminant, que l'infusion des feuilles, 90 à 100 grammes pour un litre de liquide, est un bon tonique, qui s'administre, avec succès, dans les cas si fréquents de faiblesses générales, accompagnées de tristesse et de manque d'énergie, dans l'anémie, la chlorose, les débilités de l'appareil digestif, les diarrhées atoniques, etc.

117. **Euphorbe épurge** (*Euphorbia lathyris*). — L'euphorbe épurge, qui doit son nom à la famille des Euphorbiacées, est une plante bisannuelle, très commune dans les terrains secs et sablonneux, sur le bord des chemins, dans les haies et les bois. On la nomme aussi catherinette, grande ésule, euphorbe catapuce, tithymale épurge.

La tige droite, rameuse, d'un vert tirant sur le rouge, atteint jusqu'à 1 m. 25 de hauteur. Elle porte des feuilles très allongées, de couleur bleuâtre. Les petites fleurs monoïques, d'un jaune terne, qui s'ouvrent de juin en août, à la bifurcation des rameaux, sont recouvertes par une enveloppe membraneuse (*bractée*); aux fleurs femelles succèdent des capsules, renfermant une graine oléagineuse.

Toutes les parties de l'euphorbe renferment un latex abondant, doué d'une amertume intense et qui, absorbé à dose un peu élevée, pourrait donner lieu à de graves accidents.

À dose médicinale, ce latex constitue un excellent purgatif drastique qui, comme tous les remèdes de cette classe, peut produire de très heureux effets dans les hydropisies, la goutte, les névralgies, les catarrhes, les maladies de peau et un grand nombre d'affections chroniques.

L'on peut remplacer le suc de la plante par l'huile extraite des semences. Deux ou trois gouttes de cette huile, chez les enfants, et 4 à 5 gouttes chez les adultes, suffisent pour provoquer la purgation. Quelques feuilles écrasées et mélangées à du miel produisent le même effet.

L'huile d'euphorbe, en applications externes, agit comme rubéfiant et vésicant et produit souvent de

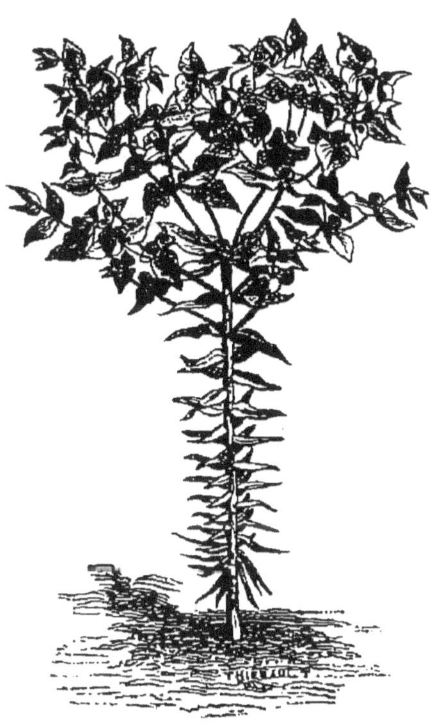

Euphorbe épurge.

très heureux effets dans les douleurs sciatiques et rhumatismales, dans les courbatures, le lumbago ou mal des reins.

Enfin, les cataplasmes des feuilles fraîches, exercent une action salutaire sur les dartres, l'eczéma et autres affections de la peau.

Il ne faut pas confondre, avec la plante que nous venons d'examiner, les diverses variétés d'euphorbe, *euphorbia helioscopia, euphorbia cyparissus, euphorbia sylvatica, euphorbia palustris*, qu'on rencontre dans nos campagnes et qui possèdent toutes des propriétés trop énergiques pour qu'on en puisse conseiller l'usage, en médecine domestique.

118. Euphraise (*Euphrasia officinalis*). — On a rangé l'euphraise, avec la digitale pourprée, dont j'ai parlé plus haut, dans la famille des Scrofulariées. Je ne dirai que deux mots de cette plante, qui habite surtout les lieux arides et incultes et est facile à reconnaître à ses feuilles crénelées,

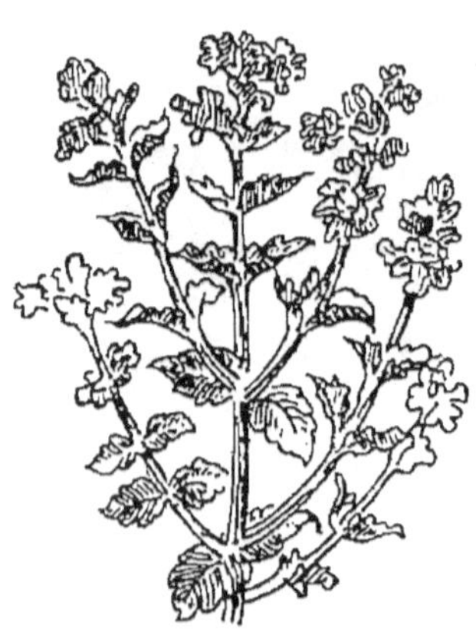

Euphraise.

placées d'un seul côté de la tige, à ses fleurs blanches, teintées de rose et marquées d'une tache jaunâtre.

L'euphraise a reçu les appellations vulgaires de langeote, luminet, herbe aux myopes, casse-lunettes, qui, tous, font allusion à ses vertus bien reconnues dans les maladies des yeux.

Les personnes atteintes d'ophtalmie se trouvent bien de l'usage journalier d'une infusion, préparée avec les feuilles, les fleurs ou la tige de la plante qui nous occupe.

Ce traitement doit être continué pendant plusieurs semaines consécutives.

On peut encore, dans les maux d'yeux invétérés, se servir, comme collyre, du suc exprimé de l'euphraise.

119. Fenouil : Voyez plus haut : *Anis.*

120. Fenugrec (*Trigonella fenumgræcum*). — Le fenugrec est une Légumineuse papilionacée du genre trigonelles. Cette plante annuelle peut atteindre une hauteur de 60 à 80 centimètres. Sa racine est simple, grêle, fibreuse. Sa tige droite, cannelée, velue, porte des feuilles pétiolées, à trois folioles.

Les fleurs axillaires, c'est-à-dire placées à l'aisselle des feuilles, sont géminées, blanches ou jaunâtres. A ces fleurs succèdent des gousses, longues et étroites, en forme de faux, terminées par une pointe et renfermant de petites graines jaunes. Les semences du fenugrec exhalent, ainsi que toutes les parties de la plante, du reste, une odeur très agréable, qui se rapproche assez de celle du mélilot. On les emploie souvent, en raison de leurs incontestables vertus stimulantes et apéritives, dans l'alimentation des bestiaux. Mêlées aux fourrages altérés et de qualité médiocre, elles les améliorent et en relèvent la saveur. Elles communiquent, en outre, au lait des vaches et des moutons, leur parfum aromatique.

Les graines du fenugrec, données en grande quantité, aux animaux, provoquent, chez eux, un embonpoint passager et factice. Aussi, des maquignons, plus ou moins scrupuleux, s'en servent-ils fréquemment pour dissimuler la maigreur des chevaux qu'ils veulent vendre.

Ajoutons que les tiges et les feuilles du fenugrec constituent un excellent fourrage, dont la valeur nutritive égale presque celle du trèfle.

La plante qui nous occupe rend aussi d'importants services dans la médecine vétérinaire et la thérapeutique humaine : On l'utilise parfois pour combattre la cachexie des bêtes à laine.

L'on retire de ses semences une huile purgative qui s'administre avec succès, aussi bien chez l'homme que chez les animaux, dans les cas de constipations. L'infusion des graines de fenugrec, 20 à 30 gr, par kilogramme d'eau, est recommandée pour ouvrir l'appétit, faciliter la digestion des aliments et tonifier l'estomac et l'intestin.

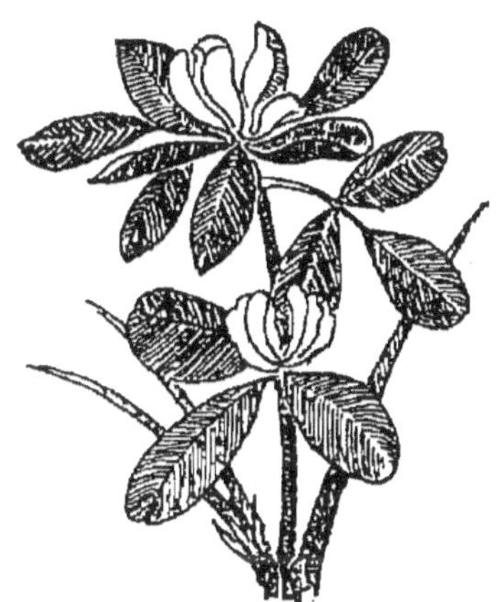

Fenugrec.

Ajoutons que l'odeur aromatique du fenugrec suffit pour éloigner les charançons, les punaises et autres insectes nuisibles.

En terminant, disons deux mots touchant la culture de notre précieuse papilionacée fourragère et officinale. L'on sème le fenugrec de préférence dans les sols de consistance moyenne. Le semis se pratique au printemps, en lignes distantes de 30 à 50 centimètres et rarement à la volée. On emploie, ordinairement, de 12 à 15 kilogrammes de graines à l'hectare. Les soins que réclame notre légumineuse, pendant le cours de sa végétation, se réduisent à quelques binages ou sarclages.

Lorsqu'on destine le fenugrec à l'alimentation des bestiaux, il faut couper ses tiges au moment de la floraison et les faire sécher sur place. La dessiccation ne leur enlève point leur belle couleur verte. Le fenugrec, cultivé pour sa graine, ne doit être récolté qu'à la maturité des gousses. On bat les tiges pour les séparer des semences et on conserve celles-ci en lieu sec.

121. Fève (*Vicia faba*). — La fève appartient, comme le fenugrec, à la famille des Légumineuses. Ce végétal familier a produit, pour la culture, plusieurs variétés. Nous citerons : la fève de marais grosse, la fève perfection, la fève de Séville, la fève d'Aquadulce, la fève naine hâtive, la fève de Windsor, la fève Julienne verte.

La fève se sème d'octobre à mi-mai, en bonne terre de jardin, sèche et profonde. Les pieds provenant de semis, pratiqués à l'automne, sont coupés, au ras du sol, aux approches de l'hiver, et recouverts d'une bonne couche de fumier ou de terreau.

Au moment de la floraison, on pince l'extrémité des tiges pour concentrer la sève sur les fleurs et, en même temps, éviter les pucerons.

La fève, à l'état vert, constitue un excellent légume. Sa graine, moulue, donne une farine précieuse dans l'alimentation de l'homme et des animaux. Ajoutons que toutes les parties de notre légumineuse sont utiles en médecine : La décoction des tiges et des sommités de la fève, préparée avec 30 à 60 grammes de plante, par kilogramme d'eau, excite toutes les sécrétions, notamment celle des urines et rend de grands services dans le rhumatisme chronique, la goutte, les scrofules, les maladies du foie et de la peau. À dose plus élevée, c'est l'un des meilleurs remèdes à essayer pour les infiltrations aqueuses et les diverses formes d'hydropisie. Les personnes atteintes de cette dernière affection, useront avec avantage d'un vin, obtenu en faisant infuser longuement, dans 1 litre de bon vin blanc, de 150 à 200 grammes de cendres de fèves. Ce vin se prend, à la dose d'un verre ordinaire, tous les matins à jeun. Mais ce remède, comme tous ceux qui augmentent l'activité des reins, serait nuisible si ces organes étaient le siège d'inflammation.

Les gousses de la fève, réduites en poudre après dessiccation, dans un four chaud et administrées à raison de 1 à 2 grammes, chaque matin, dans du vin ou de la bière, est très efficace dans la gravelle.

La décoction des gousses vertes — une forte poignée pour 500 grammes d'eau — est recommandée, en injections, dans l'acrimonie des urines.

Les fleurs de la fève sont douées de vertus calmantes et légèrement antispasmodiques. Leur infusion, 25 à 50 grammes par kilogramme d'eau, est excellente, dans les vomissements, les indispositions, la migraine, les douleurs de tête avec frissons fébriles. La même tisane est un remède précieux, dans les cas de coliques néphrétiques. L'on prépare, avec les feuilles de notre légumineuse, une lotion excellente contre les panaris. On met, sur un feu doux, dans un vase en terre, avec 500 grammes d'eau, une décoction de feuilles de fève. Après une demi-heure de pleine ébullition, on retire et l'on passe la décoction. Le doigt malade est plongé dans ce bain, que l'on maintient aussi chaud que possible, en le plaçant sur un réchaud garni de quelques charbons ardents ; au bout de deux heures d'immersion, la douleur a totalement disparu.

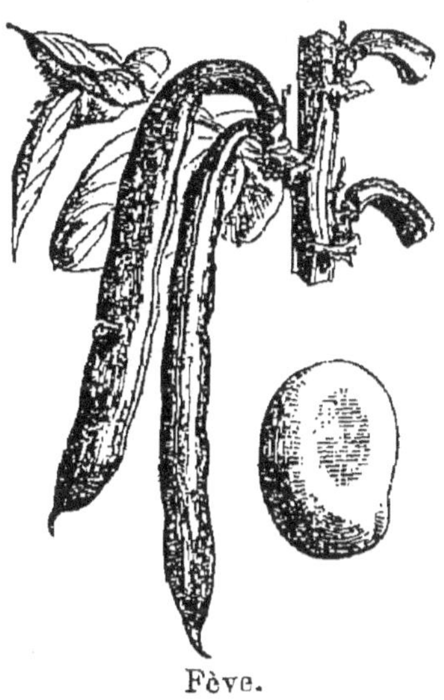

Fève.

Les cataplasmes, faits avec la farine de fève, sont excellents pour faire aboutir, murir et vider à fond les abcès et les clous.

122. **Figuier** (*Ficus carica*). — Cet arbre, de la famille des Morées, introduit en Gaule, par les Phocéens, lors de la fondation de Marseille, comprend un grand nombre d'espèces à fruits blancs, colorés ou noirs. Les meilleures de ces variétés sont : napolitaine, verdale, coucourelle, seyrolles, hospitalière, tibourenque, col des dames, verdaou, péconjude, recouses, bernisenque.

Le figuier se propage aisément de boutures ou de marcottes. Il a une préférence marquée, pour les sols calcaires, riches et frais. On doit toujours le planter à une exposition méridionale, car il est très sensible au froid et redoute beaucoup les gelées printanières.

Toutes les parties du figuier sont utiles. A la campagne, les ménagères se servent des feuilles pour nettoyer leurs ustensiles culinaires, pots, casseroles, etc.

Les mêmes feuilles sont employées parfois, en frictions, dans la médecine externe, pour ouvrir les hémorroïdes.

L'infusion de l'écorce fraîche est un bon astringent, utile, à l'extérieur, dans l'angine et intérieurement dans la diar-rhée, les hémorragies, les crachements de sang, les flux de toute nature. Le latex sécrété par les tiges et les feuilles du figuier, en applications répétées sur les cors et les verrues, les fait disparaître rapidement.

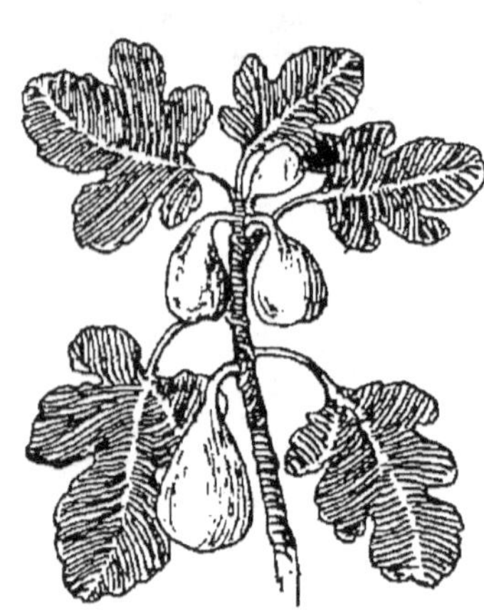

Figuier.

La figue est un fruit excellent, d'une digestion facile et qui se recommande, en outre, par ses vertus adoucissantes et laxatives. Elle entretient les bonnes fonctions de l'estomac et de l'intestin, convient particulièrement aux personnes atteintes de dyspepsie et de constipation opiniâtre. Cuite dans de l'eau, elle donne une tisane très efficace, dans les vieux rhumes, la toux rebelle, les catarrhes, les pneumonies, l'asthme humide, les bronchites, la coqueluche et, en général, dans toutes les affections de la poitrine et du poumon. La décoction concentrée d'une poignée de figues dans du lait, forme un excellent gargarisme dans les cas d'irritation de la gorge et d'inflammation des gencives. A l'extérieur, les cataplasmes de figues, calment la douleur des tumeurs enflammées, des dartres, des brûlures.

Les fruits du figuier donnent, à la distillation, une eau-de-vie estimée et servent à préparer des piquettes agréables qui, dans beaucoup de campagnes, constituent la boisson exclusive des paysans. Terminons en disant que les figues, torréfiées et réduites en poudre, s'emploient, dans quelques régions, comme succédané du café.

123. Fougère mâle (*Pteris aquilina* ou *polypodium filix mas*). — La fougère mâle, type de la famille du même nom, vient communément dans les bois et les lieux ombragés. Cette plante familière, désignée, communément, sous les appellations de fayère, porte-aigle, faitière, fouchère, est la seule, parmi les nombreuses variétés de fougères, qu'on rencontre, dans les campagnes, ou qu'on cultive, pour l'élégance de leur port et la beauté de leur feuillage, qui rende quelques services en thérapeutique.

Sa racine — rhizome écailleux, noueux, gros comme le doigt, brun à l'extérieur, blanchâtre en dedans — est le meilleur de nos tænifuges indigènes. On l'arrache, vers le milieu de l'été et on le sèche rapidement, à l'étuve ou au four. La dessiccation ne lui enlève ni son odeur nauséeuse, ni sa saveur astringente.

Les personnes, atteintes du tænia peuvent prendre, chaque matin à jeun, pendant 30 ou 40 jours consécutifs, de 50 à 100 grammes

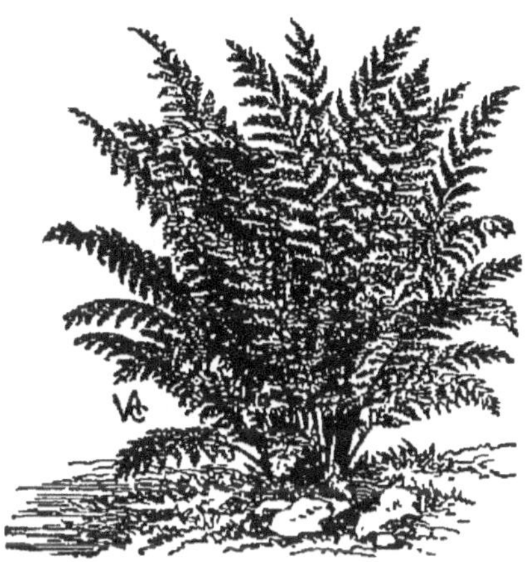

Fougère mâle.

de rhizome de fougère mâle pulvérisé et mêlé à du miel, ou bien faire usage de la décoction préparée, avec 30 à 60 grammes de racine par kilogramme d'eau. On favorise l'expulsion du ver solitaire par l'administration d'une forte dose d'huile de ricin.

La plante qui nous occupe, trouve, en dehors de ses emplois dans la thérapeutique, diverses autres applications. Dans le Nord, on mange ses jeunes pousses à la façon des asperges. Le rhizome de la fougère constitue une excellente nourriture pour les animaux de la ferme et, en particulier, pour les porcs, qui en sont très friands. En Russie, ce même rhizome est employé pour parfumer la bière. Les feuilles servent, après dessiccation, à confectionner des matelas peu coûteux et très hygiéniques, infiniment préférables à ceux de laine ou de plume, pour la couche des enfants scrofuleux et rachitiques. Les feuilles de la fougère peuvent encore être utilisées comme litière. Elles forment même, aux années de disette, un fourrage d'assez bonne qualité.

Enfin les diverses parties de la fougère, renferment une notable quantité de potasse que l'industrie extrait par incinération.

124. Fraisier (*Fragaria vesca*). — Le fraisier appartient à la famille des Rosacées et donne son nom à la tribu des Fragariées qui comprend aussi la ronce et la potentille dont j'aurai l'occasion de vous entretenir par la suite.

Les nombreuses variétés de fraisier, produites par la culture, peuvent être rangées en deux classes bien distinctes : les espèces dites des « quatre saisons » et les espèces « à gros fruits ». A la première classe appartiennent : le fraisier James, le fraisier de Galion, le fraisier de Meaux. Les meilleures des variétés à gros fruits sont : le fraisier Saint-Joseph, le fraisier Saint-Antoine de Padoue, le fraisier Albany, le fraisier Jucunda, le fraisier docteur Nicaise, le fraisier Victoria, le fraisier Wonderful, le fraisier capron framboise, le fraisier docteur Hogg, le fraisier pêche de juin.

Le fraisier, bien que croissant dans tous les terrains, affectionne, plus particulièrement, les sols naturellement frais. Il aime une exposition ombragée. On le multiplie, tantôt par semis, tantôt par filets ou stolons. Le premier mode de propagation est le plus souvent usité.

On sème les graines du fraisier, au commencement de mai, dans un sol bien labouré, on étend, sur la surface ensemencée, une couche légère de terre ou de terreau, puis on tasse, avec le dos d'une bêche, et l'on arrose légèrement. Les jeunes plants, provenant de ce semis, sont repiqués, vers la fin du mois de juin, à environ 10 centimètres les uns des autres. La mise en demeure s'effectue en septembre. On arrache les pieds *en motte* et on les transplante, à une distance qui varie entre 0 m. 25 et 0 m. 40, suivant les variétés.

Lorsqu'on veut propager le fraisier par stolons, on tâche d'obtenir, vers la fin de l'été, des filets bien enracinés qu'on repique, à une situation ombragée, pour les transplanter ensuite, de façon définitive, à l'automne.

Le fraisier réclame fort peu de soins. Il demande surtout de copieux arrosages, pendant les grandes chaleurs. Il ne faut jamais remuer le sol d'une plantation de fraisiers. On doit se contenter, chaque année, d'arracher les mauvaises herbes à la main et de couvrir le terrain d'une couche de fumier, à demi consommé, de paille hachée ou mieux de sciure de bois. De cette façon les fruits ne sont pas salis par le contact du sol.

Depuis quelques années, on cultive le fraisier dans des tonneaux. Voici en quoi consiste ce mode de culture, aussi intéressant qu'original : On prend une barrique ordinaire, devenue impropre à renfermer du vin, dont on perce la périphérie, de trous circulaires de 5 centimètres, de diamètre, espacés, entre eux de, 20 à 25 centimètres, dans tous les sens. Après avoir défoncé le fût, par l'une de ses extrémités, on l'enduit de goudron ou de carbonyle, pour lui assurer une longue durée, et on l'installe, debout, sur un pivot, dans un coin du

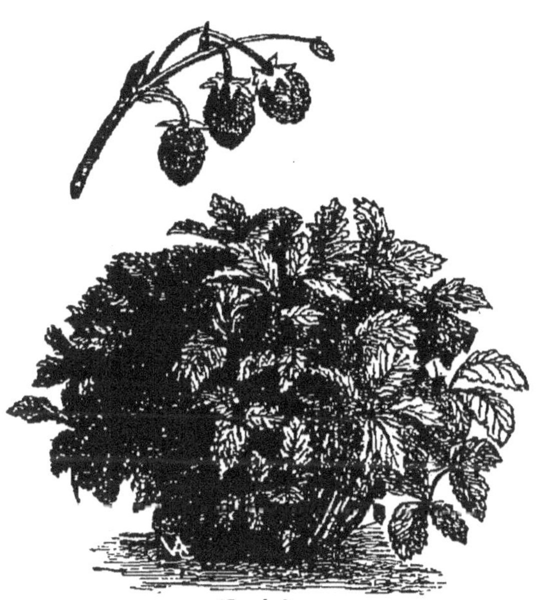

Fraisier.

potager, à une bonne exposition. On le remplit ensuite de terre ou de terreau, en ayant soin de tasser fortement les couches inférieures. Ceci fait, on plante horizontalement, dans chacun des trous, un jeune fraisier, de préférence d'une variété à fruits précoces. L'on peut, en outre, mettre en pleine terre, une dizaine de plants sur la partie supérieure du tonneau. Chaque jour, on verse dans la futaille, un arrosoir d'eau. D'ordinaire, la reprise a lieu dans la huitaine qui suit la plantation et le tonneau ne tarde pas à se couvrir d'une végétation luxuriante. Il se transforme, à l'époque de la floraison, en une véritable chapelle. Aux fleurs succèdent de nombreuses grappes de fruits rougeâtres qui, mariées au feuillage vigoureux de la plante, offrent un aspect vraiment pittoresque. Ajoutons qu'il est bon de remuer, de temps à autre, la barrique, afin que tous ses côtés reçoivent également la lumière et la cha-

leur du soleil. Si l'on négligeait de prendre cette précaution, les fraisiers exposés au nord ou à l'ouest, fructifi-
raient moins et plus tardivement que ceux placés au levant
ou au midi.

La culture en tonneau est avantageuse à tous les points
de vue, car elle permet, d'obtenir, sans presque de soins,
des fruits magnifiques, d'une extrê-
me précocité, qui ne sont ni salis
par la terre, ni attaqués par les
limaces et autres insectes, et aussi
de faire croître, sur un espace relativement restreint, un grand nombre de fraisiers.

Pour terminer nous allons passer en revue les usages et les propriétés de notre fragariée. Les
racines du fraisier sont apéritives,
diurétiques et dépuratives. On en
prépare une décoction, — 25 à

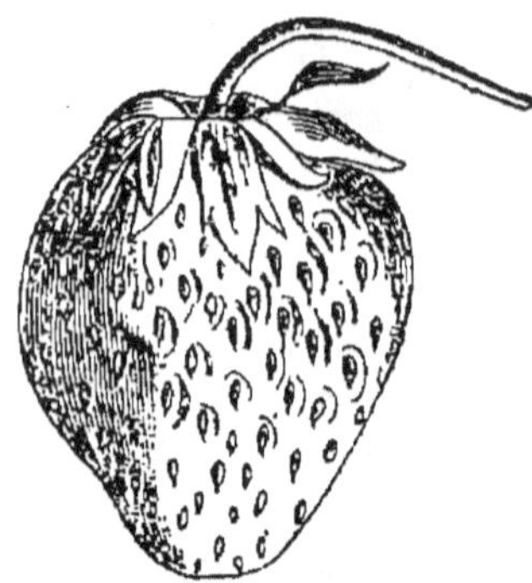

Fraisier *(Fruit)*.

50 grammes par litre d'eau, — qui rend de grands services,
dans les hydropisies, les obstructions des reins et du foie,
la gravelle, la goutte, ainsi que dans les affections cutanées, les vices du sang.

La tisane obtenue en faisant bouillir une poignée de
feuilles de fraisier, dans 500 grammes d'eau, est un bon astringent, usité parfois, en gargarismes, dans l'angine, en injec-
tion dans la leucorrhée et, à l'intérieur, dans la diarrhée et
les flux de toute nature.

Les feuilles et les tiges du fraisier, pulvérisées et mêlées
à de la craie, réduite en poudre, constituent une excellente
poudre dentifrice, qui nettoie les dents sans en altérer
l'émail.

On prépare, avec les fraises, de bonnes confitures de ménage.

Les fruits du fraisier constituent un aliment très nourrissant, recommandé surtout aux personnes souffrant de la
goutte, de la gravelle ou du rhumatisme. Mais ils ont le
défaut d'être d'une digestion difficile.

125. **Framboisier** (*Rubus idæus*). — Classé, avec le fraisier, dans la famille des Rosacées, tribu des Fragariées, le
framboisier qui n'est, en somme, qu'une variété de ronce,

améliorée par la culture, vient à toutes les expositions et dans tous les terrains. Cet arbrisseau rustique se contente des sols les plus ingrats, où il croît et fructifie, sans presque de soins.

Il existe deux espèces de framboisier, bien distinctes ; l'une à fruits rouges, l'autre à fruits blancs. On cultive aussi une sous-variété remontante qui donne autant de fruits à l'automne qu'au printemps.

L'arbrisseau qui nous occupe se multiplie aisément par boutures, marcottes ou éclats de pieds. On le cultive, le plus souvent, en lignes. La distance à observer, pour la plantation, est, de un mètre en tous sens. Chaque pied donne un grand nombre de drageons. On en supprime une partie et on laisse seulement les pousses les plus vigoureuses, que l'on taille, au début du printemps, à 0 m. 80 de longueur.

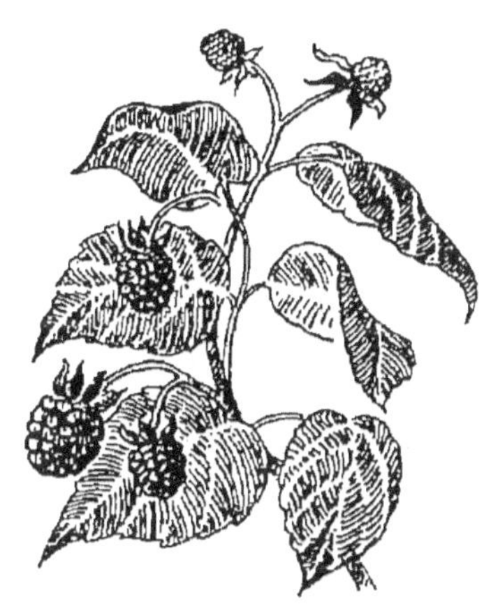

Framboisier.

Il résulte d'expériences faites, à ce sujet, que les framboisiers « montés » sur fils de fer, comme la vigne, fructifient beaucoup plus que ceux cultivés d'après la méthode ordinaire.

En terminant, disons deux mots, touchant les vertus médicales de notre arbrisseau. Les feuilles du framboisier possèdent des propriétés astringentes très prononcées. On les recueille à l'automne ou au début du printemps et on les fait sécher à l'ombre. Données en poudre, dans du miel, à la dose de 10 à 15 grammes, elles triomphent souvent des diarrhées rebelles et de la dysenterie.

L'on peut encore, dans les hémorragies, les flux de toute nature, les administrer sous forme de décoction.

La tisane de feuilles de framboisier est utile, en gargarismes, dans le mal de gorge, en injections, dans la leucorrhée ou flueurs blanches et, en lotions, pour assainir, déterger et pousser à la cicatrisation les plaies et ulcères de mauvaise nature.

Les fleurs agissent comme sudorifiques. L'infusion qu'on en prépare — 20 à 25 grammes par kilogramme d'eau —

s'emploie avec succès dans les affections rhumatismales. la goutte, la rougeole, les fièvres éruptives, les refroidissements.

Le suc exprimé des fruits, étendu d'eau, remplace avantageusement la limonade dans les fièvres inflammatoires ou bilieuses. Ce suc, cuit avec de la gomme ou du sucre, donne un sirop très rafraîchissant.

126. Fraxinelle (*Dictamnus albus*). — La fraxinelle est facile à reconnaître à ses tiges simples, rondes, longues de 60 à 70 centimètres, à ses feuilles composées, enfin à ses fleurs blanches, découpées, surmontées de nombreuses étamines et disposées en épis. Cette plante, qui a reçu les appellations de buisson ardent et de dictamne blanc, est vivace et fait partie de la famille des Rutacées, dont le type est la rue fétide que nous examinerons plus loin.

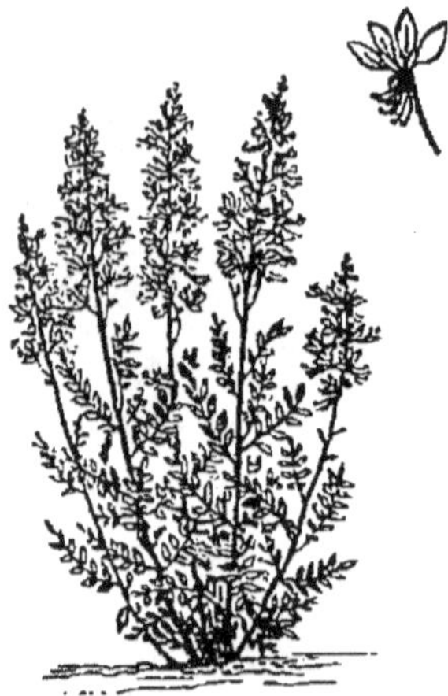

Fraxinelle.

Il suffit de frotter légèrement les feuilles de la fraxinelle, pour développer une odeur de citron, assez prononcée, fraîche et excitante.

Ces feuilles sèches, infusées dans de l'eau, donnent une boisson très agréable qui, dans beaucoup de régions, tient lieu de thé, et peut, grâce à ses qualités stomachiques, rendre des services dans les coliques flatulentes, les indigestions, les vapeurs, les ballonnements, les vertiges. La même tisane douée, en outre, de vertus anthelminthiques, fait périr et évacuer promptement les vers intestinaux.

On peut récolter, pendant toute la belle saison, l'écorce des racines pour la conserver. La dessiccation ne diminue pas sensiblement ses propriétés. Cette écorce est un bon tonique excitant. Elle sert à préparer une décoction — 30 à 60 grammes par litre d'eau ou de vin — qui rend des services, dans les cas de faiblesses générales, de débilités de l'estomac, dans l'anémie, les pâles couleurs, etc.

127. Frêne (*Fraxinus excelsior*). — Le frêne vous est, sans nul doute, familier. Tous, mes chers lecteurs, vous avez remarqué son tronc droit, élevé, revêtu d'une écorce cendrée, ses feuilles composées, pennées, dégageant, au froissement, des émanations désagréables, ses akènes oblongs, connus sous le nom de samares, qui succèdent à des fleurs dépourvues de pétales.

L'arbre qui nous occupe appartient à la famille des Oléinées ou Oléacées, qui a pour type l'olivier et renferme, en outre, plusieurs arbustes précieux ou ornementaux, entre autres, le lilas, le jasmin, le troëne. Il ne le cède en rien, du reste, sous le rapport utilitaire, aux autres végétaux de la même famille. Son bois ronceux, à la fois solide et souple, est fort apprécié, des menuisiers, des charrons et des armuriers ; ses plus grosses branches servent à fabriquer des brancards et toutes sortes d'instruments aratoires. Le frêne est, après le chêne, le bois de chauffage qui fournit la plus grande quantité de calorique. Il donne une belle flamme claire et une braise durable, mais a le défaut de se consumer trop rapidement.

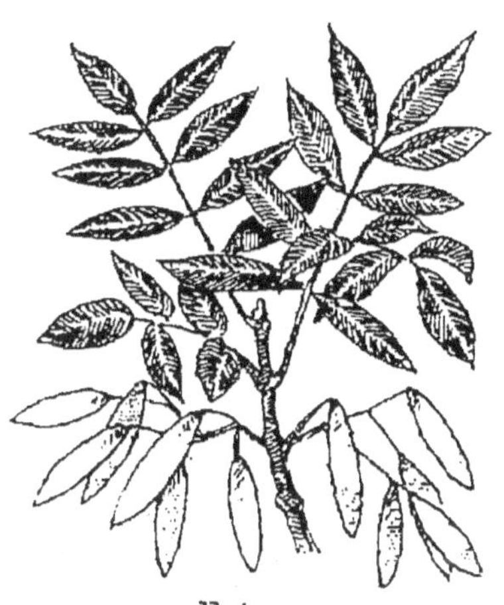

Frêne.

Les feuilles de frêne, fraîches ou sèches, constituent un excellent fourrage que les bovidés, les chèvres et les moutons acceptent volontiers. Cette nourriture augmente, dans de sensibles proportions, le lait des vaches, mais elle a l'inconvénient de communiquer à ce lait sa saveur âcre et amère.

L'on peut, aux années de disette, récolter les feuilles du frêne dans le courant de l'été et les faire sécher rapidement, au soleil, pour les conserver ensuite, pour l'hiver, dans un local parfaitement sec.

Il convient de cueillir les feuilles dont on désire mettre à profit les propriétés médicinales, vers la fin de juin. Elles laissent, à cette époque, suinter une sorte de substance visqueuse et possèdent toute leur énergie curative.

L'infusion des feuilles de frêne dans de l'eau, préparée avec environ 20 grammes de plante sèche par kilo de liquide et prise, à la dose d'un verre ordinaire, matin et soir, est très recommandée, dans le traitement de la goutte et du rhumatisme. On a vu cette simple médication, réussir dans beaucoup de cas où tous les remèdes, préconisés par la science, étaient restés sans résultats.

La décoction concentrée de feuilles de frêne constitue un bon purgatif qu'il est facile de se procurer partout sans frais et qui a, sur les autres médicaments, du même genre, l'avantage de ne provoquer jamais de coliques. Ce purgatif convient très bien dans les cas de constipation et se prescrit chaque fois qu'on désire obtenir un effet simplement laxatif. On peut, sans crainte, l'administrer aux enfants, en ayant soin, bien entendu, de proportionner la dose à leur âge.

L'écorce du frêne est astringente et riche en tannin. Récoltée, dès le commencement du printemps, sur les rameaux de deux ou trois ans et administrée, à la dose de 15 à 20 grammes, pulvérisée ou sous forme de décoction, avant l'accès, elle forme l'un de nos meilleurs fébrifuges indigènes.

Quant aux semences, elles sont diurétiques et, plus énergiques que l'écorce et les feuilles, elles remplacent avantageusement celles-ci, dans les divers cas que je viens de citer.

Le bois de frêne râpé s'applique, avec avantage, sur les morsures venimeuses.

C'est du frêne à fleurs ou frêne de Calabre que l'on retire la manne, substance blanchâtre, employée journellement en médecine pour ses propriétés laxatives.

L'arbre qui nous occupe se propage par semis de ses graines. Il a une préférence marquée pour les terres fraîches, argileuses et profondes.

128. Froment (*Genre Triticum*). — Le froment ou blé, originaire d'Éthiopie, a été cultivé dès la plus haute antiquité. Cette Graminée, précieuse entre toutes, comprend de très nombreuses variétés qu'il serait trop long d'énumérer ici. Ces variétés se divisent en deux grandes classes, les blés d'automne et les blés de printemps.

Les blés d'automne se sèment, de septembre en novembre, dans un sol riche, mélangé d'humus, d'argile et de calcaire et bien ameubli. Les graines sont enterrées à la herse. Au mois de mars de l'année suivante, on donne un hersage puis un roulage.

On sème les blés de printemps, depuis fin février jusqu'au commencement d'avril.

Comme toutes les autres céréales, le froment doit être coupé, lorsque ses tiges jaunissent et se dessèchent, que les grains deviennent durs au toucher, indice certain de leur maturité.

Ces grains sont séparés de la paille par le battage. Moulus et séparés de leur enveloppe, ils donnent une farine d'une extrême blancheur qui, pétrie avec de l'eau et cuite au four, constitue le pain, base de notre alimentation.

Le pain préparé avec tous les éléments constitutifs du blé, appelé pain complet, est moins blanc que le pain ordinaire mais a, sur ce dernier, l'avantage d'être légèrement laxatif et d'entretenir les bonnes fonctions de l'intestin. Aussi, ne saurait-on trop en conseiller l'usage aux personnes constipées.

L'eau panée, si goûtée des malades, s'obtient en versant sur une tranche de pain grillée, un peu d'eau bouillante, et en laissant infuser le tout, durant une demi-heure en vase clos.

Les cataplasmes de farine de froment, préparés avec de l'eau ou du lait, sont émollients et s'appliquent, avec avantage, sur les brûlures, les abcès, les excoriations, les parties enflammées, les érysipèles.

Le son, en bains, lotions ou cataplasmes, possède aussi des vertus adoucissantes. Sa

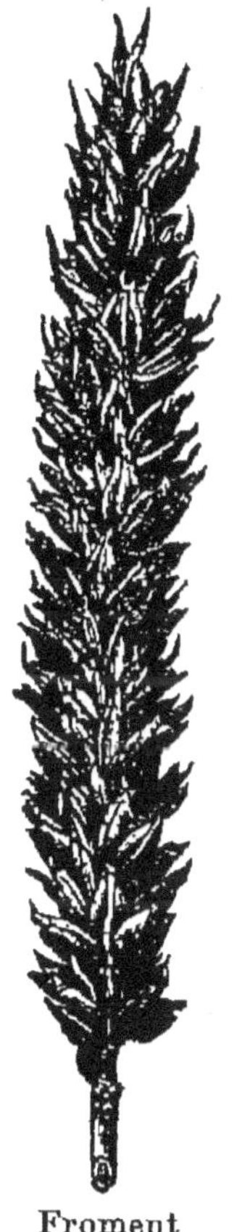

Froment
(Epi de).

décoction, prise à l'intérieur ou administrée en lavements, est souven utile dans les constipations, les inflammations intestinales.

Voici un excellent remède contre le mal de gorge : Mélangez à du lait, quelques cuillerées de farine de froment, ajoutez une forte pincée de poivre ; placez sur un feu doux ; faites cuire jusqu'à obtention d'une pâte épaisse que vous appliquerez directement sur l'endroit malade, où vous la maintiendrez, pendant deux heures au moins, à l'aide d'une bande de toile.

On prépare, avec la farine de froment, une colle très tenace mais qui a le défaut de s'altérer très rapidement. Pour obtenir cette colle, on délaie de la farine dans de l'eau froide, de manière à former une pâte de moyenne consistance. On achève de délayer avec de l'eau bouillante, puis on place sur le feu et, en remuant constamment, on fait cuire pendant 5 minutes environ.

En terminant, disons deux mots des usages de la paille. Les tiges sèches du blé sont employées pour la nourriture des animaux, la litière des écuries, la couverture des toits de chaume. Elles entrent dans la fabrication du papier et servent aussi à confectionner une foule d'objets : paillassons, nasses, corbeilles, paniers, etc...

129. Fumeterre (*Fumaria officinalis*). — Encore appelée pied de géline, herbe à la jaunisse, fiel de terre, pisse-sang, fine terre, chausse rouge, la fumeterre, qui sert de type à la famille botanique des Fumariacées et doit son nom à l'aspect glauque, terne et vaporeux de son feuillage, pousse abondamment le long des chemins, dans les champs, dans les vignes, sur les coteaux calcaires, où elle montre, dès le commencement du printemps et pendant tout l'été, ses jolies fleurs rougeâtres, disposées en grappes terminales.

La racine de la fumeterre, d'un blanc jaunâtre, est amère, pivotante et longue de 10 à 25 centimètres. La tige est grêle, carrée et porte de minuscules feuilles verdâtres qui, par leur disposition et leurs fines découpures, présentent quelque ressemblance avec les feuilles du persil.

La fumeterre a été conseillée contre une foule de maladies. En médecine usuelle, chacun peut mettre à profit ses propriétés toniques, dépuratives, apéritives, diurétiques, antiscorbutiques, dans l'anémie, la chlorose ou pâles couleurs, la faiblesse, les convalescences, les scrofules, le scorbut, les affections vermineuses, les boutons, les efflorescences, les dartres, le carreau, les maladies du foie et de la rate, l'atonie de l'appareil digestif, les rétentions d'urine. Elle stimule les fonctions de nos organes, augmente les sécrétions et, par suite, constitue un agent efficace et un précieux adjuvant du traitement spécial, dans un grand nombre de maladies chroniques.

On donne chaque jour, avant les repas du matin et du soir, une infusion ou une décoction, préparée soit avec 20 ou 25 grammes de plante fraîche, soit avec environ 50 grammes de plante sèche pour un litre d'eau, de vin, de cidre ou de bière.

Le sirop de fumeterre remplace avantageusement l'infusion et la décoction. Administré, par cuillerées, trois ou quatre fois par jour, à intervalles réguliers, il fait aussi disparaître les croûtes de lait des enfants et favorise l'expulsion des vers intestinaux.

Voici la manière de préparer ce sirop : On fait bouillir lentement, dans un litre d'eau, 60 grammes de fumeterre. Au bout d'une demi-heure, on retire du feu, on passe dans un linge fin et l'on fait dissoudre dans le liquide, 800 grammes de sucre en pain, cassé par

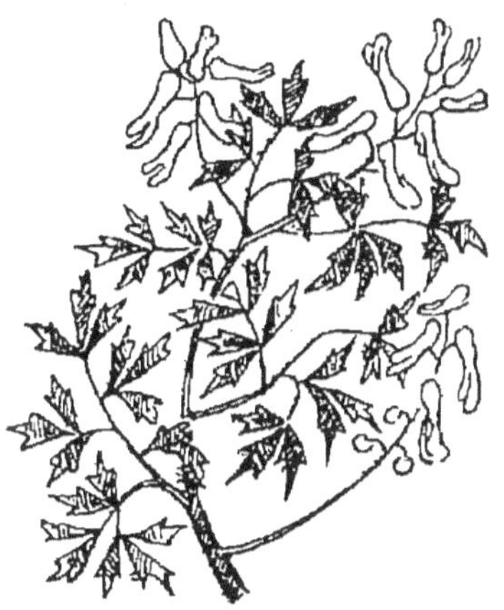

Fumeterre.

petits morceaux. Après quoi, on filtre à la chausse et l'on conserve en flacons bien bouchés.

La fumeterre, cueillie, en été, avant la complète éclosion des fleurs, se dessèche à l'air libre. Il suffit de l'étendre, en couches minces, sur des toiles ou des claies en osier et de l'exposer au soleil. Lorsque la dessiccation est complète, on renferme la plante dans des sacs en papier ou dans des récipients inaccessibles à l'air.

130. Fusain (*Evonymus europæus*). — Le fusain, appelé vulgairement bonnet de curé, chapeau de prêtre, bonnet carré, bois à lardoire, est un bel arbrisseau, de la famille des Rhamnées, qui croît spontanément dans les haies, les bois et les buissons et qu'on cultive, souvent, dans les parcs et les jardins, comme plante d'agrément. Il s'accommode de toutes les expositions et de tous les sols, mais semble affectionner, plus particulièrement, les terrains frais et ombragés. On le multiplie, soit par semis de ses graines, soit par éclats de pieds.

Les tiges du fusain peuvent atteindre jusqu'à 4 mètres

de hauteur. Elles portent des rameaux opposés, recouverts d'une écorce lisse et verdâtre et garnis de feuilles ovales lancéolées, finement dentées. Les fleurs, disposées en bouquets ou corymbes, sont d'un blanc verdâtre et apparaissent au début de l'été. Les fruits qui leur succèdent sont divisés en plusieurs lobes et prennent, à la maturité, une belle teinte rouge vif.

Toutes les parties du fusain possèdent une odeur nauséeuse, désagréable et renferment un principe âcre et irritant qui leur donne des vertus éméto-cathartiques très prononcées.

Trois ou quatre baies fraîches, suffisent pour provoquer de copieuses évacuations intestinales. L'écorce et les feuilles, récoltées au printemps et séchées à l'ombre, possèdent toutes les propriétés drastiques des fruits, mais sont moins énergiques. Leur décoction, souvent employée, par les vétérinaires, pour guérir les affections parasitaires des animaux, n'est pas moins

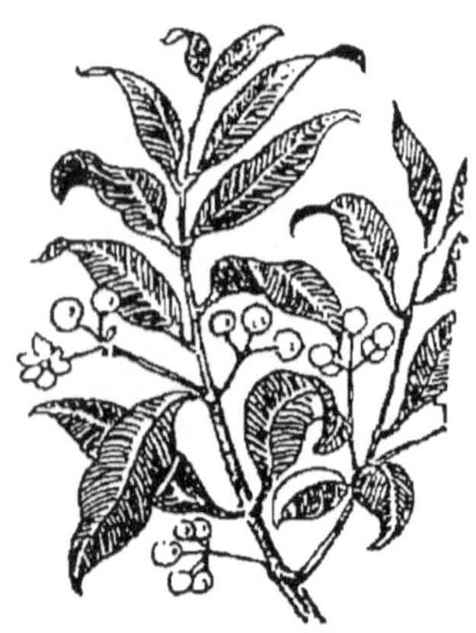

Fusain.

efficace, en lotions externes, contre la gale de l'homme.

Le vinaigre, dans lequel on a fait bouillir, par 500 grammes, une forte poignée de feuilles de fusain, est excellent pour ranimer les plaies atoniques, les ulcères indolents et les pousser à la cicatrisation.

Les semences pulvérisées, font périr les poux et autres parasites de la tête.

Le charbon, obtenu en calcinant les rameaux du fusain, en vase clos, rend de grands services dans la diarrhée, la dysenterie, la dyspepsie.

Ce charbon, usité jadis pour la fabrication de la poudre à canon, est employé par les dessinateurs, pour tracer des esquisses.

Le bois du fusain, qui est très dur, sert à fabriquer des cure-dents, des peignes, des vis et une foule d'autres objets usuels.

131. **Gaillet** (*Galium mulugo*). — Le gaillet, autrement dit, gratteron, rable, caille-lait, est un végétal de la famille

des Rubiacées qui vient à l'état naturel dans les bois, les prairies et qu'on reconnaît aisément à ses tiges grêles, velues, presque rampantes, à ses petites fleurs ovales, lancéolées, vertes et glabres en dessus, rudes et blanchâtres à leur partie inférieure, enfin à ses fleurs disposées en panicules allongées.

On récolte les feuilles et les tiges de notre rubiacée, au moment de la floraison et on les sèche au four ou à l'étuve. Placées en lieu sec, elles conservent, durant plusieurs années, leurs propriétés médicinales.

Le gaillet agit comme apéritif, sudorifique, diurétique et antispasmodique. L'infusion, préparée avec 60 grammes

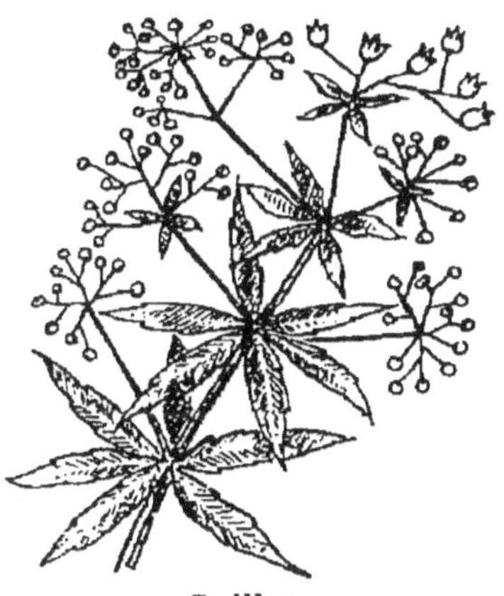

Gaillet.

de plante sèche par kilo d'eau, la poudre des sommités, donnée à raison de 8 à 12 grammes, le suc exprimé des tiges fraîches, pris à la dose de 2 ou 3 cuillerées à bouche, produisent souvent de très heureux effets, dans le traitement du rhumatisme, de la goutte, dans les hydropisies, la pierre, la jaunisse, les refroidissements, les maladies éruptives ainsi que dans l'hypocondrie, l'épilepsie, les affections convulsives.

On cultive, en grand, en Angleterre, une variété de gaillet : le caille-lait jaune, qui entre dans la préparation du fromage de Chester, si justement renommé.

132. Garou (*Daphne gnidium*). — Le garou, auquel on a prodigué les surnoms de sainbois, daphné, garouette, boisgentil, bois-joli, est un arbuste de la famille des Daphnacées que la nature fait croître spontanément dans les lieux boisés du centre et du midi de la France et que l'on sème, dans quelques jardins, à cause de la beauté de ses fleurs précoces. Il lui faut une terre meuble et substantielle, une exposition ensoleillée.

Le garou atteint d'ordinaire un mètre de hauteur. Ses feuilles sessiles, étroites, lancéolées, sont très nombreuses. Les fleurs rouges ou blanches qui apparaissent, dès le début

du printemps et forment des panicules à l'extrémité des
rameaux, donnent naissance à des baies rougeâtres, douées,
ainsi du reste que toutes les parties de la plante, d'une saveur âcre et brûlante.

L'arbrisseau qui nous occupe possède des vertus trop
actives, pour qu'on en puisse conseil-
ler l'usage en médecine, aux personnes inexpérimentées. Le garou, entre
les mains d'un praticien habile, rend
de très grands services par ses propriétés fondantes, dépuratives et drastiques, dans le rhumatisme chronique,
l'hydropisie, les scrofules, les engorgements, les maladies de peau.

A l'extérieur, chacun peut mettre à
profit les vertus rubéfiantes, vésicantes
et par conséquent révulsives de notre
daphnacée dans les cas de douleurs sciatiques, névralgiques ou rhumatismales,
ainsi que dans les pneumonies, la bronchite aiguë, les pleurésies, le catarrhe

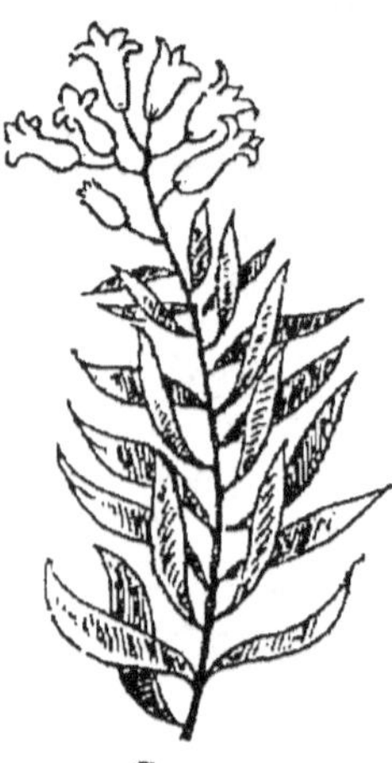

Garou.

dupoumon. L'écorce de garou sèche, préalablement ramollie
dans de l'eau et maintenue directement sur la peau, remplace avantageusement les cantharides et autres vésicatoires. La même écorce, s'applique souvent et avec avantage,
derrière les oreilles des enfants, dans les dentitions pénibles, les maux d'yeux, les engorgements des glandes du
cou. De là l'appellation vulgaire de bois d'oreille, donnée
au garou.

133. Genêt. — Ce sous-arbrisseau rustique qui, sans
nul doute, vous est familier, est facile à reconnaître à sa
tige dure, ligneuse, à ses rameaux tendres, herbacés, qui
portent des feuilles ovales, pubescentes, à ses jolies fleurs
jaunes, dont la corolle irrégulière, formée de cinq pétales,
rappelle vaguement la silhouette d'un papillon au repos.
Les botanistes l'ont classé dans la grande famille des Légumineuses, tribu des Papilionacées.

Il existe un grand nombre de variétés de genêts. Citons,
parmi les espèces principales : le genêt d'Espagne (*genista juncea*) qui croît spontanément dans les terrains secs
et caillouteux et que l'on rencontre, à chaque pas, dans le

centre, le sud-est et le midi de la France ; le genêt à balais (*spartium scoparium*) encore appelé genettier, juniesse, spartier, qui atteint de 1 m. 50 à 2 mètres de hauteur, pousse à l'état naturel un peu partout, dans les clairières des forêts, dans les jachères, les lieux incultes, sur les bords des chemins et sert, comme son nom l'indique, à la fabrication des balais vulgaires, employés au nettoyage des cours, des rues, des écuries, etc... ; le genêt à griot (*spartium purgans*), bien connu pour ses propriétés purgatives ; le genêt des teinturiers (*genista tinctoria*) ou herbe à jaunir, spargelle, genistrale, auquel l'art tinctorial emprunte une belle couleur jaune; enfin le genêt épineux ou ajonc qui vient dans tous les pays à sols pauvres, notamment dans le Berry, la Sologne, les Ardennes, la Basse-Normandie et que l'on cultive, en grand dans l'Ouest, en vue de l'alimentation des bestiaux.

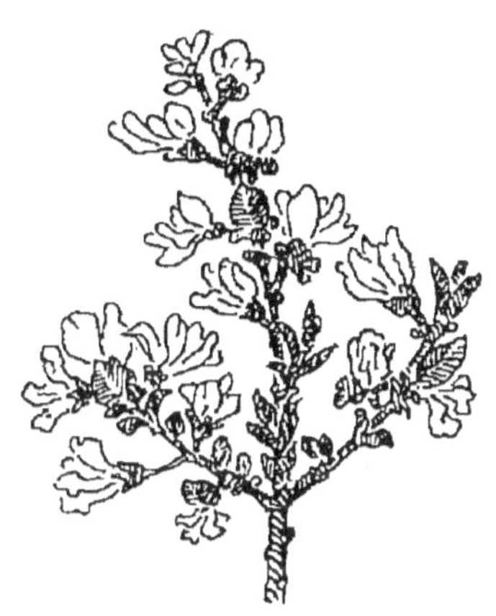

Genêt.

Toutes ces variétés sont douées, en médecine, de vertus identiques. La thérapeutique met à profit les qualités apéritives, diurétiques, évacuantes, des rameaux et des sommités fleuries de genêt, dans les affections du foie et de la peau, les scrofules, la goutte, le rhumatisme chronique ; dans ces divers cas, on administre d'ordinaire une décoction, préparée avec environ 50 grammes de plante fraîche par litre d'eau. A dose plus forte, le même remède agit comme purgatif éméto-cathartique.

Les cendres de genêt peuvent rendre de grands services dans l'ictère, la gravelle, les rétentions d'urine, les infiltrations aqueuses et les diverses formes d'hydropisie.

L'on recommande, surtout, contre cette dernière maladie, l'usage journalier d'un vin obtenu en laissant macérér longuement, dans 3 litres de bon vin blanc, 1 kilo de cendres de genêt.

Ajoutons que notre légumineuse peut fournir une abondante matière première pour la fabrication de la pâte de bois et est appelée, par suite, à rendre des services considérables en répondant aux exigences, toujours croissantes, de la papeterie.

Dans certaines régions, on cultive le genêt d'Espagne comme textile. En Espagne, en Italie, on confectionne, avec sa filasse, des cordages, des sacs, des tissus, grossiers il est vrai, mais d'une solidité à toute épreuve.

Le végétal qui nous occupe est un peu exigeant sur la nature du terrain et croît dans les sols les plus arides. On le reproduit par semis. Ceux-ci se pratiquent à l'automne, en lignes distantes d'environ 1 mètre.

134. Genévrier commun (*Juniperus communis*). — Cet arbrisseau, haut de 4 ou 5 mètres, aux rameaux diffus, au feuillage toujours vert, a été classé dans l'intéressante famille des Conifères.

Le genévrier, ou encore genièvre, petro, potron, se distingue des autres végétaux de la même famille, par ses feuilles extrêmement étroites et très longues, rudes, piquantes, de couleur bleuâtre, fixées trois par trois à la tige, à ses fleurs, composées de petites écailles et qui donnent naissance à des baies globuleuses, de la grosseur d'un pois, qui restent deux années sur l'arbre, avant d'atteindre leur maturité.

Le genévrier fournit, à l'industrie, son bois dur et incorruptible, propre à la confection des seaux et d'une foule d'autres ustensiles.

Toutes les parties de notre conifère sont précieuses en médecine. La décoction des feuilles, de l'écorce ou des rameaux, forme une bonne lotion stimulante et détersive, pour les vieux ulcères et les plaies rebelles et rend, en outre, des services, à l'intérieur, comme sudorifique, dans les affections rhumatismales, les engorgements articulaires, les refroidissements.

Les baies, récoltées en septembre-octobre et séchées au four, servent à préparer une infusion, douée d'une saveur chaude, amère, très aromatique. Cette infusion — une poignée de fruits pour 500 grammes d'eau — agit comme tonique, excitante et diurétique. Son usage est, par suite, indiqué, dans les débilités de l'estomac, le manque de vitalité, l'anémie, les convalescences, les maladies scrofuleuses, le scorbut, les engorgements, les hydropisies, le catarrhe vésical, la blennorrhagie, la leucorrhée, les calculs, la gravelle, les maladies de cœur, les fièvres ordinaires de printemps et d'automne.

Dans les nombreux cas que nous venons de citer, on
peut remplacer l'infusion par le vin obtenu, en laissant
fermenter en tonneau, pendant 4 ou 5 semaines, 5 kilos de
baies de genièvre dans 100 litres
d'eau. Ce vin constitue, du reste,
une boisson agréable et très saine,
en usage dans beaucoup de régions.
On en retire, par distillation, une
eau-de-vie très aromatique.

L'huile extraite des baies de
genévrier est utile, en frictions,
dans la courbature, le lumbago, le
rhumatisme, les engorgements douloureux, les névralgies, la sciatique,
etc., etc.

Ajoutons que les jeunes pousses
de l'arbrisseau qui nous occupe,
séchées à l'ombre et conservées dans
des boîtes hermétiquement closes,
servent à préparer une infusion,

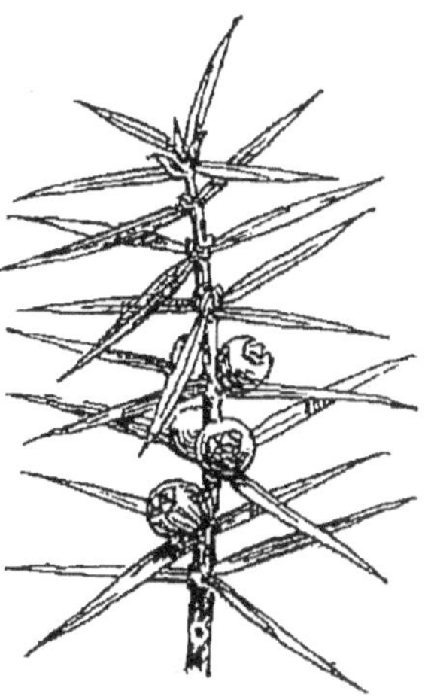

Genévrier commun.

d'un arome délicieux, qui possède toutes les qualités du
thé sans en avoir les inconvénients.

Ce que nous venons de dire au sujet du *juniperus communis* peut s'appliquer au genévrier oxycèdre *juniperus
oxycedrus*), dont on retire l'huile de cade, substance très
active, souvent usitée en médecine vétérinaire et qu'on
emploie dans la médecine humaine, en frictions, dans les
affections cutanées et, en onctions, contre les ophtalmies
scrofuleuses des enfants. Une goutte d'huile de cade, introduite dans une dent cariée peut en calmer la douleur.

Le genévrier commun et le genévrier oxycèdre, se
propagent par semis ou marcottes. Ils peuvent croître dans
tous les sols, mais préfèrent les terres profondes et substantielles.

135. Gentiane (grande) (*Gentiana lutea*). — La gentiane
donne son nom à la famille des Gentianées, dont elle est le
type. Voici les principaux caractères botaniques qui permettent de distinguer cette plante si utile : Tige simple et
droite, haute d'un mètre et plus, feuilles opposées, larges,

sessiles, ovales, aiguës, d'un bleu verdâtre, fleurs jaunes, disposées en verticilles le long de la tige. Racine conique, rugueuse, ridée, spongieuse, grise extérieurement, jaune à l'intérieur, pouvant atteindre la grosseur du pouce.

La gentiane vient, à l'état naturel, dans les montagnes de la Suisse, de la Bourgogne, de l'Auvergne, des Vosges et du Jura. On la dénomme parfois gentiane jaune, gentias gentis, guanzana, gauzane, quinquina du pauvre. Cultivée dans les jardins, elle a produit plusieurs variétés à fleurs bleues ou purpurines. On la propage d'œilletons ou de semis. Elle se plaît dans les sols frais, à une exposition ombragée.

La gentiane est classée au premier rang parmi nos amers indigènes. C'est un tonique, un stimulant et un fébrifuge précieux.

La seule partie de la plante, utilisée en médecine, est la racine, qu'on arrache vers

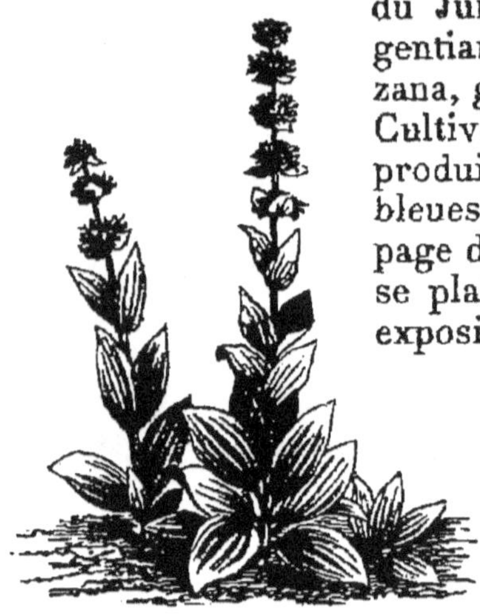

Gentiane.

la fin de l'automne et qu'on dessèche rapidement, à l'étuve ou au four, pour la conserver, ensuite, en lieu sec. On en prépare une infusion — 10 à 15 grammes par litre d'eau — très efficace dans les digestions lentes et pénibles, l'inappétence, le manque d'énergie, les faiblesses générales, la chloro-anémie, les diarrhées atoniques, les scrofules, la jaunisse, le scorbut, les engorgements viscéraux, les fièvres intermittentes paludéennes.

L'on donne encore avec avantage le vin et la teinture, obtenus par macération, le sirop, fabriqué avec du sucre, et la décoction concentrée de la partie souterraine, enfin, la poudre de la racine.

L'eau, dans laquelle on a fait tremper longuement des racines de gentiane, constitue une boisson hygiénique et très rafraîchissante.

136. Geranion (*Geranium robertianum*). — Le geranion, type de la famille des Géraniacées, est une plante bisannuelle, très commune dans les lieux frais, incultes et ombragés, sur les vieux murs, les décombres, les toits de chaume et douée d'une odeur de bouc caractéristique et très désagréable. Elle se distingue, par ses feuilles pétiolées, profondément découpées, qui ressemblent à celles de la ciguë, par ses tiges rougeâtres, velues, par ses fleurs blanches ou teintées de rose, auxquelles succède un fruit allongé qui contient de petites loges, s'entr'ouvrant à leur maturité, pour laisser échapper les graines qui, lancées à une certaine distance par les filets recourbés, se disséminent, pour ainsi dire mécaniquement et se trouvent semées d'une façon toute naturelle.

Le geranion, appelé, plus communément, géraine robertin, bec de grue, herbe à l'esquinancie, herbe à Robert, est astringent.

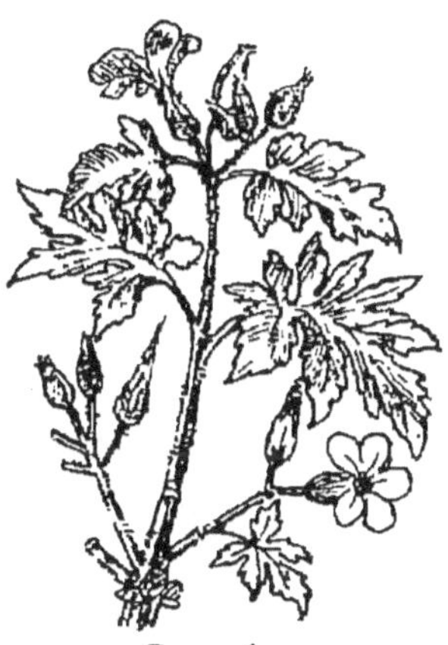

Geranion.

Son infusion — 50 à 60 grammes de plante fraîche par kilo d'eau — rend des services, à l'intérieur, dans les hémorragies, la diarrhée. Elle est très efficace, en médecine externe, en gargarismes, contre les maux de gorge et l'inflammation des amygdales, en lotions, comme détersif et cicatrisant.

137. Géranium (*Géranium*). — Le géranium est trop connu et trop répandu pour qu'il soit nécessaire de le décrire. Cette belle plante ornementale qui, comme le geranion, fait partie de la famille des Géraniacées, a produit, par la culture, un certain nombre de variétés à fleurs, rouges, blanches ou rosées. On la reproduit, tantôt par semis, tantôt par boutures. Elle se plaît dans un sol franc et bien fumé et se plante, soit dans des pots ou des caisses, soit, en pleine terre, à une distance de 30 à 40 centimètres en tous sens.

Le géranium dégage, dans toutes ses parties, une odeur forte, pénétrante, agréable, qui se retrouve dans l'essence qu'on en retire par distillation.

Le végétal qui nous occupe pourrait rendre de grands services, en médecine, si des expériences intelligentes et concluantes le mettaient en relief et établissaient nettement ses propriétés. Jusque-là, c'est un médicament mal étudié, mais dont nos praticiens sauront, nous l'espérons, tirer meilleur parti, un jour ou l'autre.

Pour nous, les essais que nous avons tentés à ce sujet, nous permettent d'affirmer que le géranium est très utile à l'intérieur, dans les hémorragies, les diarrhées, les flux de toute nature et intérieurement comme astringent, dans l'angine ou mal de gorge.

Quelques feuilles de géranium, écrasées et posées sur les plaies superficielles, blessures légères, coupures, écorchures, les assainissent et les cicatrisent promptement.

Notre géraniacée étant vivace, on peut se procurer ses feuilles fraîches en tous temps. Il est donc inutile de s'en approvisionner pour l'hiver.

Géranium.

138. Germandrée maritime (*Teucrium scordium*). — La

germandrée maritime ou herbe aux chats, germandrée aquatique, marum, est un sous-arbrisseau que l'on trouve, à l'état sauvage, sur les bords de la Méditerranée et que l'on cultive, dans quelques jardins, à une bonne exposition, en terrain frais et sablonneux. Cette plante appartient à la famille des Labiées. Elle atteint une hauteur de 40 à 60 centimètres. Ses tiges, recouvertes d'un duvet cotonneux, portent des feuilles sessiles, dentées, vertes en dessus, velues et blanchâtres à leur partie inférieure. Les fleurs, qui apparaissent pendant toute la belle saison, sont purpurines et réunies en faux verticilles.

Germandrée petit chêne.

La germandrée maritime est remarquable par son odeur balsamique, sa saveur amère, camphrée, très aromatique. On recueille, avant le développement des fleurs, les sommités de la plante que l'on fait sécher à l'ombre.

Comme la plupart des labiées, la germandrée est utile, dans les faiblesses d'estomac, les fièvres rhumatismales, les catarrhes chroniques, les sueurs nocturnes, la diarrhée, la dysenterie avec atonie. On l'a encore employée, avec succès, dans le traitement de la goutte, de l'hydropisie, des affections chroniques du foie. C'est, en outre, un bon vermifuge et un vulnéraire de premier ordre.

L'infusion se prépare avec 35 à 50 grammes de sommités sèches par kilo d'eau.

On rencontre, sur les coteaux secs et arides du centre et du midi de la France, plusieurs variétés de germandrée entre autres la germandrée petit chêne (*teucrium chamædrys*), dont les feuilles tiennent lieu de thé, dans beaucoup de régions.

139. Goumi (*Elœagnus edulis*). — Ce charmant arbuste de la famille des Eléagnées, originaire du Japon, mérite bien qu'on lui consacre quelques lignes, car peu de végétaux réunissent, à un plus haut degré, l'utile et l'agréable.

L'on distingue aisément le goumi à son port étalé, à ses rameaux nombreux, un peu retombants, recouverts d'une écorce noirâtre, à ses feuilles alternes, ovales, aiguës, supportées par un court pétiole, d'un beau vert en dessus, luisantes, argentées et marquées de taches brunes à leur partie inférieure. Les fleurs petites, longuement pedicellées, d'un blanc argenté, apparaissent, en grand nombre, vers la fin d'avril et les premiers jours de mai, à la base des ramifications. Elles sont remplacées par de jolies baies ovoïdes, aplaties aux deux pôles et pouvant atteindre le volume d'une petite olive. Les baies du goumi, molles, translucides, richement colorées, renferment une graine unique, dure et blanchâtre. Ces fruits, très astringents à l'état vert, deviennent juteux à la maturité. Leur saveur se rapproche à la fois de celle de la cerise et de celle de la groseille.

Les Japonais retirent, par distillation, de l'*Elœagnus edulis* une eau-de-vie aussi fine que le kirsch-wasser.

On peut, du reste, fabriquer, avec ces fruits, une excellente gelée. Voici la manière de préparer cette confiture. On écrase une certaine quantité de baies de goumi, bien mûres, que l'on place ensuite dans un pot de grès et qu'on laisse séjourner, dans un local frais, pendant 48 heures. Au bout de ce temps, on passe avec expression dans un linge et l'on met le liquide filtré, dans une casserole en cuivre, avec poids égal de sucre en pain, cassé par morceaux. Le mélange est placé sur un feu doux ; on porte lentement à l'ébullition, on maintient celle-ci pendant 30 à 40 minutes, après quoi, l'on retire et l'on conserve la gelée, en endroit sec, dans des pots de verre ou de faïence.

Le jus extrait des baies de goumi, cuit avec le double de son poids de sucre, donne un sirop qui, délayé à raison d'une ou deux cuillerées, dans un verre d'eau, forme une boisson agréable et très rafraîchissante.

Deux mots, en terminant touchant, la culture de notre intéressant arbuste.

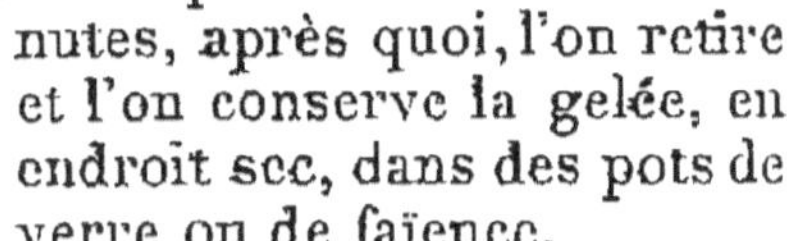

Goumi.

Le goumi, très rustique, se contente de toutes les expositions et de tous les terrains. Toutefois, il semble préférer les terres siliceuses, profondément labourées. On le multiplie par semis, boutures et plus rarement par marcottes. Voici comment se pratique le semis. L'on enterre à côté les uns des autres, dans un coin abrité du jardin, des pots à fleurs, d'environ 10 centimètres de diamètre, remplis de terre et de terreau. Après avoir placé dans chacun de ces pots, une graine de goumi, on recouvre le tout d'un châssis. Quand les jeunes plants provenant de ces semis ont pris assez de force, on les dépote, avec précaution, pour les transplanter à demeure. La reprise est favorisée par des arrosages copieux.

Lorsqu'on veut bouturer le goumi, on choisit des pousses d'un an d'âge, bien aoûtées — c'est-à-dire complètement passées à l'état ligneux — que l'on met en terre sous châssis. Ces pousses ne tardent pas à prendre racine. On les met alors définitivement en place.

L'*Elæagnus edulis* mérite, en raison de ses qualités ornementales et de l'utilité de ses baies, d'occuper une place dans tous les parcs et jardins d'agrément. Disons, en terminant, que cet arbuste, recommandable à tous les points de vue, serait planté avantageusement dans les fourrés des chasses réservées, car les faisans et les perdreaux sont très friands de ses graines.

140. Gratiole (*Gratiola officinalis*). — Peu de végétaux ont reçu autant de surnoms que la gratiole, plante vivace de la famille des Scrofulariacées, très commune sur le bord des ruisseaux et des rivières, dans les lieux humides et ombragés. La gratiole est appelée, suivant les régions : herbe à pauvre homme, centauroïde, séné des prés, herbe à fièvre, petite digitale, herbe saine, fausse scrofulaire, grâce de Dieu.

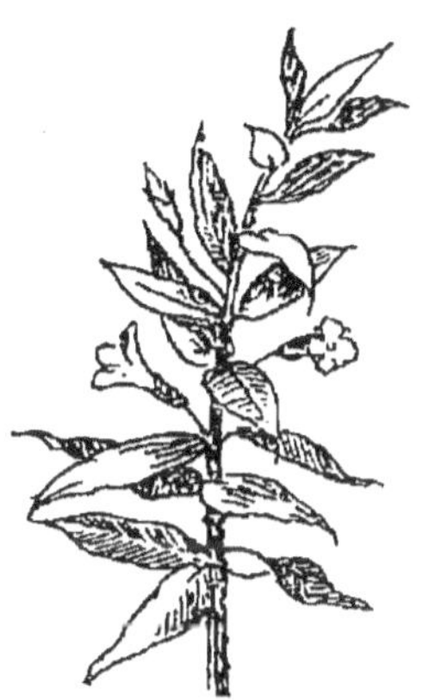
Gratiole.

La tige herbacée, sinueuse, longue de 35 à 50 centimètres porte des feuilles ovales, lancéolées, dentées, à trois nervures, de couleur jaunâtre. Les fleurs, jaunes ou teintées de rose, qui se montrent, durant toute la belle saison, sont solitaires, en forme de cloche.

La gratiole peut, entre des mains habiles, rendre de grands services en thérapeutique. A l'état frais, elle agit comme éméto-cathartique violent, mais perd un peu de son énergie, par la dessiccation.

Pour provoquer des selles copieuses, il suffit de donner la poudre des feuilles sèches — 50 centigrammes à 2 grammes — en mélange avec du sucre ou un jaune d'œuf, ou bien encore, de prendre une infusion, préparée avec 5 à 10 grammes de gratiole, pour 100 grammes d'eau ou de vin. Lorsqu'on veut produire un effet émétique on doit administrer, de préférence, la racine pulvérisée, à raison de 1 à 2 grammes.

La gratiole, comme tous les drastiques, produit une perturbation salutaire dans les maladies nerveuses, les affections du foie, les affections cutanées, la goutte, le rhumatisme, les engorgements et une foule d'autres maladies chroniques.

141 . Grémil (*Lithospermum officinale*). — Le grémil, familièrement appelé herbe aux perles, est une Borraginée qui abonde dans les jachères, les ruines, les lieux incultes et se remarque par sa tige rameuse, garnie de feuilles lancéolées, par ses fleurs d'un blanc jaunâtre, disposées en grappes, enfin par ses fruits, de couleur grise, durs et luisants. Ces fruits sont la seule partie de la plante, employée en médecine. Ils constituent un excellent diurétique, dont tout le monde peut user sans danger.

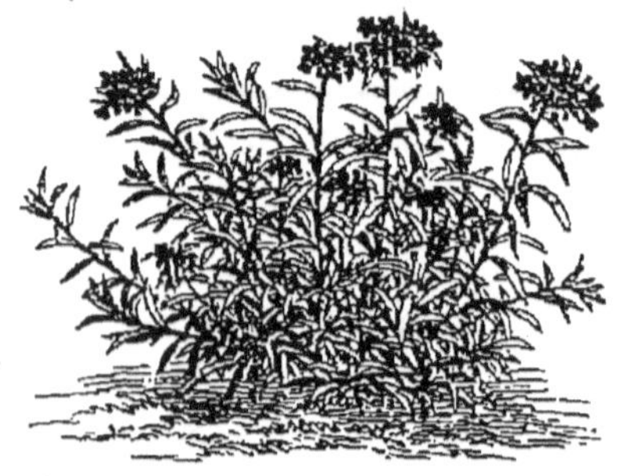

Grémil.

Dans les rétentions d'urine, la gravelle, le catarrhe vésical, la pierre, la goutte, les hydropisies, on prend soit l'infusion, préparée avec 3 ou 4 grammes de graines par kilo d'eau, soit l'émulsion, obtenue en mélangeant à 500 grammes d'eau bouillante, 30 à 60 grammes de semences de grémil broyées, au préalable, dans un mortier.

142. Grenadier (*Punica granatum*). — Bien connu et cultivé partout, cet arbuste au tronc grêle, recouvert d'une écorce brune et luisante, aux rameaux carrés, grisâtres, aux feuilles molles, vertes, luisantes, opposées, sessiles, ovales, lancéolées, aux grandes belles fleurs rouges, se plaît dans les terres à la fois légères et substancielles. Il demande une bonne exposition et se multiplie ordinairement par éclats de pieds ou marcottes. Toutes ses parties sont utiles.

Les feuilles, fraîches ou sèches, servent à préparer une tisane agréable qui, douée de propriétés toniques, convient dans les débilités d'estomac, le manque d'appétit, l'anémie, les pâles couleurs, les faiblesses générales. L'écorce, recueillie, dès le début du printemps, sur les jeunes rameaux, possède des vertus analogues. On l'a, en outre, employée comme fébrifuge. Dans le traitement des fièvres intermittentes, on donne cette écorce, en poudre, à raison de 12 à 15 grammes, dans l'intervalle des accès.

L'infusion des feuilles sèches du grenadier est stomachique et antispasmodique. Elle rend de grands services dans les indigestions, les vomissements, la migraine, les diarrhées chroniques, les courbatures, les convalescences, les frissons fébriles.

La partie souterraine constitue un excellent ténifuge. Pour faire périr le ver solitaire, on prend chaque matin, à jeun, durant plusieurs jours consécutifs, une forte tasse d'une décoction préparée avec 30 à 60 grammes de racine par litre d'eau. Puis, on favorise l'expulsion du ténia, au moyen d'une forte dose d'huile de ricin, soit 50 grammes.

Les fruits ou grenades ne sont pas moins précieux que les autres parties. On en prépare de bonnes liqueurs digestives, des boissons rafraîchissantes, fort utiles dans les maladies inflammatoires.

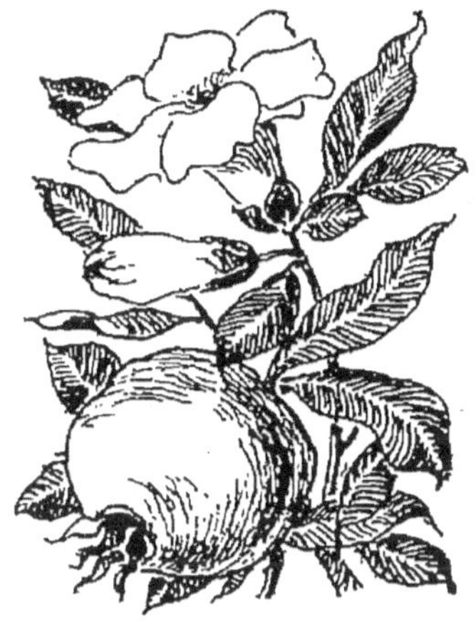

Grenadier.

Leur enveloppe est un tonique amer de premier ordre, analogue, quant à ses effets, à la gentiane et à la petite centaurée. Ajoutons que l'infusion de cette enveloppe desséchée, forme un remède, très efficace, dans les cas de coliques flatulentes.

La même tisane en lotions externes, déterge, assainit les plaies de mauvaise nature.

143. Groseillier (*Genre Ribes*). — Le groseillier donne son nom à la famille des Grossulariées. Cet arbrisseau rustique comprend deux espèces bien distinctes : le groseillier à grappes, dont on connaît trois sous-variétés, à fruits rouges, blancs ou noirs et le groseillier épineux, appelé aussi groseillier à maquereau.

Les groseilliers croissent, à l'état naturel, dans les régions montagneuses de l'Auvergne et de la Suisse. Cultivés dans la plupart des jardins, ils viennent à toutes les expositions et dans tous les terrains. Disons, toutefois, que les sols frais et de consistance moyenne sont ceux qui leur conviennent le mieux. On peut les propager par boutures ou marcottes. On les taille, chaque année, en ayant soin de retrancher les branches épuisées et de les remplacer par des rameaux jeunes et vigoureux.

Le groseillier rend de grands services en médecine domestique. Toutes ses parties sont précieuses.

Ses feuilles forment l'un de nos meilleurs toniques astringents indigènes. Leurs propriétés sont analogues à celles de l'écorce du chêne. On les administre, en poudre, sous forme d'infusion, dans la diarrhée, la dysenterie, les crachements de sang, la leucorrhée, les faiblesses d'estomac, le manque d'appétit, la chlorose ou pâles couleurs.

Elles donnent un bon gargarisme, dans les maladies ulcéreuses de la gorge et s'emploient, avec avantage en lotions externes dans les cas d'ulcères sanieux. Les feuilles du groseillier, contuses, s'appliquent souvent, avec succès, sur les coupures et autres plaies superficielles, ainsi que sur les tumeurs et les panaris.

La décoction concentrée de ces mêmes feuilles, prise à jeun, à raison d'une tasse, chaque matin, est recommandée contre la goutte, la pierre, la gravelle, l'ictère. La tisane, préparée avec l'écorce, jouit aussi d'une efficacité éprouvée dans toutes les maladies de la vessie. On l'emploie également ment comme fébrifuge.

Le vin dans lequel on a fait infuser longuement de jeunes pousses de groseillier, possède sous une forme agréable, toutes les propriétés médicinales de la plante.

Voici un remède précieux contre les nodosités de la goutte : Prenez feuilles de groseillier, de laurier commun, de romarin et de sauge, une poignée de chaque. Placez le tout dans un pot de grès, avec un litre de bon vin blanc. Laissez infuser, sur des cendres chaudes, durant 48 heures, puis filtrez. Ce liniment s'emploie en frictions prolongées sur les pieds et les mains.

Les fruits du groseillier sont tempérants et rafraîchissants. Leur suc, seul ou étendu d'eau, constitue une boisson fort utile dans les maladies aiguës, les fièvres inflammatoires. Ce suc rend de grands services, par ses propriétés diurétiques, dans la goutte, le rhumatisme, les obstructions viscérales, la jaunisse, l'hydropisie, la gravelle. Son usage a donné de bons résultats dans les affections cutanées rebelles, ainsi que dans les inflammations gastro-intestinales chroniques.

Les groseilles, desséchées au four, conservent bien leurs

propriétés. On peut, lorsqu'elles sont séches, les donner en poudre ou les administrer sous forme d'infusion.

Le suc des groseilles, soumis à la fermentation, forme un vin agréable qui, placé dans des bouteilles bien bouchées et soigneusement ficelées, acquiert, en vieillissant beaucoup de qualité.

Ajoutons qu'on fabrique, avec les fruits du groseillier noir, ou cassis, d'excellentes liqueurs digestives.

Les groseilles, rouges ou blanches, servent à fabriquer des sirops rafraîchissants. On en fait aussi une gelée très appréciée : Voici la manière de préparer cette confiture. Prenez une certaine quantité de groseil-

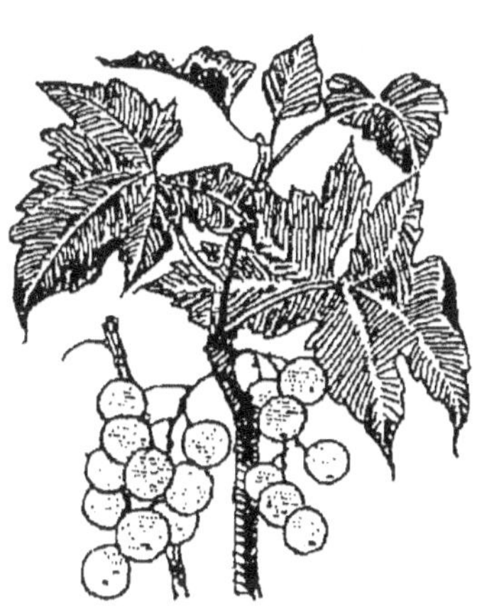

Groseillier.

les, exprimez-en le suc, passez ce jus dans un linge fin et mettez-le dans une casserole en cuivre, en y ajoutant poids égal de sucre en pain, cassé par morceaux. Placez la casserole sur un feu doux, puis portez lentement à l'ébullition. Lorsque vous jugez la consistance suffisante, retirez et conservez dans des pots.

144. Gui (*Viscum album*). — Tout le monde connaissant ce charmant arbrisseau, qui a été classé, par les botanistes parmi les Loranthacées, l'on me dispensera d'en faire ici une description détaillée. Je me contenterai donc de dire, en passant, qu'on distingue aisément le gui à ses feuilles persistantes, opposées, sessiles, oblongues, coriaces et d'un vert tirant sur le jaune, à ses petites fleurs, d'un vert jaunâtre, comme les feuilles, auxquelles succèdent des baies, d'un blanc translucide, qui renferment un suc visqueux, appelé viscine.

Le gui vit en parasite, sur le poirier, le pommier, le saule, le peuplier, le tilleul, le charme ; il se plaît également sur le mélèze, le sapin, l'érable, le sorbier, le robinier, l'aubépine, le frêne, mais, contrairement à ce que l'on croit d'ordinaire, il ne pousse jamais sur le chêne.

En détournant, à son profit, la sève des arbres par ses

longues racines, implantées dans l'écorce, il cause des ravages considérables.

Le gui est donc regardé, avec raison, comme un végétal nuisible. Mais il convient d'ajouter qu'à côté de ses défauts, il a de grandes qualités.

Ses feuilles et ses jeunes tiges fournissent un excellent fourrage, pour les animaux de la ferme. Cette nourriture augmente sensiblement la sécrétion — et la qualité — du lait, chez les vaches, les chèvres et les brebis.

Les baies du gui peuvent être données aux volailles, qui les recherchent avec avidité.

Ces mêmes baies servent à fabriquer la glu, substance éminemment tenace, avec laquelle on attrape beaucoup trop de petits oiseaux dans les campagnes : Voici la manière de procéder à cette préparation : après avoir haché une certaine quantité de rameaux, de feuilles et de

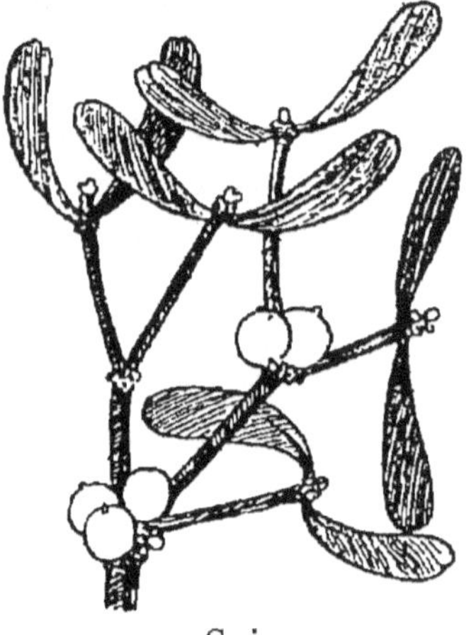
Gui.

baies de gui, on les bat, avec un maillet, jusqu'à obtention d'une pâte épaisse et bien homogène. Cette pâte est, ensuite, malaxée sous un filet d'eau froide et placée dans un endroit frais. Après quelques jours de fermentation, elle s'est transformée en une matière visqueuse, qu'on peut employer pour faire des gluaux.

Passons maintenant aux propriétés médicinales de notre arbrisseau. L'écorce des rameaux, qu'on doit recueillir au mois de février, a une saveur âcre, amère, fort peu agréable. On en fait une décoction, de 60 à 80 grammes par litre d'eau, que l'on prend, par tasses, pour produire une action légèrement tonique et astringente. Comme fébrifuge, il faut administrer 15 ou 20 grammes d'écorce en poudre, avant l'accès, dans du miel, ou sous toute autre forme. Une décoction concentrée de feuilles ou d'écorce fraîche, produirait des effets analogues et serait même probablement plus efficace, attendu que la dessiccation enlève au gui une bonne partie de son énergie curative.

Les paysans ont, de tous temps, dans leur médecine traditionnelle, employé le gui dans le traitement de l'asthme, de l'épilepsie, des convulsions. Ce remède, pour être empirique, n'en est pas moins très efficace et je l'ai vu, pour ma part, réussir dans les diverses affections que je viens de citer.

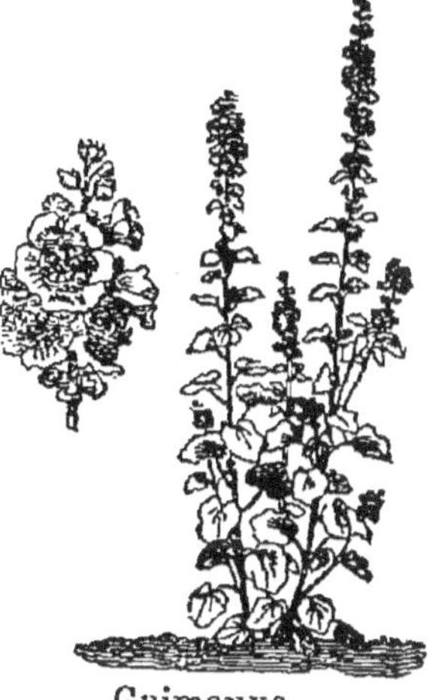

Guimauve.

145. Guimauve (*Althæa officinalis*). — Voir plus loin: Mauve à feuilles rondes.

146. Haricot (*Phaseolus vulgaris*). —Cette Légumineuse qui rend, dans l'alimentation, de si importants services, comprend une infinité d'espèces, naines ou grimpantes, à grain blanc, noir, rouge, jaune ou marbré. Nous nous bornerons à indiquer, ici, les meilleures d'entre ces variétés.

Parmi les haricots nains, citons : flageolet blanc, blanc à longues rames, flageolet merveille de France, noir hâtif de Belgique, beurre d'Alger, jaune de la Chine, nain blanc hâtif.

Les espèces de haricots grimpants le plus recommandables sont : Soissons blanc, sabre d'Espagne, vert, rouge ou bicolore, du Cap, intestin, blanc géant, de Prague, marbré, princesse.

Le haricot se sème dans un sol meuble, substantiel, bien exposé, frais, mais sans humidité excessive. Les semis se font en rayons, à des époques qui varient suivant les climats. On les commence, dès le mois de mars, dans le Midi et vers la fin d'avril seulement, dans le Nord. Ils peuvent être continués jusqu'au mois d'août. On bine, de temps à autre, et on arrose copieusement durant les grandes chaleurs.

Lorsque les variétés grimpantes ont atteint une hauteur de 30 à 40 centimètres, il est nécessaire de les munir de rames.

Les gousses, qui n'ont pas été consommées, à l'état vert, doivent être récoltées, à leur maturité, qui a lieu à l'automne. On les expose, pendant plusieurs jours, au soleil, pour achever leur dessiccation. Après quoi, les graines sont séparées des enveloppes par le battage et conservées en endroit sec.

Le haricot n'est pas seulement l'une de nos plantes potagères les plus précieuses. Il mérite, encore, d'occuper une place honorable parmi nos végétaux curatifs indigènes.

Ses gousses, mangées à l'état vert, forment un remède excellent contre les coliques, les indigestions, les vomissements. Leur suc exprimé, pris à la dose d'un verre, chaque matin, est un puissant diurétique, très efficace dans la pierre, la gravelle, les rétentions d'urine, et toutes les affections de la vessie.

Lorsqu'on a été mordu par un chien, un chat ou tout autre animal non enragé, on obtient la guérison rapide de la plaie, en maintenant, sur les parties

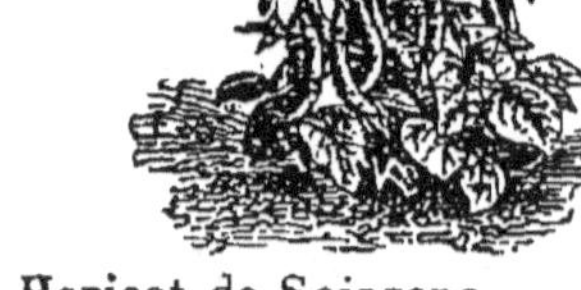

Haricot de Soissons.

blessées, des cataplasmes de haricot (feuilles, tiges ou gousses pilées).

Les haricots secs, écrasés après cuisson, s'appliquent, avec avantage, sur les brûlures, les érysipèles, les excoriations, les dartres enflammées. Leur décoction, en lotions répétées sur les seins, dissipe les engorgements laiteux.

147. Hêtre. (*Fagus sylvatica*), — Communément désigné sous les appellations vulgaires de fau, fayard, fayeau, fouteau, foyard, fonteau, le hêtre est un arbre de la famille des Cupulifères, qui peut atteindre jusqu'à 45 mètres de hauteur.

Ses caractères distinctifs les plus saillants sont les suivants :

Tronc droit, revêtu d'une écorce lisse, rameaux un peu retombants, cime touffue ; feuilles ovales, pétiolées, aiguës, munies de 2 stipules coriaces, de couleur brune, fleurs à pistil, disposées en chatons ; fruits triangulaires, renfermés dans une cupule épineuse

Les fruits du hêtre, appelés faînes, renferment une notable proportion d'une huile comestible et propre pour l'éclairage. Les tourteaux, provenant de la fabrication de cette huile, peuvent être utilisés dans l'alimentation des oiseaux de basse-cour et des animaux domestiques. Toutefois, il ne faut jamais les donner aux chevaux car ils sont, pour eux, un poison mortel.

L'on ne doit pas oublier, du reste, que les faînes renferment un principe toxique et que, mangées en grande quantité, elles peuvent donner lieu, chez l'homme, à de graves accidents.

Aussi, bien que les fruits du hêtre possèdent une saveur agréable, semblable à celle de la noisette, est-il prudent de n'en jamais faire usage.

La thérapeutique n'emploie guère que l'écorce de l'arbre qui nous occupe, laquelle écorce, est douée d'incontestables vertus fébrifuges. Dans les fièvres intermittentes, on l'administre, une

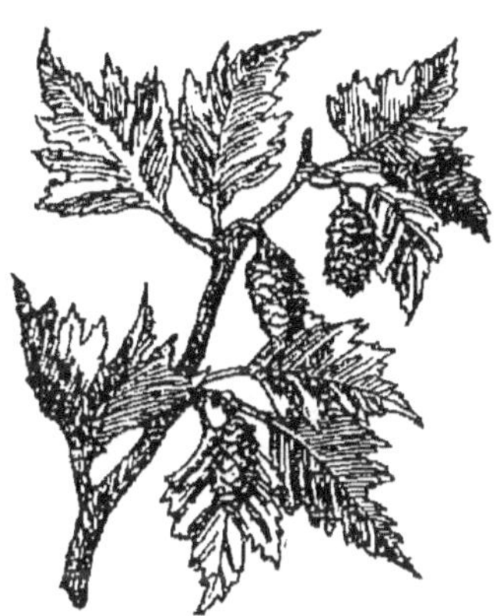

Rameau de Hêtre.

heure environ avant l'arrivée de l'accès, sous forme de décoction, à la dose de 30 grammes pour 250 grammes d'eau. Donnée en poudre, à raison de 25 à 30 grammes, elle forme un éméto-cathartique excellent et très recommandé, dans le traitement de la goutte, du rhumatisme, des hydropisies, des affections cutanées rebelles.

On doit recueillir l'écorce du hêtre, au mois de février, sur les rameaux de 2 à 3 ans. Pour en opérer la dessiccation, on la lie par bottes peu serrées qu'on suspend au plafond d'un local bien aéré.

148. Houblon (*Humulus lupulus*). — Très commune dans les haies, les buissons, les lieux humides et ombragés, cette belle plante grimpante, s'élève souvent, jusqu'à 5 ou 6 mètres. Elle appartient, avec le chanvre dont je vous ai parlé plus haut, à la famille des Urticées, tribu des Cannabinées. Il est aisé de la reconnaître à ses tiges minces, flexibles, rondes, rudes au toucher ; à ses grandes feuilles vertes, supportées par un long pétiole, opposées, larges profondément découpées, bordées de dents et à ses fleurs mâles et femelles formant, les premières, des grappes terminales ou axillaires, les secondes, des cônes écailleux qui, de blanchâtres, deviennent d'un beau jaune doré à leur maturité.

C'est en vue de ses cônes florifères, employés pour parfumer la bière et lui communiquer la saveur amère spéciale qui la fait rechercher, que le houblon est cultivé, sur une grande échelle dans les départements de l'Est, en Belgique et en Allemagne.

Le végétal qui nous occupe aime les terres humides, profondes et substantielles. Pour le reproduire, il suffit de mettre en terre, à l'automne, quelques tiges vertes, roulées en pelote. Ces tiges prennent racine et, dès le début du printemps suivant, émettent de nombreuses pousses.

On donne au houblon un binage léger vers le mois de mars. Dès que les pousses ont acquis un certain développement, on les munit de longues rames.

La récolte a lieu vers la fin d'août, époque à laquelle les cônes arrivent à maturité. Les fleurs sont séparées des tiges et soumises, dans un four ou une étuve, à une dessiccation rapide.

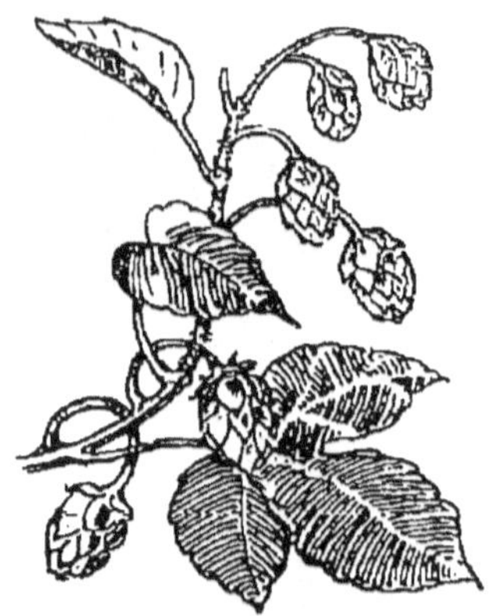

Houblon.

Les cônes florifères du houblon ne sont pas seulement précieux pour la fabrication de la bière ; ils rendent encore d'importants services en médecine, en raison de leurs propriétés toniques et apéritives.

De même que la gentiane, la petite centaurée et tous les agents de la même catégorie, le houblon est fort utile, comme adjuvant du traitement spécial, dans un grand nombre de maladies chroniques, dans les convalescences, les débilités prolongées, l'anémie, la chlorose, le rachitisme, les affections scrofuleuses, les engorgements des viscères, le scorbut, la diarrhée, les dartres et autres affections cutanées. L'on peut donner l'infusion ou la décoction, préparée avec 15 à 60 grammes de cônes séchés par kilogramme d'eau. Le même remède a produit d'excellents effets, dans le traitement des fièvres intermittentes et des fièvres paludéennes. C'est, en outre, l'un de nos meilleurs vermifuges.

Les fleurs du houblon renferment une poussière jaune, appelée *lupulin*, qui leur donne une vertu sédative.

Le lupulin, pris intérieurement à raison de 20 à 25 centigrammes dans du miel ou un jaune d'œuf, est un puissant anaphrodisiaque. On l'administre encore, avec succès, dans le délire des fièvres ardentes, les agitations d'esprit, dans les insomnies, les maladies nerveuses, etc...

Les fleurs du houblon, pulvérisées, chauffées légèrement, et appliquées sur les parties douloureuses, dans les névralgies, les abcès chauds, les plaies vives, les brûlures, font cesser promptement la souffrance.

Les feuilles de la plante qui nous occupe possèdent toutes les propriétés des cônes mais sont beaucoup moins énergiques.

Les jeunes pousses du houblon tiennent lieu d'asperges, dans quelques régions.

Les tiges sont flexibles comme celles du chanvre. Leur ténacité et leur souplesse les rendent propres à faire des liens, des corbeilles, des paniers.

Enfin, les feuilles s'utilisent dans l'alimentation des animaux.

149. **Houx** (petit) (*Ruscus aculeatus*). — Le petit houx vulgo : buis piquant, housson, bruse, myrte épineux, fragon, houx-frelon, appartient à la famille des Asparaginées. Il est facile à reconnaître à son port, analogue à celui du myrte, à ses *fausses* feuilles, épaisses, luisantes, toujours vertes et armées, à leur extrémité, de piquants aigus, enfin à ses petites baies rouges, qui atteignent la grosseur d'une cerise sauvage.

Les tiges du petit houx, lorsqu'elles sont jeunes et tendres, sont comestibles et pour ne pas démentir leur origine, s'emploient, en guise d'asperges, dans certaines contrées.

La racine blanche, un peu amère est douée de propriétés diurétiques et apéritives. Elle augmente la sécrétion des urines et ouvre l'appétit, en facilitant l'expulsion des matières qui agissent d'une façon défavorable sur la santé et occasionnent certaines maladies, comme la goutte, le rhumatisme, la jaunisse. On donne, d'ordinaire une décoction, préparée en faisant bouillir, lentement, 50 grammes de racine, dans un litre d'eau.

En remplaçant la racine par les feuilles, l'on obtient une tisane fébrifuge qui, comme celle de buis, a donné, dans maintes circonstances, des résultats surprenants, là même où avait échoué le sulfate de quinine. On doit prendre 3 tasses de cette décoction, deux heures environ avant le retour présumé de l'accès.

Les racines du petit houx se récoltent en février-mars. Après les avoir soigneusement lavées et épluchées, on les suspend, par petites bottes, dans un local bien ventilé.

Il ne faut pas confondre avec le végétal que nous venons d'examiner, le grand houx (*ilex aquifolium*) arbuste de la famille des Ilicinées, haut d'un mètre et plus, très commun dans les bois, les lieux arides et incultes et dénommé familièrement bois franc, agriou, agrifau, hou-hou, garus.

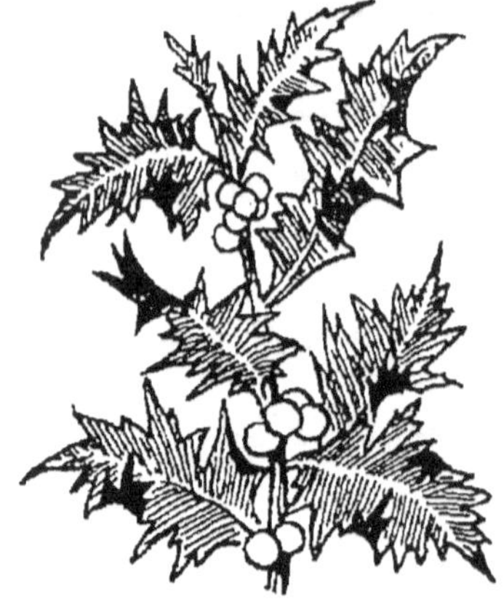

Grand-Houx.

Les propriétés du grand houx sont, en tous points, semblables à celles du *ruscus aculeatus*. Ses baies sont, en outre employées comme purgatives.

La seconde écorce de *l'ilex aquifolium* enfouie, durant un mois environ, dans un tas de fumier, donne une excellente glu que l'on peut conserver dans l'eau et qui s'utilise pour faire des gluaux. Cette glu, en applications répétées, est recommandée pour hâter la résolution des abcès et des tumeurs rebelles.

150. **Hyèble** (*Sambucus ebulus*). — L'hyèble ou petit sureau, petit seu, est une Caprifoliacée, qu'on rencontre surtout, dans les sols humides, argileux et profonds, dans les prairies marécageuses, où elle montre, de juin en août, ses fleurs, disposées en corymbes terminaux ombelliformes, d'un blanc verdâtre, que remplacent, vers la fin de l'été, des baies globuleuses, qui passent du vert au bleu noirâtre

à la maturité. La tige, haute de 1 mètre environ, est droite, striée, cylindrique ; elle part d'une racine jaune et fibreuse, de la grosseur du doigt et porte des feuilles pétoliées composées, à 7, 9 folioles, ovales, lancéolées.

Toutes les parties de l'hyèble exhalent une odeur vireuse, et possèdent une saveur nauséeuse et âcre.

La thérapeutique emploie les feuilles, la racine et les fleurs.

Ces dernières, séchées à l'ombre, servent à préparer une infusion sudorifique, diurétique et légèrement laxative — 5 à 15 grammes par litre d'eau — très utile dans le rhumatisme, la goutte, les refroidissements, les engorgements,

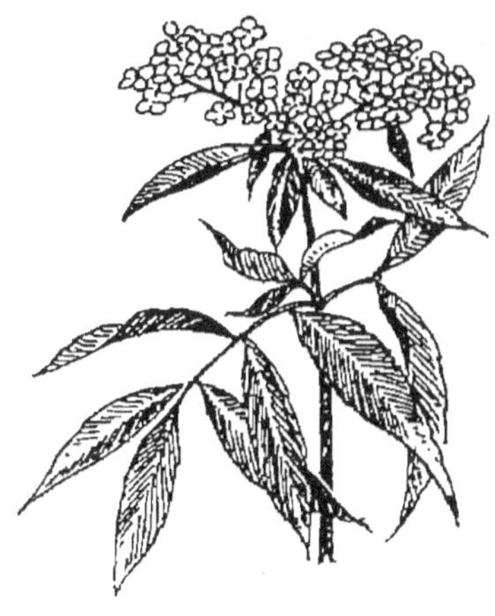

Hyèble.

les rétentions d'urine, les diverses formes d'hydropisie.

La racine, râpée et mêlée à du miel, s'administre, avec avantage, dans les cas de constipations opiniâtres.

Les jeunes pousses et les feuilles fraîches, en décoction dans de l'eau ou du petit-lait, agissent comme purgatives.

Bouillies avec du persil, elles forment un cataplasme adoucissant pour les hémorroïdes.

151. Hyssope officinale (*Hyssopus officinalis*). — On a rangé l'hyssope officinale dans la grande famille des Labiées, qui nous a déjà fourni plusieurs sujets d'études fort intéressants...

Cette plante vivace vient, à l'état naturel, dans les terrains secs et pierreux. On la cultive dans un grand nombre de jardins, à cause de ses emplois médicaux et, surtout, en vue de ses feuilles qui, très aromatiques, s'emploient journellement en cuisine comme condiment.

L'hyssope est vivace. Sa tige, rameuse, dépasse rarement une hauteur de 60 centimètres. Elle est garnie de feuilles sessiles, épaisses, lancéolées, aiguës. Les fleurs, qui s'épanouissent, durant toute la belle saison, sont blanches, roses, ou d'un pourpre bleuâtre et forment des épis terminaux,

L'hyssope est tonique, stimulante, stomachique, expec-

torante, sudorifique, vermifuge, emménagogue et vulnéraire.

On prépare, avec les sommités fleuries, récoltées vers le
milieu de l'été et séchées à l'ombre, une
infusion, 15 à 20 grammes pour 500 grammes
d'eau, qui rend de grands services, à l'intérieur, dans les faiblesses d'estomac, les débilités générales, l'inappétence, les digestions
laborieuses, les coliques fla-
tulentes, l'asthme humide,
les affections chroniques de
la poitrine et du poumon, les
retards des règles, les vers
intestinaux et, extérieurement, en gargarismes, dans
le mal de gorge et en lo-
tions sur les blessures contuses, les coups, les meurtrissures.

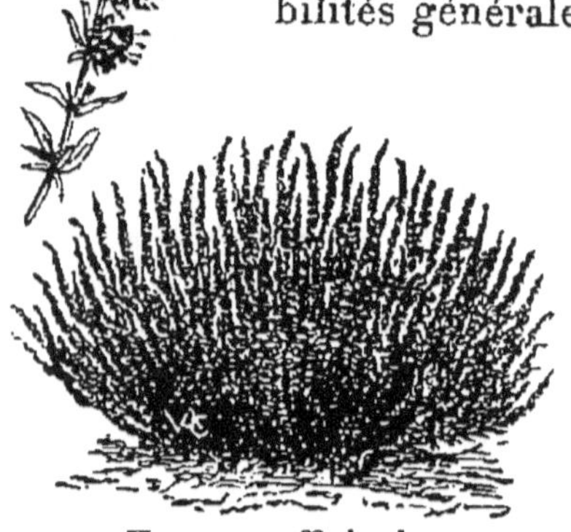

Hyssope officinale.

Voici un remède excellent
contre les ecchymoses des paupières provenant de
l'ophtalmie catarrhale :

Faites bouillir, dans 500 grammes d'eau, avec une poignée de son, 25 grammes de feuilles d'hyssope hachées.
Après une demi-heure d'ébullition, passez le liquide dans
un linge, avec expression. Cette décoction s'emploie en
compresses sur les yeux.

152. **If** (*Taxus baccata*). — Deux mots touchant l'if,
arbre de la famille des Conifères qui vient naturellement,
dans les régions montagneuses de l'Italie, de la Suisse et de
la France méridionale et est fréquemment cultivé, dans les
jardins et les parcs, pour la beauté de son feuillage toujours
vert.

L'if se distingue par sa tige raboteuse, dont la hauteur
dépasse souvent 15 mètres, par ses petites feuilles d'un
vert sombre, disposées sur deux rangs le long des rameaux,
par ses fleurs, en forme de cônes, auxquelles succèdent de
petites baies de la grosseur d'un grain de cassis, douées
d'une saveur sucrée et qui acquièrent, en mûrissant, une
belle couleur rouge.

On propage l'arbre qui nous occupe par semis de ses

graines ou par marcottes, de préférence, à une exposition
ombragée, dans une terre humide et profonde.

Le bois de notre conifère, d'un rouge orangé, est très
dur et fort apprécié, des tourneurs, des menuisiers, des
charrons, des ébénistes. Les ra-
meaux l'utilisent pour le chauffage.

L'if renferme un principe délétère
et agit, chez l'homme, à la façon des
poisons narcotico-âcres. Aussi,
doit-il être employé, dans la thérapeutique interne, avec la plus grande
circonspection.

L'infusion de ses feuilles ou de
son écorce, à dose très minime, peut
rendre des services, dans les affections goutteuses et rhumatismales
chroniques, sans inflammation.

Les propriétés excitantes et emménagogues de l'if sont bien connues
dans les campagnes. Les femmes

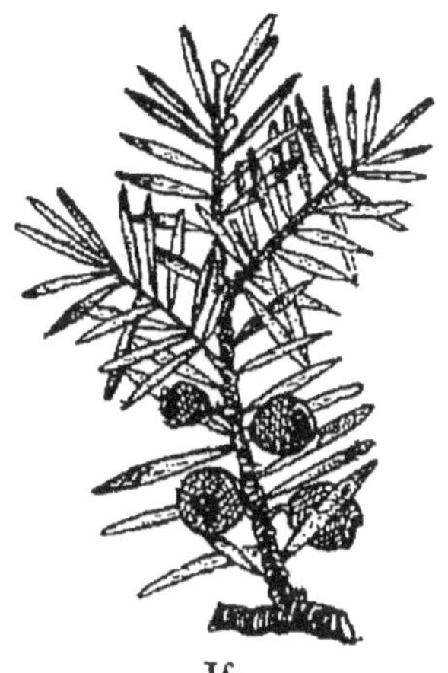

If.

abusent souvent de ce remède dangereux, dont l'usage in-
considéré, a causé, à maintes reprises, de mortels accidents.

A l'extérieur, tout le monde peut, sans inconvénient
aucun, mettre à profit les vertus détersives de la décoction
concentrée des feuilles ou de l'écorce, dans les cas de plaies
rebelles et d'ulcères de mauvaise nature.

Les baies de l'if sont inoffensives. Leur suc, à la dose de
20 à 25 grammes, constitue un excellent laxatif doux et un
bon diurétique. Le même suc a, pendant longtemps, été
considéré comme l'antidote par excellence du venin de la
vipère.

153. Igname de Chine. (*Dioscorea batatas*). — Cette
Asparaginée, originaire de l'Orient et importée, en France,
vers le milieu du siècle dernier, est cultivée, aujourd'hui,
dans un grand nombre de jardins, à cause de sa racine très
volumineuse, dont la saveur agréable, rappelle celle de la
pomme de terre.

L'igname se propage communément par plantation de ses
tubercules les plus petits. Ceux-ci sont enterrés peu profondément, au commencement du printemps, à environ
60 centimètres les uns des autres, dans un sol riche, meuble et

bien fumé. Peu de temps après la plantation, on voit paraître des tiges minces, portant des feuilles cordiformes. Ces tiges, étant volubiles et atteignant souvent plus d'un mètre de hauteur, doivent être soutenues par de longues rames.

On donne, à la plante qui nous occupe, dans le courant de l'été, un ou deux binages et des arrosages copieux, durant les grandes chaleurs.

L'igname étant vivace, on ne l'arrache, d'ordinaire qu'au fur et à mesure des besoins. Cet arrachage présente quelques difficultés car les racines s'enfoncent souvent très profondément, dans le sol.

L'igname s'accommode de diverses façons. En général, toutes les préparations qui conviennent à la pomme de terre peuvent lui être appliquées.

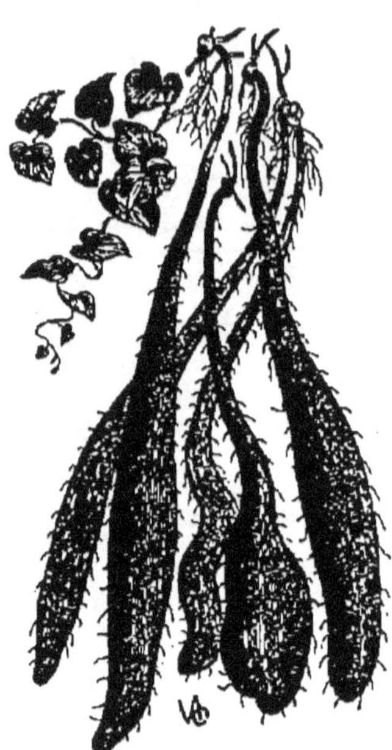

Igname de Chine.

L'on peut, étant donné son rendement exceptionnel, cultiver cette plante, avec avantage, en vue de l'alimentation des bestiaux.

L'igname rend quelques services en médecine. Ses feuilles sont adoucissantes ; leur infusion est douée de vertus laxatives. On fait, avec la racine écrasée, des cataplasmes émollients. Enfin le suc, exprimé de ces mêmes tubercules, agit intérieurement, comme diurétique.

154. Iris d'Allemagne (*Iris germanica*). — Encore appelé flamme, flambe, glais, courtrai, passerage, lirquo, glaieul bleu, l'iris d'Allemagne donne son nom à la famille des Iridées, dont il est le type.

D'un rhizome noueux, épais et charnu, brun extérieurement, blanc en dedans, part une hampe, haute de 50 à 70 centimètres, garnie, à sa base, de longues feuilles d'un vert cendré, aigues, ensiformes — c'est-à-dire en forme d'épée — et à l'extrémité de laquelle apparaissent, durant la belle saison, de grandes belles fleurs d'un bleu violacé, marquées d'une crête jaune, sur les pièces externes.

La nature fait croître spontanément l'iris germanique sur les rochers, les ruines, les vieilles murailles, les lieux humides et incultes. On multiplie cette plante, dans les jardins, par semis ou par division des touffes, au printemps.

La racine de l'iris germanique est la partie la plus intéressante. Elle possède, lorsqu'elle est fraîche, une saveur âcre, amère nauséeuse, et une odeur désagréable, mais acquiert, par la dessiccation, un suave parfum de violette. Aussi est-elle fréquemment employée, en parfumerie.

Pour la sécher, on l'arrache, à l'automne ou au début du printemps et, après l'avoir débarrassée de son écorce, on l'expose à la chaleur modérée d'un four.

En médecine, le rhizome de notre iridée agit comme éméto-cathartique et diurétique. Lorsqu'on veut faire évacuer l'estomac ou l'intestin, il suffit de prendre une forte tasse d'une décoction, préparée avec 60 à 90 grammes de racine fraîche par kilogramme d'eau, ou bien 3 à 5 grammes de poudre d'iris, en mélange avec du miel.

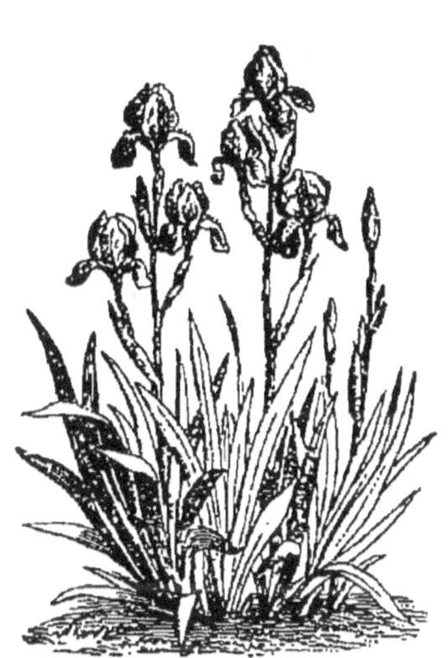

Iris germanique.

La même poudre, administrée, à raison de 25 centigrammes à 2 grammes, suivant l'âge et les tempéraments, favorise l'expectoration des crachats, dans l'asthme, les vieux rhumes, le catarrhe chronique du poumon. Elle peut, en outre faire périr les vers intestinaux.

Les hydropiques se trouvent ordinairement très bien de l'usage prolongé d'un vin obtenu, en faisant macérer longuement, dans 1 litre de vin blanc, 250 grammes de racine d'iris.

La plante qui nous occupe a été employée contre la rage, mais avec un succès douteux.

Terminons, en disant que, pour faire disparaître la fétidité de l'haleine, il suffit de mâcher un morceau de racine d'iris.

Les propriétés de l'iris jaune ou iris des marais (*iris*

pseudo-acorus) et celles de l'iris fétide (*iris fœtidissima*) sont, en tous points, semblables aux vertus de l'iris germanique.

156. Jasmin (*Jasminum*). — Les tiges sarmenteuses et grimpantes de cet arbuste charmant sont souvent employées pour garnir les treillages de clôture et les tonnelles, à cause de l'effet ornemental de leurs feuilles vertes et, surtout, de leurs jolies petites fleurs blanches, qui apparaissent, pendant toute la belle saison et dégagent une odeur douce et pénétrante des plus agréables

Le jasmin est de la famille des Oléinées ou Oléacées, il vient dans tous les terrains et à toutes les expositions, mais préfère un sol profond, substantiel et une situation ombragée.

Les fleurs sont employées dans la parfumerie, mais comme leur essence n'a pu encore être isolée, on les renferme dans des caisses, avec des savons, pâtes, huiles et autres articles de toilette et ceux-ci s'approprient très bien l'odeur vanillée du jasmin.

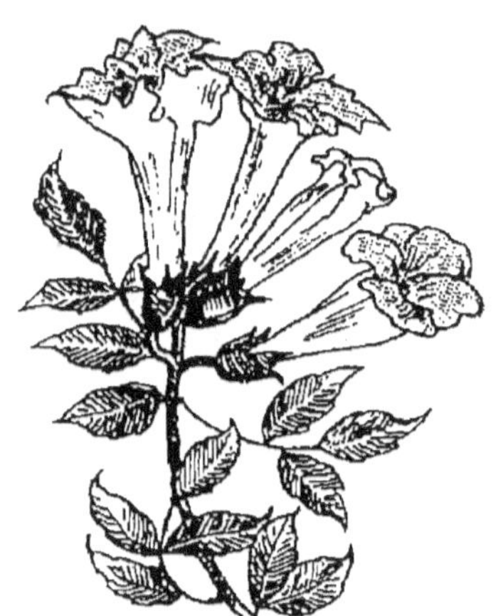

Jasmin.

Pour ce qui est des vertus curatives de notre oléacée, elles sont, en tous points, semblables à celles que nous avons examinées chez le frêne, de sorte que nous n'y reviendrons pas.

155. Joubarde (grande) (*Sempervivum tectorum*). — Vulgairement dénommée artichaut bâtard, barbe de Jupiter, herbe aux cors, la grande joubarde est une plante de la famille des Crassulacées, facilement reconnaissable à ses feuilles toujours vertes, épaisses, charnues, ciliées et imbriquées, à ses fleurs roses ou purpurines, disposées en corymbes, à l'extrémité des tiges et dont la floraison a lieu de juillet en octobre.

La grande joubarde est très commune dans les endroits secs et arides, sur les vieux murs, les rochers.

La médecine n'emploie guère que les feuilles fraîches

de la plante qui nous occupe. Ces feuilles contuses, en applications répétées, font tomber les verrues et les cors. Leur suc, en compresses, calme la douleur des brûlures, des dartres enflammées, des abcès, des excoriations, des hémorroïdes, soulage les maux de tête nerveux, la migraine. Mêlée à de l'huile et du miel, il forme un bon gargarisme contre les aphtes et les ulcérations de la gorge. On introduit ce mélange dans la bouche, à l'aide d'un petit pinceau spécial.

A l'intérieur, la joubarde agit comme rafraîchissante et antiscorbutique. On en fait un fréquent usage, dans les campagnes, contre les fièvres inflammatoires ou bilieuses.

Il ne faut pas confondre la plante que nous venons d'examiner avec la petite joubarde ou vermiculaire (*sedum acre*) encore appelée poivre de muraille, pain d'oiseau, sédon âcre, orpin brûlant, trique-madame, herbe Saint-Jean, qui vient abondamment dans les terrains arides, sur les toits et les décombres.

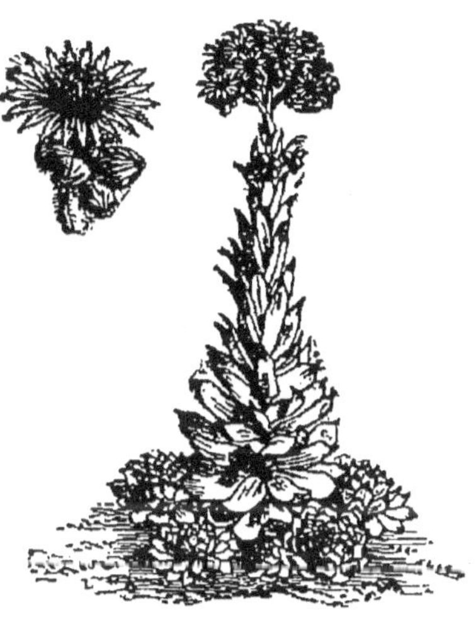

Joubarbe.

Ses tiges glabres, peu rameuses, presque rampantes, sont hautes de 10 à 15 centimètres ; elles portent des feuilles ovales, sessiles, épaisses, vertes ou rougeâtres. Les petites fleurs jaunes sont disposées, comme celles du *sempervimum tectorum*, en corymbes terminaux. La vermiculaire est une plante très active et, par suite, dangereuse en des mains inexpérimentées.

Les médecins mettent à profit ses vertus cathartiques dans un grand nombre de maladies. Ses feuilles, séchées promptement au four, réduites en poudre et prises dans du sucre, à la dose de 50 centigrammes à 2 grammes, ont donné d'excellents résultats dans le traitement de l'épilepsie et des maladies nerveuses.

Dans la médecine externe, l'usage de la petite joubarbe, ne présente aucun inconvénient. Son suc est un bon détersif des plaies de mauvaise nature et des ulcères cancéreux. Les cataplasmes faits avec la plante pilée, amènent la prompte résolution des épanchements glanduleux et des engorgements lymphatiques. Disons, en passant, que les mêmes cataplasmes, forment un bon coricide et guérissent, en outre, promptement, la gale et la teigne. La vermiculaire, appliquée contuse sur le front, calme les maux de tête nerveux et le délire des fièvres ardentes. Enfin le suc de notre crassulacée, mélangé, en parties égales, à de l'huile de noix et avec le quart de son volume d'esprit de vin, est un remède souverain contre les brûlures et les érysipèles.

157. — Julienne (*Hesperis matronalis*). — Cette plante annuelle, qui figure dans tous les parterres, appartient à la grande famille des Crucifères, chez laquelle nous avons déjà étudié le chou, le cresson, le cochléaria, le colza, la bourse à pasteur. On la connaît sous les noms de giroflée musquée, julienne des dames, damas, beurrée, aragone bassolette, hespéride des jardins.

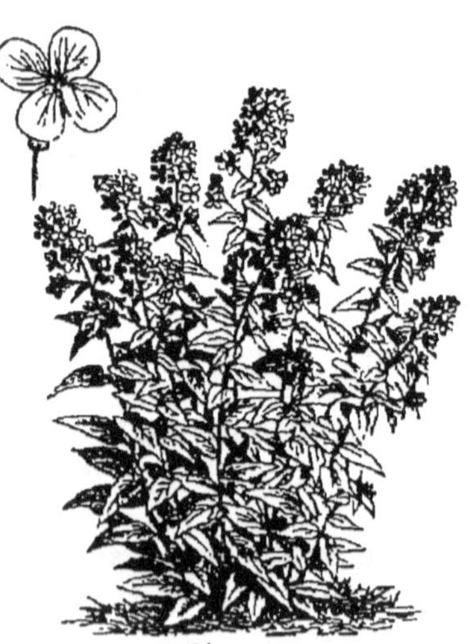

Julienne.

Il suffit de l'avoir vue une fois pour la reconnaître à ses tiges cylindriques, longues de 50 à 70 centimètres, couvertes de feuilles ovales, lancéolées, aiguës, légèrement dentées et à ses fleurs odorantes blanches, lilas, roses ou purpurines, suivant les espèces.

Le suc de la plante, coupé avec du lait, est recommandé dans l'asthme humide, les bronchites, les catarrhes chroniques du poumon, les scrofules, le scorbut. L'infusion ou la décoction vineuse, excite toutes les sécrétions, notamment celle des urines et de la sueur.

Les qualités diurétiques de ces préparations, en font un remède précieux dans la goutte, la gravelle, le rhumatisme chronique, les maladies du foie et de la peau, les infiltrations aqueuses et les diverses formes d'hydropisie.

A l'extérieur, on emploie le suc ou les feuilles de la julienne pilée, pour hâter la résolution des abcès froids et des tumeurs scrofuleuses.

158. Jusquiame noire (*Hyoscyamus niger*). — La famille des Solanées, chez laquelle nous avons étudié déjà la belladone et la douce-amère, renferme, en général, des plantes très actives qui rendent, pour la plupart, d'importants ser-

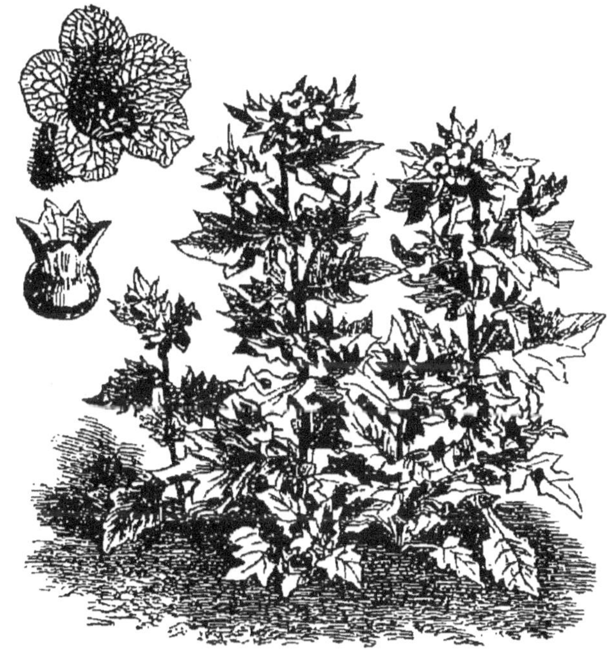

Jusquiame noire.

vices en médecine, mais dont l'emploi réclame une extrême circonspection. Ainsi, la jusquiame noire, qui a été classée dans cette famille, ne doit être employée, à l'intérieur, qu'avec une grande prudence, car elle renferme, dans toutes ses parties, un violent toxique.

On distingue la jusquiame aux caractères botaniques suivants : tige, haute de 60 centimètres environ, velue, cylindrique, rameuse, racine bis annuelle, épaisse et ridée, brune à l'extérieur, blanchâtre en dedans, feuilles alternes, ovales, sessiles, cotonneuses, profondément découpées ; fleurs jaunes, veinées de rouge, disposées en épis, à l'extrémité des rameaux ; fruits ou capsules à deux loges, qui laissent échapper, à la maturité, de nombreuses graines grisâtres, finement réticulées.

La plante qui nous occupe a été surnommée potelée, hannebane, herbe aux engelures, mort aux poules, porcelet, herbe aux teigneux, careillade Toutes ses parties dégagent, à l'état frais, une odeur vireuse, repoussante, qui diminue sensiblement par la dessiccation. C'est un poison narcotico-âcre, qui cause d'abord une excitation générale, puis des nausées, des vomissements, une sorte de folie, un délire furieux et les spasmes, précurseurs de la mort. Chose étrange, la jusquiame est recherchée par la plupart des animaux domestiques et ne leur fait aucun mal.

Notre solanée est un remède précieux, dans les névralgies. On l'emploie, également, pour calmer la douleur, prévenir ou arrêter les convulsions qui accompagnent beaucoup d'affections nerveuses, comme l'hystérie, l'épilepsie, etc... Dans ces divers cas, l'on donne, par jour, à la dose de 15 à 60 grammes avec précaution et progressivement, l'infusion, préparée avec 2 à 4 grammes de feuilles sèches par kilogramme d'eau.

La jusquiame, employée à la fois à l'intérieur et extérieurement, modifie la vitalité des tumeurs, des engorgements, des éruptions dartreuses.

La plante bouillie, en cataplasmes, compte de nombreux succès, dans les douleurs de goutte, les entorses, les contusions, l'enflammation des mamelles. La poudre des feuilles, sous forme de cigarettes, procure un soulagement notable, dans l'asthme et autres maladies des voies respiratoires.

159. Laitue vireuse (*Lactuca virosa*). — La laitue vireuse qu'on rencontre dans les haies, les décombres, les lieux incultes, sur le bord des chemins, où elle montre, durant toute la belle saison, ses fleurs jaunes, disposées en panicules rameuses, à l'extrémité des tiges, appartient à la famille des Composées.

On l'appelle parfois laitron, laitue sauvage, laitue fétide. Toutes ses parties renferment un latex abondant, de saveur amère, qui agit comme narcotique et, dans beaucoup de cas, peut remplacer avantageusement l'opium qui, quoique plus énergique, a le défaut de provoquer, chez nombre de sujets, une constipation opiniâtre.

On administre le suc exprimé de la plante fraîche, à raison de 5 à 60 grammes ou l'extrait du suc, appelé *lactuarium*, qui s'obtient en desséchant, à l'étuve, le jus laiteux de notre composée.

La laitue compte de nombreux succès dans l'asthme, la coqueluche, la bronchite ; c'est également un bon remède dans la jaunisse, les douleurs d'entrailles et les engorgements de la rate et du foie.

La décoction, préparée avec 60 grammes de feuilles p a r l i t r e d'eau, prise, à raison d'un verre, le soir en se mettant au lit, pro-

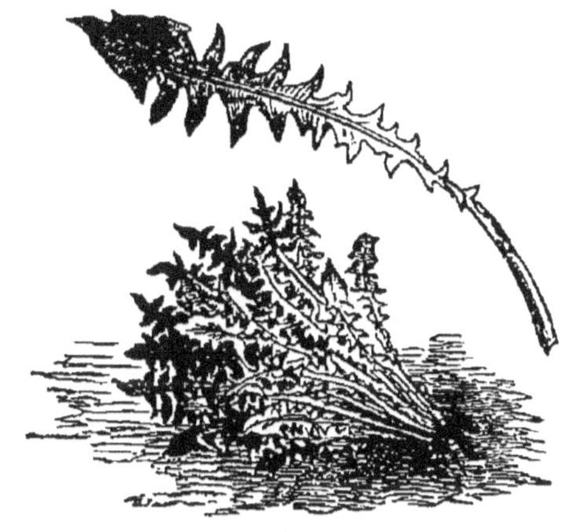
Laitue.

cure un sommeil paisible et convient surtout aux personnes nerveuses ou d'un tempérament sensuel.

Disons, toutefois, qu'il serait dangereux d'abuser des préparations à base de laitue vireuse car, la composée qui nous occupe, à dose tant soit peu élevée, est légèrement narcotique et peut donner lieu à certains accidents.

Les nombreuses variétés de laitue, cultivées dans les jardins potagers, dérivent toutes du *lactuca viroa*. Elles possèdent toutes les vertus de laitue sauvage, mais sont sensiblement moins énergiques.

160. Lamier blanc (*Lamium album*). — Le lamier blanc est une Labiée, à laquelle sa ressemblance avec l'ortie commune a valu le surnom d'ortie blanche. Cette plante est très commune, dans les bois, les haies, les décombres, les lieux ombragés. Nous croyons superflu de la décrire ici longuement car, sans aucun doute, elle est familière à la plupart d'entre nos lecteurs. Il est, du reste, très facile de la reconnaître à sa tige droite, carrée, un peu velue ; à ses feuilles ovales, aiguës, pubescentes ; à sa racine blanchâtre et fibreuse ; enfin, à ses fleurs blanches, à gorge garnie de poils, qui forment des épis terminaux et donnent naissance à de petits fruits noirâtres et presque triangulaires.

Le lamier est astringent ; on l'emploie, avec avantage, pour combattre les diarrhées, les dysenteries, les hémorragies, les écoulements de toute nature. La meilleure préparation à administrer, dans ces différents cas, est l'infusion des fleurs ou des sommités, 25 à 30 grammes par kilogramme d'eau. L'ortie blanche jouit encore d'une efficacité incontestable dans les maladies scrofuleuses.

La tisane de lamier, prise à raison d'un verre, matin et soir, pendant plusieurs jours consécutifs, apaise la douleur des hémorroïdes et en arrête le flux excessif.

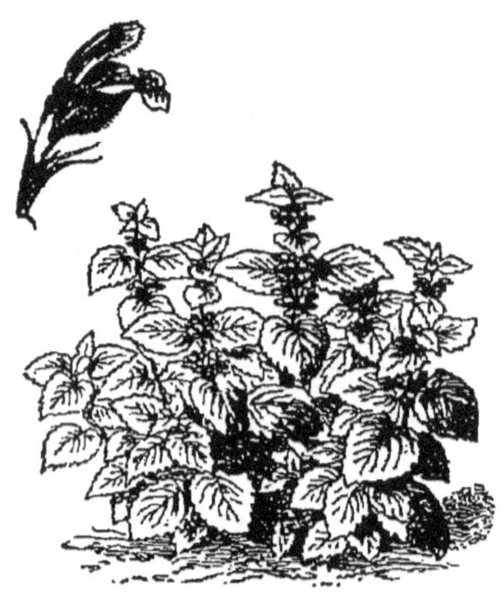

Lamier blanc.

On recueille les sommités de l'ortie blanche, au mois de mai, avant le complet épanouissement des fleurs. Récoltées plus tard, elles ont perdu une partie de leur énergie curative.

161. Laurier commun (*Laurus nobilis*). — Tout le monde connaît ce bel arbre, au tronc droit, revêtu d'une écorce verdâtre, très aromatique, au bois d'un jaune pâle, aux feuilles alternes, ovales, lancéolées, aiguës, luisantes et vertes en tous temps, aux fleurs, d'un bleu jaunâtre, qui apparaissent de juin à octobre et sont disposées en faisceaux corymbiformes, le long des rameaux. À ces fleurs, succèdent des baies globuleuses, de la grosseur d'un grain de cassis, qui deviennent noires ou bleuâtres à leur maturité et sont douces — comme toutes les parties de la plante du reste — d'une saveur âcre et piquante.

Le laurier est, on le sait, de la famille des Lauracées, à laquelle nous devons plusieurs végétaux exotiques, d'une grande utilité, entre autres : le cannelier, le muscadier, le sassafras, le benjoin, le camphrier.

Le laurier a reçu les divers surnoms de laurier noble, laurier d'Apollon, laurier des poètes qui, tous, font allusion aux usages illustres qu'on en faisait jadis. Personne n'ignore, en effet, que le laurier était, autrefois, en France, une distinction académique ; dédié, dans l'antiquité au dieu des arts, il était donné, chez les Grecs, comme récompense, aux vainqueurs et aux héros. Aujourd'hui, il n'est plus guère employé... qu'en cuisine, à titre de condiment ce qui d'ailleurs, ainsi que l'a dit fort justement un auteur, ne lui enlève rien de sa valeur.

Notre arbuste est, dans certaines régions, l'objet d'une culture assez importante. On expédie, sur les marchés des grandes villes, ses feuilles et ses tiges qui atteignent, aux Halles centrales parisiennes, des prix relativement élevés et se vendent jusqu'à 0 fr. 50 le kilogramme.

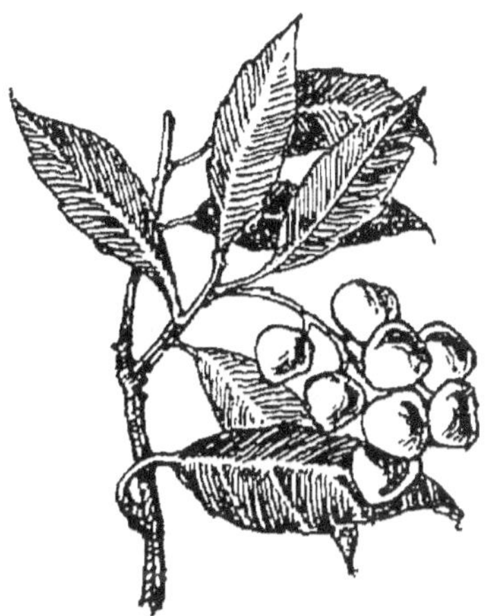

Laurier commun.

Le bois du laurier, dur et compact, trouve de multiples usages en industrie : on en fait des peignes, des boîtes, des toupies et une foule d'objets usuels.

L'arbre qui nous occupe a été classé, en médecine, parmi les végétaux stimulants. Comme tous les agents de cette catégorie, il augmente, en quelque sorte, la vitalité et donne une impulsion au système nerveux. Son emploi est, par suite, indiqué dans les cas de faiblesse générale, accompagnée de tristesse et de manque d'énergie, contre les maux de tête, les coliques venteuses, etc... On donne l'infusion, préparée avec une poignée de feuilles fraîches ou sèches pour un litre d'eau. Cette infusion, qui se recommande en outre, par ses vertus diurétiques et emménagogues, produit, aussi, de très bons effets, à l'extérieur, en lotions ou fumigations, contre les douleurs nerveuses ou rhumatismales des membres. Ajoutons que les bains chauds, aromatisés avec du laurier, conviennent aux enfants scrofuleux et délicats.

Les feuilles et les baies du laurier donnent, à la distillation, une huile essentielle, journellement usitée, en frictions, pour résoudre les engorgements, exciter les tumeurs molles et apporter un soulagement, dans la sciatique, le rhumatisme, les affections nerveuses et certains cas de paralysie. Disons, en terminant que les feuilles de laurier, brûlées dans les appartements, en purifient l'air et répandent une odeur agréable.

162. Laurier-cerise (*Laurus pseudo-cerasus*). — Il ne faut pas confondre, avec le végétal que nous venons d'examiner, le laurier-cerise (*laurus pseudo-cerasus*) plus connu sous les appellations populaires de laurine, laurier au lait, laurier aux crèmes, laurier-amandier.

Le laurier-cerise ne dépasse pas 3 mètres de hauteur. On reconnaît aisément ce charmant arbrisseau, à ses feuilles ovales, légèrement dentées, persistantes, coriaces, portant, à leur partie inférieure, plusieurs glandes, et à ses petites fleurs blanches, disposées en épis axillaires, auxquelles succèdent des fruits, peu charnus, qui passent du vert olive au noir foncé, à leur maturité.

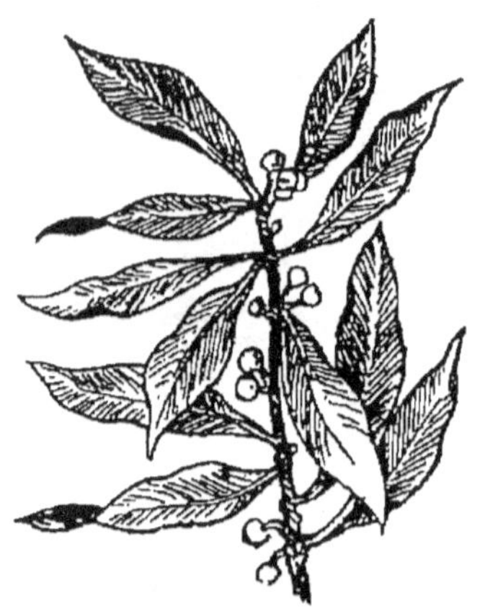
Laurier-cerise.

Le laurier-cerise peut rendre de grands services, en thérapeutique, mais ses propriétés délétères, dues à l'acide prussique que ses diverses parties renferment en assez grande quantité, en interdisent l'usage dans la médecine interne, aux personnes inexpérimentées.

Entre les mains d'un praticien, la poudre des feuilles, donnée à dose très minime, 20 à 30 centigrammes, et l'infusion, préparée avec une seule feuille pour 200 grammes d'eau, produisent de bons effets contre la toux nerveuse, l'asthme, la coqueluche, les pneumonies, les bronchites, l'angine de poitrine, les palpitations cardiaques, les spasmes nerveux, les vomissements, les crampes d'estomac, les vers intestinaux.

Dans la médecine externe, les feuilles du laurier-cerise peuvent être employées sans crainte : cuites dans de l'eau et réduites en bouillie, elles forment des cataplasmes calmants et détersifs qui s'appliquent, avec avantage, sur les blessures et les plaies de toutes sortes.

163. Laurier-rose (*nerium oleander*). — Cet arbrisseau n'appartient pas, comme les deux précédents, à la famille des Laurinées. C'est une Apocynée, très commune dans le midi de la France, particulièrement sur les côtes de la Méditerranée.

Le laurier-rose — ainsi que l'indique son nom latin de *nerium*, tiré du grec νερος (humide), aime les lieux frais et ombragés. Il est cultivé,

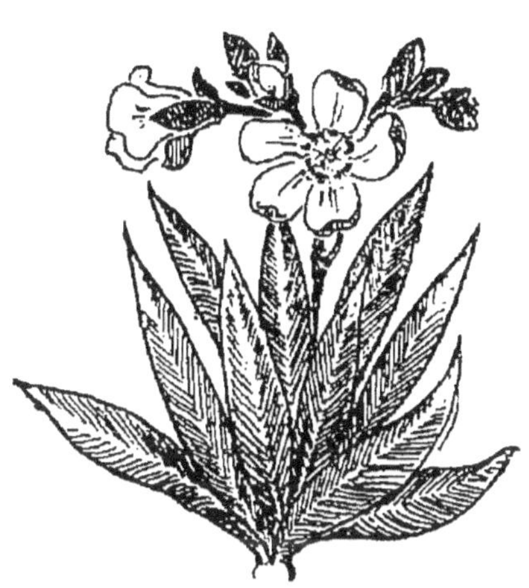

Laurier-rose.

dans les parcs et les jardins d'agrément, comme plante ornementale. Il attire l'attention par son port élégant et ses jolies fleurs rouges, roses ou blanches, qui s'épanouissent presque en tous temps. Doué, ainsi que le laurier-cerise, de propriétés toxiques, il doit être administré avec la plus grande prudence et l'on n'en peut guère conseiller l'usage, dans la médecine usuelle, qu'à l'extérieur.

L'infusion de ses feuilles, en lotions fréquentes, convient dans toutes les affections cutanées : les dartres, les boutons, l'acnée, les démangeaisons, etc... L'onguent de laurier-rose, qui se prépare, en faisant cuire, sur un feu doux, dans un vase en terre vernissée, 25 grammes de feuilles vertes de laurier-rose finement hachées, une poignée de sel de cuisine et 100 grammes de beurre frais et qui s'emploie en frictions journalières, guérit, en peu de jours, la gale, même invétérée

Enfin, les feuilles du *nerium oleander*, séchées lentement à l'ombre et réduites en poudre, constituent un bon sternutatoire, très efficace dans le coryza ou rhume de cerveau, la migraine et les maux de tête nerveux.

164. Lavande (*Lavandula spica*). — La famille des Lamacées ou Labiées, chez laquelle nous avons déjà étudié plusieurs végétaux précieux, va nous fournir, avec la lavande, un sujet d'étude fort intéressant.

Encore appelée lavande en épis, spic, aspic, faux nard, la lavande (*lavandula spica*), est fréquemment cultivée, dans nos jardins ; on la rencontre, à l'état sauvage, à peu près partout, mais principalement dans les départements du centre et du midi de la France. C'est une plante, dont les tiges grêles, très rameuses peuvent atteindre une hauteur de 50 centimètres environ. Ses feuilles sont oblongues, d'un vert blanchâtre ; ses fleurs bleuâtres, parfois blanches sont disposées en épis terminaux.

La lavande est, comme toutes les labiées, très aromatique.

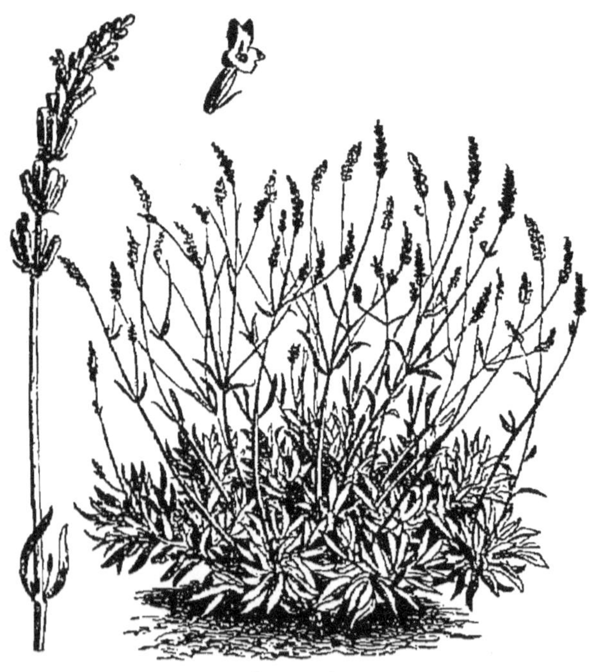

Lavande.

On l'utilise fréquemment, dans les campagnes, à cause de son odeur agréable, pour parfumer le linge.

Les parties employées, en médecine usuelle, sont les sommités que l'on doit récolter dès le début de la floraison et qu'on met sécher à l'ombre. On fait, avec ces sommités, une infusion, à la dose moyenne de 10 grammes par kilogramme d'eau, très efficace contre les faiblesses d'estomac, les digestions difficiles, la migraine, les maux de tête, les affections spasmodiques, les vertiges, les vomissements nerveux, et qui possède, en outre, la vertu de ramener les règles accidentellement supprimées. Les fleurs de lavande, macérées dans de l'eau-de-vie, détergent et assainissent les vieux ulcères et les poussent à la cicatrisation.

On retire, des rameaux et des racines fraîches de notre labiée, une huile essentielle qui renferme une notable quantité de camphre et trouve de multiples usages en médecine. On s'en sert, par exemple, en frictions, pour les rhumatismes, les douleurs, les faiblesses de nerfs. Prise à jeun, à la dose de 4 ou 5 gouttes, elle guérit la céphalalgie.

L'huile de lavande, plus connue, dans le commerce, sous les noms d'huile d'aspic et d'essence de lavande, n'est pas moins utile en parfumerie qu'en thérapeutique : La solution de 30 grammes d'huile de lavande dans 500 grammes d'alcool, additionnée de 10 grammes de teinture d'ambre et de 250 grammes d'eau de Cologne, forme une eau de toilette peu coûteuse et douée d'un parfum subtil et très délicat. Le vinaigre obtenu en laissant macérer longuement, dans un kilogramme de bon vinaigre blanc, 100 grammes de sommités de lavande, additionné, à raison d'une cuillerée à café, à l'eau servant aux ablutions journalières est aussi hygiénique et aussi suave que le vinaigre de Bully.

165. Lichen d'Islande (*Lichen islandica*). — Le lichen d'Islande, type de la famille des Lichénacées, croît abondamment dans les bois, sur les rochers, le tronc des vieux arbres, dans les lieux humides et ombragés. Personne n'ignore que ce végétal cryptogamique, qui consiste en de petites croûtes verdâtres, légèrement ramifiées et marquées de taches sanguinolentes, se nourrit exclusivement de l'air et de l'eau qui l'imbibe, car il ne possède ni racines, ni tiges et ni feuilles.

Bien qu'on puisse, en tous temps, se procurer le lichen, à l'état frais, il est bon de s'en approvisionner. On le récolte, autant que possible, par un temps sec et après l'avoir fait sécher à l'ombre, on le conserve à l'abri de l'humidité, dans des boîtes en fer-blanc ou simplement dans des cornets de papier.

Le lichen d'Islande est surtout employé en thérapeutique, comme béchique, pour apaiser la toux et calmer les irritations de la poitrine. L'on donne ordinairement, dans les affections des bronches, la décoction, préparée avec 30 grammes de plante par litre d'eau ou de lait frais. Cette tisane s'administre très chaude, de préférence le matin, en se

levant et le soir en se mettant au lit. On peut remplacer la
décoction par le sirop de lichen, qui se fabrique exactement de la même manière que le
sirop de capillaire, dont nous
avons indiqué plus haut la composition, ou bien encore par la poudre
de la plante, qui s'administre dans
du miel ou du sucre.

En dehors de leurs propriétés
pectorales, les diverses préparations à base de lichen, possèdent
des vertus toniques, excitantes et
fébrifuges remarquables. L'usage
de ces préparations est indiqué,
par suite, dans les affections provenant de la débilité des organes,
les diarrhées chroniques, les diarrhées des phtysiques et celles des

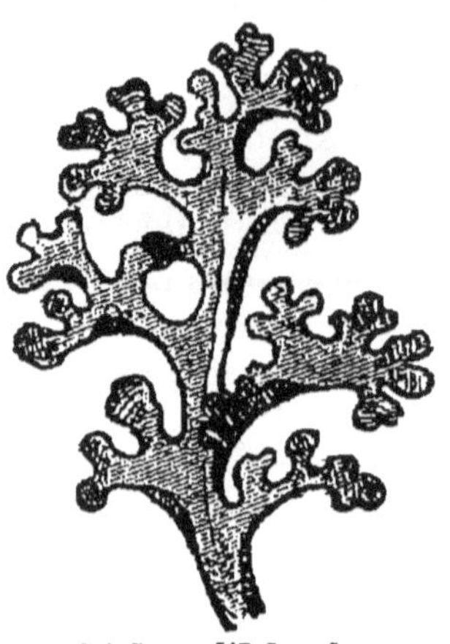

Lichen d'Islande.

enfants, ainsi que dans les fièvres simples de printemps
et d'automne.

166. Lierre grimpant (*Hedera helix*). — Ce modeste et
charmant végétal, dont les longues tiges grimpantes,
garnies d'un feuillage toujours vert, donnent, aux troncs dé-
labrés, aux ruines et aux vieilles murailles, un aspect vraiment pittoresque, est bien trop connu et trop répandu pour
qu'il soit nécessaire d'en faire la description. Nous nous
bornerons donc à parler de ses vertus médicales, vertus
multiples et qui, bien qu'à peu près totalement inconnues,
n'en sont pas moins fort intéressantes.

Dans la médecine interne, les fruits du lierre, donnés
à la dose de 10 ou 15, forment un purgatif excellent et
très énergique. Ces mêmes baies, administrées, en poudre,
dans du miel, du sucre ou de la gomme arabique, produisent de très bons effets, dans les fièvres d'accès simples.
Le liquide obtenu, en laissant infuser, durant 48 heures,
dans un litre de vin blanc, 100 grammes de graines de
lierre pulvérisées, pris, à raison d'un verre, matin et soir,
constitue un remède précieux dans les affections nerveuses, la migraine, les palpitations, les vertiges, l'hypocondrie, etc.

Les feuilles du lierre ne sont pas moins précieuses que

les baies : Appliquées fraîches sur les brûlures et les érysipèles, elles font cesser l'inflammation et calment la douleur. Elles servent aussi à préparer des cataplasmes exci-
tants et résolutifs, très utiles contre les engorgements
froids, les ulcères indolents. Ces cataplasmes, saupoudrés
de sucre, de charbon ou de can-
nelle râpée, assainissent la surface des plaies gangreneuses et
suppurantes et hâtent leur cicatrisation. On guérit la gale,
en quelques jours, en lotionnant,
soir et matin, les parties atteintes
avec l'infusion d'une poignée
de feuilles de lierre dans un demi-
litre de vinaigre. La même infusion, fortement salée et employée
en gargarismes, soulage promptement les douleurs dentaires
provenant de la carie. Ajoutons,
que les feuilles du lierre, macérées longuement dans du vin

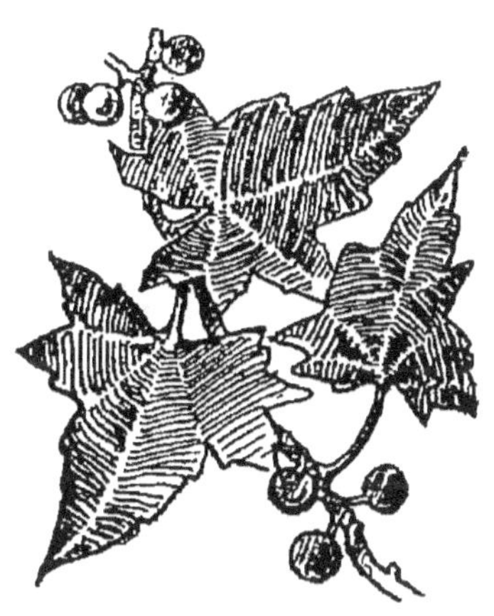

Lierre grimpant

ou du vinaigre fort et appliquées, avec persévérance, sur
les verrues, les durillons et les cors, les font disparaître en
peu de temps.

En terminant, disons que pour nettoyer et remettre à
neuf les étoffes de drap noir il suffit de les laver avec une
décoction de feuilles de lierre.

Le lierre est, on le voit, à plus d'un titre précieux et peu
de végétaux réunissent, à un aussi haut degré, l'utile et
l'agréable.

167. Lierre terrestre (*Glecoma hederacea*). — Le lierre
terrestre est une Labiée. Cette petite plante vivace, facilement reconnaissable à ses feuilles pétiolées, arrondies, dentelées, d'un vert sombre et à ses minuscules fleurs blanches,
qui poussent à l'aisselle des feuilles, affectionne les ruines,
les bois, les terres incultes, les alentours des habitations
rurales. On la désigne, communément, dans les campagnes
sous les noms vulgaires d'herbe de Saint-Jean, glécome,
rondelette, terrette, couronne de terre, courroie de Saint-
Jean-Baptiste, drienne, lierret.

On récolte, dès l'apparition des premières fleurs, les sommités, auxquelles la dessiccation n'enlève pas leur odeur légèrement aromatique et leur saveur chaude, âcre, piquante et balsamique.

Comme beaucoup de plantes de la même famille, le lierre terrestre paraît exercer spécialement son influence sur le système pulmonaire ; aussi est-il fréquemment employé dans l'asthme humide, la toux rebelle, le catarrhe chronique du poumon.

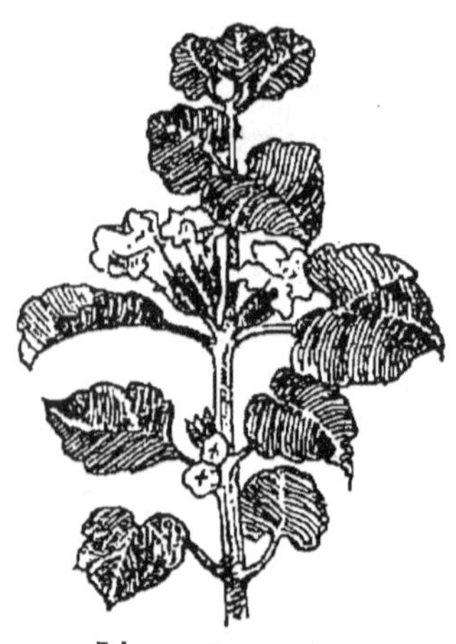

Lierre terrestre.

On en fait une infusion, à la dose moyenne de 10 gramme de sommités fleuries par kilogramme d'eau. On administre encore, avec avantage, le sirop de la plante ou le suc frais — 30 à 60 grammes. — Le lait dans lequel on a fait bouillir par litre, environ 50 gr. d'herbe de Saint-Jean, pris le soir, à raison d'une tasse ordinaire, est l'un des meilleurs expectorants que nous connaissions.

Ses propriétés toniques, excitantes et légèrement diurétiques, rendent la plante qui nous occupe, précieuse dans la faiblesse des organes digestifs, la diarrhée des enfants débilités, les sueurs nocturnes, les fièvres rhumatismales, les rétentions d'urine. A l'extérieur, le lierre terrestre est un bon détersif qui favorise la cicatrisation des blessures et des plaies suppurantes.

Disons, en terminant, que pour ramener le flux nasal supprimé, il suffit d'aspirer, par les narines, la fumée qui se dégage d'une infusion bouillante d'herbe de Saint-Jean, dans de l'eau.

168. **Lilas** (*Syringa vulgaris*). — Déjà nous avons étudié, dans cet ouvrage, plusieurs végétaux précieux de la famille des Oléinées, entre autres le frêne et le jasmin. Il nous faut admettre également au nombre de nos « Plantes bienfaisantes », le lilas, autre arbuste de la même famille, qui n'est pas moins digne d'intérêt.

Originaire de la Perse, le lilas (*syringa vulgaris*) fut introduit, en Europe, vers le milieu du xvi° siècle. Cet arbre, au port élégant, au feuillage touffu, est très ornemental. Il

comprend un grand nombre de variétés et est cultivé, à peu
près partout, pour ses jolies grappes de fleurs, violettes,
mauves, roses, carminées ou blanches, qui s'ouvreut au
printemps et sont douées d'un parfum pénétrant et délicat.

Le lilas s'accommode de toutes les expositions et de tous
les terrains, mais se plaît principalement dans les sols
frais, plutôt argileux que
calcaires. On le multiplie,
le plus souvent, par éclats
de pieds et rarement par
semis. On peut, aussi, le
greffer sur son congénère
le frêne. L'expérience
nous a prouvé que les su-
jets provenant de ce gref-
fage sont plus vigoureux
et fleurissent plus hâtive-
ment que les lilas ordi-
naires.

Toutes les parties de
notre oléacée sont utiles
en thérapeutique, mais on
emploie surtout l'écorce

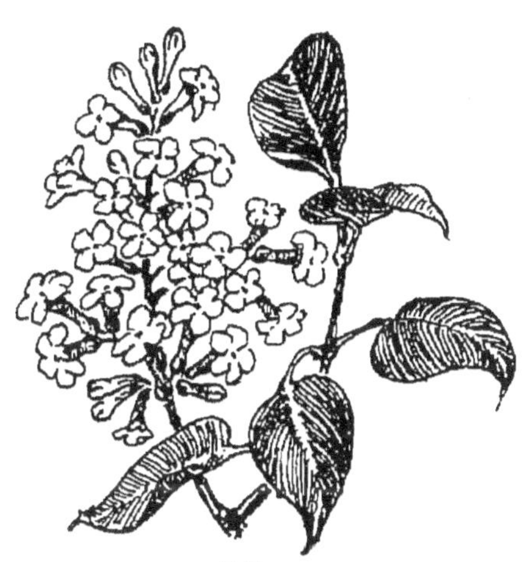

Lilas.

qui est tonique, fébrifuge et astringente. La décoction
concentrée de cette écorce coupe très bien les accès de
fièvre intermittente. Sans être plus infaillible que les autres
fébrifuges, c'est un remède sur lequel on peut compter.
Cette même décoction arrête les diarrhées simples et guérit
la dysenterie des bébés. On administre dans les mêmes cas
et avec un égal succès, l'extrait aqueux des fruits.

L'infusion des feuilles est très efficace dans les coliques
flatulentes et l'hypocondrie, cette maladie, assez commune
de nos jours, qui est, comme l'on sait, caractérisée par une
tristesse vague, sans cause bien définie et une préoccupation
puérile et incessante de sa santé.

La tisane de feuilles de lilas est l'un des meilleurs
remèdes à essayer contre la goutte et les rhumatismes.
Elle s'obtient en versant, un litre d'eau bouillante sur
30 grammes de feuilles sèches de lilas et en passant le
liquide, après une heure d'infusion, et se prend, à raison
de 3 verres dans la journée, le premier le matin, le second

après le repas de midi et le dernier, le soir, avant de se mettre au lit.

169. Lin (*Linum arvense* ou *linum usitatissimum*). — Le lin donne son nom et sert de type à la famille des Linacées.

C'est une plante annuelle, facilement reconnaissable aux caractères botaniques suivants : tige simple, frêle, rameuse, haute de 30 à 60 centimètres; feuilles linéaires, sessiles, d'un vert glauque, fleurs blanches, richement colorées, disposées à l'extrémité des tiges, fruits à dix loges, renfermant chacune une graine ovale, aplatie et luisante.

Le lin est l'une des plus précieuses parmi nos plantes textiles indigènes. On le sème à l'automne ou au début du printemps, suivant les espèces, en terre légère, bien fumée et bien travaillée ; il réclame peu de soins : quelques hersages ou sarclages donnés à la fin de l'hiver, dans le but de faire périr les mauvaises herbes, qui pourraient entraver sa végétation, lui suffisent.

On récolte le lin en mai-juin, aussitôt après la floraison, lorsque les tiges commencent à jaunir, indice certain de leur maturité. Ces tiges, arrachées à la main, sont réunies en petites bottes et débarrassées, par un battage, de leurs graines. Ensuite, on les soumet au rouissage. Quand, après un séjour prolongé dans l'eau, elles sont ramollies et suffisamment désagrégées, on les fait sécher au soleil ou au four et on les transforme en filasse par le teillage et le peignage. La filasse du lin sert à fabriquer des tissus, d'une grande blancheur et d'une extrême finesse.

Les semences du lin, moulues, donnent une farine, très souvent employée, dans la médecine domestique, pour la confection des cataplasmes émollients. Pour préparer ces cataplasmes, on délaie la farine de graine de lin dans de l'eau tiède, puis en remuant constamment, on chauffe le tout jusqu'à commencement d'ébullition. On obtient ainsi une pâte épaisse et gluante qu'on place entre deux mousselines claires et qu'on applique, avant refroidissement complet, sur l'endroit malade.

Les cataplasmes de farine de graine de lin diminuent l'inflammation et font cesser la douleur des érysipèles, des dartres vives, des blessures contuses.

A l'intérieur, les semences du lin agissent comme émollient et sont indiquées, dans les affections de la poitrine et

du poumon, les gastralgies et en général, dans toutes les
maladies inflammatoires. On donne la décoction, préparée
en faisant bouillir, durant deux heures, dans un litre d'eau,
une poignée de graines.

La même tisane, en lavements, rend de grands services
dans la diarrhée, la dysente-
rie, les maladies des reins, de
la vessie et calme l'irritation
des voies digestives.

Pour régulariser les selles
et combattre la constipation,
il suffit de prendre, chaque
matin, jusqu'à guérison, une
cuillerée à bouche de semences de lin écrasées, dans un
verre d'eau.

On retire des graines de
notre Linacée, une huile
très fréquemment employée
comme siccatif dans les arts.

Cette huile, bouillie en vase
ouvert, s'épaissit et se transfor-
me en une pâte gluante, qui constitue la glu des oiseleurs.

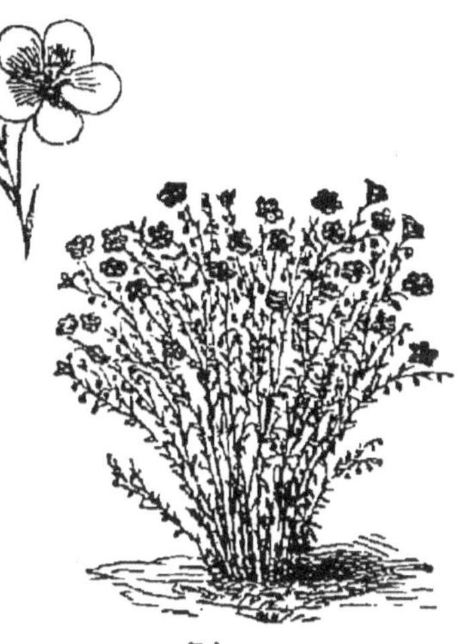

Lin.

L'huile de lin se prescrit en médecine dans tous les cas
où l'on désire obtenir un effet laxatif ; elle est recommandée
pour combattre les constipations opiniâtres. La dose varie
entre 15 et 60 grammes. — On la donne, mêlée à du miel
ou du sucre pulvérisé, ou bien on la dissimule, dans du
bouillon aux herbes.

Disons en terminant, qu'u n mélange, à parties égales,
d'huile de lin et de vin rouge, forme un bon vuln éraire,
usité pour le pansement des blessures et des plaies de toutes
sortes.

170. Lis blanc (*Lilium candidum*). — Le lis, trop connu
pour qu'il soit nécessaire de le décrire, nous vient de Perse
et de Syrie. Il a, on ne l'ignore pas, été classé dans la famille
des Liliacées, chez laquelle nous avons étudié déjà l'ail et
l'aloès. On le cultive, dans un grand nombre de jardins,
pour la beauté de ses larges fleurs blanches, qui s'ouvrent
durant les mois de juin et juillet et exhalent un parfum
pénétrant.

Il faut éviter de placer ces fleurs dans les chambres à coucher, car leur odeur peut occasionner des maux de tête, des vertiges et même des syncopes.

La médecine usuelle emploie les racines bulbeuses et les pétales du lis blanc. Les bulbes, bouillis dans du lait, ou cuits sous la cendre, écrasés et mélangés intimement avec du saindoux ou de la graisse de porc fondue, forment des cataplasmes émollients et résolutifs, très souvent employés contre les abcès, les furoncles, les panaris, les engelures, les plaies enflammées.

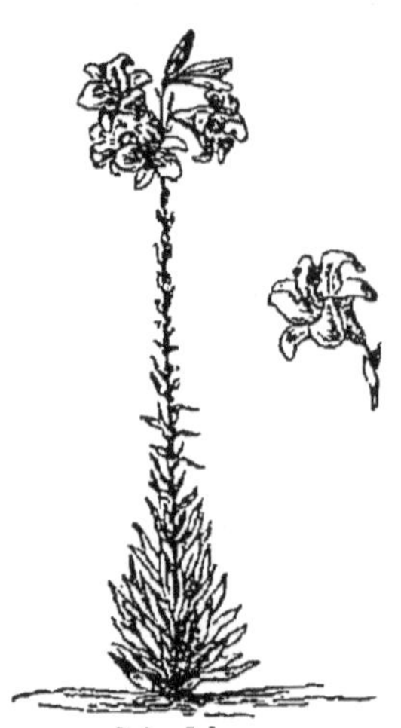

Lis blanc.

Les pétales, macérés dans de l'eau-de-vie, et appliqués sur les coupures et les blessures superficielles, les poussent à la cicatrisation ; trempés longuement dans de l'huile d'olive, ils jouissent d'une réelle efficacité contre les brûlures légères.

On récolte la partie souterraine du lis, au début de l'hiver. Pour la conserver à l'état frais, il suffit de l'enfouir dans du sable, à la cave. Quant aux pétales, on les recueille, dès le début de la floraison et on les soumet à une dessiccation très lente, dans un appartement obscur.

171. Liseron. — On rencontre, dans nos campagnes, deux variétés de liseron bien distinctes : le liseron des haies (*convolvulus sepium*) ou lisette, manchette de la Vierge, fleur d'entonnoir, couronne de Notre-Dame, scorie et le liseron des champs (*convolvulus arvensis*), vulgairement dénommé petit liset, campanette, vrillée, clochette champêtre, robe de la Vierge.

La première de ces espèces croît dans les bois, les haies, les broussailles, les lieux ombragés, au pied des buissons et possède, ainsi, du reste que toutes les plantes de la famille des Convolvulacées, des tiges grimpantes, longues et flexibles.

Le long de ces tiges apparaissent, durant toute la belle saison, des fleurs blanches ou rosées, en forme d'entonnoir que remplacent des capsules, renfermant de nombreuses graines.

Le liseron des champs est beaucoup plus petit que le
convolvulus sepium.

On le rencontre, communément, dans les terres cultivées
et dans les jardins potagers, où ses longues racines blanchâtres, se multiplient outre mesure. Ses tiges grêles, ne
dépassent pas 50 centimètres de
hauteur.

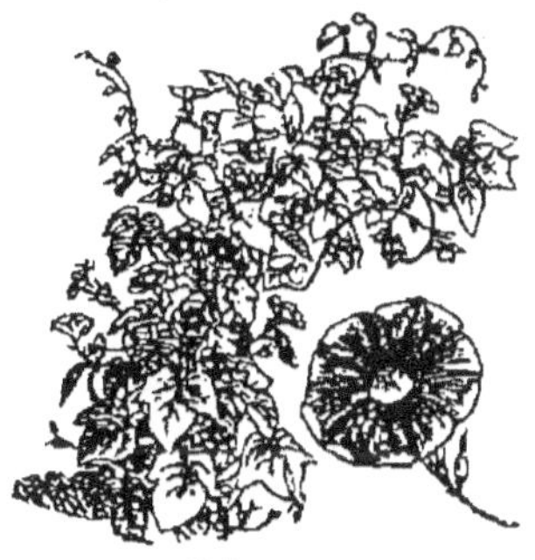

Le grand et le petit liseron sont
doués de propriétés identiques. On
récolte, pendant les mois de juillet
et d'août, leur partie souterraine,
qui possède une saveur un peu âcre.
Le sirop, préparé avec le suc de
cette racine, donné à la dose de 5 à
10 grammes, constitue un purgatif excellent et très énergique, qui
compte de nombreux succès, dans

Liseron.

les hydropisies et les maladies constitutionnelles chroniques.

Ajoutons qu'on obtient une bonne potion laxative, en
faisant infuser, pendant une demi-heure, dans 500 gr. d'eau
ou de lait frais, 12 à 15 gr. de feuilles de liseron contuses.

Ces mêmes feuilles, séchées, réduites en poudre et incorporées à du miel, ne répugnent pas aux enfants et purgent aussi
bien que le jalap.

Les nombreuses variétés de liserons, produites par la
culture, possèdent des vertus analogues à celles des liserons sauvages.

172. **Lotier** (*Lotus arvensis* ou *trifolium melilotus*). —
Encore appelé mélilot, trèfle de cheval, mirlirot, couronne royale, le lotier est une Légumineuse de la tribu
des Papilionacées, très commune dans les prés, sur
le bord des chemins, dans les champs de céréales. Ses
tiges atteignent une hauteur de 50 à 60 centimètres ; elles
sont garnies de feuilles composées, dont les folioles offrent
une grande ressemblance avec celles de la luzerne commune.

Les fleurs, petites et jaunâtres, qui apparaissent, durant
toute la saison estivale, sont disposées en grappes allongées.

Toutes les parties de la plante possèdent, surtout après
dessiccation, une odeur agréable. Les sommités fleuries

sont recueillies à l'automne : on les sèche à l'ombre et on les conserve dans des cornets de papier.

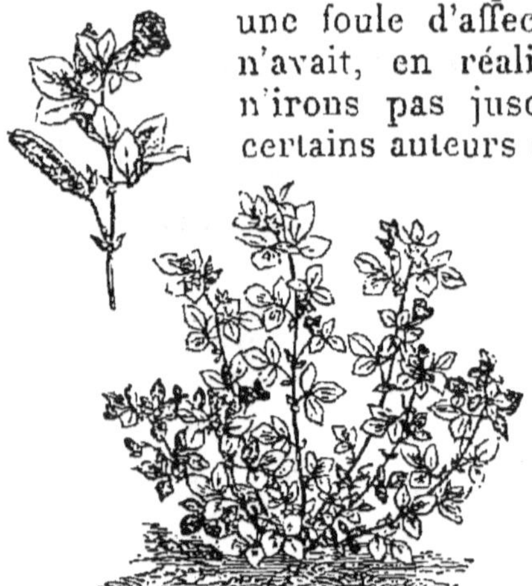

Lotier.

Le lotier passait, jadis, pour guérir une foule d'affections contre lesquelles il n'avait, en réalité, aucune efficacité. Nous n'irons pas jusqu'à dire, cependant, avec certains auteurs que le mélilot est dépourvu de toute vertu médicale, car il possède des propriétés apéritives, sédatives, antispasmodiques, carminatives et résolutives indiscutables. Son infusion — 30 grammes de sommités par litre d'eau — ouvre l'appétit et facilite la digestion des aliments. A l'extérieur, l'infusion du lotier est fort utile, en fomentations, sur les tumeurs enflammées, les dartres, en lotions, sur les érythèmes cutanés et dans la conjonctivite ou inflammation des paupières ; en lavements, la même tisane est très efficace, contre les coliques venteuses.

Disons, en terminant, que pour donner à la chair d'un lapin domestique la saveur du lapin de garenne, il suffit de faire séjourner, pendant deux ou trois heures, dans le corps de ce lapin, préalablement vidé, une poignée de feuilles et de fleurs de mélilot.

173. Lysimaque (*Lysimachia vulgaris*). — Cette plante vivace et herbacée, à laquelle le botaniste Linné a donné le nom d'un des plus célèbres médecins de l'antiquité, appartient, comme la primevère, dont nous parlerons plus loin, à la famille des Primulacées.

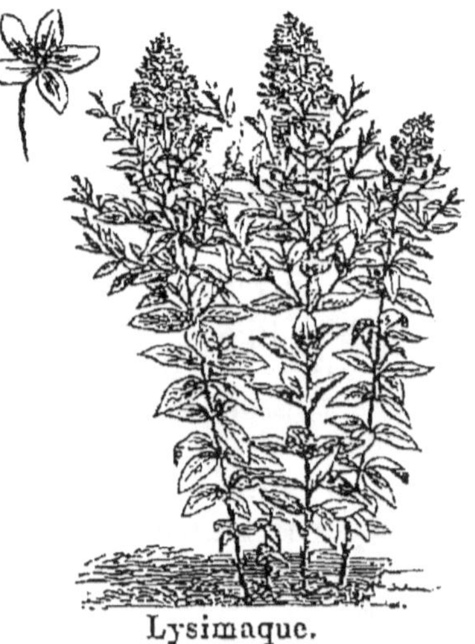

Lysimaque.

Les qualificatifs populaires ne lui font pas défaut: On lui a prodigué les appellations de nummulaire, monnoyères, herbe aux écus, petite monnaie, picaillon, qui, toutes, font allusion, à la vague ressemblance de ses feuilles rondes avec une pièce de monnaie.

La lysimaque est très commune, dans les endroits humides, où elle montre, de mai à septembre, ses jolies petites fleurs jaunes, auxquelles succèdent des capsules à une loge, renferment un grand nombre de graines.

On récolte, en automne, les feuilles et les fleurs de la lysimaque que l'on fait sécher promptement. Elles servent à préparer une infusion astringente, usitée assez fréquemment dans la diarrhée, la dysenterie, les hémorragies.

La plante qui nous occupe, bouillie avec un peu d'eau et appliquée, en cataplasmes, sur les tumeurs scrofuleuses, en amène la prompte résolution.

174. Maïs (*Zea mays*). — Originaire d'Amérique et cultivé dans toute l'Europe méridionale, le maïs ou blé d'Inde, blé d'Espagne, blé de Turquie est une plante annuelle de la famille des Graminées, à tige noueuse et forte, à feuilles lancéolées, membraneuses et pubescentes. Ses fleurs mâles s'assemblent en panache au sommet de la tige. Quand aux fleurs femelles, elles apparaissent sur les côtés de la plante et sont recouvertes d'une bractée, dont les nombreux stigmates débordent en écheveau. Les fruits allongés portent plusieurs rangées de graines luisantes et de couleur dorée.

Le maïs aime les sols calcaires et pierreux : il se plaît surtout dans les terres nouvellement défrichées. Les graines se sèment, en mai-juin, à 50 centimètres les unes des autres, en lignes distantes d'environ 0 m. 80. Les soins qu'il convient de lui prodiguer, durant le cours de sa végétation, sont les mêmes que ceux réclamés par la plupart des plantes cultivées en billon : ils se réduisent à une ou deux façons à la houe, suivies d'un binage superficiel et d'un buttage.

Les fruits du maïs arrivent ordinairement à maturité, vers la fin de septembre. On les cueille par un temps sec et on les débarrasse aussitôt de leur enveloppe. Ces fruits ne peuvent, comme ceux des autres céréales, être égrenés par le battage. On sépare les graines des rafles, soit à la main, soit à l'aide d'appareils spéciaux.

Le maïs est une excellente nourriture pour les oiseaux de basse-cour. Réduit en farine, il engraisse rapidement les vaches, les brebis, les pourceaux et tous les animaux de la ferme, qui le mangent avec avidité : On donne la farine de maïs, délayée dans l'eau chaude, à raison de 3 kilos, par jour et par tête, pour les bêtes bovines et de 1 kilo pour les porcs et les animaux de l'espèce ovine.

Cette farine, de couleur jaunâtre, sert à préparer les *gaudes* et le *polenta*, sortes de bouillies très nourrissantes,

mais quelque peu indigestes, en usage dans beaucoup de régions, notamment dans le midi de la France et l'Italie septentrionale.

La farine de maïs est, comme celle de graine de lin, très émolliente. Délayée dans de l'eau bouillante et appliquée en cataplasmes, sur les érysipèles, les brûlures les dartres

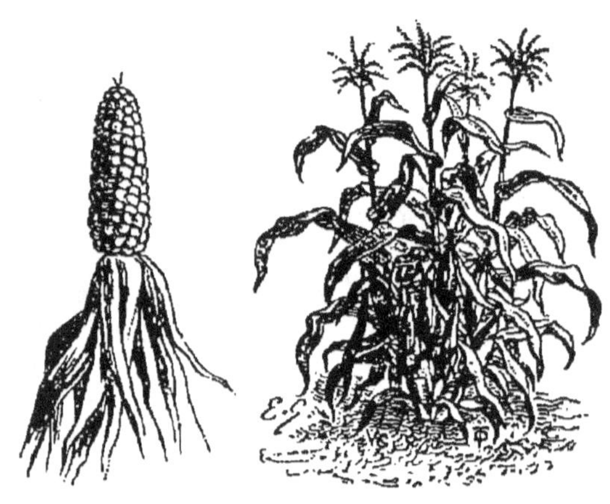

Maïs.

vives, les parties excoriées, elle en diminue l'inflammation.

La décoction de cette farine se donne, aussi, en lavements, en lotions, en injections, et en bains.

Le sirop de maïs, très adoucissant, convient dans le rhume, le catarrhe et l'enrouement. Voici la manière de le préparer : On fait bouillir dans deux litres d'eau , jusqu'à réduction de moitié, deux ou trois poignées de graines de maïs concassé: tant que dure la cuisson, on remue à l'aide d'une spatule de bois. On laisse refroidir le mélange et on en exprime le jus, qu'on place, avec 750 grammes de sucre en pain, cassé par petits morceaux, sur un feu doux, dans une casserole en cuivre, où on le laisse s'épaissir jusqu'à consistance de sirop.

Le maïs, torréfié et réduit en poudre, forme un bon café laxatif, recommandé aux personnes constipées et aux hémorroïdaires. On prend deux ou trois tasses de ce café, tous les matins à jeun, avec un peu de sucre et de lait pendant quatre jours consécutifs.

Les stigmates de notre graminée, appelés communément « barbes », servent à préparer une bonne tisane diurétique, particulièrement efficace, dans la gravelle, la pierre, le catarrhe de la vessie et, en général, dans toutes les maladies des voies urinaires. Cette tisane s'obtient en versant, sur 25 à 30 grammes de barbes de maïs, un litre d'eau bouillante et se prend à la dose journalière de 3 tasses, jusqu'à guérison.

Dans beaucoup de régions, on utilise les bractées de notre graminée, pour la confection des paillasses. Quant aux tiges, elles fournissent, une fois séchées, un assez bon combustible, usité dans les campagnes, pour le chauffage des fours. Terminons en disant que la moelle des rafles du maïs, desséchée et pulvérisée est très hygroscopique et peut absorber jusqu'à 50 fois son volume d'eau.

175. Marronnier d'Inde . (*Æsculus hippocastanum*). — Importé d'Asie, en France, par Bachelier, au début du XVIIᵉ siècle, ce bel arbre, auquel nos savants ont prodigué le nom latin plutôt cacophonique d'*Æsculus hippocastanum* est parfaitement acclimaté en Europe.

Son tronc droit, élevé, ses larges feuilles palmées, sessiles dentées en scie, ses belles grappes de fleurs blanches ou jaunâtres, poudrées de rouge, ses fruits noirs et luisants semblables à ceux du châtaignier, font, du marronnier d'Inde, l'un des plus beaux ornements de nos jardins, de nos parcs et de nos places publiques.

L'arbre qui nous occupe se multiplie ordinairement par semis. Il vient indistinctement dans tous les sols et à toutes les expositions.

On considère, en général, le marronnier d'Inde comme un arbre parfaitement inutile. C'est un tort, car toutes ses parties sont précieuses :

L'écorce de la racine douée d'une saveur âpre, due principalement à la présence du tannin, s'emploie fraîche, en décoction, à raison de 30 grammes par litre d'eau ou sèche, à la dose de 15 grammes, pour *couper* les accès de fièvre intermitentte.

Cette écorce, que l'on doit recueillir, de préférence, dès le début du printemps est, aussi, un bon tonique qui s'administre, avec avantage, en poudre, dans du vin, contre les névroses de l'estomac et toutes les affections causées par l'atonie des organes digestifs.

On peut aussi donner la teinture, préparée, en laissant macérer longuement dans de l'alcool, l'écorce fraîche du marronnier d'Inde.

Les feuilles possèdent les qualités fébrifuges et toniques de l'écorce mais sont beaucoup moins énergiques.

Les marrons d'Inde dont on ne tire généralement aucun parti, renferment un principe astringent, qui fait employer leur décoction, avec avantage, aussi bien à l'intérieur que dans la médecine externe, contre la diarrhée, la dysenterie, les hémorragies. Ces mêmes fruits peuvent aussi remplacer la racine d'iris, pour la fabrication des pois à cautères.

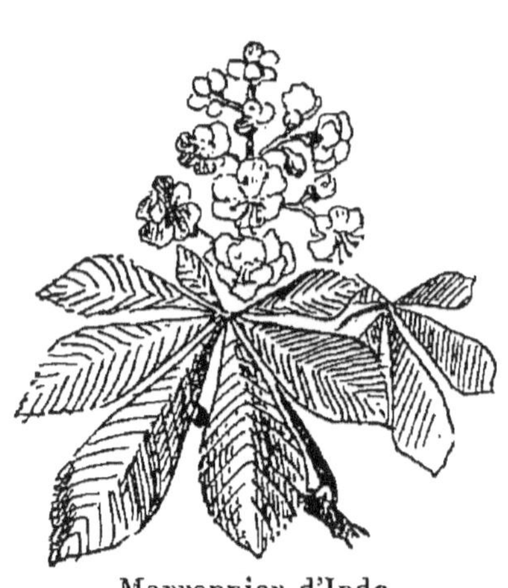

Marronnier d'Inde.

Leur pulpe, débarrassée du principe âcre et amer qu'elle renferme, peut, d'ailleurs, fournir une fécule alimentaire, d'une extrême blancheur, aussi saine que celle de la pomme de terre et pouvant être employée aux mêmes usages.

Pour extraire cette fécule, on débarrasse les marrons de leur écorce, on les écrase avec un pilon et on y ajoute, par 50 kilos, 1 kilogramme de carbonate de soude, dissous dans de l'eau. On laisse macérer le mélange, durant quelques heures, on lave ensuite la pulpe à grande eau et ayant enlevé les parties fibreuses et les principes âcres qu'elle renferme, on obtient, par précipitation, une fécule de première qualité.

La fécule amère des marrons d'Inde, cuite dans de l'eau, sert à préparer une colle très résistante qui a l'avantage de ne pas être attaquée par les insectes et s'emploie, par suite, de préférence à toute autre, pour les grands herbiers.

Ajoutons qu'on guérit les coliques des chevaux en mêlant à leur son ou à leur avoine, quelques poignées de farine de marrons d'Inde.

Les feuilles sèches de l'arbre qui nous occupe sont employées, dans les campagnes, pour la couche des enfants et les coussins ou matelas que l'on en fait, sont beaucoup plus sains que ceux de plume.

Ces feuilles sont encore utilisées pour la litière des animaux domestiques et fournissent, une fois décomposées, un excellent engrais.

Le bois du marronnier, d'un travail facile et d'un grain égal, trouve de multiples usages en industrie ; les layetiers, les menuisiers, les tourneurs, s'en servent fréquemment : il fournit aussi un combustible de bonne qualité.

176. Marrube blanc (*Marubium vulgare*). — Le marrube blanc, ou encore herbe vierge, marroche min, mont-blanc, bon-blanc, bonhomme, affectionne les lieux stériles, les ruines, les alentours des habitations rurales. Il atteint de 50 à 60 centimètres de hauteur. Ses feuilles sont ovales, épaisses, molles et velues ; les fleurs, petites et blanches, s'ouvrent de juin à septembre.

On récolte, avant et pendant la floraison, les sommités douées d'une odeur aromatique assez agréable, d'une saveur chaude, amère, âcre et nauseuse.

Le marrube blanc, comme le lierre terrestre et l'hysope, exerce tout particulièrement son influence sur les organes de la respiration. Aussi, est-il fréquemment employé, en médecine usuelle, dans l'asthme humide, les catarrhes, la toux rebelle, les bronchites et, en général, dans toutes les affections chroniques de la poitrine et du poumon.

Ses qualités toniques et excitantes, dues au principe amer qu'il renferme, en font un agent précieux dans l'inappétence, les faiblesses d'estomac, la chlorose ou pâles couleurs. La marrube excite les sécrétions des urines et de la sueur et est recommandé dans les affections du cœur et du foie. Son usage prolongé produit de bons effets dans l'obésité.

Pour combattre les affections de poitrine, on donne l'infusion, préparée avec 40 grammes de sommités par kilo d'eau.

Dans tous les autres cas, on administre, avec avantage, un vin de marrube, obtenu en laissant macérer, durant une quinzaine de jours, dans un litre de vin blanc, 25 à 30 grammes de sommités.

On trouve sur les bords des chemins, le long des haies, dans les endroits incultes, une autre variété de marrube, le *marrubium nigrum*, plus fréquemment dénommé, ballotte noire, marrube puant, qui se distingue par une odeur vireuse et repoussante.

Le marrube noir est conseillé dans les affections nerveu-

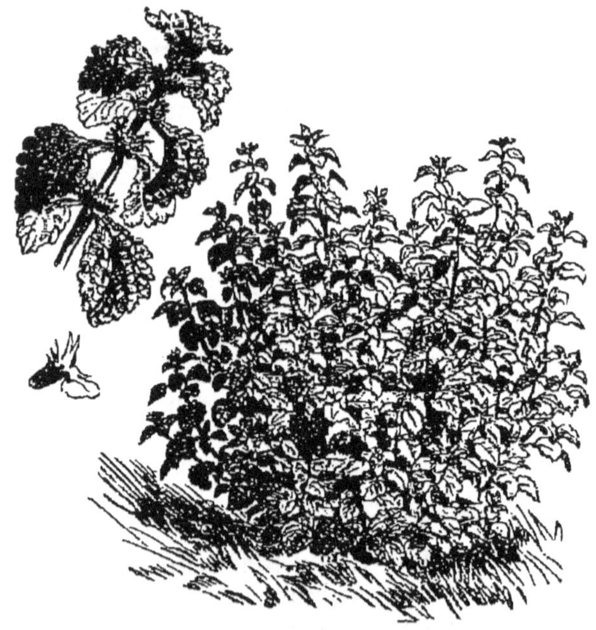

Marrube blanc.

ses ; il donne en particulier d'excellents résultats dans l'hystérie, l'hypocondrie, les convulsions.

On obtient un bon remède contre la goutte, en faisant boire au malade, 3 ou 4 fois dans la journée, un verre ordinaire d'une infusion préparée, avec 2 litres d'eau et une poignée de marrube noir et de bétoine.

La décoction de la ballotte noire en lavements, constitue un très bon vermifuge ; en lotions répétées, elle assainit les ulcères de mauvaise nature.

177. **Matricaire** (*Matricaria chamomilla*). — Nos lecteurs ont, sans nul doute, remarqué, dans les lieux secs et sablonneux, sur le bord des chemins, cette Composée à tiges annuelles, hautes de 25 à 30 centimètres, aux feuilles

finement découpées, aux fleurs blanches ou jaunâtres, disposées en corymbes, à l'extrémité des rameaux. Elle est désignée, dans les campagnes, sous les noms de spergulle, œil de cheval.

Les propriétés de la matricaire se rapprochent de celles de la camomille romaine : La plante qui nous occupe est tonique, stimulante, antispasmodique, emménagogue ; elle est très efficace dans les maladies des voies digestives, les engorgements des viscères abdominaux, les affections nerveuses, les spasmes, l'hystérie, l'hypocondrie.

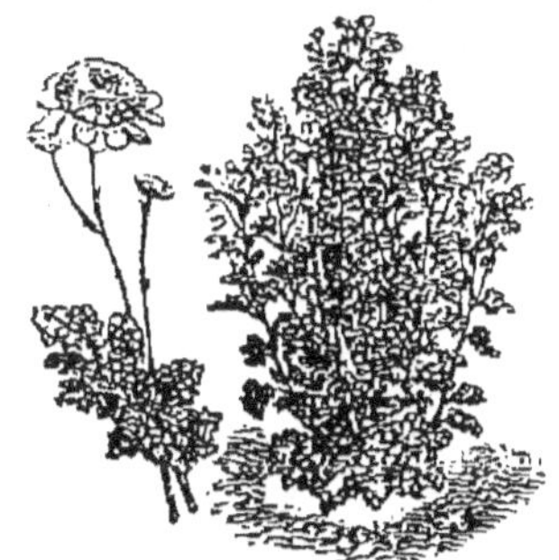

Matricaire.

On donne, soit l'infusion des sommités (8 à 10 grammes pour 500 grammes d'eau), soit la poudre de la plante, à raison de 5 grammes dans un verre de vin.

Ajoutons que les cataplasmes de feuilles de matricaire contuses, posés sur les points douloureux, soulagent la migraine et les maux de tête nerveux.

178. Mauve (*Malva sylvestris*). — La mauve (*malva sylvestris*) vulgairement appelée, mauve sauvage grande mauve, sauvageon, donne son nom et sert de type à la famille des Malvacées, qui comprend plusieurs végétaux indigènes ou exotiques précieux, parmi lesquels nous citerons l'althæa, la rose trémière, le cotonnier, le baobab.

C'est une plante herbacée, haute de 75 centimètres à 1 mètre, qui vient, à l'état sauvage, dans les champs, les bois, les lieux incultes, sur le bord des chemins, dans les prairies humides.

Elle est assez connue pour qu'on nous dispense d'en faire ici la description. Nous nous contenterons donc de parler, aussi brièvement que possible, de ses intéressantes vertus médicales et nous dirons, ensuite, quelques mots, touchant sa culture.

Toute la plante est calmante, mucilagineuse. L'infusion des fleurs est d'un usage journalier contre la toux, les bronchites, l'irritation des poumons et en général toutes les maladies de poitrine.

La tisane, préparée en faisant bouillir, dans un litre d'eau,

60 grammes de racine de mauve, administrée à raison de plusieurs tasses dans la journée, favorise l'expectoration des crachats et combat l'inflammation des voies respiratoires.

Les feuilles possèdent toutes les qualités émollientes et adoucissantes des fleurs et de la racine. Elles servent à préparer une tisane très recommandée, en lavements, dans les coliques et les irritations d'entrailles, pour calmer les cuissons et les éruptions de la peau.

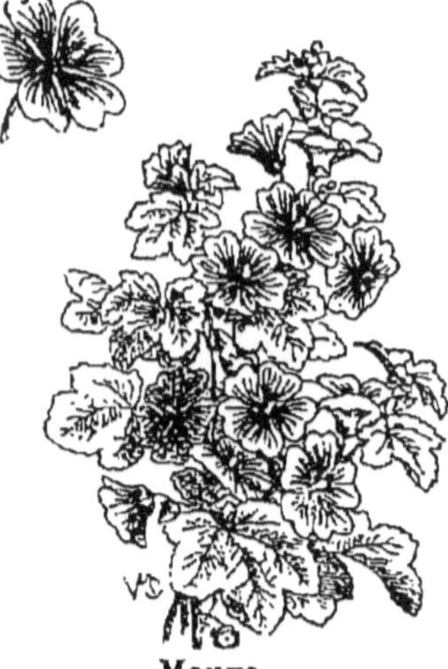
Mauve.

Les fleurs, en infusion, sont aussi très efficaces contre les vomissements de sang (hématémèse) et les affections éruptives comme la rougeole, la scarlatine, la petite vérole.

Ajoutons que la racine fraîche de la mauve écrasée, appliquée sur les tumeurs enflammées, les dartres, fait disparaître la douleur ; un cataplasme très chaud fait avec cette racine bouillie, procure, par sa vertu adoucissante, un soulagement notable dans les accès de goutte.

Enfin, les lavements d'un mélange à parties égales, d'huile d'olive et d'une décoction de feuilles de mauve, réussissent fréquemment dans la migraine.

Tout ce que nous venons de dire au sujet de la mauve, peut s'appliquer à la guimauve *althæa officinalis* cette jolie plante arborescente si abondante dans nos régions et qu'on cultive dans la plupart de nos jardins.

La mauve et la guimauve se contentent de sols médiocres pourvu qu'ils soient suffisamment profonds. On les multiplie parfois par semis mais, plus communément, par la division des touffes au printemps.

On arrache les racines à l'automne ; après les avoir lavées et épluchées on les débarrasse de leur écorce puis on les suspend par bottes peu serrées, dans un local bien aéré, pour en opérer la dessiccation. Les fleurs sont recueillies dès leur apparition et desséchées lentement à l'ombre. Quant aux feuilles on les récolte en été et on les réunit par paquets que l'on place au plafond d'un grenier sec.

179. Mélèze (*Pinus larix*). (Voir plus loin Pin et Sapin.)

180. Mélisse (*Mélissa officinalis*). — Bien connue et cultivée partout, cette Labiée à tiges carrées, dures et rameuses, à feuilles ovales, dentelées, garnies de poils, aux fleurs blanches ou roses, disposées à l'aisselle des feuilles, a reçu les surnoms,

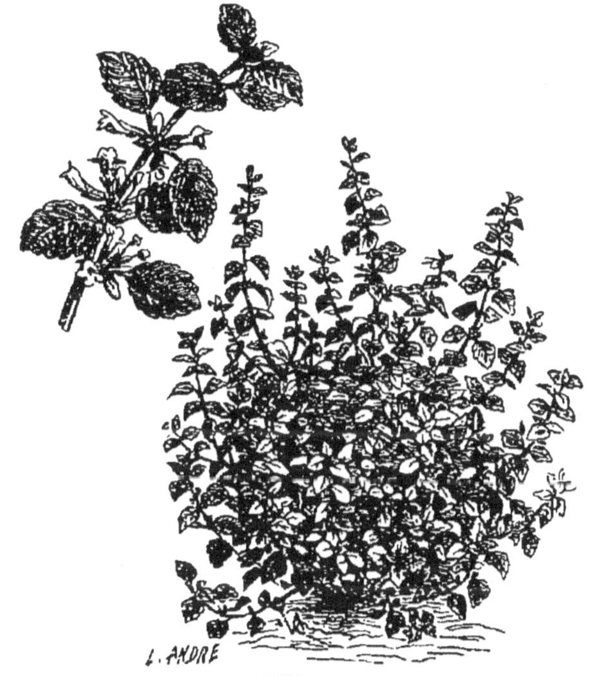

Mélisse.

de citronnade, mélisse, citronnelle, piment des ruches, herbe au citron, céline, citron des abeilles, ponchirade. Elle aime une terre légère et substantielle et une exposition méridionale. Il lui faut, en été, de fréquents arrosages, car elle craint beaucoup la sécheresse. On la plante, au printemps, à 0 m. 40 en tous sens. Le moment favorable pour la récolter est celui où les sommités des tiges commencent à fleurir. Recueillie plus tard, elle a perdu une partie de son énergie curative.

La plante qui nous occupe possède des propriétés stomachiques et antispasmodiques incontestables. On en fait une infusion, à la dose moyenne de 20 grammes par kilogramme d'eau, très utile dans la migraine, les vertiges, les défaillances, les étourdissements, les coliques nerveuses, les spasmes les palpitations. Cette tisane, mêlée à du lait, est un remède précieux dans les digestions difficiles, les flatuosités, les spasmes, les affections pituiteuses.

La mélisse, prise en poudre, à raison de 4 grammes environ, est très efficace, dans l'hyponcondrie, et fait périr promptement les vers intestinaux. La même poudre forme un bon sternutatoire, dans les maux de tête nerveux.

La décoction de la plante est employée, avec avantage, en frictions, dans les névralgies faciales et en lotions, contre les faiblesses de la vue.

L'eau de mélisse, dite des Carmes, usitée journellement en médecine, possède toutes les propriétés de la plante.

Il existe plusieurs formules d'eau de mélisse. La meilleure est la suivante : Mettez, dans une cruche de grès, à large ouverture :

3 litres d'alcool bon goût à 30°.
500 grammes de sommités sèches de mélisse.
125 grammes de zeste de citron.
15 grammes d'angélique,

Après 10 ou 12 jours de macération, passez avec expression dans un linge fin et ajoutez au liquide obtenu :

200 grammes de coriandre,
40 grammes de noix muscade,
40 grammes de cannelle,
5 grammes de clous de girofle.

On laisse reposer, on filtre à la chausse et on conserve en bouteilles.

Le calament (*mélissa calamintha*), est une variété de mélisse qui croît en abondance dans les lieux secs, sur les coteaux calcaires. Ses vertus, sont en tous points, semblables à celles de la mélisse officinale.

Les fleurs de la mélisse et du calament sont très recherchées des abeilles. Aussi, conseillons-nous à ceux d'entre nos lecteurs qui s'occupent d'apiculture, de cultiver ces plantes dans le voisinage de leurs ruches.

181. Melon (*Cucurbita melo*). — Originaire des contrées chaudes de l'Asie, le melon a produit de nombreuses variétés dont les plus estimées sont, le cantaloup noir des Carmes le prescott fond blanc, le noir de Hollande, le boule de

Siam, le melon de Malte, le fronsadais, le melon d'Alger.

La culture du melon de primeur, étant assez compliquée. et ne pouvant guère être entreprise que par les horticulteurs qui disposent d'un matériel considérable, en chassis vitrés et cloches de verre, nous n'en parlerons pas ici, et nous nous contenterons de donner à nos lecteurs, quelques indications touchant la culture du melon en pleine terre :

Vers le mois d'avril, on creuse, dans un coin du potager, à une bonne exposition, une fosse peu profonde, longue de 1 mètre environ et de largeur variable, qu'on remplit de fumier à demi décomposé. Une quinzaine plus tard, on place, sur cette couche de fumier, une couche de terreau, épaisse d'environ 5 centimètres. Puis on y sème, aussitôt, les graines de melon, à 0 m. 50 les unes des autres.

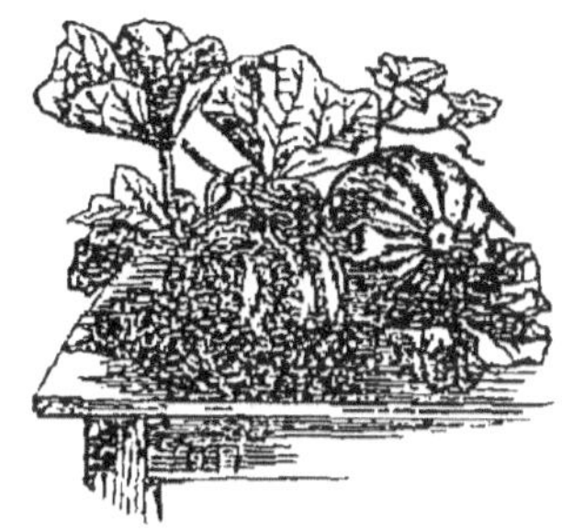

Melon cantaloup.

On arrose légèrement tous les deux jours, pour favoriser la levée. Les semences ne tardent pas à émettre de petites tiges. Lorsque celles-ci ont acquis un certain développement, on les taille au-dessus de la deuxième feuille. Cette première taille a pour résultat de faire naître plusieurs tiges rampantes, destinées à porter les fruits. Quand les melons sont formés on pince l'extrémité de ces pousses, on élimine toutes les tiges stériles et l'on abandonne les plantes au cours naturel de leur végétation.

On doit récolter les melons, dès qu'ils commencent à jaunir et que leurs pédoncules se détachent d'eux-mêmes.

Le melon n'est pas seulement un fruit exquis, c'est aussi un fruit très sain et très rafraîchissant; sa pulpe, aqueuse et légèrement laxative, est recommandée dans toutes les maladies inflammatoires et convient aux personnes bilieuses ou atteintes d'affections chroniques.

Cette pulpe crue, s'emploie avec succès, à l'extérieur, comme celle de la citrouille, pour les brûlures légères qui n'ont pas pénétré au-dessous de la peau.

Les semences renferment une forte proportion d'huile. On en prépare une émulsion émolliente qu'on administre,

avec avantage, dans les cas d'inflammation des voies urinaires et pour favoriser l'expulsion du ténia ou ver solitaire.

Disons, en terminant, que le melon d'eau ou pastèque,
qui se cultive exactement comme le melon ordinaire, est
employé, dans la médecine domestique, aux mêmes
usages.

182. Menthe poivrée (*Mentha piperita*). — A la grande
famille des Labiées ou Lamacées qui, déjà, nous a fourni
comme sujets d'études, l'agripaume, la bétoine, la german_
drée maritime, la lavande, le marrube et la mélisse, appartient aussi la menthe poivrée (*mentha piperita*), plante familière à tous nos lecteurs et très abondante sur le bord
des chemins, dans les prairies humides, au fond des fossés,
dans les lieux frais et ombragés.

La menthe poivrée est vivace ; ses tiges, un peu rampantes, atteignent de 30 à 60 centimètres de hauteur ; ses
feuilles, munies de pétioles, sont ovales, lancéolées, aiguës,
légèrement dentées ; les fleurs pourpres, qui s'ouvrent de
mai à septembre, forment des épis peu serrés, au sommet
des tiges.

Toutes les parties de la plante dégagent une odeur
camphrée et aromatique, très pénétrante, et, lorsqu'on les
mâche, laissent dans la bouche, une sensation de froid caractéristique.

Notre labiée est comme un grand nombre de plantes de
la même famille, tonique, stimulante, stomachique et antispasmodique. Son emploi est tout particulièrement indiqué dans les étourdissements, les vomissements nerveux,
les digestions laborieuses, les faiblesses d'estomac, les coliques flatulentes, le catarrhe des muqueuses.

L'on donne, dans les nombreux cas que nous venons de
citer, soit l'infusion des sommités, soit le sirop de la
plante, soit les liqueurs à base de menthe que tout le
monde peut préparer.

Ajoutons que le végétal qui nous occupe possède aussi
des propriétés vermifuges marquées. Pour expulser les
vers de l'intestin, il suffit de prendre, chaque matin, à jeun,
jusqu'à résultats, deux ou trois pincées de sommités sèches, dans du lait.

Disons, d'ailleurs, que la menthe bouillie, appliquée, en

cataplasmes, sur le ventre, produit le même effet que si on
l'administrait à l'intérieur.

La menthe excite toutes les sécrétions, notamment celle
des urines et de la sueur. Son suc, mélangé à du vinaigre
arrête les hémorragies et guérit le hoquet; ce même
suc, pris à raison de 15 à 20 grammes par jour, peut
être employé par les nourrices,
comme coupe-lait, au moment du
sevrage.

Des cataplasmes, formés d'un mélange de menthe poivrée et de farine
de froment, posés sur les seins, amènent la résolution prompte des engorgements des mamelles. On peut
remplacer ces cataplasmes par la
décoction de la plante, en fomentations répétées. L'eau de menthe,
en lotions, tue l'acarus de la gale.
La poudre des feuilles, prisée, peut
soulager la migraine. Enfin les fumigations de la plante calment les

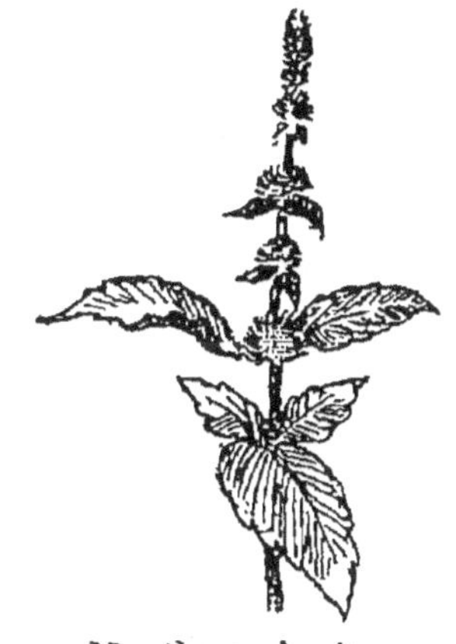

Menthe poivrée.

névralgies faciales et quelques maux de dents nerveux.

La menthe aime les terres fraîches et profondes ; on
la multiplie ordinairement, par la division de ses touffes,
au printemps et rarement par semis. Des arrosages copieux et journaliers lui sont nécessaires, tant que dure la
saison estivale. Ses feuilles et ses sommités doivent être
récoltées, dès le début de la floraison, alors qu'elles possèdent toute leur vigueur, et par suite, toute leur énergie
curative.

183. Mercuriale (*Mercurialis annua*). — Peu de végétaux ont reçu autant de surnoms que cette Euphorbiacée,
appelée, suivant les régions : vignette, chou de chien, ortie
bâtarde, rinberge, caquenlit, foirolle, cagarelle, vignoble,
foirode, foirande, coquanlit, ramberge, mercoret, marcois,
leuzette, roberde.

La mercuriale, très commune dans les lieux cultivés, est
haute de 30 à 50 centimètres. On la reconnaît aisément à
ses feuilles ovales, lancéolées, dentées, à pétiole court et à
ses fleurs verdâtres, qui se montrent presque en toutes
saisons, à l'aisselle des feuilles.

Elle dégage, dans toutes ses parties, une odeur fétide et possède une saveur âcre et salée.

La dessiccation lui enlevant ses propriétés, on ne doit l'employer qu'à l'état frais.

La mercuriale est purgative et diurétique. Bouillie dans de l'eau, elle donne une bonne tisane laxative, fréquemment usitée, en lavements, après addition de miel.

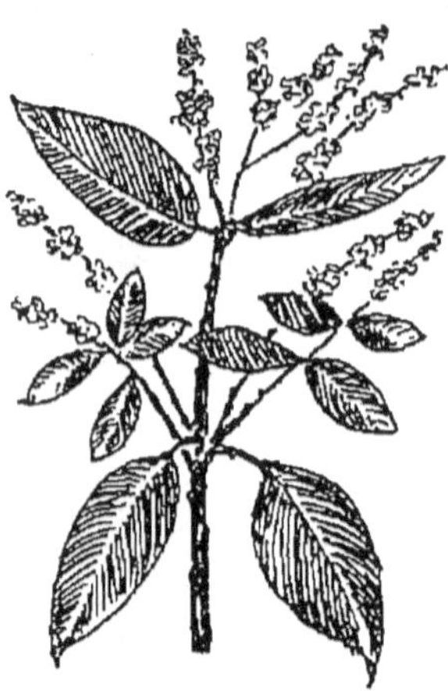

Mercuriale.

Le sirop de mercuriale, qui se prépare comme il suit, purge aussi bien que le séné : On mélange intimement 500 grammes de suc dépuré de mercuriale, 25 grammes de suc de gentiane, 15 grammes de suc de bourrache et 10 grammes de suc de buglosse, et l'on fait bouillir le tout, avec 2 kilos de miel blanc, jusqu'à consistance sirupeuse.

Ce sirop se prend, à raison de 3 ou 4 cuillerées à bouche, tous les matins à jeun, durant plusieurs jours consécutifs.

La décoction de la plante qui nous occupe, donne de bons résultats dans les hydropisies, la goutte, la pierre, la gravelle.

Les feuilles de mercuriale, bouillies dans de l'eau, forment des cataplasmes émollients ; appliquées chaudes et contuses sur la tête des bébés, elles font tomber la croûte crasseuse qui s'y forme, au moment de l'allaitement.

184. **Mézéréon** (*Daphne mezereum*). — Cet arbuste élégant, dénommé familièrement faux garou, bois-gentil, merlin, tramentel, bois d'oreille, malherbe, lauréole femelle, croît, en abondance, dans les départements du centre et du midi de la France et se rencontre surtout dans les bois montueux des Alpes et des Pyrénées.

Les principaux caractères botaniques qui permettent de le reconnaître sont les suivants : tige haute d'un mètre et plus, très rameuse ; feuilles alternes, entières, lancéolées, vertes en dessus, glauques à leur partie inférieure ; fleurs tubulées, roses, odorantes, disposées en fascicules, à l'extrémité des rameaux.

Le mézéréon appartient, comme le garou, dont nous avons parlé plus haut, à la famille des Daphnacées ; il peut, en médecine usuelle, être employé dans les mêmes cas et présente les mêmes dangers.

Le végétal qui nous occupe est cultivé, dans beaucoup de jardins, pour la beauté de ses fleurs, qui s'ouvrent dès le mois de février ; on le sème en pots, à l'automne, et on le repique au printemps suivant, en terre profonde, fraîche et substantielle.

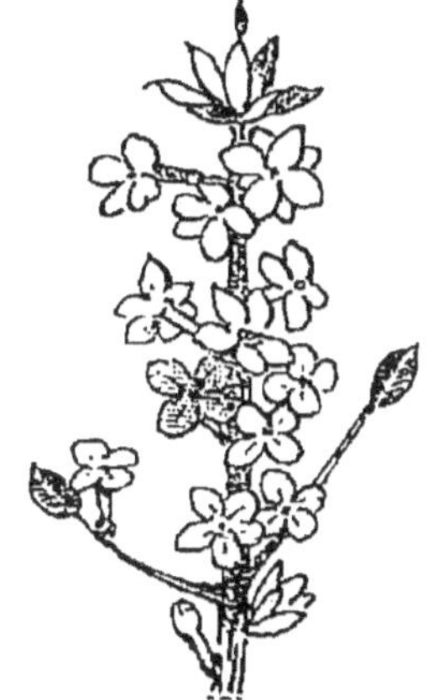
Mézéréon.

185. Mille-feuille (*Achillea millefo-lium*). — La mille-feuille est une Synan-thérée qui vient spontanément dans les lieux stériles, les ruines, sur les coteaux pierreux, le long des fossés. Cultivée dans quelques jardins, elle a produit un certain nombre de variétés.

La racine de cette composée est vivace, traînante et fibreuse. Elle donne naissance à des tiges hautes de 30 à 60 centimètres, garnies de feuilles longues, pubescentes, divisées en segments étroits et dentelés. A l'extrémité de ces tiges, apparaissent, de mai en septembre, des capitules corymbiformes de minuscules fleurs blanches ou rosées.

Les paysans connaissent la mille-feuille sous les noms vulgaires de sourcil de Vénus, endove, herbe Saint-Jean, herbe aux cochers, herbe aux coupures, saigne-nez, herbe aux charpentiers, herbe endavoine, achillée.

Les diverses parties de la mille-feuille — les fleurs et les racines, notamment — exhalent une odeur camphrée, très aromatique et possédant une saveur amère et astringente.

Notre composée est un bon tonique excitant et, comme telle, peut favoriser l'expectoration, les sueurs et le cours des urines. Son infusion, préparée avec 25 à 30 grammes de racine broyée ou de sommités, par kilogramme d'eau, s'emploie, avec avantage, dans les catarrhes et les diarrhées chroniques, l'asthme humide, les convalescences, les fièvres éruptives, les menstruations difficiles, la faiblesse des organes digestifs, les cas de débilité générale.

La même tisane est recommandée contre les maladies nerveuses et convient aux hémorroïdaires.

L'infusion de mille-feuille, mêlée à de l'eau ferrée, est fort utile, dans la chlorose ou pâles couleurs et, en général, dans toutes les affections, causées par la torpeur des fonctions vitales et l'appauvrissement du sang.

La mille-feuille n'est pas moins précieuse, à l'extérieur, que dans la médecine interne. Sa décoction rend des services, en lotions, dans la gale et la teigne.

On emploie aussi, contre ces affections parasitaires, une pommade composée de deux parties de saindoux ou d'axonge et d'une partie de racine de mille-feuille râpée.

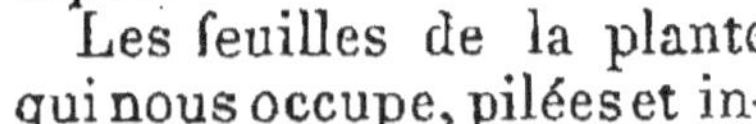

Mille-feuille.

Les feuilles de la plante qui nous occupe, pilées et introduites dans l'oreille, du côté malade, calment quelques maux de dents. La mille-feuille passe, dans beaucoup d'endroits, pour guérir les blessures : elle n'est, en réalité, douée d'aucune vertu cicatrisante, mais peut, par ses qualités excitantes et détersives, aviver les ulcères indolents et assainir les plaies de mauvaise nature.

La mille-feuille noire (*achillea atrata*) nommée communément génépi, qui ne croît guère à l'état sauvage que sur le sommet des montagnes élevées, possède toutes les qualités toniques, excitantes, emménagogues et détersives de l'*achillea millefolium* ; elle semble même plus énergique.

186. **Mille-pertuis** (*Hypericum perforatum* ou *hypericinum vulgare*). — Peu de plantes médicinales ont reçu autant de louanges que le mille-pertuis nommé aussi mille-trous, herbe de la Saint-Jean, herbe aux piqûres, chasse diable, herbe aux mille pertuis, trucheron jaune, barbe de Saint-Jean, verge d'or, milpertrix, trescolar perforé.

Ce végétal qui appartient, comme la mille-feuille, à la grande famille des Composées, est vivace. On le trouve, à l'état sauvage, dans les lieux incultes, au pied des haies, sur le flanc des collines ; il est facilement reconnaissable, à ses tiges rondes, très rameuses, hautes de 20 à 30 centimètres, qui portent des feuilles opposées, sessiles et de petites fleurs jaunes, réunies en un bouquet peu touffues à l'extrémité des rameaux.

On peut cueillir, durant toute la belle saison, les sommités fleuries de la plante qui nous occupe. Pour les sécher, on les suspend, par bottes, au plafond d'un appartement sec et bien aéré. On les renferme ensuite dans des sacs de toile ou des boîtes en fer-blanc. Dans cet état, elles conservent, pendant plusieurs années, leurs vertus curatives.

Le mille-pertuis ne perd pas, par la dessiccation, son odeur aromatique, sa saveur chaude, piquante et un peu amère. Il est utile, en infusion, dans les rhumes, les catarrhes chroniques, les affections pulmonaires, le catarrhe de la vessie. Cette tisane se prépare, avec environ 30 gr. de sommités sèches, par kilogramme

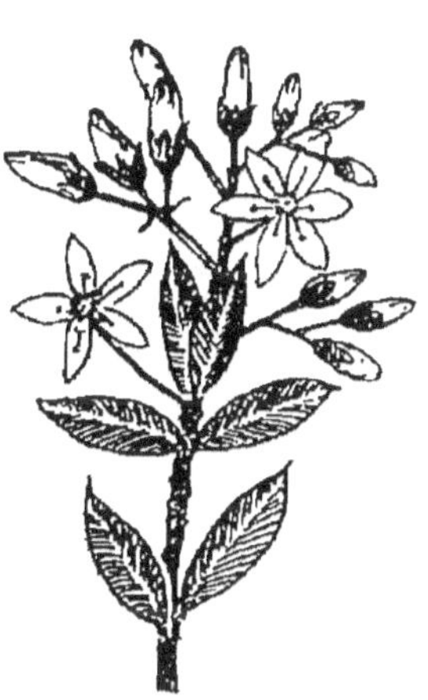

Mille-pertuis.

d'eau. Prise, à raison d'un grand verre, au début des principaux repas, elle ouvre l'appétit, facilite la digestion des aliments, évite les aigreurs, les renvois, les vomissements et débarrasse l'estomac de toutes les impuretés.

On peut remplacer l'infusion par le ratafia de mille-pertuis qui est doué de propriétés apéritives et digestives marquées et se prépare comme il suit: Laissez infuser, pendant une quinzaine de jours, en flacon bien bouché, dans deux litres d'eau-de-vie, 30 grammes de fleurs sèches de mille-pertuis et deux citrons coupés ; lorsque la macération est complète, passez, avec expression, dans un linge fin et mettez le liquide filtré, en bouteilles, après addition de 150 grammes de sucre.

L'huile de mille-pertuis est souvent employée, dans les campagnes, contre les brûlures, les coupures, les contusions ; on l'obtient, en faisant macérer longuement, une forte poignée de sommités fleuries, dans un litre d'huile d'olive.

Disons, en terminant, que le vin, dans lequel on a fait infuser, durant une vingtaine de jours, des fleurs ou des feuilles de mille-pertuis, constitue un excellent vulnéraire. très efficace, pour assainir les blessures et les plaies de toutes sortes et les pousser à la cicatrisation.

187. Millet (*Panicum miliaceum*). — Cette Graminée, appelée, dans beaucoup d'endroits, mil et panic, est cultivée, sur tous les point de la France, notamment dans les départements du Centre et du Midi. Ses tiges sont droites, noueuses, un peu velues ; ses feuilles engainantes, acuminées, sont semblables à celles du maïs, mais sensiblement plus petites ; ses panicules, composées de nombreux épillets, sont lâches et diffuses.

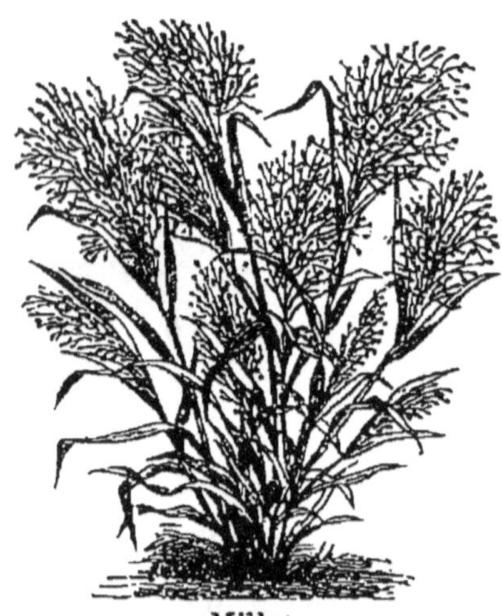

Millet.

Le millet aime les terres argilo-siliceuses, profondes et bien fumées. On le sème, vers la fin d'avril et la première quinzaine de mai. Le semis se fait, soit en lignes, soit, plus communément, à la volée. Le millet réclame fort peu de soins et se contente de sarclages superficiels, pratiqués aussi souvent que cela est nécessaire. On le récolte en automne, autant que possible, par un temps sec, et on le bat, pour séparer les graines des tiges.

Les graines du millet, de la grosseur d'une tête d'épingle sont alimentaires. Les poussins, les dindonneaux et les canetons en sont très friands, ainsi que la plupart des oiseaux de volière.

On prépare, avec ces graines, des bouillies nourrissantes et d'une digestion facile.

La farine de millet, mêlée à celle du froment, sert à fabriquer un pain d'un goût exquis, d'une grande blancheur et excellent pour la santé.

Les semences de notre graminée sont, dans la médecine

usuelle, employées, avec avantage, contre la diarrhée et la dysenterie.

Le millet forme la base de la tisane de saint Ambroise, très vantée pour exciter les sécrétions des urines et de la sueur : voici comment on .prépare cette tisane : On fait bouillir, dans deux litres de vin, 1 kilo de graines de mil. Au bout d'une demi-heure d'ébullition, on retire du feu et l'on passe la liqueur, qu'on boit chaude et légèrement sucrée.

En dehors de ses qualités sudorifiques et diurétiques, cette décoction est aussi recommandée, pour favoriser l'éruption, dans la rougeole et la petite vérole et arrêter les dysenteries rebelles et les pissements de sang.

Pour guérir la surdité et faire disparaître les bourdonnements, il suffit d'appliquer, sur les oreilles, de petits sachets de toile, remplis d'un mélange, à parties égales, de semences de millet torréfiées et de sel commun. Les mêmes sachets, posés sur le crâne, guérissent les douleurs et les pesanteurs de la tête. Enfin les cataplasmes de farine de millet forment un bon résolutif.

188. **Momordique** (*Momordica elaterium*). — Vous n'êtes pas sans avoir remarqué, mes chers lecteurs, au pied des haies et des buissons, dans les bois, les lieux incultes et ombragés, cette plante vivace, appelée vulgairement concombre sauvage, concombre d'âne, pomme de merveille, galante.

Rien qu'à voir ses tiges rudes, rampantes, garnies de poils, longues de plusieurs mètres et ses feuilles alternes grandes, couvertes de poils, fortement crispées, on reconnaît que la momordique appartient à la famille des Cucurbitacées, chez laquelle nous avons étudié plus haut, la coloquinte, la citrouille et la bryone.

Comme ce dernier végétal, la momordique porte des fleurs des deux sexes, d'un blanc terne, disposées en bouquets peu touffus, à l'aisselle des feuilles. Aux fleurs femelles succèdent des fruits, de la grosseur d'une noix, de forme ovale, qui renferment de nombreuses graines.

Dans la médecine usuelle, on emploie surtout la racine, grosse comme le bras, pivotante, charnue, blanche en dedans, jaunâtre à l'extérieur et marquée transversalement de plusieurs sillons.

Cette racine étant vivace, il n'est pas nécessaire de s'en approvisionner pour l'hiver. On peut, cependant, la récolter à l'automne et la conserver dans du sable frais. Exposée, jusqu'à parfaite dessiccation, à la chaleur modérée d'un four, elle conserve, durant plusieurs années, son énergie curative.

La souche de la momordique agit, suivant les doses et le mode d'emploi comme vomitive, purgative, rubéfiante, et résolutive ; elle rend, par suite, de grands services, dans les hydropisies, les rhumatismes, les paralysies, la dysenterie, les affections catarrhales. Séchée, réduite en poudre et donnée, à raison de 1 à 3 grammes, dans de la gomme pulvérisée, du miel ou tout autre véhicule, elle purge aussi bien que le Jalap. Mais on doit l'employer avec une extrême prudence, car, même à très faible dose, elle peut causer, chez certains sujets, une irritation de l'estomac et de l'intestin.

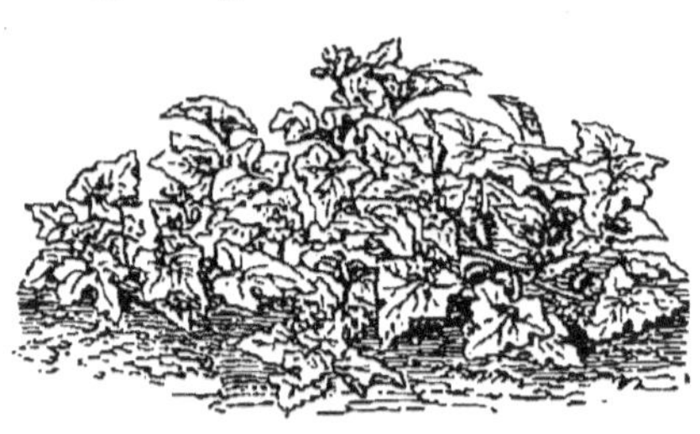

Momordique.

Somme toute, le mieux est de n'en jamais faire usage, dans la médecine interne, autrement que sous la direction d'un docteur expérimenté.

A l'extérieur, on peut user de cette racine, sans le moindre inconvénient ; appliquée fraîche, sur les tumeurs scrofuleuses et les engorgements articulaires, elle les excite et en hâte la résolution. Cuite avec du saindoux, elle forme un excellent onguent, contre la gale ; il suffit, pour obtenir, la guérison de cette affection parasitaire de 5 ou 6 frictions, à deux jours d'intervalle.

Les cataplasmes de la même racine pilée, procurent un soulagement notable dans les douleurs sciatiques, névralgiques et rhumatismales.

Les fruits du concombre sauvage possèdent toutes les qualités éméto-cathartiques de la partie souterraine. On extrait de leur suc une substance, connue sous le nom d'*elaterium*, qui réclame une très grande circonspection dans son emploi et, à la dose de 25 centigrammes à 1 gramme, agit comme drastique et hydragogue et procure des selles fluides abondantes.

La momordique est cultivée dans quelques jardins, il faut la semer dès le début du printemps ; elle affectionne surtout les terrains secs et pierreux.

189. Morelle noire (*Solanum nigrum*). — La morelle noire est une plante annuelle, que l'on rencontre fréquemment dans les décombres, au pied des haies, près des vieux murs, dans les lieux frais et ombragés. Sa tige herbacée, forte et rameuse, est haute de 50 centimètres environ ; ses feuilles sont ovales, pétiolées, lisses, légèrement dentées ; elles dégagent lorsqu'on les froisse, une odeur un peu fétide. Les fleurs, d'un blanc crème, disposées en corymbes un peu irréguliers, vers le sommet des tiges, durent de juin à septembre et produisent des baies globuleuses, de la grosseur d'un pois, qui deviennent rouges et noires à

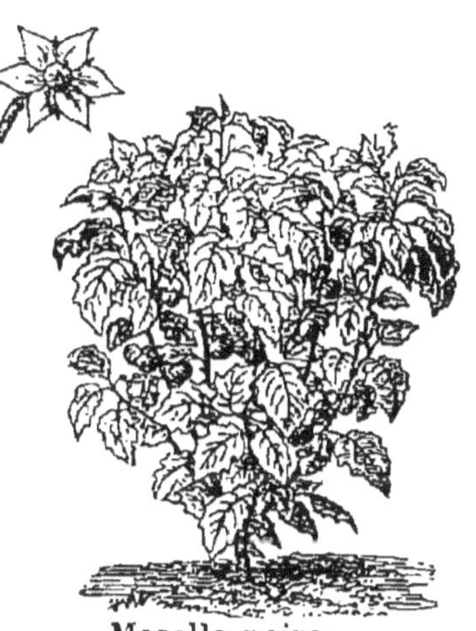

Morelle noire.

leur maturité. La morelle a reçu les noms de mourelle, crève-chien, morelle raisin de loup, herbe aux magiciens.

La tige et les feuilles sont les parties les plus usitées. On les récolte, vers le milieu de l'été. Il importe, si l'on veut qu'elles conservent leurs propriétés, de les sécher rapidement au four ou à l'étuve.

La plante qui nous occupe est, comme la douce-amère autre Solanée dont nous avons indiqué, plus haut, les intéressantes vertus médicales, stimulante, sudorifique, dépurative et faiblement narcotique.

A dose tant soit peu élevée, elle augmente les sécrétions des urines et de la sueur, cause d'abondantes évacuations, des crampes, des étourdissements, des vertiges.

La décoction de morelle, dans la proportion de 15 ou 20 grammes, graduellement augmentée jusqu'à 80 et 100 grammes, par litre d'eau, à prendre en 24 heures, est la préparation la plus usitée. Cette tisane a été employée, avec succès, dans les maladies de la peau, la coqueluche, les catarrhes invétérés, le rhumatisme chronique.

Les feuilles de notre solanée, contuses, agissent, à l'extérieur, comme calmantes et font cesser la douleur des dartres enflammées, des ulcères irrités, des hémorroïdes, des brûlures, des furoncles, des panaris, etc.

Des cataplasmes de morelle, posés sur le bas-ventre, soulagent l'irritation de la vessie. Enfin, la décoction de la plante, en lotions ou fomentations, guérit les crevasses des seins et, en injections, fait cesser les règles trop abondantes.

190. Morgeline (*Alsine media*). — Encore appelée stellaire, mouron des petits oiseaux, alsine, la morgeline est une plante de la famille des Caryophyllées, qu'on rencontre communément dans les champs, les vignes, les jardins et tous les endroits cultivés, où elle se multiplie parfois outre mesure.

Ses tiges grêles, rameuses, presque rampantes, portent des feuilles tendres et opposées et de petites fleurs blanches, solitaires, munies de longs pédoncules, qui apparaissent presque en toutes saisons. Ces fleurs offrent une particularité assez curieuse : elles ne sont ouvertes que le matin, de neuf heures à midi et restent toujours fermées, par les temps humides et pluvieux. Les nombreuses graines qui leur succèdent sont très recherchées des petits oiseaux.

On récolte la morgeline, durant tout l'été, et on la fait sécher promptement au soleil ; du reste, la plante qui nous occupe étant verte, en tout temps, il est à peu près inutile de s'en approvisionner pour l'hiver.

La morgeline tient lieu d'épinards, dans certaines régions. Cuite, elle constitue un aliment très rafraîchissant et légèrement diurétique. Elle sert à préparer une infusion — 25 à 30 grammes par kilo d'eau — d'un usage familier dans l'anémie, les faiblesses d'estomac, les maladies inflammatoires, les rétentions d'urine.

Le vin de *morgeline* qui s'obtient en laissant macérer longuement 60 grammes de plante, dans deux litres de bon vin rouge et se prend, à raison d'un verre ordinaire, avant chacun des principaux repas, est un excellent reconstituant, qui produit des effets merveilleux dans les convalescences des maladies graves.

Les personnes sujettes aux crachements de sang se trouveront bien de l'usage d'une omelette ordinaire, à laquelle on aura incorporé, pendant la cuisson, quelques tiges de morgeline hachées.

Le mouron blanc rend aussi de grands services à l'extérieur. Pilé et appliqué sur les seins, il arrête les écoulements laiteux. Des cataplasmes de morgeline contuse calment la douleur des hémorroïdes, des tumeurs enflammées, des contusions.

Pour faire disparaître les boutons et les rougeurs de la peau, il

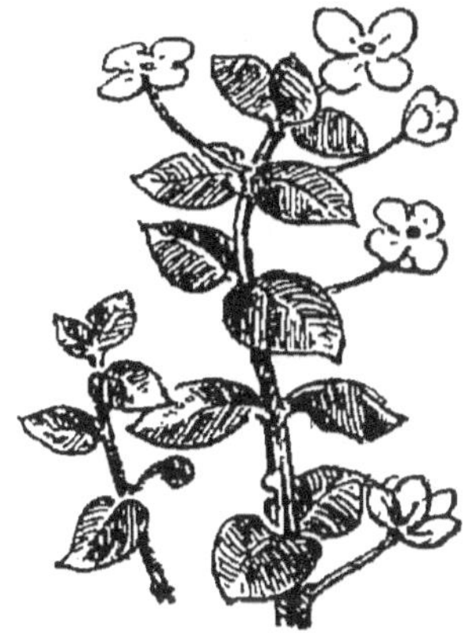

Morgeline.

suffit de lotionner, matin et soir, les parties atteintes avec du suc de morgeline, seul ou additionné de petit-lait.

191. Mouron des champs (*Anagallis arvensis*). — Le mouron des champs, qui doit, aux vertus exhilarantes que lui accordaient les anciens, son qualificatif d'anagallide et son nom latin d'*anagallis* — tirés l'un et l'autre du grec : αναγελάω (j'éclate de rire) — et qui a été classé dans la famille botanique des Primulacées, ressemble assez, par le port, à la morgeline. De même que cette dernière plante il porte des tiges grêles, rampantes et rameuses, garnies de feuilles ovales et opposées ; mais ses fleurs, au lieu d'être blanches, comme celles de l'*alsine media* sont rouges ou bleuâtres.

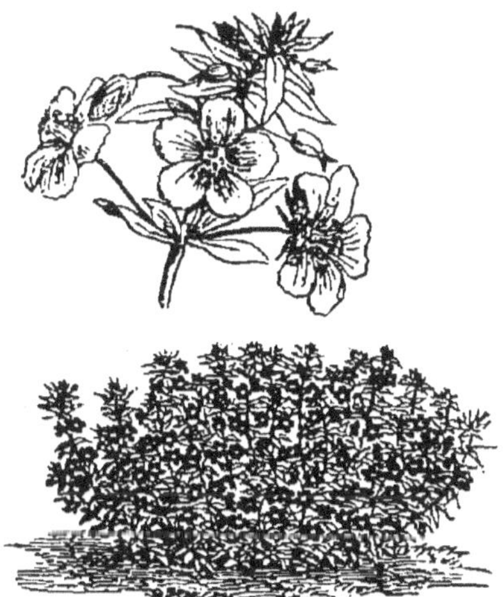

Mouron des champs.

L'anagallide, en infusion, excite la sécrétion des urines. La tisane qu'on en prépare s'administre aussi, avec succès, dans l'épilepsie et les hydropisies simples.

Les tiges du mouron des champs, cuites dans de l'eau,

14

puis réduites en bouillie et appliquées chaudes, en cataplasmes, sur les engorgements articulaires, produits, par la
goutte, sont souvent d'un excellent effet.

Le suc de l'anagallide, cuit dans du miel et employé en
lotions ou fomentations, sur les yeux, fortifie la vue. Enfin,
la racine du mouron des champs, mâchée, affermit les gencives, et peut, comme celle de la guimauve, être donnée
aux bébés en guise de hochet, à l'époque de la dentition.

192. **Mousse terrestre** (*Lycopodium clavatum*). — La
mousse terrestre ou lycopode, vulgairement patte de loup,
corne de cerf, herbe aux mas-
sues, sert de type à la famille
des Lycopodiacées.

Ce cryptogame, qui végète
dans les bois, les lieux frais et
ombragés, se distingue aisément, par ses tiges grêles, rampantes, très ramifiées, par ses
fleurs minuscules, aux fines
dentelures, enfin par ses fruc-
tifications, qui forment des épis
terminaux, assez semblables à
des massues.

Le lycopode renferme, dans
ses sporanges, une fine poussière jaune, connue sous le nom

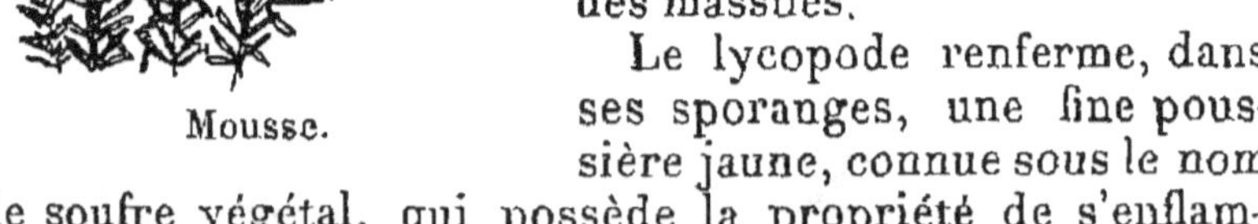

Mousse.

de soufre végétal, qui possède la propriété de s'enflam-
mer instantanément, dès qu'on la projette sur un corps en
ignition.

Cette poudre, très souvent employée dans les théâtres,
pour simuler des éclairs ou des flammes, n'est guère usitée,
en médecine, qu'à l'extérieur, pour assainir la surface des
ulcères et hâter leur cicatrisation. Elle agit, à la fois,
comme astringente, absorbante et désinfectante et est surtout utile, dans les cas de plaies sanieuses, de gangrène et
de pourriture d'hôpital.

On attribuait jadis à la mousse terrestre, la vertu de
guérir les maladies des viscères et des voies respiratoires,
mais il est reconnu, aujourd'hui, qu'elle ne possède, contre
ces affections, aucune efficacité.

Les nombreuses variétés de mousse que l'on rencontre

dans les forêts, sur les vieux murs, les ruines, les rochers, le tronc des arbres, les toits de chaume, sont employées à de multiples usages ; quelques-unes de ces espèces, en se décomposant, contribuent à la formation de la tourbe, ce précieux combustible ; d'autres servent à l'ornementation des jardinières, à l'emballage de divers objets ou à confectionner d'excellents matelas, bien préférables à ceux de laine, et recommandés surtout, pour garnir le lit des enfants scrofuleux et rachitiques.

Ajoutons que la mousse constitue, une fois décomposée, un excellent engrais. Étendue, aux approches de l'hiver, sur les plates-bandes, elle met les plantes cultivées à l'abri de la gelée. A l'époque de la maturité des fruits, on la met au pied des arbres afin que les pommes, les poires, les prunes, etc..., ne soient pas, en tombant, salies par le contact du sol. Quelques horticulteurs emploient la mousse, après dessiccation, pour le *picocage* des fosses. La mousse introduite entre les joints des planches de bateaux, prévient, par son élasticité, toute infiltration de l'eau. Les paysans s'en servent encore, dans beaucoup de contrées, pour boucher les interstices des huttes en planches. La mousse était jadis d'une grande utilité dans les mines. Elle mettait les ouvriers souterrains, à l'abri des inondations en retenant les eaux, principalement celles des niveaux.

L'on fabrique, avec la mousse, un papier précieux pour calfater. Voici la manière de préparer ce papier. La mousse est d'abord coupée en morceaux, aussi petits que possible, soit à l'aide d'une machine spéciale, soit au moyen d'un instrument tranchant. Après une macération de quelques jours dans l'eau, on la réduit en bouillie.

La pâte obtenue est soumise à une forte pression pendant trois ou quatre heures. Séchée et coupée en longues bandes, elle se transforme en une sorte de carton très résistant. Ce papier de mousse est employé pour calfater et pour préserver de l'humidité, certaines parties des vaisseaux, pour boucher les interstices qui se trouvent entre les douves des tonneaux. Il sert aussi à fabriquer des semelles de chaussures imperméables.

Les végétaux de la famille des Muscinées ont encore diverses applications dans la médecine usuelle.

La mousse qui pousse sur le tronc des vieux chênes, réduite en poudre très fine et mélangée, en parties égales,

avec des feuilles de noyer et de ronce séchées et pulvérisées, est souvent employée pour saupoudrer les plaies de
mauvaise nature qu'elle déterge et cicatrise.

Prise en guise de tabac, cette poudre arrête les hémorragies nasales.

On obtient une bonne préparation vermifuge, en faisant
bouillir, jusqu'à réduction de moitié, 30 grammes de
mousse de Corse dans deux litres de bon vin rouge et en
mettant cuire le liquide, préalablement filtré, avec 500 gr
de cassonade blanche, jusqu'à consistance de gelée. La
gelée de mousse, donnée, à raison de 2 à 3 cuillerées à
bouche par jour, fait périr promptement les vers intestinaux. Elle est douée d'une saveur exquise et est acceptée
volontiers par les enfants les plus difficiles.

Disons, en terminant, qu'on est arrivé à cultiver dans
certaines variétés de mousse, entre autres, l'*hypnum abie-
tium* et le *sphagnum palustre*, des pensées, des pâquerettes,
des giroflées, du persil, du cerfeuil, des fraisiers, voire
même des arbres à fruits. Voici comment se pratique ce
curieux mode de culture : on met, dans des jardinières légères, un lit de mousse humide, épais de 5 à 10 centimètres ; puis, on place les plantes sur ce lit et on recouvre
leurs racines d'une seconde couche de mousse. On tasse
avec précaution et, tous les deux jours, on arrose légèrement avec de l'eau de pluie.

193. Moutarde noire (*Sinapis nigra*). — Cette Crucifère,
que l'on cultive en grand dans quelques départements, est
l'une de nos plantes industrielles et médicales le plus précieuses. On la multiplie par semis ; elle se sème, au printemps, dans une terre légère, sablonneuse, bien travaillée
et abondamment fumée. On la récolte, à l'automne, lorsque
les feuilles jaunissent et commencent à se dessécher.

La moutarde noire est facile à reconnaître à ses tiges
velues, assez rameuses, hautes de 1 mètre environ, qui
portent des feuilles grandes, rudes au toucher, alternes,
sessiles et à ses petites fleurs jaunes, auxquelles succèdent
de nombreuses graines, noires à l'extérieur, et jaunâtres en
dedans.

Ces graines exhalent, lorsqu'on les écrase, une odeur
forte ; elles possèdent une saveur âcre et piquante, qui fait
présager des propriétés très actives.

Les semences de la moutarde rendent de grands services en thérapeutique. A l'intérieur, leur infusion, donnée à faible dose, est diurétique ; à dose plus élevée, elle agit comme purgative et est, par suite, indiquée dans les cas si fréquents d'atonie de l'intestin.

La décoction de moutarde, préparée avec 10 parties d'eau pour 1 partie de graines, est conseillée, dans le rhumatisme chronique, les fièvres putrides malignes, la constipation des vieillards et des paralytiques. Mais, on ne saurait recommander l'usage de cette tisane aux personnes irritables, nerveuses, prédisposées aux congestions ou à l'inflammation.

Pour expulser les vers de l'intestin on donne, avec avantage, l'eau dans laquelle on a fait infuser longuement des semences de moutarde concassées.

Ajoutons que l'huile, extraite des graines de notre crucifère, est laxative et anthelminthique.

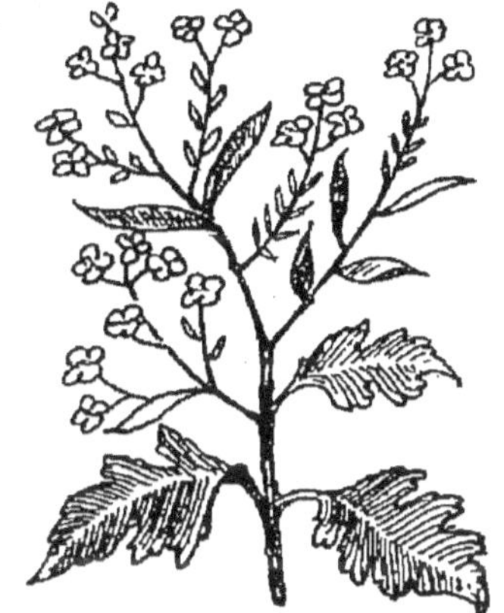

Moutarde noire.

Dans les cas d'empoisonnement, on provoque la régurgitation immédiate des matières nuisibles, en absorbant une cuillerée à bouche de farine de moutarde, dans un verre d'eau tiède.

Le vin préparé en laissant infuser, durant 48 heures, dans deux litres de vin blanc, 60 grammes de graines de moutarde concassées, est l'un des meilleurs antiscorbutiques connus.

La plante qui nous occupe n'est pas moins utile à l'extérieur que dans la médecine interne. Sa graine moulue, en cataplasmes, produit la rubéfaction de la peau et amène, par suite, une dérivation salutaire dans les rhumatismes, les névralgies, la goutte, les points de côté.

Les sinapismes de farine de moutarde sont aussi employés avec succès pour réveiller la sensibilité du malade dans la paralysie, l'apoplexie, les congestions, les cas de prostration extrême. On les applique ordinairement sur les parties inférieures du corps, les cuisses, les mollets, la plante des pieds. Ces cataplasmes ne doivent pas rester plus de 30 à 35 minutes en contact avec la peau.

14.

Les bains de pied sinapisés, c'est-à-dire additionnés de farine de moutarde, apportent un soulagement notable dans la migraine, les maux de tête nerveux, et arrêtent les saignements de nez.

Une graine de moutarde écrasée, introduite dans une dent évidée, fait cesser, pour quelque temps, la douleur occasionnée par la carie.

On obtient un gargarisme souverain contre l'angine ou mal de gorge, en faisant infuser, dans un litre d'eau chaude, légèrement vinaigrée et additionnée d'une poignée de sel de cuisine, 50 grammes de moutarde noire.

La farine de moutarde, dissoute dans de l'eau froide et placée entre deux gazes, forme un très bon cataplasme, contre les engelures non ulcérées.

Enfin, pour préserver, en hiver, les pieds du froid, il suffit de les saupoudrer, chaque matin, d'une pincée de farine de moutarde.

Il ne faut pas confondre la plante que nous venons d'examiner avec la moutarde blanche (*sinapis alba*) dont les tiges sont moins élevées et les graines, d'un blanc jaunâtre, beaucoup moins grosses que celles de la moutarde noire.

Cette plante, assez commune dans les lieux secs et incultes, est dépurative et laxative. Ses semences. prises à raison d'une cuillerée le matin à jeun, et le soir en se couchant, pendant plusieurs semaines consécutives, sont d'une incontestable efficacité dans les maladies de peau et les rhumatismes chroniques. L'usage prolongé de ces graines donne aussi de bons résultats dans les cas de constipation opiniâtre.

La farine de moutarde blanche, broyée dans du verjus et aromatisée avec de l'ail, de l'estragon, du cerfeuil, du persil, de la cannelle, constitue un condiment excellent, qui, pris modérément, excite l'appétit et favorise la digestion des aliments.

La moutarde sauvage (*sinapis arvensis*) ou séné, sénevé ripe, qui se multiplie beaucoup trop dans nos champs, où il est presque impossible de la détruire, possède toutes les propriétés des moutardes cultivées, mais est beaucoup moins énergique.

194. Muflier (*Linaria vulgaris*). — Le muflier appartient à la famille des Scrofulariacées ou Personées qui, déjà, nous a fourni, avec la digitale, un sujet d'étude fort intéressant, et chez laquelle nous examinerons, plus loin, divers végétaux utiles entre autres, la saponaire et la véronique.

Cette plante, assez commune dans les terrains secs et rocailleux, doit son nom de linaire, sous lequel elle est communément désignée, à la ressemblance de son feuillage avec celui du lin cultivé. Elle est vivace.

Ses tiges grêles, velues, presque rampantes, portent des feuilles lancéolées, sessiles, d'un vert glauque ; ses fleurs élégantes, qui se montrent, durant toute la belle saison, sont jaunes et disposées en épis.

On fait, avec les fleurs de la linaire, un onguent précieux contre les hémorroïdes, les dartres l'eczéma et autres affections cutanées. Voici comment se prépare cet onguent : On place, sur un feu doux, dans un vase en terre vernissée, avec un verre d'huile d'olive et 50 grammes de saindoux, 3 ou 4 poignées de fleurs de muflier,

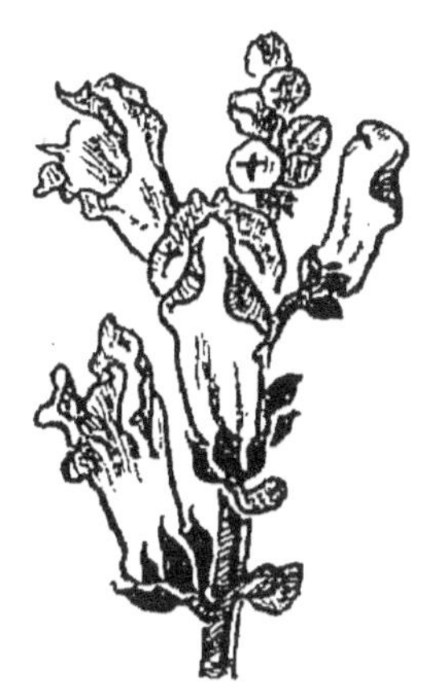

Muflier.

hachées menu. Tant que dure la cuisson, on remue, avec une spatule ou une cuiller, et lorsque le mélange est devenu d'un beau vert, on y ajoute, en ne cessant de remuer, un jaune d'œuf frais et l'on fait cuire jusqu'à consistance de pommade.

L'onguent de muflier s'emploie, en frictions répétées, dans les hémorroïdes et les maladies de peau. On complète le traitement en prenant, le matin à jeun, une infusion de linaire, préparée, avec 30 à 60 grammes de plante, par kilogramme d'eau.

195. **Muguet** (*Convallaria maïalis*). — Tout le monde connaît le muguet, appelé aussi, lis des vallées. Cette charmante Liliacée, qui croît naturellement dans les lieux boisés où elle montre, dès les premiers jours du printemps, ses petites fleurs blanches, très odorantes, disposées en grappes lâches, à l'extrémité d'une hampe grêle, dont la base est embrassée par deux feuilles pétiolées, d'un vert tendre, marquées de fines nervures, est vivace.

Cultivé dans les jardins, le muguet a produit plusieurs

variétés, à fleurs simples ou doubles. On le multiplie parfois par semis, mais, plus communément par la division des touffes, après la floraison. Il se plaît dans les terres fraîches, argileuses et profondes.

Le muguet n'est pas seulement l'un des plus beaux ornements de nos bois et de nos parterres, c'est encore l'une de nos plantes médicales le plus utiles : en thérapeutique, on emploie ses fleurs, ses baies rougeâtres et principalement sa racine ou rhizome.

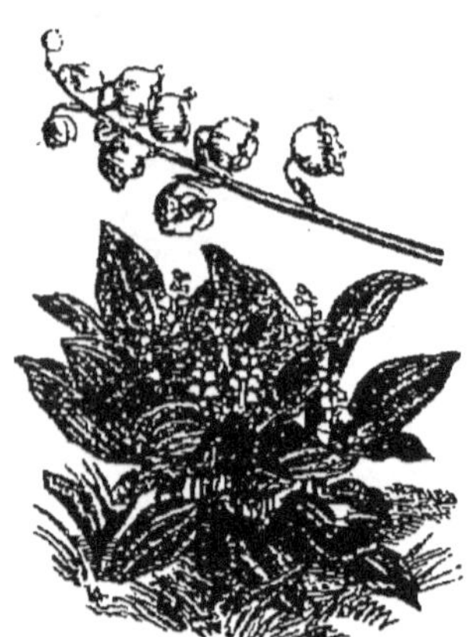

Muguet de mai.

Les fleurs sont recueillies, avant leur complet épanouissement : on sèche leurs pétales à l'étuve et, après les avoir réduits en poudre, on les renferme dans des cornets de papier. Les baies, récoltées au mois de mai, sont exposées à la chaleur modérée d'un four, puis pulvérisées, après dessiccation. Quant à la racine, on l'arrache, dès le mois de février, on la coupe en rondelles et on la suspend, au soleil, dans un lieu bien ventilé. Cette racine qui exhale, à l'état frais, une odeur plutôt désagréable et possède une saveur amère, âcre et nauséeuse, perd, en séchant, beaucoup de son activité.

Le rhizome du muguet produit, à dose tant soit peu élevée, d'abondantes évacuations stomachiques et intestinales. On le donne d'ordinaire, à raison de 1 à 2 grammes, en poudre, dans du miel. Comme tous les éméto-cathartiques, il peut, par son action altérante, rendre de grands services dans une foule de maladies chroniques : la paralysie, le rhumatisme, la goutte, l'hydropisie. Contre cette dernière maladie, on se trouve bien de l'usage d'un vin de muguet préparé, en faisant macérer, pendant quelques jours, 90 grammes de racine fraîche, broyée dans un litre de vin blanc.

Les fleurs du lis des vallées, administrées en poudre, à la dose de 2 grammes environ, dans un jaune d'œuf, en provoquant des vomissements et des selles copieuses, produisent une révulsion salutaire, dans les fièvres automnales rebelles. On les fait prendre au malade, 3 ou 4 heures après la fin de l'accès et l'on complète la cure, par l'usage prolongé des toniques.

Les baies du muguet, qui sont drastiques étaient employées jadis contre les spasmes, la migraine, l'épilepsie, les vertiges, mais avec un succès douteux.

L'infusion des fleurs de muguet, 10 à 20 grammes par litre d'eau, rend de grands services, en lotions, contre les fluxions chroniques des yeux et des oreilles. Enfin, l'on se sert de la poudre de ces fleurs, pour provoquer l'éternuement et combattre les maux de tête invétérés.

196. Mûrier noir (*Morus nigra*). — Originaire du Levant et importé en France par les Romains, lors de la conquête de la Gaule, le mûrier noir doit son nom et sert de type à la famille des Morées. Son tronc, haut de 5 à 10 mètres, est recouvert d'une écorce noirâtre ; sa cime est large et étalée ; ses feuilles rudes, hérissées, à leur partie inférieure, de piquants aigus, sont alternes, dentelées, divisées en plusieurs lobes. Ses fruits, rouges ou noirs, de la grosseur d'une fraise, possèdent une saveur agréable.

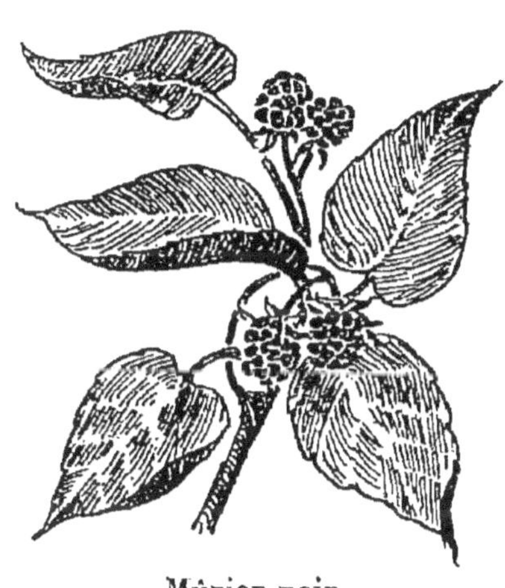

Mûrier noir.

Toutes les parties du mûrier sont utiles en médecine. La décoction de l'écorce, 30 à 60 grammes par kilogramme d'eau ou de vin, est purgative. Mêlée à la racine de grenadier, cette écorce sert à préparer une tisane, très efficace contre le ténia ou ver solitaire.

Les feuilles du mûrier noir, à raison de 40 à 80 grammes, en infusion dans un litre d'eau, forment un bon fébrifuge qui, sans être plus infaillible que les autres remèdes du même genre, réussit souvent dans les fièvres intermittentes. On prend deux grandes tasses de cette tisane, au commencement de l'accès.

La décoction concentrée des feuilles de mûrier noir, en gargarismes, calme les rages de dents les plus violentes. Il en est de même de la tisane, préparée avec l'écorce de la racine.

On fait, avec les fruits du mûrier, des boissons rafraîchissantes, conseillées dans les maladies inflammatoires.

Voici la formule du sirop de mûres, si fréquemment
usité, dans la médecine domestique, comme pectoral et
astringent ; on écrase une certaine quantité de mûres dont
on exprime le jus. Ce jus, filtré à la chausse, est recueilli
dans une casserole et placé sur un feu doux, avec le double
de son poids de sucre en pain, cassé par petits morceaux.
On laisse le mélange s'épaissir, en consistance de sirop, on
retire et l'on conserve dans des bouteilles qu'on bouche
hermétiquement. Ce sirop n'est pas seulement précieux,
contre le rhume et la diarrhée ; il possède encore la vertu
de faire périr les vers intestinaux, si fréquents chez le jeune
âge; de plus, mêlé à de l'eau d'orge, il forme un bon gargarisme contre les ulcérations de la gorge.

Tout ce que nous venons de dire au sujet des propriétés
médicales du mûrier noir s'applique à celles du mûrier
blanc (*morus alba*) qui, natif de la Chine et introduit, en
France, sous le règne de Charles VIII, est, dans quelques
départements du Midi, l'objet d'une culture importante.

Le mûrier blanc réussit bien dans les terres de consistance moyenne ; il redoute les sols froids et humides. On
le multiplie par semis, par boutures ou par greffes.

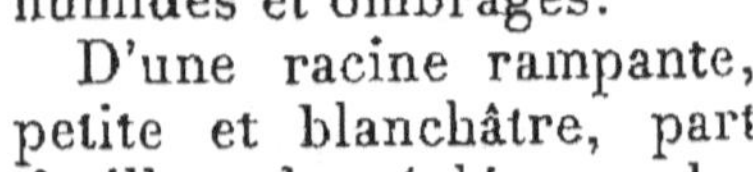

Personne n'ignore que les feuilles
de cet arbre constituent la nourriture
presque exclusive des vers à soie.

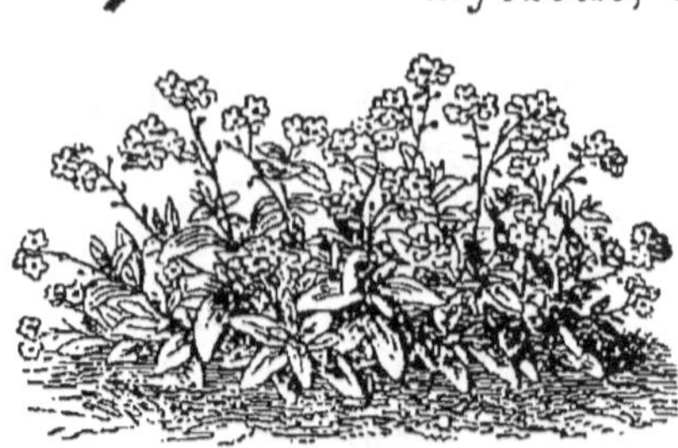

197. **Myosotis** (*Myosotis palustris*).—Le
myosotis, autrement dit, regardez-moi,
scorpione, ne m'oubliez pas,
gromillet, est une borraginée
vivace, qui pousse en abondance sur le bord des rivières et des ruisseaux, dans
les marécages, au fond des
fossés, dans des endroits
humides et ombragés.

D'une racine rampante,
petite et blanchâtre, part
une tige anguleuse, garnie de feuilles, lancéolées, rudes
et pubescentes. Ses fleurs, d'un bleu vif, s'ouvrent, durant
toute la belle saison, à l'extrémité des rameaux.

Myosotis.

La beauté de ses fleurs fait cultiver le myosotis dans tous les parterres. On propage la plante qui nous occupe par semis ou par la division des touffes au printemps. Il lui faut, tant que dure l'été, des arrosages copieux et journaliers.

Les emplois du myosotis dans la médecine usuelle, sont assez limités. On fait seulement usage de la décoction des sommités fleuries, pour laver et déterger les fistules lacrymales et du suc de la plante fraîche, contre les faiblesses de la vue.

Disons, en terminant, que l'on peut avoir, pendant 8 ou 10 mois, un bouquet continuellement fleuri en plaçant, au printemps, dans un vase creux, rempli d'eau, quelques tiges de myosotis, munies de leurs racines.

198. Myrte commun (*Myrtus communis*). — Le myrte, type de la famille des Myrtées ou Myrtacées, qui renferme, outre le grenadier, dont nous avons parlé plus haut, le giroflier et le syringa, vient, à l'état naturel, en Espagne, en Italie, en Sicile, en Grèce et dans toutes les contrées de l'Europe méridionale. Il atteint, aux tropiques, une hauteur de plusieurs mètres, mais, sous nos climats tempérés, est réduit aux proportions de simple arbrisseau ; son port est élégant ; ses tiges, très rameuses, portent des feuilles opposées, ovales, lisses, d'un vert foncé ; les fleurs blanches ou teintées de bleu, s'ouvrent, durant toute la belle saison ; les fruits qui leur succèdent sont de petites baies.

Il serait superflu de décrire, plus longuement, cet arbrisseau familier qu'on rencontre, dans la plupart des jardins, où il croît indistinctement à toutes les expositions.

Nous nous contenterons donc de dire deux mots, touchant les intéressantes propriétés du myrte.

L'écorce des rameaux, qui renferme une notable proportion de tannin, est astringente, tonique et stimulante. L'infusion qu'on en prépare, est principalement utile, dans les cas, si fréquents, d'atonie de l'estomac : elle excite doucement le système nerveux et combat la torpeur de l'appareil digestif. Son usage est également recommandé — tant à l'extérieur que dans la médecine interne — contre les hémorragies, la diarrhée, les écoulements de toute nature. La tisane des feuilles, bien que moins énergique, est employée dans les mêmes cas. On l'administre, également, à la suite d'une chute, pour faire circuler le sang vicié, qui se porte, en masse, vers les parties contusionnées.

La liqueur de myrte qui s'obtient en laissant macérer, pendant une huitaine de jours, deux ou trois poignées de baies dans de l'alcool et se prend, à raison d'un petit verre

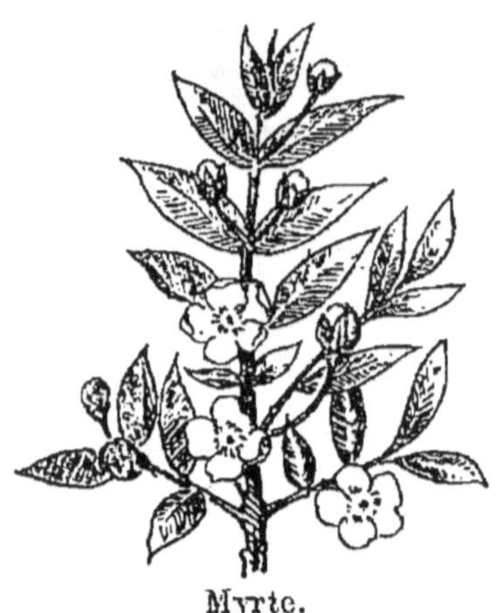
Myrte.

à liqueur, au début des repas principaux, convient aussi dans les faiblesses d'estomac.

La décoction de ces baies, à la dose moyenne de 50 gr. par litre d'eau, est un bon sudorifique. A l'extérieur, la même décoction, en lotions répétées, est très efficace contre la gale, les luxations, les fractures, la conjonctivite, ou inflammation des paupières. Il en est de même de l'huile de myrte, préparée en laissant infuser longuement 50 grammes de feuilles fraîches, dans un litre de bonne huile d'olive.

Les cataplasmes, faits avec des feuilles de myrte, cuites dans du miel et du vin, guérissent les polypes.

Enfin, pour purifier l'haleine, il suffit de se rincer la bouche, plusieurs fois dans la journée, avec de l'eau de myrte.

199. Narcisse des prés (*Narcissus pseudo narcissus*). — Le narcisse des prés a été classé, par les botanistes, dans la famille des Amaryllidées. C'est une plante vivace, dont une longue culture a obtenu les nombreuses espèces, dont les fleurs de couleurs variées, qui se montrent dès le début du printemps, font l'un des premiers ornements de nos jardins.

La racine du narcisse des prés, est un bulbe de la grosseur du pouce, duquel part une hampe, haute de 30 à 40 centimètres, qu'entourent 5 ou 6 feuilles lisses, d'un beau vert tendre, gladiées et que termine une fleur jaune, solitaire.

Le narcisse a reçu les surnoms populaires de fleur de coucou, porillon, aiault, clochette des bois, faux narcisse, narcisse sauvage, jeannette.

Il affectionne surtout les lieux ombragés, les bois, les

prairies humides. On arrache sa racine, à l'automne ou au mois de février. Séchée au four, cette racine conserve, très longtemps, son énergie curative. Le même mode de dessiccation peut être usité pour les feuilles ou les fleurs, qu'on cueille vers le mois de mai.

Toutes les parties de la plante qui nous occupe possèdent une propriété vomitive analogue à celle de l'ipécacuanha et peuvent très bien remplacer l'écorce et la racine de cet arbrisseau exotique dans tous les cas où elles sont indiquées, soit à dose nauséeuse, soit à dose vomitive.

Une poignée de feuilles, en décoction dans un demi-litre d'eau, ou 2 à 4 grammes de la racine en poudre, dans du miel ou de l'eau sucrée, rend de grands services dans la coqueluche, l'asthme, le catarrhe

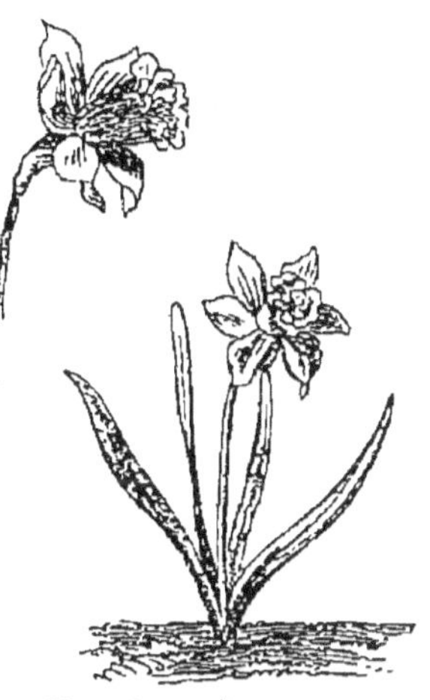

Narcisse des prés.

chronique du poumon, la diarrhée rebelle, la dysenterie. Ajoutons que ses vertus antispasmodiques et légèrement narcotiques, font employer, assez souvent, avec succès, le narciset des prés, contre les spasmes, les convulsions, les affections nerveuses et les fièvres intermittentes.

200. Navet (*Brassica napus*). — Il n'est peut-être pas un seul de nos lecteurs qui ne connaisse le navet. Cette Crucifère, cultivée partout, dans les jardins et les champs, pour les besoins de la cuisine et l'alimentation des animaux domestiques, a produit un grand nombre de variétés, dont les plus estimées sont : le navet des vertus, le rond de Croissy, le blanc plat hâtif, le jaune de Hollande, le rose de Palatinat, le turneps, le rave d'Auvergne.

Le navet aime une terre légère et bien ameublie. On le sème, de mai à septembre, à la volée, de préférence par un temps pluvieux. Si le semis « lève » trop épais, on éclaircit en espaçant chaque plant de 8 à 10 centimètres en tous sens. Des sarclages assidus et des arrosages fréquents sont nécessaires au navet. A l'automne, on arrache les racines qui n'ont pas été consommées, et après avoir coupé les feuilles, on les rentre, à l'abri de la gelée, dans une cave ou un cellier sec, où on les conserve, dans du sable, jusqu'au début du printemps.

Le navet cuit constitue, pour l'homme, un aliment fort sain et légèrement diurétique. Nous jugeons inutile d'insister sur les usages culinaires de cette précieuse racine ; nous parlerons donc seulement de ses multiples emplois, dans la médecine domestique.

Le navet, bouilli dans de l'eau ou du lait, donne une tisane émolliente et béchique, souvent conseillée contre le rhume, la toux, les bronchites, les catarrhes, la coqueluche et, en général, contre toutes les affections de la poitrine et du poumon. On peut remplacer cette tisane par le sirop de navet, qui jouit de vertus identiques et dont voici la formule : on râpe une certaine quantité de navets ; on en extrait le suc, qu'on filtre à plusieurs reprises, et qu'on fait cuire, jusqu'à consistance sirupeuse, sur un feu doux, avec poids égal de sucre, de miel ou de cassonade.

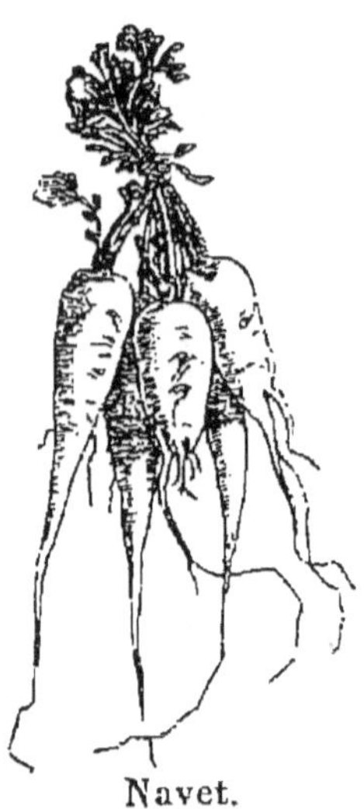

Navet.

Ce sirop s'administre, à raison d'une cuillerée à bouche, plusieurs fois dans la journée.

Les semences du navet ne sont pas moins précieuses que la racine ; pulvérisées et données à la dose de 4 à 8 grammes, dans une infusion de tilleul ou de sureau, elles excitent toutes les sécrétions, notamment celles des urines et de la sueur. Leur usage est, par suite, indiqué dans la gravelle, la pierre, les refroidissements, etc.

Un navet, cuit, réduit en bouillie, et appliqué sous forme de cataplasme, sur les articulations gonflées par un accès de goutte, fait disparaître promptement la douleur, souvent violente, que l'on ressent dans ces articulations. Les mêmes cataplasmes, posés chauds derrière les oreilles, soulagent quelques maux de dents. Ils font, aussi, cesser l'inflammation et la douleur des abcès, des tumeurs, des furoncles, des panaris, des engelures.

201. **Néflier** (*Mespilus communis*). — Le néflier ou mespilier a été classé, avec le pommier, le poirier, le cognas-

sier. le sorbier, l'alisier, l'aubépine, le buisson ardent,
dans la tribu des Pomacées. Cet arbrisseau, aux rameaux
rabougris, tortueux, est très commun dans les haies et
les buissons ; ses feuilles, vertes en dessus, blanchâtres et
cotonneuses à leur partie inférieure, sont pétiolées, oblongues, entières. Les fleurs blanches, solitaires, se montrent en
avril-mai, à l'extrémité des rameaux. Elles sont remplacées
par des fruits presque hémisphériques de la grosseur d'une
noix. Ces fruits appelés nèfles,
sont, comme ceux du sorbier,
doués, à l'état vert, d'une saveur
âcre, très prononcée. On les cueille
à l'automne, et on les étend sur
le plancher d'un grenier sec.
Dans cet état, les nèfles ne
tardent pas à se ramollir et à
prendre une couleur noirâtre.
On ne les consomme qu'après
leur complet blettissement ; elles
possèdent alors un goût exquis
et constituent l'un de nos meilleurs fruits d'hiver.

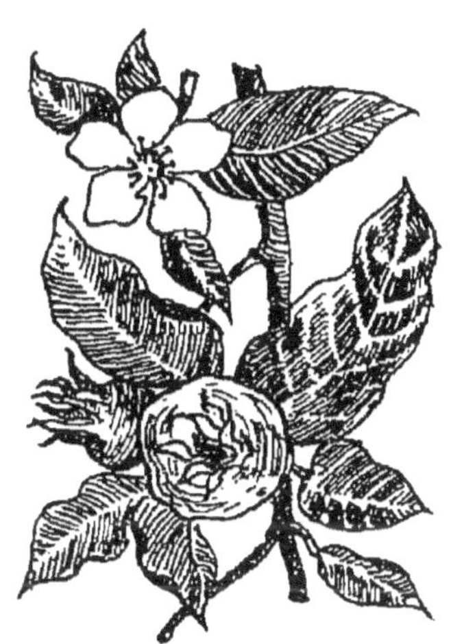

Néflier.

Les nèfles sont très astringentes ; cueillies vertes, écrasées et
cuites dans de l'eau, elles don-
nent une tisane excellente contre la diarrhée, la dysenterie,
les hémorragies.

En lotions externes, cette tisane est un bon détersif des
plaies et ulcères. Pour guérir le lumbago ou mal des reins,
il suffit de boire, le matin à jeun, un verre de vin blanc,
dans lequel on a fait infuser, pendant 24 heures, une poignée de noyaux de nèfles, réduits en poudre. Le même vin
est un puissant diurétique, recommandé contre la goutte, la
pierre, la gravelle.

La décoction, préparée avec 40 grammes d'écorce de
néflier fraîche ou 20 grammes d'écorce sèche, par kilogramme d'eau, s'emploie, avec succès, contre les flux de
toute nature et forme un excellent gargarisme astringent, dans l'angine ou mal de gorge.

Les fruits du néflier servent à préparer, dans les campagnes, des piquettes agréables et très rafraîchissantes.

Le bois de notre pomacée, tenace et d'un beau grain,

trouve de multiples usages en industrie, mais il a le défaut de se fendiller en séchant.

Le néflier vient à toutes les expositions et dans tous les terrains : il se contente des sols les plus ingrats. Il se multiplie parfois par semis, mais on le greffe, d'ordinaire, sur le *prunus spinosa* ou épine noire, arbrisseau épineux, particulièrement abondant dans le nord de la France.

202. Nénuphar (*Nymphæa alba*). — Le nénuphar, type de la famille des Nymphéacées, est bien trop connu pour qu'il soit nécessaire de le décrire.

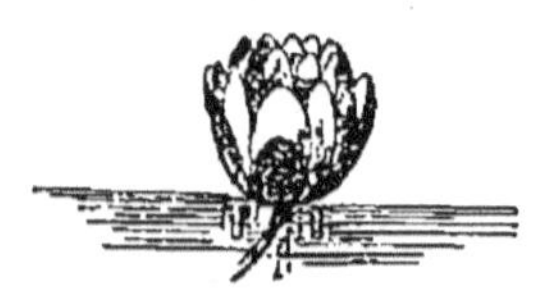

Qui n'a remarqué, en effet, ses larges feuilles cordiformes, étalées à la surface des eaux et ses belles fleurs, blanches, solitaires, qui se montrent d'avril en août et donnent naissances à des fruits dont la forme rappelle vaguement celle d'une bouteille

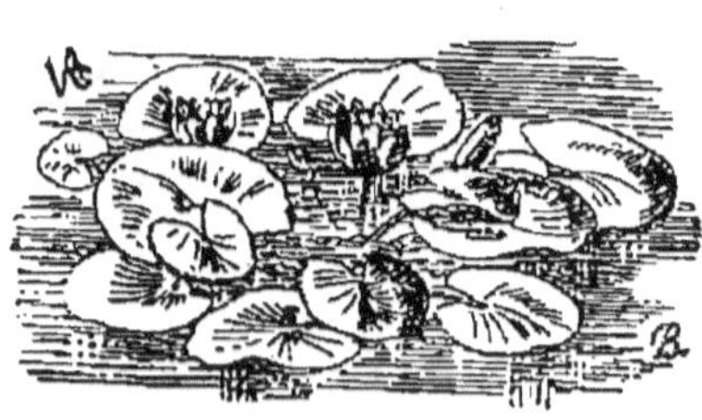

Nénuphar.

On a prodigué, à cette plante aquatique, les surnoms populaires de lune d'eau, volet, lis des étangs.

Toutes ses parties sont utiles en médecine domestique, mais, on n'en use guère qu'à l'état frais, car la dessiccation leur enlève la presque totalité de leur énergie curative.

La décoction de la racine ou rhizome, est d'un usage familier dans la dysenterie, le catarrhe du poumon, les maladies des reins et de la vessie. Cette tisane compte encore de nombreux succès, dans les insomnies, le délire des fièvres ardentes, les agitations d'esprit.

La décoction des feuilles et le suc de la racine sont employés dans les mêmes cas.

On prépare, avec les fleurs, une infusion adoucissante et béchique, souvent conseillée dans les affections de poitrine.

A l'extérieur, on se sert fréquemment des feuilles fraîches, contre les gerçures des bébés et pour calmer la douleur des brûlures, des dartres enflammées.

Appliquées sur les plaies, ces mêmes feuilles les assainissent et les poussent à la cicatrisation.

Dans les campagnes, on vante, pour hâter la maturation des abcès et des panaris, un cataplasme formé de la racine de nénuphar, cuite sous la cendre et broyée avec quantité égale de saindoux.

203. Nerprun (*Rhamnus catharticus*). — Le nerprun, appelé aussi arprun, nerprun bourguépine, épine de cerf, nerprun purgatif, est un arbrisseau, de la famille des Rhamnées qui vient communément, dans les haies, les bois, les taillis, les terrains frais et ombragés. Il se multiplie de semis ou de rejetons.

On le distingue facilement à ses tiges dressées, à rameaux épineux, recouvertes d'une écorce d'un gris noirâtre, à ses feuilles opposées, ovales, aiguës, finement dentées sur leurs bords.

En avril-mai, se montrent de petites fleurs verdâtres, axillaires, (c'est-à-dire réunies, en bouquets, à l'aisselle des feuilles) auxquelles succèdent de petites

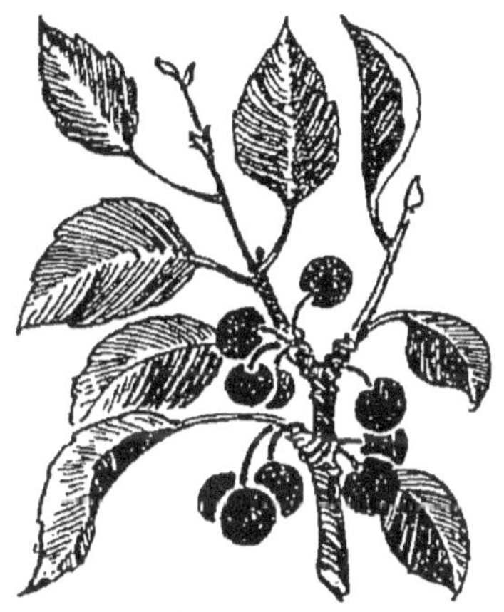

Nerprun.

baies globuleuses, de la grosseur d'un grain de cassis, qui, en mûrissant, passent du vert au brun foncé. Ces fruits, que les paysans récoltent, à l'automne, pour les vendre aux herboristes et aux pharmaciens, renferment quatre noyaux et laissent échapper, lorsqu'on les écrase, un suc rougeâtre, doué d'une saveur âcre et nauséeuse.

Les fruits du nerprun, à la dose de 12 ou 15, purgent fortement et, on en doit adoucir l'action par du bouillon de veau ou des tisanes émollientes, de mauve ou de graine de lin. La décoction de 25 à 30 baies, dans un kilogramme d'eau, forme aussi un purgatif très énergique et d'une action sûre.

Le sirop de nerprun qui se prépare en faisant cuire, sur un feu doux, le suc exprimé des baies, avec poids égal de sucre en pain, cassé par petits morceaux et s'administre, à la dose d'une cuillerée à bouche, pour un enfant et de deux cuillerées, pour un adulte, remplace avantageusement la décoction. Les baies, séchées au four, réduites en poudre et mêlées à du miel ou à du sucre pulvérisé, ne répugnent pas aux enfants et font évacuer promptement les vers intestinaux, si fréquents chez le jeune âge.

La seconde écorce du nerprun, qu'on récolte de préférence, au début du printemps, provoque, lorsqu'elle est fraîche, des vomissements et des selles douloureuses. Mais, après dessiccation, on n'a plus à craindre ses effets drastiques. On donne, d'ordinaire, son infusion, à la dose de 20 à 30 grammes pour 500 grammes d'eau.

Comme tous les purgatifs énergiques, le nerprun produit une réaction salutaire dans la paralysie, l'apoplexie, les congestions cérébrales. Il donne aussi de bons résultats dans le rhumatisme, l'hydropisie et les maladies chroniques de la peau.

204. Noisetier (*Corylus avellana*). — Le noisetier, nommé parfois avelinier, coudrier, nouzilier, doit être considéré comme l'un de nos arbres indigènes les plus précieux. Il croît naturellement dans nos forêts et est cultivé, dans la plupart des jardins, tant pour l'élégance de son port et la beauté de son feuillage que pour l'utilité de ses diverses parties, en industrie, en médecine ou dans l'alimentation.

Le noisetier est une Juglandée; on le multiplie par semis et, plus communément, par rejetons.

Son bois tendre et d'un grain égal est utilisé par les layetiers, les tonneliers. Il donne un charbon léger, dont on fait des fusains pour esquisser. Ce bois est aussi employé pour le chauffage; il brûle avec une flamme claire et vive, mais il a le défaut de se consumer beaucoup trop rapidement.

Les fruits du coudrier, ou noisettes, sont doués d'une saveur exquise, qui les fait rechercher pour l'alimentation. Ils renferment la moitié de leur poids d'une huile comestible, propre pour l'éclairage et utilisée dans les arts, comme celle de noix et de lin, pour dessécher les couleurs.

L'huile de noisette, donnée à jeun, à raison de 150 gr. chaque matin, pendant deux semaines consécutives, est ténifuge, c'est-à-dire capable de faire périr et évacuer le ténia ou ver solitaire dont il est si difficile d'ordinaire de se débarrasser. Mêlée à du vin rouge, cette huile forme un bon détersif des plaies et ulcères.

La coque de la noisette, pilée et réduite en poudre, est riche en tannin et, par son astringence, propre à combattre les écoulements de toute nature. Il en est de même des fleurs mâles qui, administrées à la dose de 5 grammes, en poudre, dans du vin chaud, sont un remède précieux contre les pertes de sang.

L'écorce des jeunes rameaux, récoltée, vers la fin de l'hiver, avant le réveil de la sève et séchée à l'ombre, sert à préparer une excellente tisane fébrifuge qui compte de nombreux succès, dans les fièvres vernales et automnales.

Quant aux feuilles, leur décoction ou leur infusion, 15 à 30 grammes par kilogramme d'eau, est dépurative et donne de bons résultats, dans le traitement des maladies de peau.

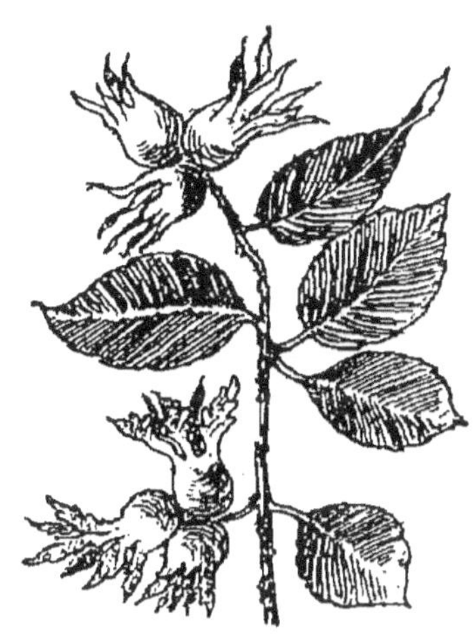

Noisetier.

La même tisane est l'une des meilleures lotions cicatrisantes que nous connaissions. Ajoutons que les feuilles du noisetier, séchées au four, mélangées, en parties égales, avec des feuilles de noyer, des cendres de tabac, du sel de cuisine réduit en poudre très fine et cuites dans de l'huile d'olive, en frictions répétées, sont douées d'une efficacité éprouvée contre les douleurs rhumatismales.

Enfin, le charbon provenant de la combustion du bois de noisetier, s'applique, une fois pulvérisé, comme antiseptique, sur les plaies et les brûlures et rend de grands services dans la dysenterie et la dyspepsie.

205. Noyer (*Juglans regia*). — Le noyer, originaire de la Perse, appartient, comme le noisetier, dont nous venons de parler, à la famille des Juglandées.

Ce bel arbre, trop connu, pour qu'il soit nécessaire de le décrire, mérite d'occuper une place d'honneur parmi nos Plantes Bienfaisantes car toutes ses parties trouvent des applications multiples, non seulement dans l'alimentation et la thérapeutique, mais encore dans l'industrie et les arts.

Le bois de noyer, d'un grain fin et poli, est très recherché des tourneurs, des ébénistes, des carrossiers, des sculpteurs, des armuriers.

On utilise l'écorce pour la teinture en noir.

La décoction concentrée du brou, additionnée du dixième de son poids d'alcool, est souvent employée pour donner, aux bois ordinaires, la couleur du palissandre. On se sert, dans les campagnes, de cette même décoction, pour mettre les animaux domestiques à l'abri des piqûres des mouches et des taons.

L'amande comestible de la noix renferme une notable proportion d'huile. Cette huile, qui s'extrait par pression, est usitée journellement en peinture comme siccatif. Elle est douée, en médecine, de propriétés laxatives et vermifuges et constitue l'un de nos meilleurs ténifuges indigènes.

Mêlée, en parties égales, avec du fiel de bœuf et du sel marin, elle forme un bon cataplasme résolutif, contre les engorgements glanduleux.

L'infusion des feuilles, 30 grammes par kilogramme d'eau, prise à raison d'un demi-litre, tous les matins à jeun, jusqu'à résultats appréciables, est le remède par excellence des maladies scrofuleuses.

La décoction des feuilles de noyer, forme une bonne lotion, contre les engelures des mains et des oreilles, de même que dans les maux d'yeux invétérés et la conjonctivite ou inflammation des paupières; on peut, dans ce dernier cas, y ajouter de l'eau de bleuet ou de plantain.

Un médecin digne de foi assure avoir guéri des ulcères réputés incurables, en maintenant, sur les parties atteintes, des plumasseaux de charpie, trempés dans une tisane concentrée de feuilles de noyer.

Les cataplasmes de ces mêmes feuilles, bouillies, réussissent bien contre la gale, la teigne et autres affections parasitaires. Les bains chauds, aromatisés avec des feuilles de noyer conviennent aux enfants scrofuleux et rachitiques.

La poudre des bourgeons, prise dans du vin, à la dose de 4 à 5 grammes, guérit l'ictère ou jaunisse.

Voici la manière de préparer l'onguent de noyer qui est excellent, pour arrêter la chute des cheveux, tonifier le cuir chevelu et faire disparaître les pellicules. On fait cuire, une demi-heure durant, dans 350 grammes d'axonge ou graisse de porc fondue, une poignée de jeunes bourgeons de noyer ; puis, on retire du feu, on triture, dans un mortier, pour bien incorporer les bourgeons à la graisse et l'on conserve, en lieu sec, dans des pots de porcelaine ou de grès.

La poudre de brou de noix, qui est tonique et astringente, s'administre, avec avantage, à raison de 2 à 5 grammes pour combattre les flux muqueux chroniques et les hémorragies, provenant de la débilité des organes. Cette même poudre, appliquée sur les plaies est cicatrisante et désinfectante. Elle est aussi fébrifuge et particulièrement efficace dans les fièvres de printemps et d'automne et les fièvres paludéennes intermittentes.

La décoction de brou de noix, en lavements ou en gargarismes, est très utile dans la diarrhée, la dysenterie, les maladies ulcéreuses de la gorge.

Avec le brou de noix, on prépare une liqueur souvent usitée,

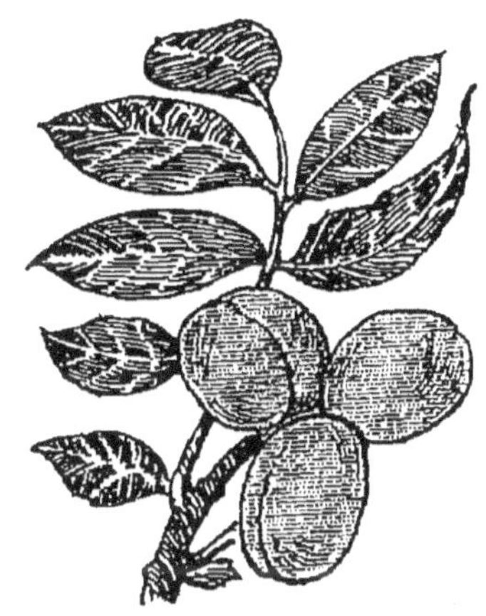

Noyer.

dans les digestions pénibles, les maux de tête, les coliques venteuses et autres indispositions journalières. Voici la formule de cette liqueur : on met, dans un bocal, avec 2 litres de bonne eau-de-vie, 50 noix nouvellement nouées et 1 gramme de cannelle, de girofle et de macis. Après une macération d'environ un mois, on passe, on ajoute 1 litre de sirop de sucre et l'on conserve en bouteilles.

Ajoutons que le suc exprimé des noix vertes, appliqué sur les dartres, les fait disparaître rapidement.

Les chatons du noyer sont, ainsi que le zeste qui sépare les lobes de l'amande, astringents et par suite, efficaces, dans la diarrhée et la dysenterie.

L'écorce de la racine, mâchée, peut calmer quelques maux de dents.

L'écorce des jeunes rameaux est laxative et possède, en outre, la vertu d'expulser les vers de l'intestin. Cette écorce, écrasée et appliquée sur les verrues, les durillons et les cors, les fait tomber rapidement. Comme rubéfiante et par conséquent, dérivative, elle est apte à soulager les douleurs sciatiques, névralgiques et rhumatismales.

Disons, en terminant, que l'écorce du noyer, macérée longuement dans du vinaigre et posée autour du poignet, 3 ou 4 heures avant le retour présumé de la crise, donne de bons résultats dans les fièvres d'accès simples.

206. Ognon (*Allium cepa*). — L'ognon ou oignon, cultivé dans tous les jardins, comprend de nombreuses variétés rouges, roses et blanches. Il aime les sols substantiels, bien ameublis et abondamment fumés, l'année précédente. On le sème, ordinairement, vers la fin du mois d'août et les premiers jours de septembre. La graine est enterrée légèrement au râteau et recouverte d'une faible couche de terreau. Puis, on assure la germination en tassant la surface du sol, avec le dos d'une bêche.

Les plants provenant de ce semis sont repiqués, au printemps de l'année suivante, en lignes distantes de 1 décimètre environ et à 0 m. 08 les uns des autres.

On procède à l'arrachage, vers la fin de l'été, lorsque les fanes jaunissent et se dessèchent. Les bulbes, réunis en « liasses » sont suspendus au plafond d'un grenier sec.

L'oignon renferme un mucilage sucré et un principe astringent, qui le font employer journellement, en cuisine. A dose ordinaire, comme assaisonnement, il augmente l'appétit et facilite la digestion des aliments, mais il serait nuisible aux tempéraments bilieux, aux personnes nerveuses, irritables, aux sujets atteints de maladies de peau.

Par contre, ses qualités adoucissantes, excitantes et diurétiques, en font un agent précieux, dans l'asthme, les catarrhes, les pneumonies, l'hydropisie, la pierre, la gravelle et, en général, dans toutes les affections des voies respiratoires et de la vessie.

La préparation la plus usitée est la tisane, obtenue en faisant bouillir, dans du lait ou de l'eau, de gros oignons blancs, cuits, au préalable, sous la cendre. Cette tisane se prend, sucrée, à raison d'un grand verre, plusieurs fois dans la journée. On y ajoute, parfois, une décoction de réglisse ou de mauve.

Dans les rétentions d'urine, la strangurie, on donne, de préférence, du suc d'oignon frais, mêlé, en parties égales, avec du vin blanc.

L'oignon est aussi un bon vermifuge. On peut administrer, contre les vers intestinaux, une décoction de 5 à 15 grammes par 500 grammes d'eau. A l'extérieur, notre Liliacée est un rubéfiant et vésicant fort utile.

L'on use, comme antiseptique, pour le pansement des ulcères et des plaies de mauvaise nature, d'un vinaigre d'oignon, préparé par infusion.

Les cataplasmes d'oignon écrasé, appliqués sur le bas-ventre, facilitent le cours des urines ; posés sur les brûlures douloureuses et les hémorroïdes enflammées, ces mêmes cataplasmes, procurent un soulagement notable.

Le suc de l'oignon, cuit avec de la graisse de volaille, forme un onguent, excellent contre les engelures, les crevasses des

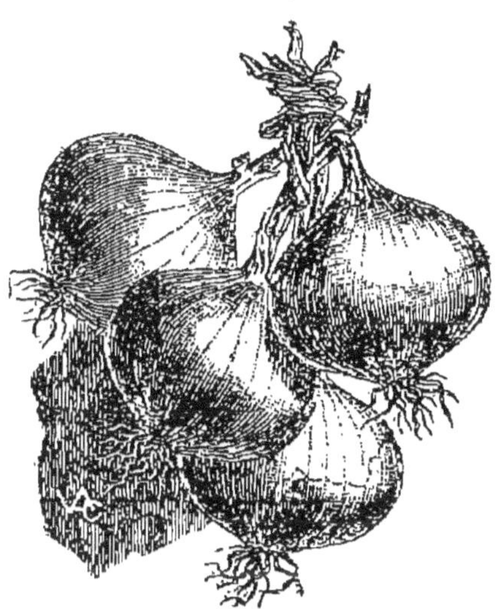

Oignons.

mains et les écorchures des pieds, résultant d'une marche prolongée.

Un oignon pilé, en applications sur les parties atteintes, assainit et guérit les morsures de chiens et de chats, non enragés et les piqûres d'araignée.

Des cataplasmes d'oignons crus, placés sur le front, calment souvent la migraine et les maux de tête nerveux.

Le jus d'oignon, introduit dans l'oreille, au moyen d'un tampon de ouate, dissipe les bourdonnements.

Enfin, l'oignon, cuit sous la cendre, est, comme le bulbe du lis blanc, fréquemment employé, pour hâter la maturation des abcès, des clous et des panaris.

207. Œillet (*Dianthus*). — L'œillet, que la beauté et le parfum suave de ses fleurs, fait cultiver dans tous les parterres, a été classé dans la famille des Caryophyllées. C'est une plante herbacée, vivace, haute de 10 à 30 centimètres, dont les tiges, noueuses et cassantes, portent des feuilles néaires, opposées, aiguës et des fleurs, de nuances variées, composées d'un calice tubuleux, à cinq dentelures, de cinq pétales à longs onglets, de dix étamines hypogynes. A ces fleurs succèdent des capsules qui renferment de nombreuses graines.

La plante qui nous occupe est peu exigeante sur la nature du terrain : on la multiplie par semis, boutures ou marcottes. Ce dernier mode de propagation est le plus communément en usage.

L'œillet a produit, par la culture, un grand nombre de variétés, à fleurs simples ou doubles, entre autres l'œillet d'Espagne, l'œillet des poètes, l'œillet superbe, l'œillet des chartreux.

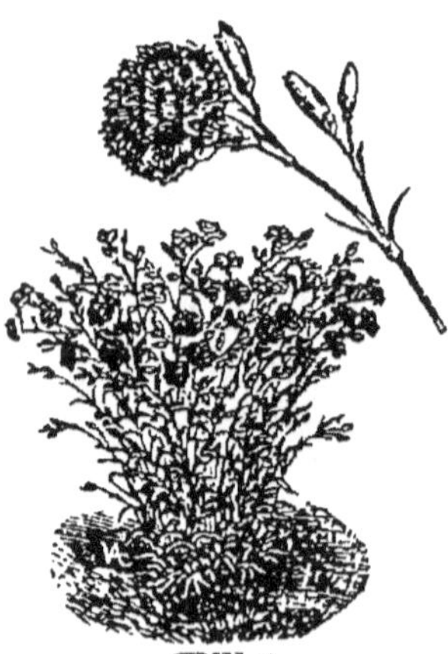

Œillet.

On emploie surtout, dans la médecine usuelle, cette dernière espèce. ainsi nommée parce qu'elle entre dans la préparation de la fameuse liqueur dite « chartreuse ».

L'œillet des chartreux, appelé aussi œillet rouge, jouissait jadis d'une certaine réputation. On lui attribuait, autrefois, dans les campagnes, la vertu d'éloigner les maléfices. Dans beaucoup d'endroits, on le croit, encore aujourd'hui, capable de préserver des maladies épidémiques et, en particulier, de la peste !

L'œillet rouge est doué d'une efficacité incontestable dans les affections nerveuses, la migraine, les vertiges, l'apoplexie, les syncopes, les palpitations, etc.

Voici les différentes formes sous lesquelles on peut l'administrer : infusion, 30 à 60 grammes de plante par kilogramme d'eau ; suc exprimé : 20 à 30 grammes, édulcoré avec du sucre ou du miel ; pétales confits, à la dose moyenne de 40 grammes ; sirop, composé de parties égales de jus exprimé et de sucre, de 30 à 100 grammes.

Le sirop d'œillet rouge est aussi vermifuge. Ses propriétés toniques et stomachiques le font employer fréquemment avec succès, seul ou mêlé au vin de quinquina, à l'eau de cannelle ou de menthe, dans l'anémie, les faiblesses de sang, les digestions pénibles et les convalescences des maladies graves.

208. Œnanthe safranée (*Œnanthe crocata*). — L'œnanthe safranée, ou pansacre, est une plante de la famille des Ombellifères, très commune, dans l'ouest et le nord de la France, principalement en Anjou et en Bretagne.

Ses racines sont grosses, fasciculées, tuberculeuses. Elles exhalent une odeur forte et pénétrante et possèdent une saveur d'abord douceâtre, puis vireuse ; ses feuilles ressemblent beaucoup à celles du persil. Quant aux fleurs, petites et blanchâtres, elles sont disposées en ombelles terminales et se montrent, durant toute la belle saison.

Toutes les parties de la plante laissent écouler, à la moindre blessure, un *latex* abondant et renferment un poison violent. Un fragment de la racine, de la grosseur d'une noisette, peut,

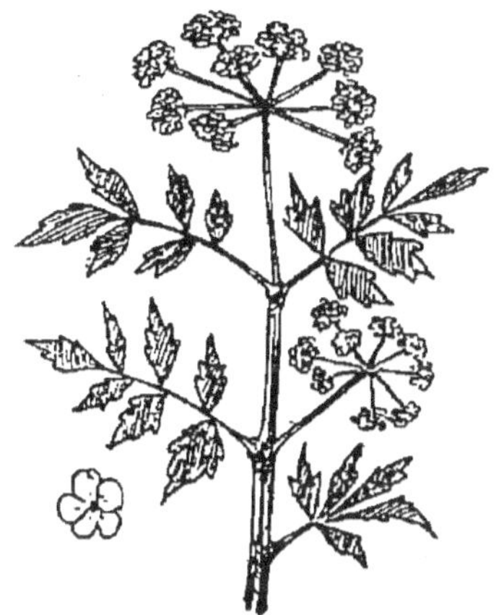

Œnanthe safranée.

en moins d'une heure, donner la mort. C'est dire que le végétal qui nous occupe réclame, la plus grande circonspection dans son emploi.

L'œnante safranée compte quelques succès dans les affections catarrhales chroniques, la toux, les rétentions d'urine et même la lèpre.

En médecine usuelle, on doit se contenter de mettre à profit l'action résolutive de la racine fraîche pilée, contre les tumeurs cancéreuses et les engorgements.

209. Olivier (*Olea vulgaris*). — Cultivé par les Grecs et les Latins dès la plus haute antiquité, l'olivier fut, dit-on, importé en Gaule, par les Phocéens, lors de la fondation de Marseille.

Ce bel arbre, qui donne son nom et sert de type à la famille des Oléacées, ne pousse que sous les chauds climats du littoral méditerranéen : une chaleur douce, un terrain sec et sablonneux, lui sont indispensables.

Ses feuilles lancéolées, vertes en dessus, grisâtres à leur partie inférieure, sont persistantes. Ses petites fleurs blanches, disposées en grappes, apparaissent en avril-mai ;

elles donnent naissance à des drupes de forme allongée, d'un jaune verdâtre, appelées olives.

Les fruits de l'olivier sont doués, à l'état vert, d'une saveur âcre et amère ; les olives destinées à la table doivent être cueillies, avant leur complète maturité. On ne les consomme qu'après les avoir fait baigner longuement dans de l'eau fraîche, plusieurs fois renouvelée. Elles sont très appétissantes.

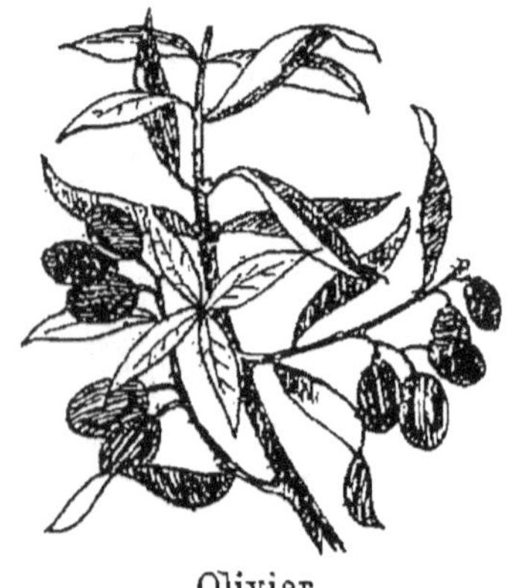

Olivier.

On retire des olives mûres une huile d'une grande finesse, préférée à toute autre, pour les besoins de la cuisine et employée, lorsqu'elle est de qualité inférieure, pour l'éclairage et la fabrication du savon.

Cette huile est laxative ; donnée à la dose de 2 ou 3 cuillerées à bouche, le matin à jeun, elle régularise les selles et guérit la constipation.

Mêlée à du vin rouge et employée en fomentations, elle exerce une action salutaire sur les blessures et les plaies de toutes sortes. L'huile d'olive, cuite avec du suif de chandelle, forme un onguent précieux contre les brûlures, graves ou légères.

Les olives mûres écrasées et appliquées sur les clous et les abcès, les font aboutir promptement.

L'écorce de l'olivier, recueillie au printemps, sur les jeunes branches de 3 à 4 ans, sert à préparer une décoction, 30 à 60 grammes par kilogramme d'eau qui, prise dans l'intervalle des accès de fièvres intermittentes, produit souvent d'excellents effets.

On obtient aussi un très bon fébrifuge en faisant bouillir dans 500 grammes d'eau, 20 grammes de feuilles d'olivier, fraîches ou sèches, 15 grammes de germandrée et 10 grammes d'écorce de saule.

Les feuilles de notre Oléacée sont également employées, avec succès, dans le traitement de la goutte et du rhumatisme. On donne, dans ce cas, la décoction concentrée, à raison d'une tasse ordinaire, une heure environ, après chacun des repas principaux.

Ajoutons, que le bois de l'olivier donne, après combustion, un charbon qui, appliqué sur les plaies, forme un excellent antiseptique.

Ce bois, largement veiné, d'un grain fin et serré, est très recherché des marqueteurs et des ébénistes.

210. Oranger et citronnier (*Citrus-Citrus aurantium*). — De même que l'olivier, ces arbres ont été introduits en Gaule par les Phocéens.

L'un et l'autre appartiennent à la famille des Hespéridées et, dans toutes les contrées de l'Europe méridionale, sont l'objet d'une culture importante. Leurs fruits, doués d'une saveur exquise et d'un arome pénétrant, trouvent de multiples usages, dans la médecine domestique. Mangés en guise de dessert, après les repas, ils sont excellents pour la santé et recommandés pour rafraîchir l'estomac, faciliter la digestion des aliments et désinfecter la bouche.

Le jus exprimé d'une orange ou d'un citron, mélangé à

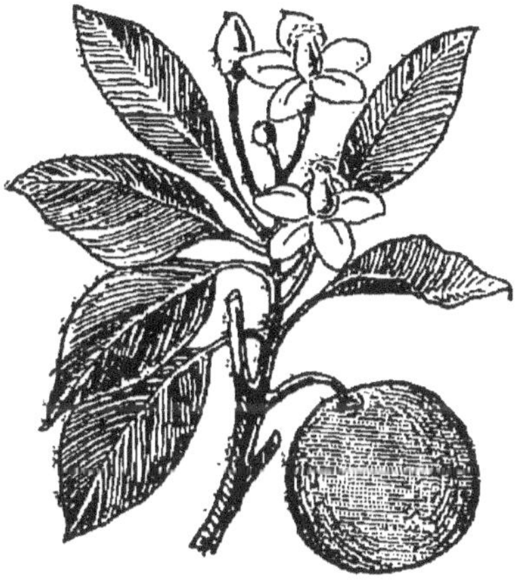

Oranger.

son volume d'eau sucrée, forme une limonade, très utile dans les maladies inflammatoires et qui peut, sans inconvénient, être donnée aux malades.

On prépare, avec les zestes de l'orange et du citron, un bon ratafia, tonique et stomachique, souvent conseillé dans les cas d'inappétence, de ballonnements, de faiblesse d'estomac, d'atonie de l'intestin. Voici la formule de cette liqueur :

On laisse macérer, dans 2 litres d'alcool bon goût à 80°, 250 grammes d'écorce d'oranges amères et une quantité égale d'écorce de citron. Après environ 8 jours de macération, on passe dans un linge fin et l'on ajoute, au liquide filtré, un kilo de sucre en pain.

La teinture d'oranes, qui se prend à raison d'une cuillerée à café, avant et après les repas, possède toutes les qualités toniques et digestives de la liqueur. On l'obtient en faisant tremper longuement dans 500 grammes de bonne eau-de-vie, 100 grammes de zestes d'oranges.

Le suc de l'orange fermenté, donne une excellente boisson de table, très hygiénique et très rafraîchissante.

Ajoutons que l'on peut fabriquer, avec les fruits de l'oranger, une confiture délicieuse : Voici comment on opère : Avec 1 kilo de sucre, on fait bouillir, pendant une demi-heure, une dizaine d'oranges amères, préalablement ramollies dans de l'eau chaude et coupées en quartiers. On passe avec expression dans un linge fin, on ajoute ensuite un litre de sirop de sucre et, après une nouvelle ébullition, on incorpore à la masse des amandes concassées.

Le jus de citron, additionné de sel de cuisine, appliqué en compresses sur la gorge, guérit promptement les angines ordinaires. Le même remède, employé de la même façon, réussit souvent, dans la migraine et les maux de tête nerveux.

Le suc de citron salé, en lotions répétées, fait aussi disparaître les lentilles et les taches du visage.

La poudre de citron qui s'obtient, en calcinant, dans un four chaud, un citron lardé de clous de girofle et s'emploie, agglutinée sur le coin d'une serviette mouillée ou sur une brosse douce humide — en frictions sur les dents — entretient leur blancheur et tonifie les gencives.

L'infusion des feuilles d'oranger et de citronnier, 10 gr. par kilogramme d'eau, est calmante, diaphorétique, antispasmodique, tonique et fébrifuge, utile, par conséquent, dans la migraine, les indigestions, les vomissements, les spasmes, les palpitations, les coliques venteuses, les courbatures, la toux nerveuse, les faiblesses d'estomac, les diarrhées simples, les frissons fébriles, etc...

Disons, en terminant, que l'eau et la liqueur de fleurs d'oranger jouissent de propriétés analogues.

211. Orchis taché (*Orchis maculata*). — Plus communément désigné sous le nom populaire de pentecôte, l'orchis taché croît, en abondance, dans les prairies, les lieux incultes, sur le flanc des coteaux. Cette plante sert de type à la famille des Orchidées qui comprend un certain nombre de végétaux indigènes ou exotiques, aux formes gracieuses et bizarres. Elle atteint de 10 à 25 centimètres de hauteur; ses feuilles lisses, d'un vert clair, marquées de taches brunes, sont alternes oblongues ; ses jolies fleurs blanches, ou purpurines, qui s'ouvrent au mois de mai, sont disposées en épis à l'extrémité des tiges.

On emploie surtout en médecine, la partie souterraine. La racine de l'orchis taché est un tubercule, de la grosseur d'une noisette, gorgé d'une espèce de gomme mêlée d'amidon. On récolte ces tubercules, au début du printemps, avant l'apparition des fleurs. On les débarrasse, par des lavages, de la terre qui y adhère ; on les fait bouillir dans un peu d'eau et lorsque la cuisson est complète, on les réduit en pâte.

Cette pâte est, ensuite, séchée au four ou à l'étuve et transformée en farine après dessiccation.

La fécule de l'orchis constitue un aliment léger et très nourrissant, connu, dans le commerce, sous le nom de salep, qui convient aux malades, aux convalescents, aux personnes faibles et délicates.

La décoction mucilagineuse des tubercules d'orchis, dans de l'eau, donne souvent d'excellents résultats dans la diarrhée, la dysenterie, la toux rebelle, les

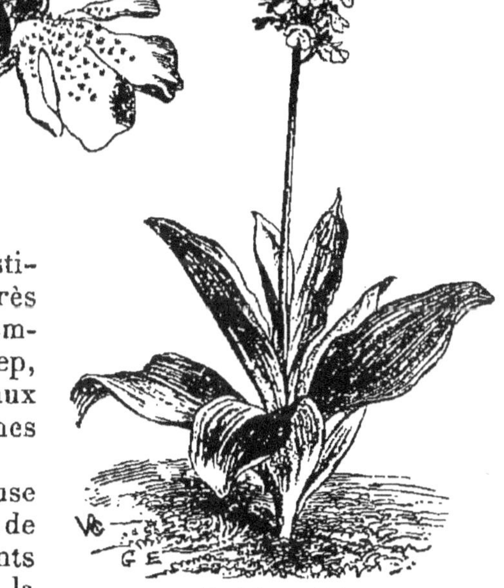

Orchis taché.

maladies inflammatoires. Enfin, l'infusion des fleurs de pentecôte, — 30 grammes environ par kilogramme d'eau — donne une bonne tisane pectorale, utile contre le rhume et la toux.

212. **Orge commune** (*Hordeum vulgare*). — L'orge, cultivée en grand dans le nord-ouest de la France, est l'une de nos céréales les plus précieuses. Cette Graminée, connue dans quelques régions, sous les noms d'épeautre et d'escourgeon, se plaît, surtout, dans un bon terrain, plutôt cal-

caire que trop argileux. On la sème à la volée, pendant les
mois de septembre et d'octobre.

Les soins qu'il convient de prodiguer à l'orge, durant le
cours de sa végétation, se réduisent à un ou deux hersages,
pratiqués, au printemps, dans le but de détruire les mauvaises herbes et suivis d'un roulage. On fauche
notre Graminée, au mois de juin, lorsque ses
tiges jaunissent, indice certain de leur maturité.
L'orge mise en gerbes, se bat, comme les autres
céréales, soit au fléau, soit à la machine.

La paille d'orge est employée pour la litière
des animaux ; elle constitue même un assez bon
fourrage, dont les bestiaux se contentent, aux
années de disette.

L'orge fait, dans beaucoup de pays, la base
de l'alimentation du pauvre.

Cette céréale est une bonne nourriture pour
les oiseaux de basse-cour et les animaux de la
ferme qu'elle engraisse rapidement.

Tout le monde sait que l'orge entre dans la fabrication de la bière. Cette graine, bouillie dans
de l'eau, forme une décoction rafraîchissante,
adoucissante et légèrement diurétique. Cette
décoction, additionnée d'eau de réglisse ou de
chiendent, constitue la tisane commune des
hôpitaux et convient dans la plupart des maladies inflammatoires. Comme tous les émollients,

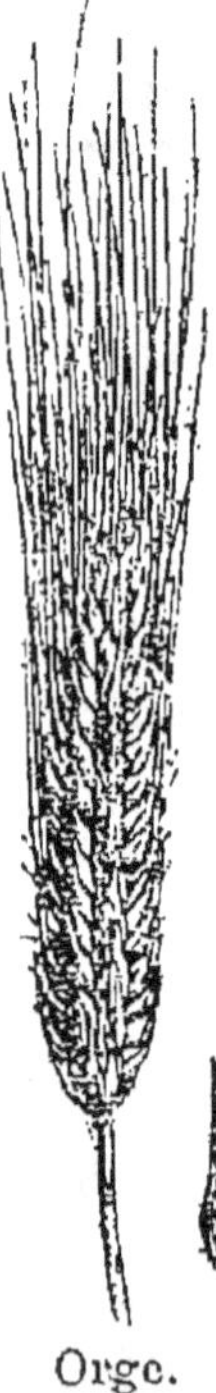

Orge.

elle rafraîchit les entrailles et combat l'échauf-
fement du sang. Son action diurétique, la fait la
recommander aux personnes souffrant de la pierre ou de la
gravelle.

Nous avons vu des phtisiques guéris par l'usage journalier d'une tisane, préparée comme il suit : On fait bouillir
longuement, dans un litre d'eau, 200 grammes d'orge ;
lorsque la cuisson est parfaite, on retire du feu, on écrase de
manière à obtenir une bouillie peu consistante, qu'on passe
avec expression, dans un linge. Le liquide filtré, cuit de
nouveau, jusqu'à réduction d'un tiers, s'administre sucré,
à raison d'une tasse matin et soir.

L'orge torréfiée, réduite en poudre et infusée dans de l'eau
bouillante, constitue un café laxatif et rafraîchissant qui
peut être employé dans tous les cas où la tisane est pres-

crite et est surtout conseillé aux personnes constipées ou atteintes d'hémorroïdes. On prend, de préférence le matin à jeun, deux ou trois tasses de ce café, mêlé à du lait.

L'usage du café d'orge est également recommandé dans la migraine, les maux de tête et les vomissements nerveux.

A l'extérieur, le même café forme un bon gargarisme contre l'angine et les aphtes ou ulcérations de la bouche.

Un cataplasme, fait avec de l'orge cuite, dans du vinaigre, posé, aussi chaud qu'il est possible de le supporter, sur les parties douloureuses, soulage promptement les points de côté et le lumbago ou mal des reins.

On guérit la jaunisse en appliquant, sur la région du foie, un cataplasme, obtenu en délayant une poignée d'orge dans une quantité d'eau chaude, suffisante pour former une pâte épaisse et bien homogène.

Enfin, l'eau d'orge, en lotions ou fomentations, assainit les ulcères putrides.

213. Origan (*Origanum vulgare*). — L'origan, autrement dit marjolaine, bâtarde sauvage, abonde sur la lisière des bois, le long des fossés, dans les haies, sur les coteaux calcaires.

Hautes de 25 à 40 centimètres, ses tiges rameuses, dures, rougeâtres, sont garnies de feuilles ovales, velues, vertes, pétiolées. Les fleurs qui, de juin à septembre, se montrent en épis, à l'extrémité des rameaux, sont roses ou purpurines.

Toutes les parties exhalent une odeur aromatique agréable. On recueille, durant la belle saison, les sommités fleuries que l'on fait sécher à l'ombre.

Comme la plupart des Labiées, l'origan est doué de propriétés toniques et excitantes qui rendent son infusion très utile, dans les cas, si fréquents, de faiblesses d'estomac, de digestions laborieuses, dans les faiblesses de sang, la chlorose.

Cette tisane exerce aussi une action salutaire sur le système pulmonaire et favorise l'expectoration, dans l'asthme et les affections catarrhales.

La décoction des sommités — 25 à 30 grammes par kilogramme d'eau — est diaphorétique, antispasmodique, emménagogue.

La tisane obtenue en laissant bouillir, durant 20 minutes,

dans un demi-litre d'eau, une poignée de marjolaine, 10 clous de girofle et une petite racine d'ellébore blanc, aspirée par les narines, est un bon sternutatoire qui produit d'excellents effets, dans la migraine, les maux de tête et le coryza ou rhume de cerveau.

Le vin d'origan qui se prépare en faisant tremper longuement, dans un litre de vin rouge, deux ou trois poignées de sommités sèches de marjolaine, rend de grands services, en frictions ou fomentations, dans la sciatique, la paralysie. Ce même vin, en lotions, assainit la surface des ulcères et des plaies.

La plante fraîche, hachée, passée dans une

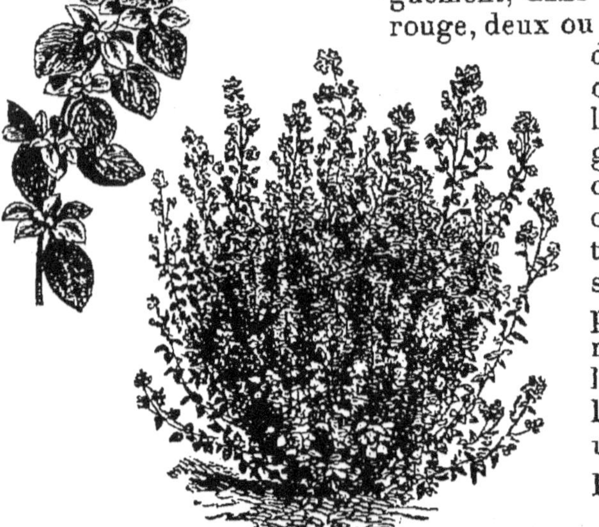

Origan ou Marjolaine.

poêle et appliquée chaude, sur les points douloureux, produit souvent de bons effets, dans le rhumatisme, le lumbago et le torticoli.

La fumée qui se dégage d'une décoction bouillante de marjolaine dans du vin, respirée par le nez, au moyen d'un entonnoir, apporte un soulagement notable dans les catarrhes suffocants.

Les cataplasmes, formés d'un mélange de vin rouge, de poudre d'origan, de mie de pain, de girofle et de cannelle pulvérisés, posés sur la région du cœur, font cesser les palpitations cardiaques.

Enfin, le suc exprimé de la marjolaine, introduit dans une dent évidée, calme promptement la douleur provenant de la carie.

214. Orme (*Ulmus campestris*). — L'orme, type de la
famille des Ulmacées, a reçu les surnoms d'orme pyramidal,
ormeau, touin, écliche, ummë, tortillard. Cet arbre, qui
vient indistinctement dans tous les terrains et se multiplie
ordinairement par semis, est l'une des essences les plus
belles et en même temps les plus précieuses de nos forêts,

Toutes ses parties, excepté toutefois, son bois, très apprécié pour la charpente, le char-
ronnage et la menuiserie, sont
utiles en médecine.

L'écorce de l'orme, récoltée
au mois de février, avant l'apparition des feuilles et séchée
à l'ombre, sert à préparer une
décoction — 60 à 90 grammes
par litre d'eau — douée de
propriétés astringentes, toniques, sudorifiques, diurétiques
et antiscorbutiques, recommandée, par suite, dans les
diarchées chroniques, causées
par le manque de vitalité et le
relachement des tissus et dans

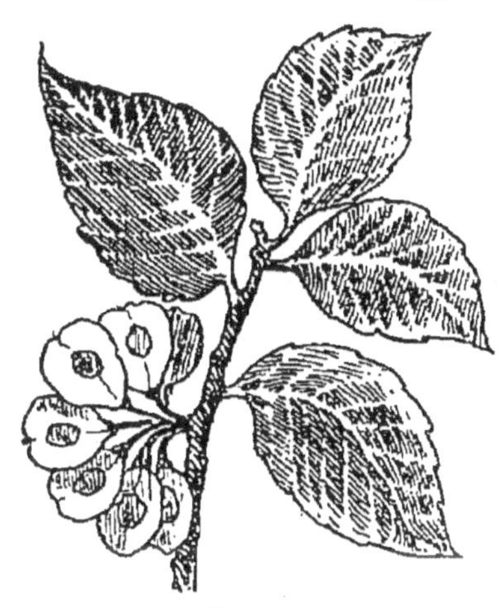
Orme.

toutes les maladies chroniques dues à une mauvaise alimentation et à une hygiène défectueuse.

La décoction de la seconde écorce, prise à la dose journalière de 5 à 6 tasses, seule ou mêlée à la tisane de salspa-
reille, est un remède précieux dans les maladies de peau,
principalement dans les affections dartreuses.

Les racines, administrées sous forme de décoction, s'emploient, avec succès, contre les écoulements de toute nature.

On prépare, avec les feuilles et les semences, une infusion, très efficace dans les coliques, la goutte, le rhumatisme
chronique.

L'orme rend aussi de grands services à l'extérieur.
L'écorce fraîche des jeunes rameaux, bouillie longuement
dans du vin, forme un cataplasme qui, maintenu sur les
parties blessées, agit de façon merveilleuse, chaque fois
qu'il y a épanchement de sang hors d'une artère.

La décoction des feuilles ou des semences, en fomentations sur les points douloureux, calme les névralgies et les
rhumatismes.

La même tisane est un bon détersif des plaies et ulcères.

Le liquide, renfermé dans les boursouflures qui se forment sur les feuilles de l'ormeau, constitue un excellent vulnéraire et, en frictions répétées, guérit les descentes des enfants.

215. Ortie commune (*Urtica dioïca*). — L'ortie commune donne son nom à la famille des Urticées ou Urticacées, qui renferme un certain nombre de végétaux utiles, au nombre desquels nous citerons : le chanvre, le houblon, la ramie, la pariétaire.

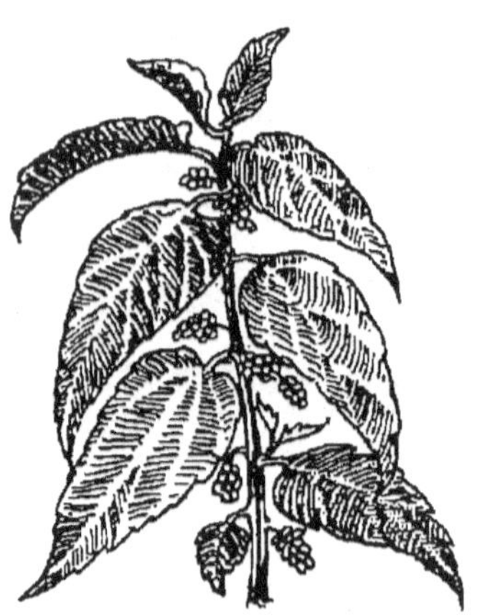

Ortie commune.

Cette plante, qu'on rencontre partout dans les haies, les décombres, les lieux incultes, est trop connue pour qu'il soit nécessaire de la décrire. Tout le monde sait que ses feuilles produisent, dès qu'on les met en contact avec la peau, une cuisson douloureuse, accompagnée de démangeaisons et de gonflement.

Cette propriété caustique fait employer fréquemment l'ortie, en médecine, pour produire une révulsion, une dérivation salutaires dans les douleurs sciatiques et rhumatismales, pour rendre la chaleur et activer la circulation du sang, dans l'apoplexie, la paralysie, le choléra.

Dans ces divers cas, on frappe le corps du malade avec quelques rameaux d'ortie. Cette opération, qui donne souvent des résultats surprenants, est connue sous le nom d'urtication.

L'ortie possède la vertu d'arrêter promptement les vomissements de sang, les hémorragies utérines, la diarrhée, la dysenterie.

On emploie soit l'infusion de la plante fraîche ou sèche, à raison de 25 à 30 grammes par kilogramme d'eau, soit le suc exprimé, à la dose journalière de 100 à 150 grammes; soit enfin le sirop, obtenu en faisant cuire jusqu'à consistance suffisante, 500 grammes de jus d'ortie avec une égale quantité de sucre.

Les diverses préparations à base d'ortie, donnent aussi

d'excellents résultats, tant à l'extérieur que dans la médecine interne, dans les affections de la peau.

Pour guérir l'incontinence d'urine chez un enfant, il suffit de faire absorber, chaque soir au petit malade, pendant une quinzaine de jours consécutifs, un petit pain, fait avec de la farine de froment, de l'eau d'ortie et un peu de sel.

Plusieurs praticiens recommandent, contre les affections du poumon, le remède suivant : On fait bouillir, dans un litre d'eau, jusqu'à réduction de moitié, 10 grammes de semences d'ortie. On filtre la liqueur qu'on prend, le matin à jeun, sucrée et additionnée d'un jaune d'œuf frais.

Le suc exprimé de l'ortie, donné à raison d'une cuillerée à bouche, de demi-heure en demi-heure, provoque d'abondantes sueurs et s'administre avantageusement dans les cas de refroidissements. Ce même suc, introduit dans les narines, au moyen d'un tampon d'ouate, arrête les saignements de nez.

Les habitants du Nord, si ingénieux à tirer parti des ressources que leur offre la nature, confectionnent, avec les tiges fibreuses de l'ortie, des tissus — grossiers il est vrai — mais d'une solidité à toute épreuve.

Ces tiges, ramollies dans de l'eau, par un rouissage incomplet, servent dans les campagnes, à faire des liens fort utiles.

On retire de la racine de notre urticée une belle couleur jaune.

Les jeunes sommités de l'ortie, hachées et mêlées aux pâtées, conviennent aux poussins, aux canetons et aux dindonneaux. Les graines de l'ortie, réduites en poudre et données aux volailles, activent la ponte des poules.

Enfin la plante qui nous occupe, une fois sèche, constitue un excellent fourrage d'hiver qui augmente, dans de notables proportions, la sécrétion du lait chez les femelles bovines.

L'ortie est, on le voit, un végétal précieux à tous les points de vue et mérite, par suite, d'occuper une place d'honneur parmi nos « Plantes Bienfaisantes ».

216. **Oseille des jardins** (*Rumex acetosa*). — Cette Polygonée vivace, à laquelle on a prodigué les appellations vulgaires de vinette, aigrette, surelle, patience acide, patience des moines, est cultivée dans tous les jardins. On la

plante en bordures : elle se plaît surtout dans les terres
meubles et substantielles.

Ses propriétés se rapprochent de celles de l'alléluia ou
oxalide, dont nous avons parlé plus haut : comme cette
dernière plante, l'oseille sert à préparer des tisanes rafraîchissantes, tempérantes, diurétiques et antiscorbutiques,
qui remplacent avantageusement la limonade, dans les maladies inflammatoires, les fièvres pu-
trides malignes.

Les bouillons d'oseille sont recommandés pour rétablir les fonctions digestives.

On ne doit pas oublier toutefois
que l'usage de l'oseille est contre-
indiqué dans les gastralgies, l'asthme,
les affections de poitrine.

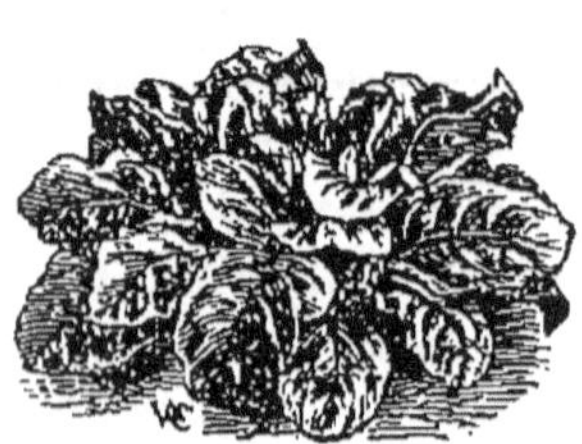

Oseille commune.

On prépare, avec la racine de notre Polygonée, une tisane
dépurative et diurétique, conseillée dans les maladies de
peau, l'hydropisie, la goutte, la jaunisse.

La poudre des semences, prise, dans du vin, à la dose de
5 grammes environ, guérit, en peu de temps, la dysenterie.

L'oseille mâchée neutralise promptement les effets des
poisons âcres et peut, au dire de quelques médecins, préserver du croup.

Les cataplasmes, formés d'un mélange d'oseille hachée,
cuite et réduite en bouillie, et de saindoux. appliqués sur
les abcès froids, les clous, les tumeurs scrofuleuses, agissent comme maturatif.

Tout ce que nous venons de dire, au sujet de l'oseille des
jardins, s'applique à la surette ou oseille sauvage, si commune dans les prairies humides, les lieux frais et ombragés.

217. **Osier** (*Salix vitellina*). — L'osier, classé, par les botanistes, dans la famille des Salicinées, se plaît, comme son
congénère le saule, dans les terrains humides et marécageux. On le propage ordinairement par boutures.

Les rameaux, longs et pliants, servent à tresser des corbeilles, des paniers et à faire des liens et sont employés, à
cause de leur flexibilité, à une foule d'autres usages.

L'écorce de ces rameaux qui possède une saveur âcre et

astringente, est riche en tannin. On la recueille, au début du printemps, avant le complet réveil de la sève et on la suspend, par bottes peu serrées, au plafond d'un grenier bien aéré où sa dessiccation s'opère rapidement.

Elle s'administre avec succès, en poudre, à la dose de 10 à 30 grammes, ou sous forme de décoction, dans les fièvres intermittentes. On donne aussi cette écorce pour combattre les flux muqueux chroniques accompagnés d'une relaxation générale des tissus, et dans les hémorragies scorbutiques.

La décoction des feuilles d'osier dans du vin, en fomentations, sur les points douloureux, procure un soulagement notable dans les accès de goutte.

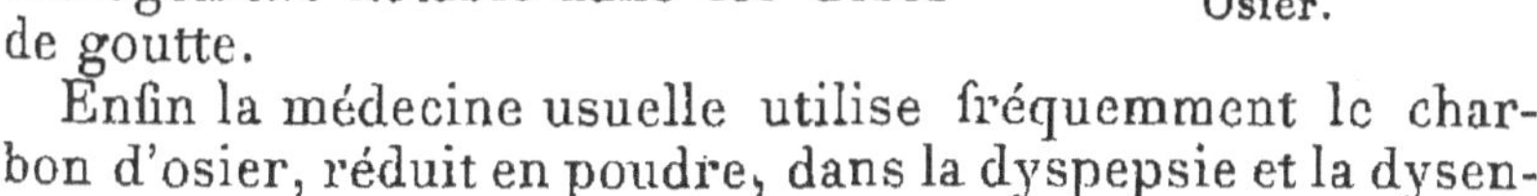

Osier.

Enfin la médecine usuelle utilise fréquemment le charbon d'osier, réduit en poudre, dans la dyspepsie et la dysenterie. Ce charbon constitue aussi un bon antiseptique des plaies et des brûlures.

218. Osmonde royale (*Osmunda regalis*). — Nous ne dirons que deux mots touchant l'osmonde royale ou fougère royale, fougère fleurie, fougère aquatique, qu'on rencontre communément dans les bois, les endroits frais et ombragés.

L'osmonde royale est, avec le *pletris*, la plus élevée de toutes les fougères qui croissent sous nos climats : ses feuilles, profondément découpées, sont longues d'un mètre et plus.

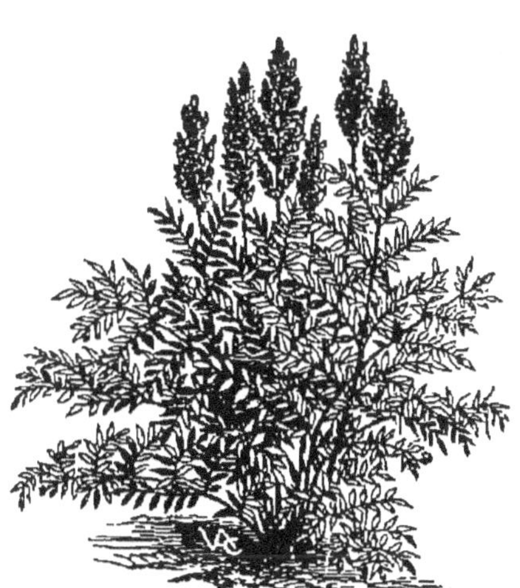

Osmonde royale.

On emploie surtout en médecine la partie souterraine : Il faut récolter cette racine, en été, alors qu'elle est dans toute sa vigueur. Il importe, si l'on veut qu'elle conserve ses propriétés curatives, de la dessécher promptement dans un four chaud.

La décoction du rhizome d'osmonde, 30 à 60 grammes par kilogramme d'eau, faite en vase clos, est un remède précieux dans les scrofules, la pierre, les affections de la vessie et du foie.

Un médecin digne de foi, assure avoir guéri plusieurs cas de hernie, en fomentant journellement le siège du mal, avec une décoction de racine d'osmonde et en faisant prendre, matin et soir, au malade une cuillerée de la poudre des feuilles sèches de cette plante et un grand verre de vin rouge, dans lequel il avait laissé infuser longuement, environ 5 grammes de rhizome de fougère royale.

Disons, en terminant, que la décoction de racine d'osmonde dans du vin, est un excellent vulnéraire.

219. Pâquerette (*Bellis perennis*). — Cette Composée, si charmante dans sa simplicité et dénommée familièrement, petite marguerite, fleur de Pâques, abonde dans nos prairies, où elle montre, presque en toutes saisons, ses jolies petites fleurs, aux fleurons jaunes, entourés d'une auréole de languettes blanches ou teintées de rose.

Les feuilles de la pâquerette sont vertes, velues, légèrement dentées, arrondies à leur extrémité.

Toutes les parties de la plante possèdent une saveur âcre et un peu amère.

On récolte la petite marguerite au début du printemps, dès l'apparition des premières fleurs. On la fait sécher à l'ombre et on la conserve, à l'abri de l'air et de l'humidité dans des bocaux ou des boîtes en fer-blanc qu'on bouche hermétiquement.

La pâquerette est l'une de nos meilleures plantes dépuratives. On en prépare une infusion — 25 à 50 grammes par kilogramme d'eau — qu'on administre à raison de deux grands verres, tous les matins à jeun, pendant plusieurs semaines consécutives. Cette tisane s'employe avec avantage, dans le traitement des scrofules et des maladies de la peau qui ne réclament pas l'usage de remèdes spéciaux, comme les dartres.

Elle convient très bien aux enfants atteints de croûtes de lait, d'affections vermineuses. La décoction de la plante et le suc exprimé des feuilles sont légèrement purgatifs.

Lorsque à la suite d'un « chaud et froid » la transpiration se trouve brusquement arrêtée, il suffit, pour provoquer d'abondantes sueurs, de coucher le malade et de lui faire absorber une décoction très chaude de petite marguerite dans du vin.

On obtient un bon onguent contre la gale, la teigne et autres affections parasitaires, en faisant cuire, dans du saindoux, des fleurs de marguerite hachées.

Le remède suivant procure souvent, dans la migraine et les maux de tête nerveux, un soulagement notable : on fait frire, durant quelques instants, dans une poêle, avec un demi-verre de vinaigre, une poignée de fleurs de marguerite et de feuilles de geranion (herbe à Robert) pilées. On étend le mélange sur un linge et on l'applique chaud sur l'endroit douloureux.

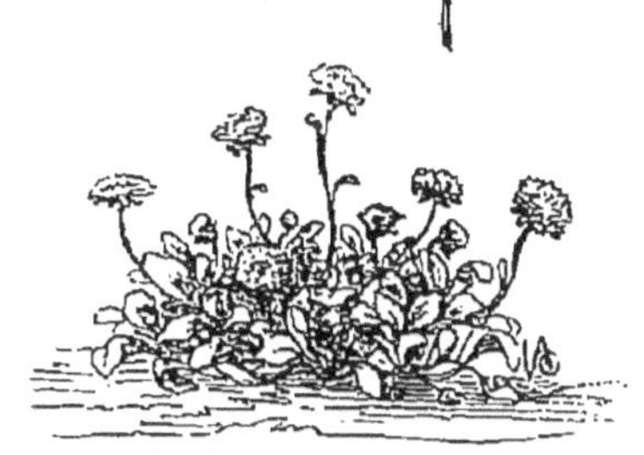

Petite Marguerite.

Dans beaucoup de campagnes, on emploie les feuilles de notre composée, comme vulnéraire, mais avec un succès douteux.

La grande marguerite — en latin *leucanthemum vulgare,* — qui fait, au printemps, l'ornement de nos prairies, — possède toutes les propriétés de la pâquerette, mais semble moins énergique.

Les marguerites ont produit, par la culture, plusieurs variétés, à fleurs simples ou doubles. On les sème au printemps et on les repique en terre fraîche, substantielle et bien fumée.

220. Pariétaire (*Parietaria officinalis*). — La pariétaire est de la famille des Urticées, qui renferme plusieurs végétaux utiles et dont nous avons déjà eu l'occasion de nous occuper à divers reprises. On l'appelle vulgairement perce-pierre, casse-pierre, épinard des murailles, herbe aux nonnes, perce-murailles, herbe Sainte-Anne, herbe de Notre-Dame, paritoire, lanque-mur, vitriol, amouroche, espargoule, herbe à la pierre, herbe au verre.

Cette plante vivace croît spontanément sur les vieux

murs, dans les décombres, les terrains arides. Elle offre beaucoup de ressemblance avec sa congénère l'ortie.

Ses tiges rameuses, rougeâtres, pubescentes, sont hautes de 50 centimètres environ.

Les feuilles pétiolées, alternes, ovales, rudes et velues, sont de couleur verdâtre. Elles exhalent, lorsqu'on les froisse, une odeur un peu fétide. On voit paraître, de juin à septembre, les fleurs verdâtres, très petites, réunies, au nombre de 3 ou 5, à l'aisselle des feuilles.

La pariétaire possède une saveur légèrement salée, due à la présence du nitre que ses diverses parties renferment en assez grande quantité.

Son infusion, rafraîchissante, émolliente et diurétique, est d'un usage familier, dans les affections de la vessie et des voies urinaires et en particulier dans la pierre, la gravelle, les rétentions d'urine. Cette tisane, qui se prépare avec 30 grammes de plante par kilogramme d'eau et se prend, à raison d'un grand verre, plusieurs fois dans la journée, rend encore des services dans les engorgements et toutes les maladies des reins et du foie. On donne aussi avec avantage, dans les divers cas que nous venons de citer, le sirop ou le suc exprimé des tiges et des feuilles.

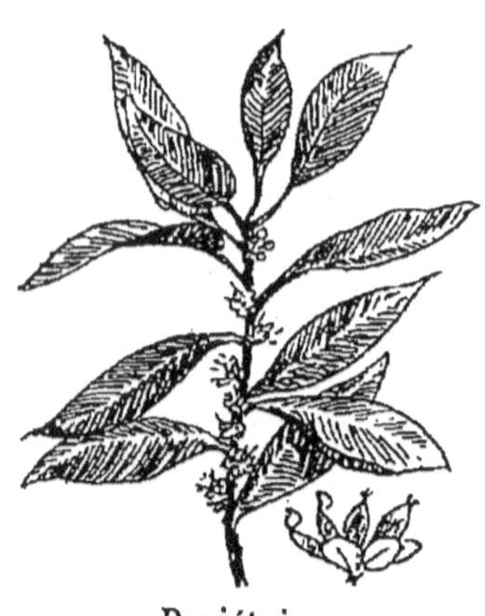
Pariétaire.

La poudre de pariétaire, incorporée à du miel, est recommandée, contre l'asthme et la phtisie pulmonaire.

Les personnes atteintes d'hydropisie se trouvent généralement fort bien de l'usage d'un vin, préparé avec 500 gr. de cendres de pariétaire dans deux litres de vin blanc, à raison de 150 grammes, tous les matins à jeun.

La plante qui nous occupe n'est pas moins précieuse, à l'extérieur, que dans la médecine interne.

La pariétaire, cuite avec du saindoux et appliquée chaude sur la gorge, guérit l'angine et les inflammations du gosier.

On obtient un onguent excellent contre les brûlures et les plaies contuses, en faisant cuire ensemble, jusqu'à consistance suffisante,dans un pot en terre vernissée, une poignéé de feuilles de pariétaire finemcnt hachées, 20 grammes de son et de farine de fèves, 15 grammes d'eau de mauve, et un verre d'huile d'olive et de vin.

On récolte notre Urticée à l'automne, ou au printemps, de préférence à cette époque. Séchée promptement au four ou à l'étuve et placée en endroit sec, la pariétaire conserve, pendant plusieurs années, ses vertus médicales.

221. Passerage (*Lepidium latifolium*). — La passerage a été classée dans la famille des Crucifères.Cette plante vivace qui doit son nom, aux propriétés antirabiques qu'on lui attribuait jadis,dans quelques campagnes,est très commune sur le bord des rivières et des ruisseaux, au fond des fossés, dans les lieux frais et ombragés.

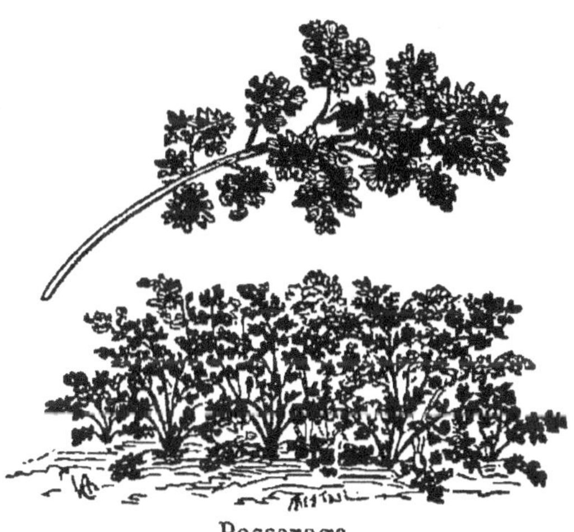

Passerage.

Elle est facile à reconnaître à ses tiges robustes, très rameuses, hautes de 1m. 25 à 1m. 50, garnies de larges feuilles ovales, lancéolées,d'un vert tirant sur le bleu, et à ses panicules de petites fleurs blanches, qui apparaissent durant les mois de juillet et d'août.

La racine, longue, charnue, d'un blanc jaunâtre à l'extérieur, blanche en dedans, possède, ainsi du reste que toute la plante, une saveur âcre et poivrée.

Cette racine, pilée et appliquée sur la peau, amène la rubéfaction et,par son action dérivative, procure un soulagement notable, dans les douleurs sciatiques, nerveuses et rhumastimales.

Les feuilles sont aussi employées comme rubéfiantes. Leur infusion concentrée, est stimulante, diaphorétiquc, diurétique et antiscorbutique, utile, par suite, dans les scrofules, les hydropisies simples, les engorgements de la rate,qui accompagnent les fièvres intermittentes et dans un grand nombre de maladies chroniques.

La décoction de la partie souterraine est usitée dans les mêmes cas.

Ajoutons que la tisane, préparée avec les fleurs de passerage, facilite l'expectoration dans les affections des voies respiratoires, l'asthme pituiteux, le catarrhe du poumon.

Le suc de la plante, pur ou étendu d'eau, constitue l'un des remèdes le plus efficaces, pour aviver les ulcères atoniques, séparer les chairs mortes et hâter la cicatrisation des plaies.

On rencontre, dans les campagnes, plusieurs variétés de passerage, entre autres, la passerage sauvage (*lepidium rudirale*) et la petite passerage (*lepidium iberis*), dont les vertus sont analogues à celles du *lepidium latifolium*.

Le cresson alénois, cultivé dans beaucoup de jardins et souvent employé en cuisine, pour assaisonner les salades, n'est qu'une espèce de passerage, améliorée par la culture. Il convient d'ajouter que cette plante jouit de propriétés stimulantes et antiscorbutiques très prononcés.

222. Patience (*Rumex patientia*). — On a prodigué à la patience les noms vulgaires de parelle, dogue, parielle, patience des jardins, épinard immortel. Cette plante vivace appartient, comme la bistorte et l'oseille, dont nous avons parlé plus haut, à la famille des Polygonacées. Elle aime les lieux humides et vient, en abondance, dans les prairies, les fossés, les marécages.

On reconnaît la patience à ses tiges droites, cannelées. rameuses, hautes de 1 mètre à 1 m. 50, qui partent d'une racine longue, épaisse et rugueuse, à ses feuilles ovales, aiguës et ondulées, que supporte un long pétiole, enfin, à ses petites fleurs verdâtres, qui se montrent de juin en août et sont disposées en panicule, à l'extrémité des tiges.

On cultive la patience, dans beaucoup de jardins, pour ses feuilles qui, très souvent employées en cuisine, s'apprêtent comme celles de l'oseille et de l'épinard.

On distingue plusieurs variétés de patience : les plus communes sont : la patience crépue (*rumex crispus*), la patience à feuilles obtuses (*rumex obtusus*), la lampée ou patience sauvage (*rumex acutus*). Toutes ces espèces sont douées de vertus dépuratives, toniques, sudorifiques, astringentes, fébrifuges et laxatives.

La tisane préparée en faisant bouillir, durant une demi-heure, dans un litre d'eau, 20 grammes de racine de patience, prise, à la dose journalière de trois tasses, est particulièrement efficace, dans, l'eczéma et les affections dartreuses. A l'extérieur, la même tisane forme une excellente lotion contre la teigne et les boutons du visage.

La teinture obtenue en laissant macérer, pendant un mois, dans un litre d'alcool bon goût à 90°, 100 grammes de patience crépue, est un dépuratif et un tonique altérant de premier ordre, dont l'usage ne présente aucun inconvénient et qui compte de nombreux succès, dans le traitement

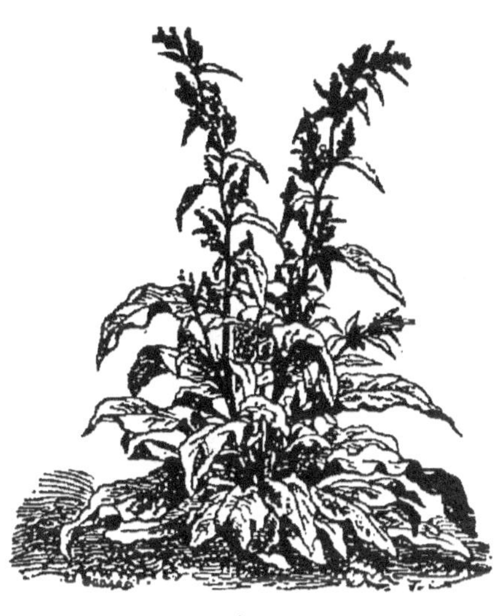

Patience.

de l'obésité ou excès d'embonpoint. Cette teinture s'administre dans de l'eau fraîche, à raison de 5 gouttes, le matin à jeun, 5 gouttes le soir, en se mettant au lit et 5 gouttes avant le repas de midi.

La racine de patience, macérée longuement dans du vin ou de la bière, forme l'un de nos meilleurs antiscorbutiques.

On recommande le suc de la plante, en lotions, contre les dartres et en compresses sur les érysipèles.

On se sert souvent, à l'extérieur, des feuilles fraîches contuses, pour améliorer les ulcères indolents et les engorgements atoniques.

Enfin, la racine de la patience, râpée et mélangée, en parties égales, avec de l'axonge et du soufre, en frictions répétées, tue l'acarus de la gale.

223. **Pavot somnifère** (*Papaver somniferum*). — Originaire de l'Orient et cultivé en grand, dans plusieurs de nos départements du Nord et du Centre, pour ses capsules,

souvent employées en médecine, ainsi que pour les graines oléagineuses qu'elles renferment, le pavot somnifère donne son nom et sert de type à la famille des Papavéracées qui déjà nous a fourni, avec le coquelicot et la grande éclaire (chélidoine),des sujets d'études fort intéressants.

C'est une belle plante annuelle, aisément reconnaissable aux caractères botaniques suivants : tiges rondes, droites, peu rameuses, pubescentes, hautes d'un mètre et plus, feuilles alternes, grandes, irrégulièrement dentées, d'un vert bleuâtre, auxquelles succèdent des fruits secs, laissant échapper de nombreuses graines, à la maturité.

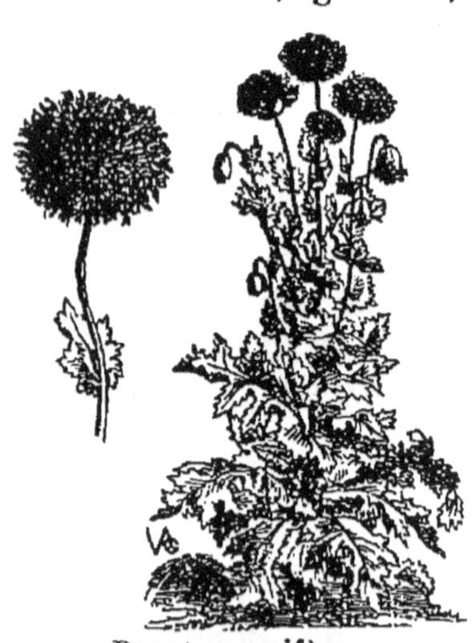

Pavot somnifère.

Le pavot ne vient que dans les sols riches, profonds et abondamment fumés. On le sème, en place, au printemps, en lignes espacées entre elles de 40 centimètres. Quelques jours après que le plant est sorti de terre, on éclaircit, pour que les plantes se trouvent à environ 25 centimètres les unes des autres, dans les lignes.

On récolte les têtes ou capsules du pavot, lorsque la graine est complètement mûre.

On les secoue pour faire tomber les semences et on les réunit en bottes, qu'on conserve dans un endroit sec.

Les graines de la plante qui nous occupe, fournissent — on le sait — l'huile d'œillette qui est comestible et s'utilise parfois pour l'éclairage.

Le suc qui découle d'incisions obliques, pratiquées sur les capsules du pavot, constitue, une fois séché, l'opium, substance active et très dangereuse, dont on extrait un grand nombre d'alcaloïdes — la morphine, la thébaïne, la codéine, la narcotine, la narcéine, etc. — qui, entre des mains expérimentées, peuvent rendre de grands services en thérapeutique.

L'opium,donné à faibles doses,produit une excitation générale,suivie d'une invincible somnolence,puis amène le relâchement complet des forces physiques et intellectuelles. A dose tant soit peu élevée, il détermine la disparition de la sensibilité, des convulsions et enfin la mort dans le coma. C'est dire que l'opium réclame la plus grande circonspection dans son emploi. Aussi l'usage de cette substance est-il exclusivement réservé aux praticiens. Les médecins mettent journellement à profit ses propriétés analgésiques et soporifiques, dans les insomnies, les douleurs, les maladies nerveuses.

L'opium compte aussi de nombreux succès dans l'asthme, la toux, les palpitations, les coliques sèches, les constrictions spasmodiques, et surtout contre la diarrhée et la dysenterie.

La décoction et l'infusion des capsules de pavot, qui se préparent ordinairement, avec une ou deux têtes par kilogramme d'eau, renferment une faible proportion d'opium et agissent, par suite, comme calmantes et soporifiques. Mais on n'en doit user qu'avec prudence et seulement sur l'avis du docteur.

On se sert avec avantage de ces tisanes, en lavements, dans la dysenterie, les coliques et, en fomentations, dans les cas d'inflammation.

224. Pêcher (*Amygdalus persica*). — Le pêcher, originaire de la Chine et non de la Perse, comme on le croit généralement, appartient à la famille des Amygdalées. Il se plaît surtout dans les terrains frais, plutôt calcaires que trop argileux et a produit, par la culture, un grand nombre de variétés. On le multiplie par semis et plus communément par greffe, sur l'amandier et le prunier.

Il faudrait un livre pour dire tout ce qu'il y a d'intéressant touchant le pêcher : Toutes les partie de cet arbre sont, en effet précieuses : son bois très dur, d'un grain fin et serré, est recherché des graveurs, des tourneurs, des ébénistes. Ses drupes veloutées, à la pulpe exquise et juteuse, sont considérées, à juste titre, comme l'un des meilleurs et des plus beaux fruits de nos jardins et se recommandent, en outre, par leurs vertus diurétiques et légèrement laxatives.

Le suc exprimé des pêches, pris le matin à jeun, à raison d'un grand verre, pendant plusieurs jours consécutifs, est très recommandé, pour régulariser les selles et le cours des urines.

Les fruits du pêcher, desséchés et réduits en poudre, produisent d'excellents effets, dans les bronchites, le rhume, les affections catarrhales, l'enrouement, les extinctions de voix.

L'huile extraite des noyaux de pêches est un remède précieux dans les maladies des oreilles — tintement, surdité. Cette même huile, en fomentations, s'emploie avec succès contre les hémorroïdes, les dartres enflammées.

Les noyaux concassés, infusés longuement dans du vin blanc, sont conseillés pour régulariser les règles.

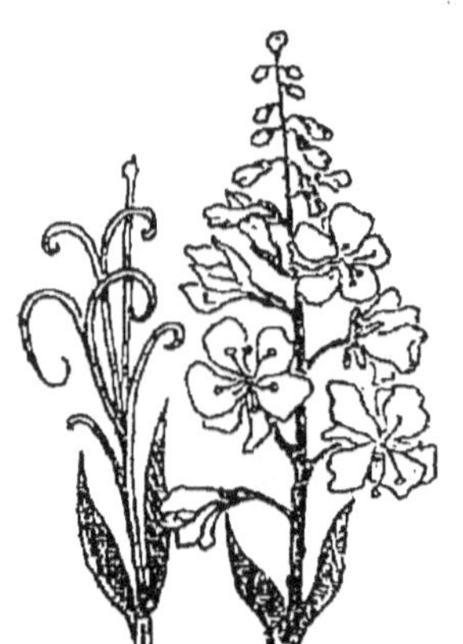
Pêcher.

Les amandes, que renferment les noyaux sont vermifuges. Pilées et appliquées en cataplasmes, elles calment la migraine, les névralgies quelques maux de dents nerveux et la douleur des ulcères des dartres, des brûlures. Elles doivent cette propriété sédative à l'acide prussique ou cyanhydrique qu'elles renferment.

L'on prépare, avec les fruits du pêcher, un ratafia très fin et très digestif. Voici la formule de cette liqueur : L'on fait cuire, sur un feu doux, dans une bassine en cuivre, avec 5 litres de bon vin blanc, une trentaine de pêches pelées et coupées par petits morceaux. Après 20 minutes d'ébullition on retire et on ajoute 5 gr. de cannelle concassée. Puis on laisse macérer le tout à la cave, dans un vase couvert et, au bout de 3 ou 4 jours, on filtre et l'on ajoute au liquide 1 kilo de sucre en pain. On soumet ensuite, de nouveau, à l'ébullition, durant quelques minutes, on passe et l'on met en bouteilles, avec 1 litre d'alcool bon goût à 90°.

La décoction des feuilles fraîches et de la seconde écorce, à la dose moyenne de 30 grammes par 500 grammes d'eau, constitue un excellent purgatif, d'un usage général dans les campagnes.

Prise, dans l'intervalle des accès de fièvres intermittentes, cette même tisane donne souvent de très bons résultats ; elle est aussi diurétique.

A l'extérieur, les feuilles de pêcher contuses, agissent comme sédatives.

Ces feuilles hachées, mélangées à celles du persil et imbibées d'huile d'olive, amènent la prompte résolution des tumeurs et font cesser la douleur des contusions, des brûlures, des cors.

La décoction ou l'infusion d'une poignée de fleurs, dans du lait ou du bouillon de veau, est laxative et anthelminthique, c'est-à-dire capable de faire périr les vers intestinaux. On peut, sans crainte, l'administrer aux enfants.

On récolte les feuilles et la seconde écorce du pêcher, de préférence au début du printemps et on les fait sécher à l'ombre. Quant aux fleurs, on les recueille dès leur apparition, on les expose à la chaleur modérée d'un four et on les réduit en poudre. Dans cet état, elles conservent, pendant fort longtemps, leurs propriétés médicinales, si on les place à l'abri de l'humidité.

225. Pensée sauvage (*Viola tricolor*). — La pensée sauvage, appelée aussi, herbe de la Trinité, fleur de Notre-Dame, petite jacée, herbe à la clavelée, est une plante de la famille des Violariées ou Violacées, qui se trouve dans les prairies, les bois, sur le flanc des collines. Ses feuilles sont vertes, oblongues, dentelées ; les fleurs, qui apparaissent d'avril à septembre, sont ordinairement jaunes, parfois blanches ou teintées de pourpre.

On recueille la plante entière au printemps ; pour la conserver, il faut la dessécher, avec soin, et la placer, ensuite, en lieu sec.

La pensée sauvage est essentiellement dépurative. Elle est particulièrement efficace dans les maladies de peau, l'eczéma, les dartres, la teigne, les scrofules. On la donne, en infusion — 30 à 60 grammes par kilogramme d'eau, — à la dose journalière de 3 ou 4 tasses — L'action du traitement est lente et ne commence guère à se manifester qu'au bout de 15 ou 20 jours. Aussi, ne faut-il pas se rebuter après les premiers essais et est-il nécessaire de continuer l'usage de cette tisane, pendant plusieurs semaines consécutives.

La pensée sauvage est le remède par excellence de la gale de lait, si commune chez le jeune âge ; pour les petits enfants, la dose de plante sèche, en infusion, est de 1 à 3 grammes, suivant l'âge, dans un demi-litre de lait, à prendre dans la journée.

On peut aussi mélanger la poudre des feuilles sèches à la soupe ou à la panade des bébés.

Ajoutons qu'on emploie, avec avantage, dans le traitement de la goutte et du rhumatisme, la décoction de 25 à 50 grammes de pensée prise par petites tasses, deux ou trois fois par jour, après la digestion.

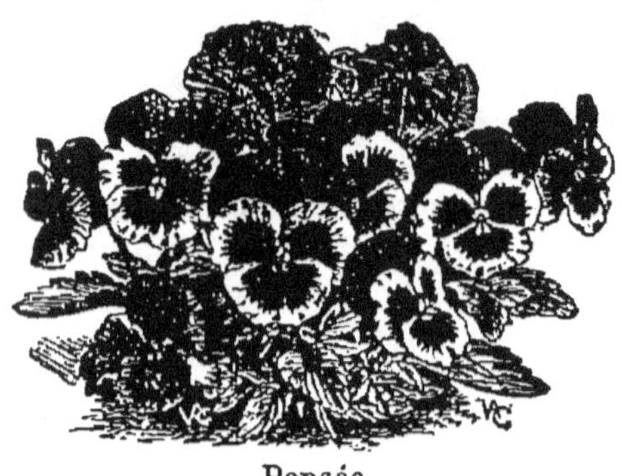

Pensée.

Les fleurs fraîches sont diurétiques et légèrement laxatives. Après dessiccation, elles deviennent émollientes et diaphorétiques et sont utiles, par conséquent, en infusion théiforme, contre le rhume, la toux, dans les fièvres éruptives.

Enfin, la racine, administrée en poudre, à raison de 8 à 10 grammes, dans de l'eau sucrée, provoque des vomissements et des selles copieuses. Par ses vertus éméto-cathartiques, elle peut rendre des services dans la coqueluche, le catarrhe chronique du poumon, les diarrhées rebelles.

La culture, a produit un grand nombre d'espèces de pensées : on les propage par semis et on les repique au printemps, en sol frais et bien ameubli.

226. Persicaire (*Polygonum hydropiper*). — La persicaire est une Polygonacée. Cette plante, à laquelle on a prodigué les surnoms multiples de poivre d'eau, curage, herbe Saint-Innocent, renouée âcre, piment d'eau, croît, en abondance, le long des ruisseaux et des rivières, dans les lieux humides et marécageux. Sa tige noueuse, rougeâtre, peu rameuse, atteint de 40 à 80 centimètres de hauteur ; elle est garnie de feuilles alternes, lancéolées, aiguës, qui offrent beaucoup de ressemblance avec celles du pêcher ; ses minuscules fleurs, qui se montrent, de mai à octobre et sont réunies en épis, filiformes, se composent seulement d'un calice de six étamines et de trois styles, portant chacun un stigmate. A ces fleurs succèdent de petites graines triangulaires, douées d'une saveur âcre, poivrée, brûlante.

Toute la plante est douée de propriétés énergiques qui se rapprochent de celles de la moutarde. Entre les mains d'un praticien, la persicaire peut rendre de grands services, à l'intérieur. C'est un puissant stimulant et l'un des meilleurs antiscorbutiques connus ; mais son activité en interdit l'usage aux personnes inexpérimentées.

Il vaut mieux, en médecine usuelle, s'en servir seulement, à l'extérieur; on peut, sans inconvénient aucun, mettre à profit l'action rubéfiante de la persicaire fraîche, dans les névralgies, les rhumatismes, les points de côté, ainsi que dans les cas de paralysie, d'apoplexie, de prostration extrême.

Le suc exprimé de la plante, seul ou mélangé à une décoction de feuilles de noyer, avive et déterge, les

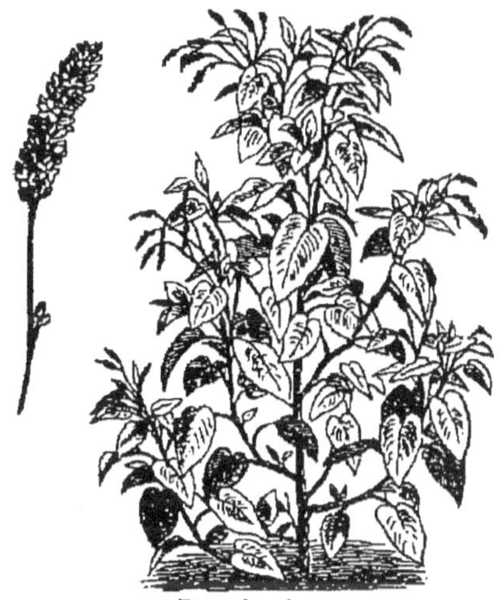

Persicaire.

ulcères, les plaies de mauvaise nature et les pousse à la cicatrisation. Le même suc, en lotions, guérit la gale et la teigne. Il peut, aussi, calmer quelques douleurs dentaires. Il suffit, dans ce dernier cas, de l'introduire dans la dent malade, au moyen d'un tampon d'ouate.

La décoction concentrée de persicaire, s'emploie, avec avantage, en gargarismes, contre l'angine, les aphtes ou les ulcérations de la gorge.

Il existe dans les campagnes deux autres variétés de persicaire, la persicaire douce (*polygonum persicaria*) et la persicaire amphibie (*persicaria amphibium*) — qui, quoique moins énergiques, possèdent toutes les propriétés du poivre d'eau.

227. **Persil** (*Apium petroselinum ou petroselinum sativum*). — Le persil, dénommé quelquefois ache-persil, persin, pétrosine, sersin, est une Ombellifère bisannuelle, qui vient, à l'état naturel, dans le midi de la France et que ses multiples emplois culinaires font cultiver, dans tous les potagers.

Bien que croissant indistinctement dans tous les sols cette plante se plaît surtout dans les terrains légers et pierreux. On la sème habituellement en bordures, de février à septembre. Il faut l'arroser largement en été et la couper, à mesure qu'elle pousse, afin de retarder le développement de ses tiges florales.

La ressemblance du persil avec la petite ciguë à souvent causé de fatales méprises. Il est donc absolument nécessaire de savoir différencier ces deux végétaux. Aussi, pour

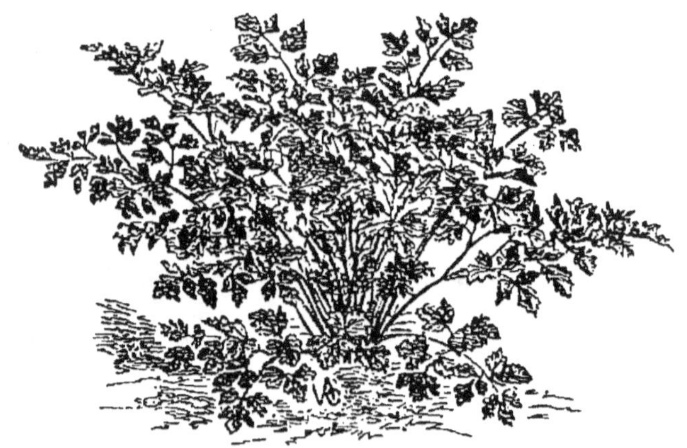

Persil commun.

rendre toute erreur impossible, croyons-nous utile d'énumérer ici les caractères distincts du persil : Racine grosse et blanchâtre, exhalant une odeur aromatique agréable ; tige ronde, cannelée, d'un vert tendre, uniforme ; feuilles composées à deux divisions profondes, de couleur vert clair, dégageant, lorsqu'on les froisse, un arome pénétrant ; fleurs jaunes ou verdâtres ; fruits ovoïdes, oblongs.

Considérée au point de vue médical, le persil est l'une de nos plantes indigènes les plus précieuses.

A dose ordinaire, comme assaisonnement, il ouvre l'appétit et facilite la disgestion des aliments.

Les semences de notre ombellifère, en infusion — 5 à 10 grammes par litre d'eau — sont, comme celles de la carotte, carminatives, apéritives et stomachiques.

Le suc exprimé des feuilles et des tiges, administré au moment de l'accès, à la dose moyenne de 150 grammes, compte de nombreux succès dans les fièvres intermittentes de printemps et d'automne.

Ce même suc, coupé avec du lait chaud, et pris à jeun, est un bon expectorant, recommandé dans l'asthme humide, le catarrhe pulmonaire, l'extinction de voix. Mélangé à du miel, il s'emploie, avec avantage, à la suite d'une chute, ou d'une contusion quelconque, pour faire circuler et évacuer le sang vicié qui se porte en masse, vers la partie atteinte.

La racine, récoltée pendant la deuxième année de sa végétation, alors qu'elle est dans toute son activité et séchée promptement, au four, ou à l'étuve, sert à préparer une tisane, apéritive et diurétique, qui rend d'incontestables services, dans les hydropisies, la jaunisse, les engorgements de la rate et du foie, les irrégularités de la circulation du sang.

Cette tisane, qui est encore antiscorbutique, s'obtient en laissant bouillir, pendant une heure environ, en vase clos dans 2 litres d'eau, 60 à 90 grammes de racine de persil.

A l'extérieur, les feuilles de notre ombellifère, contuses, constituent un bon topique détersif des plaies rebelles et des ulcères cancéreux et sont très efficaces, en applications sur les yeux, dans les ophtalmies purulentes.

Les cataplasmes, formés de feuilles de persil, cuites longuement dans du vin, maintenus sur les parties blessées et souvent renouvelés, guérissent, en peu de temps, les coups et les contusions.

Ces mêmes cataplasmes, posés sur la gorge, réussissent fréquemment dans l'angine.

On obtient un excellent remède contre les loupes, en mélangeant intimement, dans un mortier, une poignée de feuilles de persil, une poignée de cerfeuil, quelques pincées de sel de cuisine et une cuillerée d'huile d'olive. Ce mélange, étendu sur un linge, est appliqué sur la tumeur. On renouvelle l'application, matin et soir, jusqu'à guérison.

Lorsqu'on a été piqué par une guêpe ou une abeille, on fait disparaître la douleur, en frottant l'endroit piqué avec une feuille de persil.

Pour apaiser les douleurs d'oreilles et de dents, si cuisantes d'ordinaire, il suffit d'introduire, dans l'oreille, du côté malade, une boulette composée d'un mélange de persil haché, d'huile d'olive et de sel de cuisine.

Enfin, l'on fait disparaître les boutons de la peau, en lotionnant, matin et soir, le siège de l'éruption, avec une infusion de persil, dans de l'eau de pluie.

228. Pervenche (*Vinca minor*). — La pervenche vient
spontanément dans les bois, dans les haies, les broussailles,
les ruines, les endroits frais et ombragés, où elle montre,
dès le début du printemps, ses jolies fleurs, aux cinq pétales blancs ou azurés.

Cette plante vivace, qui sert de type à la famille des
Apocynées, se distingue par ses racines
nombreuses et rampantes, par ses tiges
grêles, longues et sarmenteuses, hautes
de 30 à 40 centimètres ; par ses feuilles
opposées, coriaces, luisantes, d'un beau
vert foncé.

La plante, à l'état frais, est inodore,
mais elle acquiert, par la dessiccation,
une odeur aromatique assez agréable et
une saveur légèrement astringente. La pervenche doit être
récoltée au moment de sa floraison et séchée à l'ombre.

L'infusion des feuilles est
usitée parfois, dans la diarrhée, la dysenterie, les crachements de sang; elle est

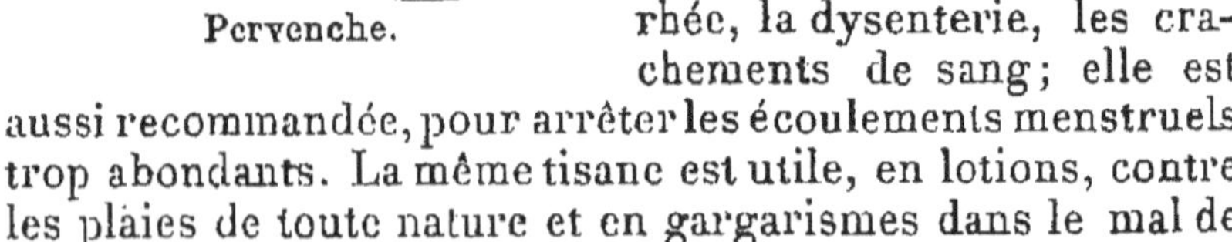

Pervenche.

aussi recommandée, pour arrêter les écoulements menstruels
trop abondants. La même tisane est utile, en lotions, contre
les plaies de toute nature et en gargarismes dans le mal de
gorge.

Les feuilles, cuites dans l'eau et appliquées, en cataplasmes sur les seins, dissipent les engorgements laiteux.

Les fleurs, en infusion dans du lait, sont pectorales.

La pervenche était employée, jadis, dans la préparation
des philtres ce qui lui a valu les surnoms d'herbe au sor-
cier, violette des sorciers, sous lesquels elle est communément désignée, dans les campagnes.

229. Peuplier (*Populus*). — Le peuplier appartient à la
famille des Salicinées. Ce bel arbre, dont le tronc droit,
revêtu d'une écorce cendrée, peut atteindre jusqu'à
45 mètres de hauteur, affectionne, tout particulièrement
les sols frais et le voisinage des rivières. On le propage,
en bouturant ses jeunes rameaux, qu'on plante ensuite définitivement, lorsqu'ils ont pris racine. On distingue un cer-

tain nombre de variétés de peupliers : Les principales sont les suivantes : le peuplier blanc (*populus alba*), ou peuplier de Hollande, ypréau, reconnaissable à ses feuilles blanches, cotonneuses à leur partie inférieure ; le tremble (*populus tremula*), appelé pouble, dans quelques régions ; le peuplier noir (*populus nigra*) plus connu sous les noms de léard, charpe ; le peuplier de Virginie (*populus virginiana*), qui nous vient d'Amérique et est cultivé partout, à cause de sa croissance rapide ; le peuplier d'Italie (*populus pyramidalis*), originaire de l'Orient et importé en France, vers le milieu du XVIIIᵉ siècle.

Toutes ces espèces ont des usages identiques, aussi bien en industrie qu'en médecine. Les peupliers fournissent un bois, d'un travail facile, journellement employé par les charpentiers, les menuisiers, les layetiers, les sabotiers. — Ce bois constitue aussi, un bon combustible, qui brûle avec une flamme claire et vive, mais a

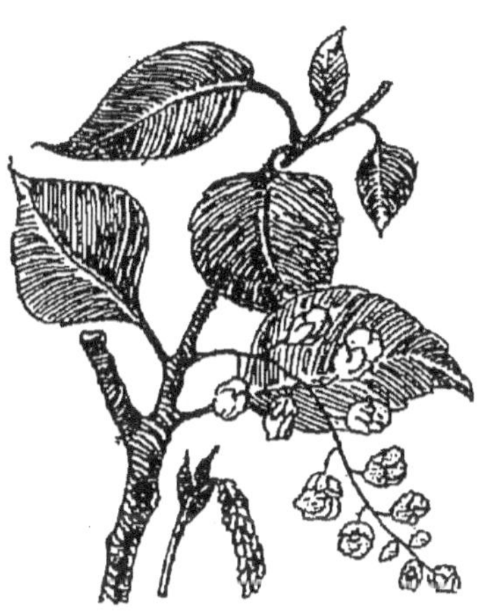

Peuplier.

le défaut de se consumer trop rapidement ; aussi l'associe-t-on, d'ordinaire, aux essences d'une combustion lente.

Le bois de peuplier, calciné en vase clos, est l'un de ceux qu'on préfère pour la confection de la poudre.

Les feuilles de l'arbre qui nous occupe s'emploient, dans les campagnes, pour la litière des animaux et se transforment, une fois décomposées, en un engrais excellent.

Passons aux usages médicaux du peuplier.

L'écorce des jeunes rameaux, douée de propriétés astringentes et antiscorbutiques, s'administre avantageusement, sous forme de décoction, à raison de 30 à 60 grammes par litre d'eau, dans la dysenterie, la diarrhée, les écoulements de toute nature et dans toutes les maladies, occasionnées par une mauvaise alimentation et une hygiène défectueuses.

Cette même écorce, réduite en poudre, seule ou mêlée à celle du chêne et du saule, forme l'un de nos meilleurs fébrifuges indigènes.

Le vin rouge dans lequel on a fait infuser des feuilles

fraîches de peuplier, en lotions répétées, assainit la surface des ulcères et les pousse à la cicatrisation.

Le charbon de peuplier est un très bon antiseptique des plaies et des brûlures.

A l'intérieur, par ses qualités astringentes, il rend de grands services dans la dysenterie.

Ce charbon, pulvérisé, est doué d'une incontestable efficacité dans la dyspepsie.

On obtient une pâte excellente contre la fétidité de l'haleine, les ballonnements les digestions lentes et pénibles, en incorporant, à une décoction très épaisse de réglisse, 100 grammes de charbon de peuplier, 10 grammes de magnésie calcinée; 5 grammes de quinquina en poudre et 5 grammes de sel commun.

L'onguent *populeum*, si fréquemment usité, dans la médecine externe, en frictions, pour dissiper les engorgements, calmer la douleur des blessures, des hémorroïdes, se prépare comme il suit:

On fait bouillir, pendant une demi-heure, dans 300 grammes de graisse de porc fraîche, une poignée de bourgeons de peuplier.

On place ensuite le mélange dans un mortier, puis l'on triture, pour écraser les bourgeons et les incorporer à la graisse.

230. Phellandre (*Phellandrium aquaticum*). — Cette plante, communément désignée sous les noms vulgaires de ciguë aquatique, fenouil d'eau, baratte, mille-feuille aquatique, est une Ombellifère bisannuelle, qui croît dans les prairies marécageuses, les fossés bourbeux.

Le phellandre a des racines épaisses, articulées, blanchâtres, entourées de nombreuses radicelles Ses tiges striées, épaisses, fistuleuses, atteignent de 30 à 40 centimètres de hauteur; elles sont garnies de feuilles glabres, finement découpées, d'un beau vert; ses fleurs petites, disposées en ombelles, donnent naissance à des graines, douées d'une saveur forte, vireuse et aromatique.

La plante qui nous occupe renferme, ainsi que l'indique du reste son nom, tiré de deux mots grecs ελλας (qui tue en traître) et ανή homme), un poison assez violent.

Mêlée, par hasard, aux fourrages, elle peut déterminer, chez les animaux domestiques, des paralysies graves.

Nous avons vu, cependant, des vaches et des moutons brouter ses tiges et ses feuilles sans en être, le moins du monde, incommodés.

Quoique moins vénéneuse que sa congénère, la petite ciguë, le phellandre, exerce sur le système nerveux, une action délétère très énergique.
Il rend de grands services en thérapeutique, mais doit être administré avec une extrême prudence.

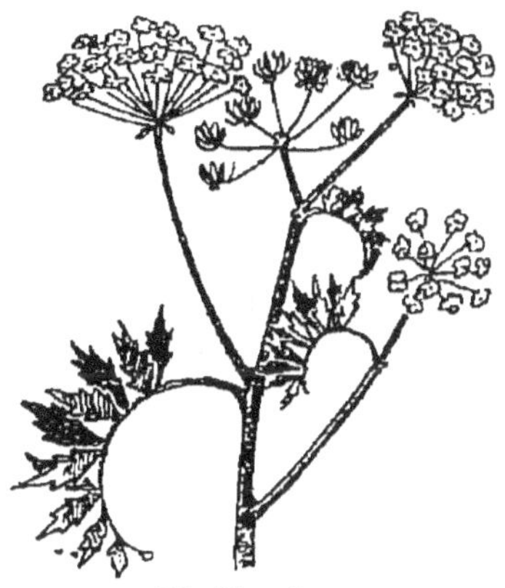

Phellandre.

On l'a employé avec succès comme apéritif, diurétique, antiscorbutique, et fébrifuge, ainsi que dans les diarrhées rebelles, mais sa principale propriété est d'agir comme calmant et expectorant, dans la toux, l'asthme, le catarrhe chronique du poumon, la phtisie.

On donne la poudre des semences, de deux heures en deux heures, à la dose de 25 centigrammes, portée graduellement jusqu'à 3 grammes. On peut aussi administrer les feuilles en poudre, dans du miel, du sucre pulvérisé ou tout autre véhicule.

A l'extérieur, le phellandre pilé, est un bon stupéfiant du système nerveux, dans les névralgies, la phtisie.

Les cataplasmes de la plante contuse, fréquemment renouvelés, modifient de façon favorable, la vitalité des tumeurs et des engorgements et produisent leur résorption partielle ou complète.

231. Pied-d'alouette (*Delphinium consolida*). — Le pied-d'alouette ou dauphinelle des blés, consoude, herbe de cardinal, est bien trop connue pour qu'il soit utile de le décrire.

Cette plante, très commune dans les champs, où elle montre durant les mois de juin et de juillet, ses fleurs bleues, blanches ou rosées, disposées en panicules, est fréquemment cultivée, dans nos parterres et a produit un certain nombre de variétés, à fleurs doubles et panachées.

Le pied-d'alouette aime une terre un peu forte et humide; on le multiplie par semis.

La plante qui nous occupe, comme la plupart des Renonculacées a des propriétés trop âcres, trop irritantes pour qu'on
puisse, sans danger, en faire usage à l'intérieur. On l'a employée, cependant, comme vomitive, purgative et anthelminthique. On en prépare aussi une teinture très efficace contre

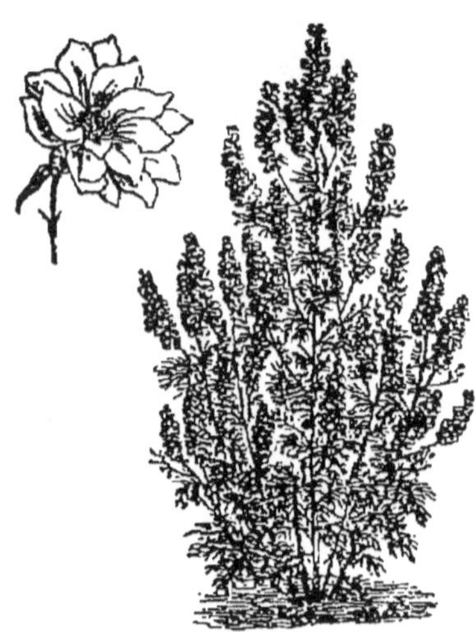

Pied-d'alouette.

l'asthme ; cette teinture s'obtient en laissant macérer, dans
un litre d'alcool, 10 gr. de la
poudre des semences et s'ad-
minsitre, dans une infusion de
romarin ou de thym, à raison
d'une ou deux cuillerées à café,
plusieurs fois par jour.

En médecine usuelle on peut,
sans danger, mettre à profit
l'action antiparasitaire des
graines de dauphinelle, pour
tuer l'acarus de la gale, guérir
la teigne, détruire les poux et
les punaises.

On se sert à cet effet, de
la décoction des semences,
15 grammes environ par 500
grammes d'eau ou de la poudre des graines, incorporée à
10 fois son volume d'axonge.

Les fleurs du pied d'alouette, infusées longuement dans
de l'eau de roses, forment une bonne lotion contre l'inflammation des yeux. — Ajoutons que les cataplasmes de la plante
fraîche, pilée, maintenus sur le bas-ventre guérissent les
rétentions d'urine.

Tout ce que nous venons de dire au sujet du pied d'a-
louette, s'applique à un autre végétal de la même famille:
le staphisaigre (*delphinium staphisagria*) nommé aussi pied-
d'alouette staphisaigre, herbe aux poux, qui est très abondant sur les plages méditerranéennes et, comme le pied
d'alouette, forme, dans les parterres, de très jolis massifs.

232. Pied-de-chat (*Gnaphalium sylvaticum*). — Encore
appelé gnaphale, le pied-de-chat, est une plante herbacée,
de la famille des Composées, particulièrement abondante,
dans les bois montueux du centre et du midi de la France.

Sa tige velue, est peu élevée ; elle porte des feuilles alternes, garnies sur les deux faces, d'un duvet laineux. Ses capitules cotonneux de fleurs jaunes, aux involucres à folioles brunâtres, s'épanouissent en juin-juillet.

On récolte les fleurs du pied-de-chat, avant leur complet épanouissement.

Si l'on veut qu'elles conservent toute leur énergie curative, il importe de les dessécher promptement, à l'étuve, et de les conserver, dans des boîtes hermétiquement closes, à l'abri de l'air et de l'humidité.

Ces fleurs prennent, après dessiccation, une odeur forte et agréable, l'infusion qu'on en prépare, d'une saveur douce

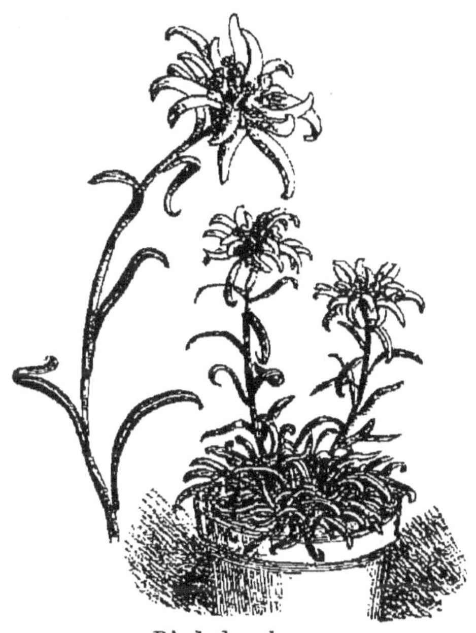
Pied-de-chat.

et aromatique, est béchique et, par suite, très efficace dans les affections de poitrine.

La décoction des capitules du gnaphale, préparée avec 30 à 60 grammes de fleurs par litre d'eau, est un bon astringent, usité parfois dans l'hémoptysie ou crachement de sang, dans la diarrhée et les écoulements menstruels immodérés.

233. **Pin sylvestre** (*Pinus sylvestris.*) — Ce bel arbre, au tronc droit, élancé, haut de 30 mètres et plus, aux rameaux touffus, retombants, est facilement reconnaissable à ses feuilles linéaires, persistantes, enchâssées, deux à deux, dans une gaîne molle, à ses fleurs mâles et femelles disposées, les premières, en grappes allongées, les secondes, en chatons globuleux, enfin à ses fruits pendants, aigus, formés d'écailles ligneuses. Il sert de type à la famille des Conifères, chez laquelle nous avons déjà étudié le cyprès, l'if et le genévrier.

Le pin, plus connu, dans les campagnes, sous les noms

de pinéastre, pin commun, arbre du Canada, se contente des sols les plus arides ; il se plaît surtout dans les terrains secs et sablonneux ; on le multiplie par semis.

L'arbre qui nous occupe est, sans contredit, l'essence la plus précieuse de nos forêts : Son bois trouve de multiples usages en industrie : il est recherché pour la charpente, le charronnage, la menuiserie, les constructions navales. C'est aussi un bon combustible. Ses cônes sont utilisés pour le chauffage. Ses feuilles fournissent une laine végétale, dont on fait d'excellents matelas et, avec laquelle, on confectionne des flanelles chaudes et hygiéniques.

On retire du pin une foule de produits indispensables, parmi lesquels nous citerons : la résine, le brai, la poix, la paraffine, le noir de fumée, la térébenthine, le goudron, la benzine, la créosote, l'acide phénique.

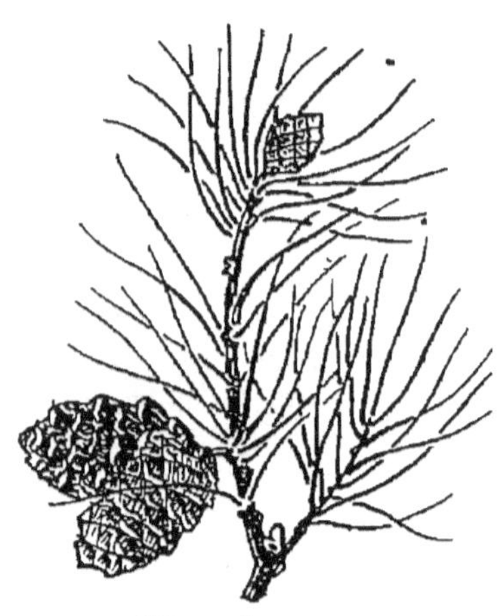

Pin sylvestre.

La résine provient d'incisions faites au tronc du pin ; il serait trop long d'énumérer ici les multiples emplois de cette substance, connue de tous.

Le brai et la poix sont aussi des matières visqueuses, sécrétées par la conifère qui nous occupe.

Le noir de fumée est une sorte de suie, produite par la combustion de la résine et qu'on utilise journellement dans les arts.

La térébenthine découle, comme le brai, la poix et la résine, du tronc du pin. Cette substance donne, à la distillation, un liquide incolore, connu sous le nom d'essence de térébenthine, qui est employé à divers usages et rend d'importants services en médecine.

Quelques gouttes de cette essence, mêlées à du miel et prises sous forme de pilules, produisent d'excellents effets, dans le catarrhe chronique du poumon et les maladies des bronches.

L'essence de térébenthine est un excitant du système nerveux ; administrée à la dose de 2 à 10 grammes, par jour, elle compte de nombreux succès dans le catarrhe vésical, les diarrhées atoniques, les écoulements muqueux, les rhumatismes chroniques.

A l'extérieur, en frictions, elle est rubéfiante et par son action révulsive et dérivative, procure un soulagement notable et amène même, souvent, la guérison complète, dans les douleurs sciatiques, névralgiques et rhumatismales, ainsi que dans les bronchites et la coqueluche. Les vétérinaires s'en servent parfois, pour combattre les coliques des chevaux.

Le goudron, produit complexe de la distillation du bois de pin, est très efficace, dans les affections des bronches et des voies respiratoires. Il excite toutes les sécrétions, notamment celles des urines et de la sueur. On peut l'administrer, en pilules, à la dose de 2 à 4 grammes ou faire usage d'une eau obtenue en laissant séjourner, pendant une huitaine de jours, de l'eau de pluie dans une cruche de grès, enduite intérieurement de goudron.

La créosote, liquide très caustique, extrait du goudron, s'emploie fréquemment, en thérapeutique, pour arrêter les hémorragies. C'est aussi un bon détersif qui, mêlé à 10 fois son volume d'alcool, assainit la surface des ulcères et des plaies de mauvaise nature. Ajoutons qu'une goutte de créosote, introduite dans une dent cariée, fait cesser, pour quelque temps, la douleur.

L'acide phénique ou carbonique qu'on retire des huiles, fournies par le goudron, est l'un de nos meilleurs antiseptiques et désinfectants. Dans la médecine des animaux, on l'a employé, avec avantage, dans la pustule maligne et le charbon.

Les jeunes bourgeons de pin, infusés dans de l'eau ou du lait, donnent une tisane tonique, excitante, sudorifique, diurétique et antiscorbutique. L'écorce est un bon astringent.

La sève du pin maritime est, comme le goudron et la térébenthine, fort utile dans l'asthme, les catarrhes, la toux, les bronchites et la coqueluche.

Les feuilles, quoique moins énergiques, possèdent toutes les propriétés médicales des bourgeons ; on les récolte, de préférence, dès le début du printemps, avant le réveil de la sève.

Les usages industriels et médicaux des diverses espèces

de sapin qu'on rencontre dans nos bois, sont, en tous points semblables, à ceux du pin sylvestre.

Le mélèze (*pinus larix*), sorte de sapin, particulièrement abondant dans les régions montagneuses des Alpes, fournit, à la thérapeutique, une substance blanchâtre et sucrée, connue sous le nom de manne de Briançon, journellement employée, à cause de ses vertus laxatives.

234. Pissenlit (*Leontodon taraxacum* ou *taraxacum dens leonis*). — Le pissenlit, si commun dans nos prés et nos champs, est un végétal sans tiges, dont la racine, grosse comme le petit doigt, brune à l'extérieur, blanche en dedans, donne naissance à des feuilles longues, étroites, dentelées et à des fleurs jaunes, réunies en capitules qui se montrent presque en tous temps et sont remplacées, par des fruits surmontés d'une aigrette soyeuse.

Cette plante vulgaire, à laquelle on a prodigué les surnoms familiers de dent-de-lion, florion d'or, couronne de moine, salade de toupe, appartient, est-il besoin de le dire, à la famille des Composées ou Synanthérées ; elle sécrète, dans toutes ses parties, un suc laiteux, abondant et est douée d'une saveur amère assez agréable.

Ses feuilles, lorsqu'elles sont jeunes et tendres, se mangent en salade. Dans beaucoup de campagnes, on les récolte au début du printemps pour les expédier sur les marchés des grandes villes, où elles atteignent des prix relativement élevés.

Les feuilles et la partie souterraine du pissenlit sont les seules parties, employées en médecine. On arrache la racine, à l'automne ou au mois de février, et, après l'avoir lavée et épluchée, on la coupe en rondelles et on l'expose à la chaleur modérée d'un four. Quant aux feuilles, il est facile de se les procurer fraîches en toutes saisons.

Le suc exprimé de la plante, à la dose de 50 à 100 grammes par jour, s'administre, avec avantage, à cause de ses propriétés dépuratives, toniques et diurétiques, dans les affections cutanées, les dartres, la teigne, les faiblesses d'estomac, les maladies bilieuses, les engorgements du foie et de la rate, la goutte, la jaunisse. On donne également, dans ces divers cas, la décoction, préparée avec 50 grammes de feuilles ou de racines par kilogramme d'eau.

Cette tisane, additionnée de lait bouilli, édulcorée avec

du sucre candi et prise, soir et matin, à raison d'un verre
ordinaire, calme la toux et les irritations de la poitrine.

L'usage prolongé de la même préparation a donné des
résultats inespérés, dans la
phtisie pulmonaire.

La décoction, obtenue en faisant bouillir, pendant une demi-
heure, dans un litre de vin
rouge, 40 grammes de racine
sèche de pissenlit, constitue un
excellent fébrifuge.

Mathiole recommande, contre
la dysenterie, le remède suivant : On met sur un feu doux,
dans un vase en terre, avec 1 kilogramme d'eau, 25 grammes

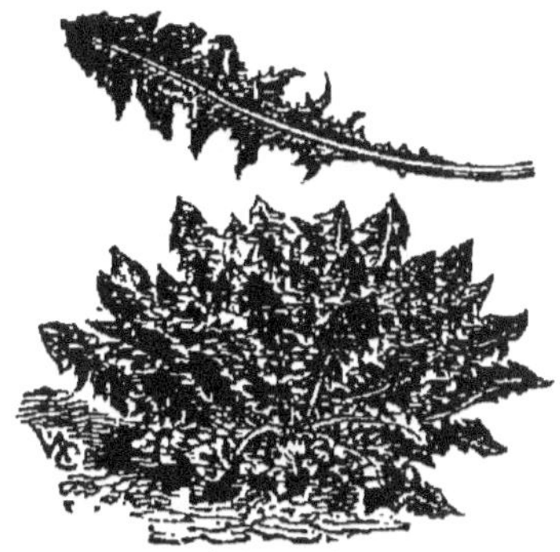

Pissenlit.

de racine de pissenlit, 10 grammes d'écorce de chêne et
une poignée de lentilles : On laisse bouillir, durant 20 minutes, on passe et l'on donne le liquide filtré, a raison d'une
tasse ordinaire — le matin à jeun et le soir en se mettant
au lit, jusqu'à guérison.

235. Pivoine. (*Pæonia officinalis*). — La pivoine, autrement dite, fleur de mallet, herbe sainte Rose, herbe aux
sorciers, boule de feu, rose de Notre-Dame, rose bénite,
pione, est une plante vivace de la famille des Renonculacées, qui croît spontanément, dans le centre et le midi de
la France et qui est cultivée, pour la beauté de ses fleurs,
dans un grand nombre de parterres.

On la propage par semis et, plus communément par
plantation de ses tubercules ; elle se plaît surtout dans les
sols frais, profonds et abondamment fumés.

Racines grosses, charnues, rougeâtres à l'extérieur,
blanches en dedans, remplies d'un suc laiteux ; tige souterraine, très courte, donnant naissance à des rameaux
cannelés, teintés de rouge, hauts de 40 à 80 centimètres ;
feuilles alternes, pétiolées, larges, échancrées, d'un vert
sombre en dessus, de couleur blanchâtre à leur partie
inférieure ; fleurs grandes, d'un rouge de sang, disposées à
l'extrémité des rameaux : tels sont les caractères distinctifs les plus saillants de la pivoine.

La plante qui nous occupe jouissait, dans l'antiquité,

d'une grande réputation ; les anciens lui attribuaient la
vertu d'éloigner les maléfices, de préserver des épidémies,
et de guérir les plaies les plus rebelles.

Aujourd'hui la pivoine est tombée dans un oubli à peu
près complet et beaucoup d'auteurs ne la mentionnent
même pas, au nombre des plantes qui guérissent.

Ses propriétés, réduites à leur juste valeur,
sont cependant fort intéressantes :

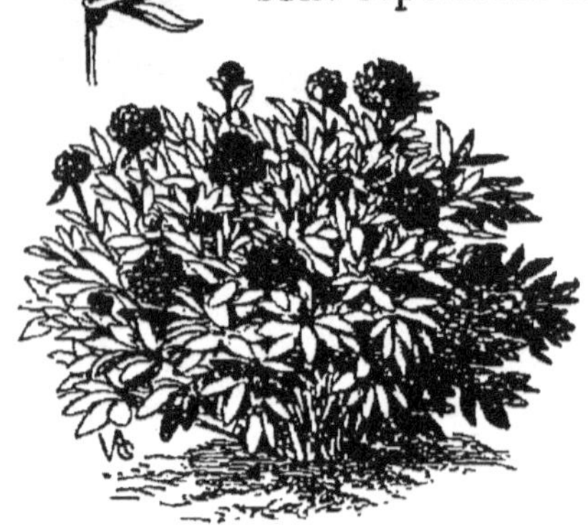

La racine de pivoine est
douée d'une incontestable
efficacité, dans l'épilepsie,
la chorée ou danse de Saint-
Guy, les convulsions et la
plupart des maladies ner-
veuses.

On la recommande, en-
core, dans les engorge-
ments de la rate et du foie.
Elle s'emploie fraîche, car
la dessiccation lui enlève
une partie de son énergie

Pivoine.

curative. Cette racine s'administre, râpée et incorporée à
du miel, à raison de 2 à 4 grammes. On en prépare aussi
une décoction — 10 grammes environ par 500 grammes
d'eau — que l'on donne à la dose d'un verre ordinaire.

Les semences de la pivoine comptent de nombreux succès, dans tous les cas que nous venons de citer ; pulvérisées, mêlées à du sucre ou du miel et prises à raison de
3 à 5 grammes, elles amènent d'abondantes évacuations de
l'estomac et de l'intestin et produisent souvent de très heureux effets dans la paralysie, la goutte, le rhumatisme, les
maladies chroniques de la peau.

Notre Renonculacée peut, on le voit, rendre de grands
services en thérapeutique. Malheureusement, c'est un agent
trop énergique pour qu'on en puisse conseiller l'usage aux
personnes inexpérimentées. On devra se contenter, dans la
médecine usuelle, de mettre à profit l'action antiparasitaire
des feuilles et des graines de pivoine, pour combattre la
gale et la teigne et les qualités vulnéraires de la plante
fraîche, pilée, contre les contusions et les meurtrissures.

236. Plantain commun (*Plantago major*). — Le plantain commun, ou grand plantain, qui donne son nom à la famille des Plantaginées, abonde dans les champs, les prairies, les jachères, sur le bord des chemins, au fond des fossés. Les vaches, les moutons et les porcs aiment à brouter ses feuilles radicales, coriaces, cordiformes, d'un beau vert tendre. Sa racine est petite et fibreuse ; ses fleurs, de couleur verdâtre, supportées par une hampe grêle, forment des épis terminaux. Les graines qui leur succèdent, sont petites et nombreuses. Ces graines sont très recherchées des chardonnerets.

Peu de végétaux ont reçu autant de surnoms que la plante qui nous occupe. Le plantain est appelé, en effet, suivant les régions : queue de rat, herbe aux cinq côtes, patte d'oie, herbe aux canaris, herbe aux coupures, pain de crapaud, plantagine, trigone, herbe aux puces.

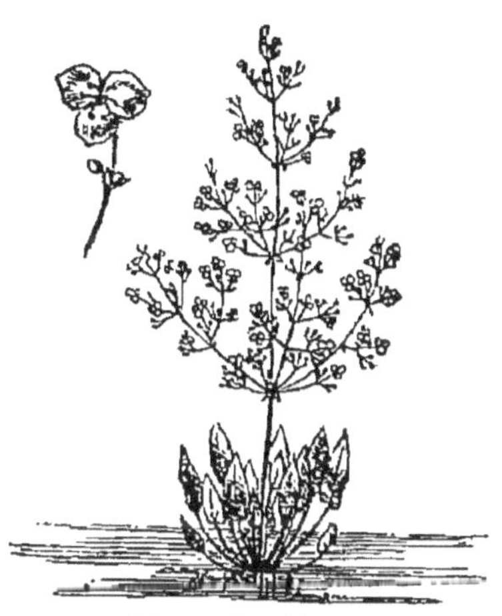

Plantain d'eau.

La médecine usuelle utilise les feuilles, la partie souterraine et les semences :

On recueille les feuilles du plantain, vers le milieu de l'été, alors qu'elles sont gonflées de sève. Pour les dessécher, on les étend sur le plancher d'un grenier sec et bien ventilé. Les racines, arrachées avant la floraison, sont séchées à l'étuve. Quant aux semences, on les récolte à l'automne et on les conserve, dans des cornets de papier, à l'abri de l'humidité.

Le suc frais du plantain, pris à la dose de 50 grammes par jour, en trois fois, est très efficace contre les crachements de sang. La décoction des feuilles, préparée avec de l'eau ou du vin rouge est astringente et, par suite, utile dans la dysenterie, les écoulements de toute nature. On obtient une excellente tisane contre la diarrhée des enfants, en faisant cuire, dans 50 grammes de bouillon de veau, une poignée de racine de plantain.

La poudre des semences, prise à raison de 4 grammes, dans du lait chaud, réussit souvent dans les hémorragies.

Notre plantaginée est aussi fort utile, à l'extérieur : Sa décoction, édulcorée avec du miel, forme un bon gargarisme, dans l'angine. L'eau de plantain, en fomentations, assainit les ulcères et, par son astringence, assèche les plaies suppurantes.

Le liquide obtenu, en laissant bouillir jusqu'à réduction de moitié, dans 3 litres d'eau, légèrement vinaigrée, 60 grammes de plantain, 15 grammes de feuilles de lierre, 15 grammes de racine de blettes et 10 grammes de salpêtre, s'emploie, avec avantage, en lotions, sur les dartres.

Le suc du plantain, étendu d'eau, est un bon topique, qui peut rendre de grands services dans les ophtalmies purulentes et la conjonctivite, cette inflammation si fréquente de la partie intérieure des paupières.

La plante qui nous occupe, contuse, est employée journellement, dans les campagnes, pour hâter la cicatrisation des coupures et des blessures superficielles.

Le plantain haché et mélangé, en consistance d'onguent, à de l'huile de lis, est excellent, pour faire aboutir et mûrir les clous et les abcès.

On prépare une pommade très efficace, contre les hémorroïdes, en faisant cuire, avec du beurre frais, ou de l'axonge, des feuilles de plantain pilées.

Enfin la racine du plantain, râpée, et introduite dans l'oreille, peut calmer les maux de dents ordinaires.

On rencontre, dans les campagnes, plusieurs variétés de plantain qui, toutes possèdent des vertus analogues à celles du plantain commun.

Il ne faut pas confondre le végétal que nous venons d'examiner, avec le plantain d'eau (*alisma plantago*), ou pain de grenouille, plateau, plantagine, plantain trigone, plante vivace, de la famille des Alismacées, très commune dans les marécages, au bord des étangs et des rivières et reconnaissable, à ses grandes feuilles radicales, pétiolées, ovales, aiguës et à ses petites fleurs roses, verticillées, qui se montrent, de mai à septembre, à l'extrémité d'une tige, haute de 70 centimètres environ.

Le plantain d'eau, auquel on attribuait jadis la propriété de guérir la rage, est antiscorbutique.

237. Poireau (*Allium porrum*). — Cette plante potagère, classée avec l'oignon, l'ail, le lis, l'aloès, dont nous avons

parlé plus haut, dans la famille des Liliacées, a produit par
la culture, un grand nombre de variétés : les plus communes sont : le poireau long de Paris, le court de Rouen,
le gros de Brabant, le gros jaune du Poitou.

Le poireau craint le contact du fumier récent. Il affectionne, tout particulièrement, les sols bien ameublis, fumés
l'année précédente. On le sème, d'ordinaire, en pépinière,
pendant la dernière quinzaine de fé-
vrier et les premiers jours de mars.

On le transplante, en mai, à un décimètre dans tous les sens. Il faut l'arroser largement, tant que dure l'été et
le sarcler, à deux ou trois reprises.

Le poireau ne redoute pas les gelées ordinaires de nos climats ; aussi,
peut-on le laisser, pendant tout l'hiver, au jardin et l'arracher au fur et
à mesure des besoins.

Cette plante, employée journellement en cuisine, est le condiment
indispensable du pot-au-feu. Elle est

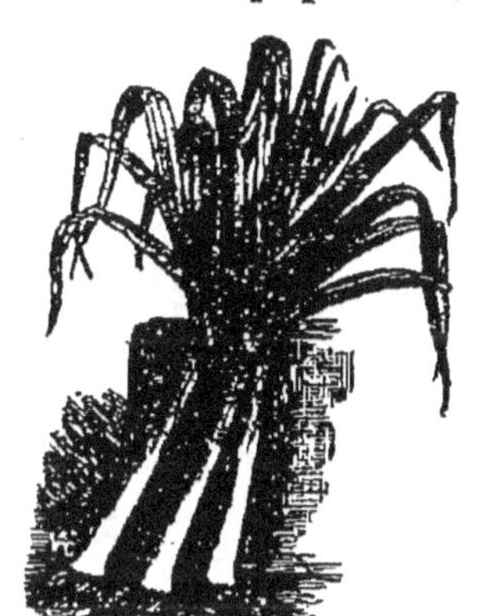

Poireau

peu nourrissante, mais constitue un aliment sain, rafraîchissant et d'une digestion facile.

Ses propriétés médicales, se rapprochent de celles de
l'oignon. Comme ce dernier végétal, le poireau est adoucissant et diurétique. Son usage est indiqué dans la pierre,
la gravelle, les rétentions d'urine, l'hydropisie. Il rend
également de grands services dans les affections des voies
respiratoires.

Le suc exprimé de notre Liliacée, mélangé, en consistance
de pâte, à de la mie de pain, ou à de la farine de seigle et
appliqué, sur les furoncles, les abcès chauds, amène leur
prompte maturation.

Ce même suc, additionné de petit-lait, s'emploie, avec succès, en lotions, contre les rougeurs, les boutons, les efflorescences du visage.

Ajoutons qu'on peut guérir l'esquinancie, en aspirant, par
la bouche, au moyen d'un entonnoir, la fumée qui se dégage
d'une décoction bouillante de poireau dans de l'eau. On
conseille aussi, dans l'angine, de poser, sur la gorge, des
cataplasmes faits de poireaux bouillis et saupoudrés de
poivre blanc.

238. Polygala (*Polygala vulgaris*). — Cette petite plante, qui doit son nom français, tiré des deux mots grecs, πολυ (beaucoup) et γάλα (lait), ainsi que les noms vulgaires de laitier et herbe au lait, sous lesquels elle est communément désignée, dans les campagnes, à ses prétendues propriétés lactigènes, est le type de la famille des Polygalées. Elle

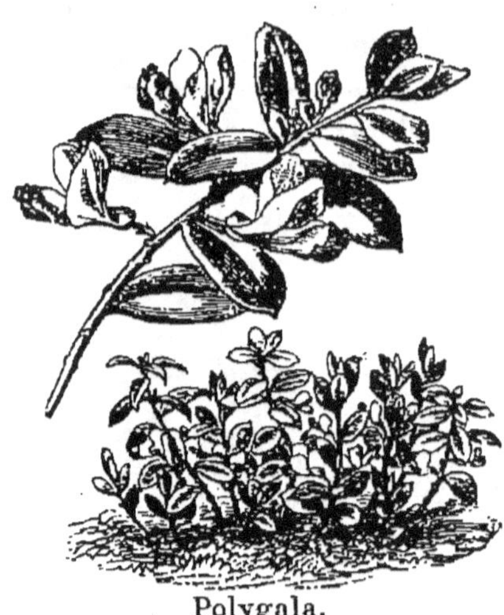

Polygala.

vient par touffes, dans les lieux boisés, sur le flanc des collines et se distingue par ses tiges peu élevées, garnies de feuilles éparses, ovales, lancéolées, aiguës et par ses charmantes fleurs bleues, violettes ou purpurines, qui s'épanouissent d'avril à septembre.

On recueille, vers le milieu de l'été, les tiges et les sommités du végétal qui nous occupe — dont l'odeur forte est assez agréable, la saveur aromatique, très amère — et qui ne perdent rien de leurs propriétés, par la dessiccation.

Le polygala est un bon tonique, excitant et, comme tel, peut favoriser l'expectoration, la sueur et le cours des urines.

Son infusion, à la dose de 25 à 50 grammes de plante sèche par litre d'eau, s'emploie, avec avantage, pour combattre la faiblesse des organes digestifs, dans les convalescences, les cas de débilité générale, l'anémie, la chlorose, ainsi que dans les catarrhes, l'asthme humide, les diarrhées chroniques.

La décoction des semences est recommandée dans toutes les affections de poitrine. A l'extérieur, cette décoction, en lotions répétées, tue promptement l'acarus de la gale.

239. Polypode (*Polypodium vulgare*). — Tout le monde connaît le polypode. Cette plante, de la famille des Fougères, encore dénommée herbe de gagne, mille-pieds, croît, en abondance, entre les pierres disjointes des vieilles murailles et sur le tronc des chênes séculaires, où elle s'attache, au moyen d'une infinité de racines filamenteuses. Ses feuilles, dures et cassantes, d'un beau vert, offrent beaucoup de ressemblance avec celles de la capillaire.

Le polypode a acquis, en médecine, une réputation peut-être exagérée.

L'infusion de ses feuilles ou de sa racine, d'une saveur agréable, est un remède vulgairement employé, comme béchique dans les affections de poitrine. Cette tisane se prépare, à raison de 100 gr. de plante fraîche, ou de 50 gr. de plante sèche, par kilo d'eau.

D'après une croyance populaire — aussi inepte que répandue — il suffit de porter à son insu, une feuille de polypode, pour gagner aux loteries, réussir dans toutes les entreprises et se préserver des épidémies !!!

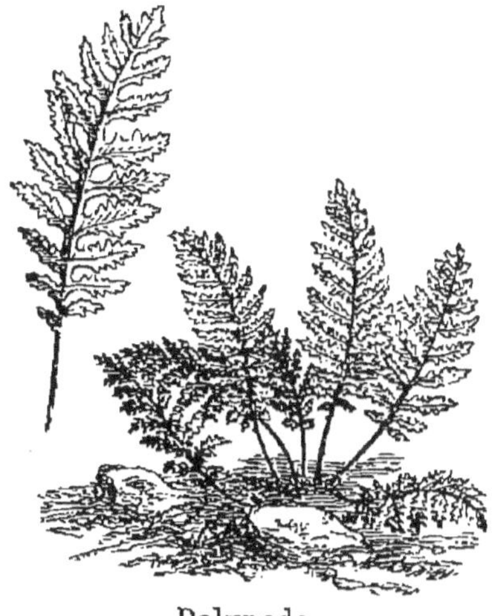

Polypode.

240. **Pomme de terre** (*Solanum tuberosum*). — Cette Solanée, à feuilles découpées, ternes et rugueuses, à tiges herbacées, aux fleurs blanches, roses ou violettes, est cultivée partout, pour ses précieux tubercules, qui occupent un des premiers rangs, parmi les substances alimentaires.

La pomme de terre, appelée aussi solanum, morelle tubéreuse, parmentière, patate, nous vient du Pérou. Introduite, en France, sous le règne de Louis XVI, par l'agronome Parmentier, elle a produit, par la culture, de nombreuses variétés. Citons parmi les plus estimées :

Caillou blanc, chardon, Early rose, farineuse rouge, Institut de Beauvais, *Magnum bonum*, marjolin, merveille d'Amérique, pousse debout, Princesse, Quarantaine, Royale, rosette, Hollande, Standard, saucisse, violette.

La pomme de terre croît dans tous les terrains, mais se plaît surtout dans les sols frais et sablonneux. On la propage par plantation de ses racines et rarement par semis.

La plantation des tubercules se fait au mois d'avril.

Lorsque les plants sont bien levés, on bine légèrement

et l'on amasse, par un buttage, la terre à la base de chaque
tige. On récolte les racines, à l'automne lorsque les fanes
jaunissent et se dessèchent.

L'arrachage doit, autant que possible, se pratiquer par
un temps sec. Les tubercules sont conservés, dans un local
obscur, à l'abri de la gelée.

La pomme de terre entre dans l'alimentation de la plupart des animaux domestiques et est d'une grande res-
source dans les fermes. Elle
constitue, pour l'homme, une
nourriture très saine et d'une
digestion facile. On en retire,
par distillation, un alcool de
qualité médiocre. Elle fournit
aussi, à l'industrie, une fécule
d'une extrême blancheur. Cette
fécule, qui s'obtient par précipitation, en lavant la pulpe à
grande eau, s'utilise de mille
manières. On en fait des soupes
légères ; elle sert encore à préparer des cataplasmes émollients ; on l'emploie également
pour saupoudrer les excoria-

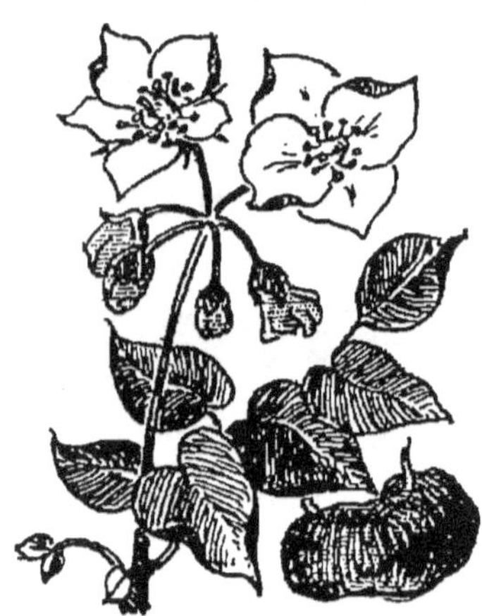

Pomme de terre.

tions des bébés et des personnes sujettés aux gerçures
de la marche.

La pomme de terre, mangée crue, préserve du scorbut et
fait disparaître les premiers symptômes de cette affection
contagieuse. Sa décoction concentrée, mêlée à la tisane de
réglisse, se recommande, par ses propriétés pectorales et
diurétiques, dans le rhume, le catarrhe, la pierre, la gravelle, les rétentions d'urine.

A l'extérieur, les cataplasmes de pomme de terre râpée,
posés sur les dartres vives, les furoncles, les brûlures superficielles, font disparaître la douleur et l'inflammation.
Ces mêmes cataplasmes s'appliquent, avec avantage, sur les
ulcères scorbutiques des jambes.

Pour assouplir les mains et entretenir leur blancheur,
rien ne vaut une pomme de terre cuite, réduite en pâte
très fine et délayée dans un peu de lait frais.

On obtient un bon cataplasme maturatif, pour les abcès et
les tumeurs, en faisant cuire dans deux litres d'eau, jusqu'à

obtention d'une pâte bien homogène, une demi-douzaine de
pomme de terre coupées.

Les feuilles, les tiges, les fleurs, les baies de la morelle
tubéreuse, rendent aussi quelques services en médecine.
Leur décoction — 25 à 30 grammes par kilogramme de
liquide — est sédative et légèrement narcotique, utile, par
suite, contre les névralgies, les douleurs rhumatismales,
les diarrhées avec irritation, les convulsions, les attaques
de nerfs. Cette tisane, édulcorée avec du miel ou de l'eau de
réglisse, forme une potion, très efficace dans la toux rebelle,
le catarrhe chronique du poumon.

Disons, en terminant, qu'on peut fabriquer une colle,
aussi résistance que peu coûteuse, en faisant bouillir, pendant une demi-heure, dans un litre d'eau, 4 ou 5 pommes
de terre râpées et débarrassées de leurs pelures. On
rend cette pâte imputrescible, par l'addition de quelques pincées d'alun pulvérisé.

241. Pommier (*Pyrus malus*). — Le pommier, — dont le
nom latin *pyrus malus*, dérivé du grec πυρήν (pépin) et
μῆλον (fruit), — signifie littéralement : fruit à pépins — appartient à la grande famille des Rosacées, tribu des
Pomacées.

Cet arbre, trop connu pour qu'il soit nécessaire de le décrire, affectionne surtout les sols argileux, profonds et
substantiels. On le multiplie, ordinairement, par greffes, sur
le doucin, le paradis et l'aigrasseau.

On compte, aujourd'hui, plus de 2,000 variétés de pom-
miers, à fruits doux ou aigres. C'est avec les espèces à
fruits acerbes que se fait le cidre, boisson agréable, qu'on
consomme, presque exclusivement, dans le nord-ouest de la
France.

La fabrication du cidre est des plus simples. Après
avoir laissé en tas, pendant un certain temps, pour les
rendre propres à la fermentation vineuse, les pommes, récoltées à leur maturité qui, ordinairement, a lieu, vers la
fin de septembre, on les réduit en pulpe, au moyen, de cy-
lindres cannelés. Le jus exprimé de cette pulpe est, ensuite,
mis en tonneau et livré à la fermentation.

Le cidre est une boisson très hygiénique. On a reconnu
qu'il possède la propriété de préserver des affections cal-
culeuses, comme la pierre et la gravelle. C'est aussi un

bon diurétique et un excellent rafraîchissant, qui convient dans les maladies inflammatoires.

Le cidre doux, cuit jusqu'à réduction de moitié, placé ensuite dans un tonneau, avec un peu de levure de bière et mis en bouteilles, après fermentation, forme un vin de dessert, agréable, très capiteux qui, pris à raison d'un verre à bordeaux, après les repas, facilite la digestion des aliments.

La pomme possède toutes les qualités du jus qu'on en extrait ; de plus, mangée le soir avant de se mettre au lit, elle désinfecte complètement la bouche et procure un sommeil tranquille. Elle excite aussi l'action du foie et, par l'acide phosphorique qu'elle renferme, est excellente pour le cerveau.

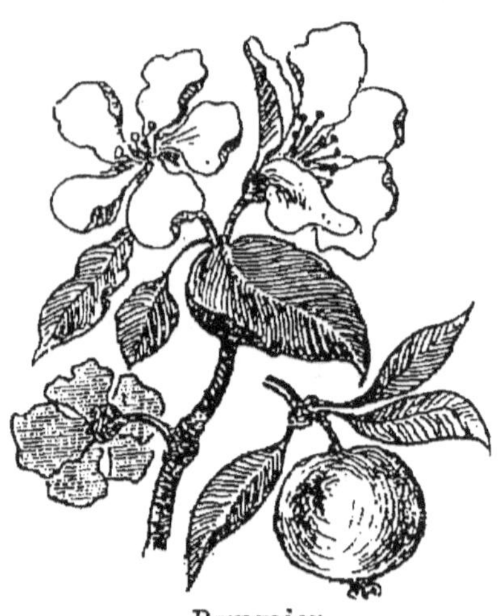
Pommier.

On prépare, avec les fruits du pommier, un sirop béchique et rafraîchissant, très recommandé contre le rhume et la coqueluche : Voici la formule de ce sirop : On met dans un vase, avec un litre d'eau, trois ou quatre pommes pelées et coupées par morceaux, 15 grammes de jujubes et une poignée de raisins secs. On place le tout sur le feu et on laisse bouillir, pendant une heure environ. Au bout de ce temps, on retire, on passe, on ajoute au liquide filtré, 150 grammes de sucre ou de cassonade et on fait cuire, de nouveau, jusqu'à consistance sirupeuse.

Le suc exprimé de la pomme, mélangée, en parties égales, avec de l'huile d'olive, est souverain, en fomentations, pour hâter la cicatrisation des plaies et des ulcères. Ajoutons qu'une pomme pilée et cuite dans son propre jus, assainit la surface des plaies gangréneuses.

On obtient le soulagement presque immédiat des maux d'oreilles, si cuisants d'ordinaire, en appliquant, le soir en se couchant, sur le siège de la douleur, une pomme, cuite au four ou à la braise du foyer.

Voici un remède très efficace contre la gale et la teigne :

Coupez une grosse pomme en deux, enlevez le cœur et les pépins, que vous remplacez par du soufre, et réunissez les deux moitiés en maintenant le contact, au moyen d'une ficelle. Placez, ensuite, cette pomme dans un four chaud. Lorsqu'elle est cuite, réduisez-la en bouillie. L'onguent ainsi obtenu s'emploie en frictions et produit toujours d'excellents effets.

Le bois de pommier, si recherché pour le charronnage et la menuiserie, est fébrifuge. Il en est de même de l'écorce fraîche de la racine qui, administrée sous forme de décoction, à la dose de 50 à 200 grammes, coupe très bien les fièvres quotidiennes ou tierces.

L'infusion de fleurs de pommier — 30 grammes par kilo d'eau — est pectorale et antispasmodique.

Les feuilles, mélangées à celles du cognassier, et cuites dans de l'eau, donnent une lotion, excellente contre les maux d'yeux invétérés.

242. Pourpier (*Portulaca oleracea*). — Le pourpier, originaire de l'Inde, a été classé, par les botanistes, dans la famille des Portulacacées. C'est une plante annuelle, facilement reconnaissable à ses tiges lisses et verdâtres, hautes de 15 à 20 centimètres, à ses feuilles alternes, rondes, épaisses, enfin à ses petites fleurs jaunâtres, qui s'ouvrent seulement le matin et sont sessiles, c'est-à-dire attachées directement à la tige.

Le pourpier se mange en salade. Aussi le cultive-t-on, dans beaucoup de jardins. Il se contente de toutes les expositions et de tous les

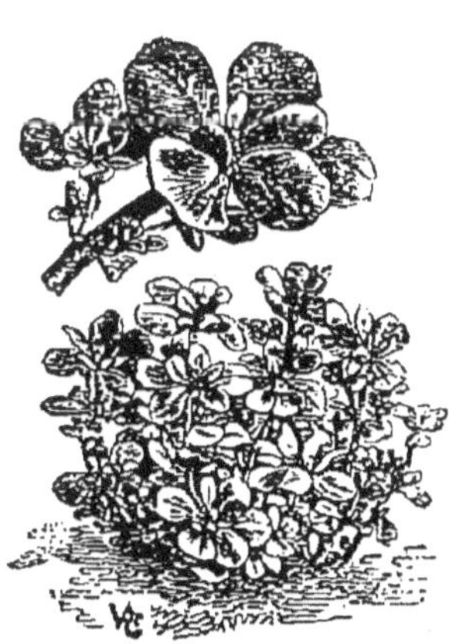

Pourpier.

terrains et se sème, d'avril en octobre. On doit lui prodiguer, durant tout l'été, de copieux arrosages.

La plante qui nous occupe, est rafraîchissante, diurétique et antiscorbutique. On l'a employée, avec succès, dans les engorgements de la rate, qui accompagnent les fièvres intermittentes ou leur succèdent, dans les scrofules, la pierre, quelques hydropisies et dans un grand nombre de maladies chroniques. On peut manger la plante en nature, ou donner le suc frais, à la dose de 60 à 120 grammes, coupé avec du lait.

Disons, en passant, que ce suc possède la propriété de faire périr les vers intestinaux. La décoction des semences, dans de l'eau et du lait, est aussi un bon vermifuge.

Les feuilles de pourpier hachées, additionnées de sel et de vinaigre et appliquées sur la plante des pieds, calment le délire des fièvres ardentes. Posées sur le front, ces mêmes feuilles réussissent souvent dans la migraine. Le pourpier mâché, raffermit les gencives ramollies et ulcérées par le scorbut.

L'onguent de pourpier, très efficace contre les hémorroïdes, en applications légères, répétées trois ou quatre fois par jour, s'obtient, en incorporant à du miel rosat, le jus exprimé de quelques tiges de pourpier.

243. Prêle des champs (*Equisetum arvense*). — Cette plante cryptogamique, à laquelle sa ressemblance avec une queue d'animal, a valu le nom latin d'*Equisetum* et les appellations vulgaires de queue de cheval, queue de rat, queue de chèvre, sert de type à la famille des Prêles ou Equisétacées et pousse communément dans les lieux humides et ombragés.

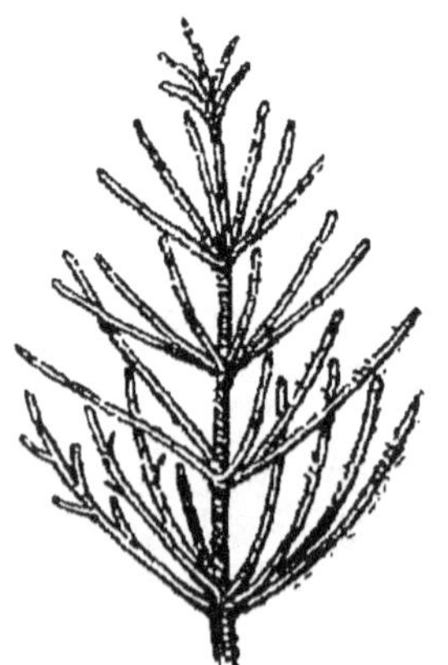
Prêle des champs.

Ses tiges rondes, cannelées, rudes au toucher, se composent d'articles, emboîtés les uns dans les autres et portent, de distance en distance, des feuilles, groupées en rouet et présentant l'aspect de petites lanières. Ses spores ou organes reproducteurss ont réunis en épis, à l'extrémité des tiges.

La prêle des champs est l'une de nos plantes médicinales les plus utiles.

La meilleure époque, pour la récolter, est le début du printemps. On la dessèche, promptement, au four ou à l'étuve et on la réduit en poudre, pour la conserver en lieu sec.

Cette poudre, bouillie, pendant une demi-heure, dans de l'eau, à raison de 30 à 50 grammes, par kilogramme de liquide, donne une décoction qui, prise, à la dose de deux ou trois onces, de deux en deux heures, s'emploie, avec succès, dans la diarrhée, les crachements de sang et agit, en outre, comme diurétique et emménagogue. Administrée à raison d'une forte tasse, matin et soir, la même tisane convient, dans les affections de poitrine et du poumon. On mêle souvent la plante pulvérisée à la nourriture des phtisiques.

Le vin, obtenu en faisant macérer longuement, 15 ou 20 grammes de prêle des champs, dans un kilo de vin blanc, donné le matin à jeun, à la dose d'un verre ordinaire, arrête promptement les hémorragies

A l'extérieur, le vin de prêle forme une bonne lotion détersive.

244. Primevère (*Primula officinalis*). — Classée, avec le mouron rouge, ou anagallide, dont nous avons examiné, plus haut les intéressantes propriétés, dans la famille des Primulacées, la primevère ou primerolle, oreille-d'âne, herbe de Saint-Paul, herbe à la paralysie, est une petite plante herbacée, vivace, très commune dans les haies, les bois et les prairies, où elle montre, dès le mois de février, ses jolies fleurs jaunes, disposées en bouquets, à l'extrémité d'une hampe grêle.

Ce végétal charmant, est trop connu pour qu'il soit nécessaire d'en faire une description détaillée. Sa racine est une souche, de couleur rougeâtre, qui atteint la grosseur du petit doigt ; ses feuilles sont larges, oblongues, dentelées, pubescentes.

On peut récolter, en tous temps, la racine de la primevère ; toutefois, il vaut mieux l'arracher, vers la fin de l'hiver, avant l'épanouissement des fleurs. Celles-ci doivent, ainsi, du reste, que les feuilles, être recueillies dans le courant du mois de mars : pour les sécher, on les expose à la chaleur modérée d'un four.

La partie souterraine de notre primulacée, en décoction, est un remède populaire, dans les campagnes, contre la pierre et toutes les affections des voies urinaires. On l'a employée, aussi, avec succès, pour combattre les fièvres ordinaires de printemps et d'automne. Bouillie dans du vin, ou administrée, en poudre, dans du miel, elle réussit souvent contre les vers intestinaux des enfants. Cette racine, pulvérisée après dessiccation, forme encore un bon sternutatoire, dont l'action révulsive sur la membrane muqueuse du nez, est utile, dans quelques douleurs dentaires et surtout dans les maux de tête invétérés.

Les fleurs de la plante qui nous occupe sont douées de propriétés calmantes et antispasmodiques.

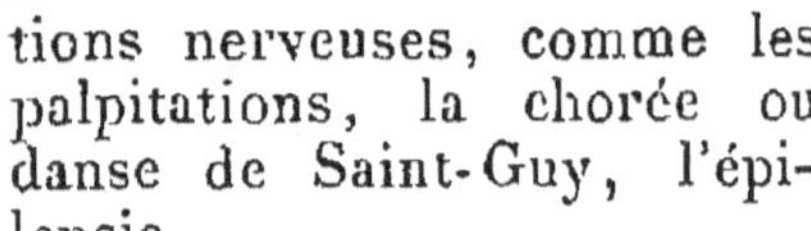

Leur infusion, d'une odeur et d'un goût agréables, est journellement usitée dans la migraine, les vomissements, les indigestions, les coliques, les frissons fébriles et certaines affections nerveuses, comme les palpitations, la chorée ou danse de Saint-Guy, l'épilepsie.

Cette tisane est également très efficace, pour combattre les diarrhées chroniques, accompagnées d'inflammation de la muqueuse de l'intestin et dans lesquelles les astringents restent sans effet. De plus,

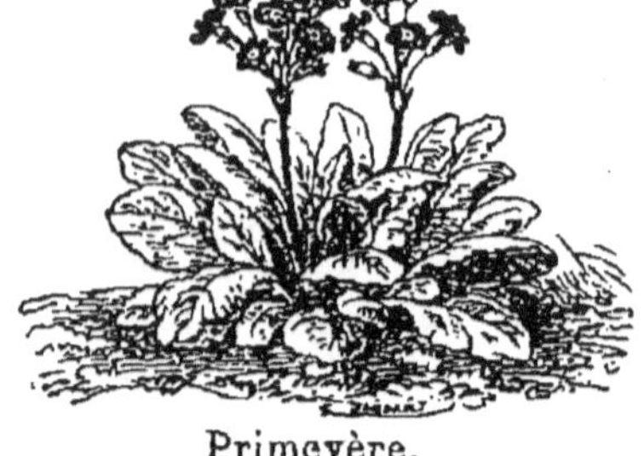

Primevère.

ses qualités pectorales la rendent précieuse, contre le rhume, la toux, les affections catarrhales.

Ajoutons que les feuilles de la primevère, bouillies et appliquées bien chaudes, en cataplasmes, sur le siège de la douleur, procurent, par leurs propriétés adoucissantes, un soulagement notable, dans les accès de goutte.

La plante qui nous occupe, prospère surtout dans une bonne terre, à mi-ombre. Elle a produit, par la culture, plusieurs espèces aux larges fleurs, de couleurs variées. On la multiplie, ordinairement, par semis.

245. Prunellier (*Prunus spinosa*). — Plus connu sous les noms de pelossier, épine noire, épine sauvage, le prunellier est un arbrisseau, haut de 1 mètre environ. Ses rameaux épineux, revêtus d'une écorce noirâtre, le rendent propre à former des haies impénétrables. Ses petites feuilles ovales, vertes, bordées de fines dents et ses jolies fleurs blanches, à cinq pétales, se développent, dès la fin de février ; les fruits globuleux qui leur succèdent, de la grosseur d'une cerise sauvage, sont d'un vert bleuâtre et ne mûrissent qu'à l'automne.

Le prunellier vient partout ; comme l'amandier et le pêcher, dont nous avons déjà parlé, il appartient à la famille
des Amygdalées ou Drupacées.

Toutes les parties de cet arbuste renferment un principe astringent, qui en fait un agent, très efficace en médecine interne, dans la diarrhée, la dysenterie, les écoulements de toute nature. On donne, de préférence, la décoction des fruits, préparée, avec 25 à 30 grammes de prunelles
broyées, pour 1 litre d'eau et
la poudre de l'écorce, à raison
de 5 à 10 grammes.

L'écorce de l'épine noire, mélangée en parties égales avec
celle de la gentiane et du chêne,
est excellente pour guérir les
fièvres intermittentes, récentes
ou anciennes.

L'infusion des feuilles sèches
remplace avantageusement,dans
beaucoup de régions, le thé, qui
cause souvent une excitation
nerveuse.

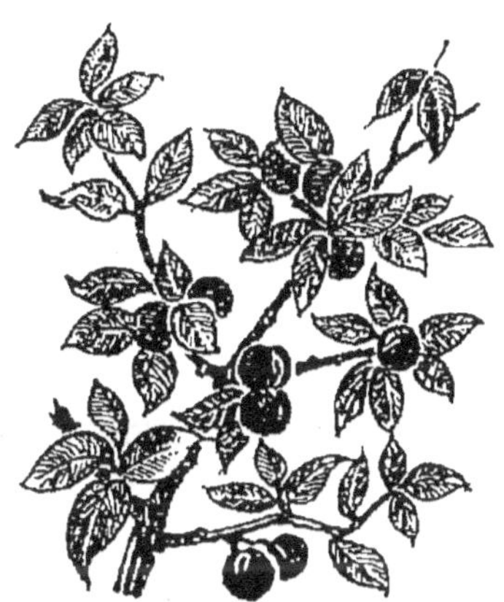

Prunellier.

A l'extérieur,le prunellier rend
aussi quelques services ; la décoction de ses feuilles ou de
ses fruits, en lavements, est très utile dans les flux muqueux
chroniques, provenant du manque de vitalité des organes. On en fait aussi des gargarismes, dans les maladies
ulcéreuses de la gorge.

Les prunelles,séchées et pulvérisées,sont employées parfois, pour saupoudrer les ulcères et les plaies, qu'elles détergent et cicatrisent.

Avec les fruits de l'épine noire, on fabrique,dans le nord
de la France, une liqueur de table, très estimée, connue
sous le nom de fourderaine. Voici la manière de préparer
cette liqueur : On laisse sécher,au soleil,une certaine quantité de prunelles. Lorsque la dessiccation est parfaite, on
écrase les fruits avec un pilon et on les laisse macérer,
pendant un mois, dans le double de leur poids d'alcool bon
goût, à 90° ; puis on passe dans un linge fin et l'on ajoute
par litre, au liquide filtré, 500 grammes de sirop de
sucre.

Les prunelles écrasées, trempées dans de l'eau avec du

suc brut et quelques aromates, donnent une piquette agréable et très rafraîchissante.

Enfin, les fruits de l'épine noire fournissent à la distillation, une eau-de-vie qui, de l'avis des connaisseurs, est supérieure au kirsch de cerises.

246. Prunier (*Prunus domestica*). — Le prunier, que certains auteurs croient originaire du Caucase et qui, d'après d'autres, viendrait de la Perse, peut atteindre jusqu'à 7 mètres de hauteur. Cet arbre, cultivé partout, comprend, un grand nombre d'espèces, à fruits comestibles ; citons, parmi les plus estimées, les variétés suivantes : reine-claude, moussefort, monsieur, mirabelle, jefferson, Saint-Martin.

Le prunier a une préférence marquée pour les terres profondes, substantielles, plutôt calcaires que trop argileuses. Il vient difficilement dans les sols sableux ou trop froids. Il se propage par semis ou par greffes et se met à fruits de lui-même, sans le secours de la taille. Seules les espèces très précoces, plantées en espaliers, peuvent être dirigées sous forme de palmette, cordon oblique ou cordon vertical.

On doit récolter les prunes, lorsqu'elles tombent d'elles-mêmes et qu'elles sont devenues molles au toucher, indices certains de leur maturité. On peut les sécher, à l'étuve ou au four, ou bien les exposer sur des claies, au soleil, ou sous des châssis de verre. Lorsque leur dessiccation est complète, on les place, par couches alternées, avec des feuilles de laurier sèches, dans des caisses de bois ou des sacs de toile, qu'on met à l'abri de l'humidité.

Les fruits du prunier se vendent après dessiccation, sous le nom de pruneaux et atteignent, en hiver, des prix relativement élevés.

En médecine usuelle, les prunes fraîches ou sèches sont dépuratives, diurétiques et laxatives.

On recommande, pour régulariser les selles, de manger le matin, avec du pain de seigle, quelques prunes, récemment cueillies.

La liqueur de prune, qui est un bon digestif, se prépare exactement comme le ratafia de pêches, dont nous avons donné plus haut la formule.

La poudre de pruneaux est très efficace, contre le rhume,

la toux, l'extinction de voix. Cette même poudre, additionnée de 8 ou 10 grammes de crème de tartre, constitue un excellent purgatif. Le jus de pruneaux, dans lequel on a fait infuser une poignée de séné, jouit aussi de propriétés laxatives.

L'amande des noyaux de prunes possède toutes les qualités vermifuges et sédatives de celle des noyaux de pêches. L'huile qu'on en extrait est souvent usitée, en frictions, pour calmer les hémorroïdes et s'emploie, encore, avec succès, dans les cas de surdité partielle.

Les feuilles et la seconde écorce du prunier sont diurétiques, fébrifuges, anthelminthiques et légèrement laxatives. On les administre, sèches, sous forme de décoction, à la dose de 25 à 50 grammes, par kilogramme d'eau ou de lait.

Les cataplasmes, formés d'un mélange de feuilles de prunier hachées, de fort vinaigre et de suie de cheminée finement pulvérisée, posés sur le bas-ventre, font évacuer promptement les vers intestinaux des enfants.

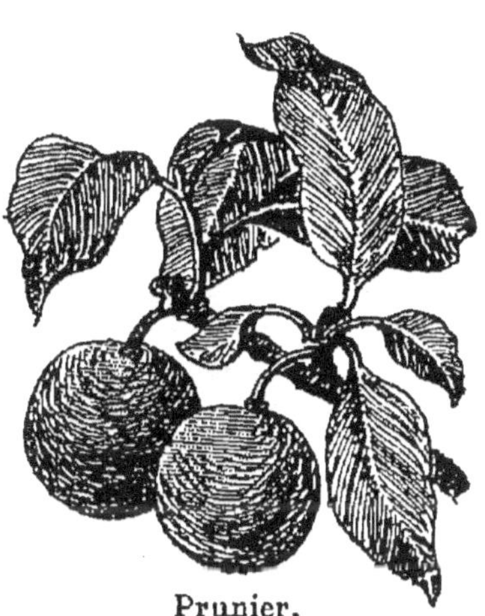

Prunier.

En terminant, nous indiquerons la manière de préparer les prunes à l'eau-de-vie : On choisit des fruits sains et à peine mûrs, que l'on pique en quatre ou cinq endroits, avec une épingle très propre et que l'on jette, ensuite, dans de l'eau froide après les avoir essuyés, à l'aide d'un linge fin. Au bout de quelques minutes, les prunes sont mises dans de l'eau très chaude et, après une courte ébullition, placées, une seconde fois, dans de l'eau très froide, que l'on renouvelle, à plusieurs reprises. On laisse ensuite égoutter les prunes, sur un tamis, puis les fruits sont placés dans un bocal et recouverts entièrement de cognac.

Au bout d'un mois de macération, on verse dans le bocal par kilo de cognac, 2 litres de sirop de sucre et 1 litre de vrai kirsch.

247. Pulmonaire (*Pulmonaria officinalis*). — On rencontre souvent, dans les lieux arides, sur les coteaux calcaires, dans les bois, le long des chemins, cette plante vivace, velue, à laquelle ses feuilles rudes, marquées çà et là, de taches blanchâtres, présentant vaguement l'aspect d'un poumon malade, ont valu le nom de pulmonaire.

A la disposition de ses fleurs, placées à la suite les unes des autres, du même côté de leur support et composées d'un calice à cinq sépales pointus, d'une petite corolle tubuleuse, peu échancrée, de cinq étamines hypogynes, il est facile de reconnaître qu'elle appartient à la famille des Borraginées, dont nous avons, précédemment, étudié plusieurs spécimens intéressants, entre autres, la bourrache, la grande consoude, le myosotis.

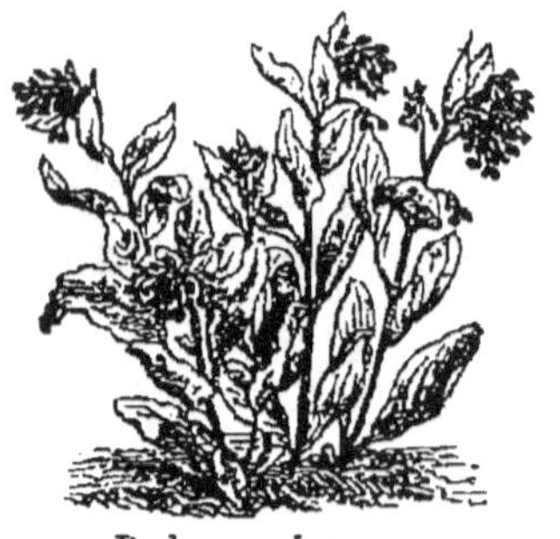
Pulmonaire.

La pulmonaire, vulgairement appelée herbe au lait de Notre-Dame, sauge de Jérusalem, herbe aux poumons, herbe au tac, palmouns, herbe cardiaque, était fort en faveur, dans l'ancienne pharmacopée et jouissait, jadis d'une réputation fort exagérée.

On la croyait capable de guérir la phtisie et toutes les affections de la poitrine et du poumon. En réalité, elle agit simplemen comme adoucissante et béchique et peut, par suite, calmer la toux et l'irritation des bronches.

On obtent, une bonne tisane émolliente, en faisant bouillir pendant une demi-heure, dans un litre d'eau, 50 grammes de feuilles ou de racines de pulmonaire.

Les fleurs de notre borraginée servent à préparer une décoction mucilagineuse qui possède toutes les qualités pectorales de la tisane des feuilles ou de la partie souterraine et se recommande, en outre, par ses vertus sudorifiques et diurétiques. Cette décoction réussit aussi dans les crachements de sang.

La tisane de pulmonaire, en lotions externes, calme la douleur des engelures, des dartres enflammées et s'emploie, avec avantage contre les gerçures des seins.

Les cataplasmes, faits avec la racine bouillie, ou les feuilles contuses, procurent un soulagement notable, dans les brûlures et les accès de goutte. Ces mêmes cataplasmes,

posés sur la région du cœur, peuvent guérir les palpitations : c'est, du reste, ce qui a valu à la plante qui nous occupe les surnoms d'herbe cardiaque, d'herbe de tac.

On récolte les diverses parties de la pulmonaire, au milieu de l'été et on les suspend, par petites bottes, au plafond
d'un local sec et bien aéré. Il importe que la dessiccation
soit prompte pour que la plante conserve toutes ses propriétés.

248. Pulsatille (*Anemone pulsatilla*). — La pulsatille,
nommée aussi, fleur aux dames, coquelourde, teigne œuf,
passe-fleur, herbe aux vents,
fleur de Pâques, est une
plante herbacée, vivace, de
la famille des Renoncula-
cées, qui atteint de 50 à
70 centimètres de hauteur et
habite les lieux sablonneux
et arides, les bois ombragés
et montueux.

Sa tige, couverte de longs
poils soyeux, porte, à son
extrémité, une fleur solitaire,
dépourvue de corolle et dont
le calice est d'un blanc violet ; ses feuilles radicales,
sont largement incisées.

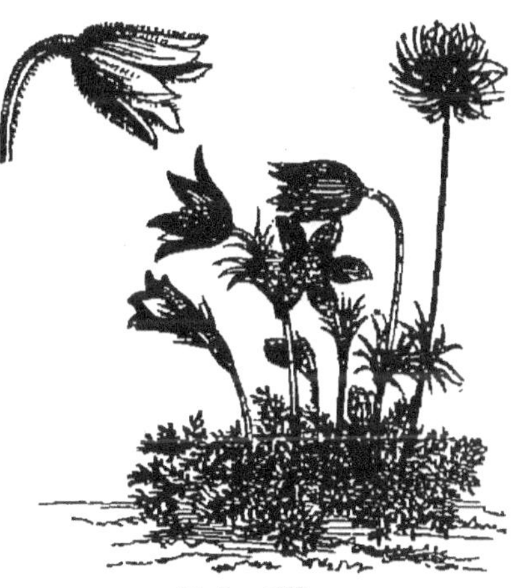

Pulsatille.

La pulsatille est inodore, mais très âcre. Posée, contuse,
sur la peau, elle agit comme rubéfiante, vésicante et caustique et peut, par suite, produire, dans les rhumatismes,
les névralgies, quelques maux d'yeux, une dérivation ou
une substitution salutaire.

Dans les campagnes, on met souvent à profit son action
révulsive et perturbatrice dans les cas non compliqués de
fièvres intermittentes, en appliquant autour du poignet,
trois ou quatre heures, avant le retour présumé de l'accès,
un bracelet de pulsatille pilée.

La plante qui nous occupe perdant, par la dessiccation,
une partie de son activité, il peut être utile de conserver,
pour l'hiver, la teinture, préparée avec de l'eau-de-vie ou
du vinaigre fort. Cette teinture, qui s'emploie en compresses,
possède toutes les propriétés de la plante fraîche.

Les fleurs de la pulsatille, séchées rapidement, réduites en poudre, et prisées à la façon du tabac, provoquent l'éternuement et, comme tous les sternutatoires, soulagent fréquemment la migraine, les maux de tête et les maux de dents nerveux.

La décoction de la plante, en lotions, donne souvent de bons résultats dans les affections parasitaires.

A l'intérieur, entre les mains d'un médecin, l'infusion des feuilles de pulsatille, préparée avec 2 grammes par 100 grammes d'eau et l'extrait de la plante, à la dose de 30 à 60 centigrammes, peuvent rendre des services, dans la coqueluche et les maladies dartreuses.

Malheureusement, ces préparations sont trop actives pour qu'on en puisse conseiller l'usage aux personnes inexpérimentées.

Ce que nous venons de dire au sujet de la pulsatille, s'applique à l'anémone des prés (*pulsatilla nigricans*), autre renonculacée, très commune dans les prairies. L'usage de cette plante est indiqué dans les mêmes cas que ceux pour lesquels on emploie la pulsatille et présente les mêmes dangers.

249. **Quintefeuille** (*Potentilla reptans*). — Cette petite Rosacée, qui abonde dans les bois, les prairies, au fond des fossés, dans les jachères, les lieux incultes, se distingue par ses tiges grêles, couchées, naissant au-dessous des rosettes des feuilles, par ses fleurs solitaires, parfois blanches et plus communément jaunes, à pétales beaucoup plus longs que le calice, par ses feuilles, composées de cinq folioles, enfin par sa racine, petite et fibreuse, recouverte d'une écorce noirâtre, longue de 5 à 10 centimètres et entourée de nombreuses radicelles.

Cette racine, que les animaux domestiques et les oiseaux de basse-cour recherchent avec avidité, est la seule partie usitée en médecine. On peut la recueillir, en tous temps. Elle est riche en amidon. La notable proportion de tannin qu'elle renferme lui donne des propriétés astringentes, très prononcées.

Comme tous les agents de la même classe, elle s'emploie, avec avantage, dans la diarrhée, la dysenterie, les hémorragies. On en prépare une décoction — 30 à 60 grammes par kilo d'eau — qui donne souvent d'excellents résultats, dans le traitement des fièvres d'accès simples. Notons, en passant, qu'il est bon, dans ce cas, de faire précéder son emploi par un léger vomitif, suivi d'un purgatif.

La même tisane est douée de vertus toniques et stomachiques incontestables. Son usage est, par suite, indiqué dans la dyspepsie, les flatuosités, les scrofules, le

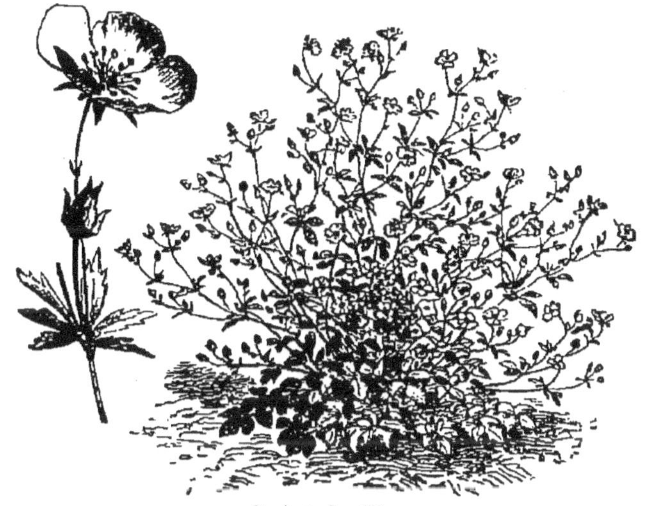

Quintefeuille.

scorbut, la goutte, la jaunisse et dans un grand nombre de maladies chroniques.

A l'extérieur, on l'utilise, en lotions, pour assainir la surface des plaies blafardes et hâter la cicatrisation des ulcères atoniques, et en gargarismes, dans l'angine et les ulcérations de la bouche et des gencives. On s'en sert également, en injections, dans la leucorrhée.

Les cataplasmes de la racine de quintefeuille écrasée, exercent une action salutaire sur les contusions, les abcès chauds. On obtient un remède précieux contre les panaris, en incorporant à un jaune d'œuf frais, une quantité de racines de *potentilla reptans* pulvérisées, suffisante pour former une pâte bien consistante que l'on applique directement sur le mal.

La potentille tormentille (*potentilla tormentilla*) et le fraisier potentille (*potentilla fragaria*), plantes voisines de celle que nous venons d'examiner, possèdent, toutes les propriétés de la quintefeuille.

250. Raifort sauvage (*Cochlearia armorica*). — Le raifort sauvage, plus connu sous les qualificatifs populaires de racine forte, rave sauvage, moutarde des capucins, ravanelle, cranson, cran de Bretagne, raveluque, est une Crucifère vivace, qui peut atteindre jusqu'à un mètre de hauteur et pousse, abondamment, dans les prairies, les fossés, au bord des ruisseaux, dans les lieux humides et incultes.

Sa racine est grosse, charnue, longue de 15 à 20 centimètres, blanche à l'intérieur et recouverte extérieurement

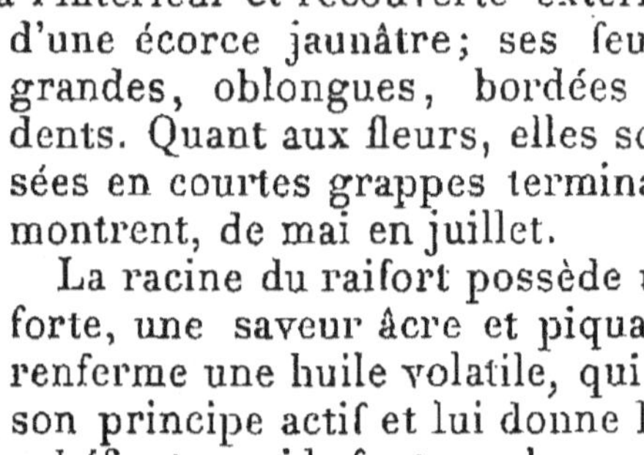

Raifort.

d'une écorce jaunâtre; ses feuilles sont grandes, oblongues, bordées de fines dents. Quant aux fleurs, elles sont disposées en courtes grappes terminales et se montrent, de mai en juillet.

La racine du raifort possède une odeur forte, une saveur âcre et piquante. Elle renferme une huile volatile, qui constitue son principe actif et lui donne les vertus rubéfiantes qui la font employer journellement, en cataplasmes, dans les douleurs sciatiques, névralgiques et rhumatismales, dans les fièvres intermittentes, la paralysie, l'apoplexie, les congestions.

Cette racine, pulvérisée et mêlée à du vin blanc, forme l'un des meilleurs remèdes antiscorbutiques. On la donne avec avantage — 20 grammes en décoction dans 200 grammes d'eau — dans la fièvre putride maligne, l'angine, la période de calme des fièvres intermittentes.

Ses propriétés diurétiques rendent la racine de raifort précieuse dans la goutte, le rhumatisme chronique, la pierre, la gravelle et les diverses formes d'hydropisie.

Le raifort s'emploie encore, avec succès, contre les scrofules et rend, en outre, des services dans l'asthme humide, les engorgements des voies respiratoires, le catarrhe chronique du poumon, c'est l'un de nos meilleurs expectorants.

Dans les nombreux cas que nous venons de citer, on peut donner le suc exprimé de la partie souterraine, à raison de 10 à 15 grammes ; la décoction, 30 à 40 grammes par kilo d'eau ; enfin le sirop préparé, en faisant cuire, sur un feu doux, jusqu'à consistance suffisante, la tisane concentrée de la racine de raifort, avec son poids de sucre en pain, cassé par petits morceaux.

Il convient d'ajouter que les feuilles de notre crucifère, mâchées purifient l'haleine et tonifient les gencives.

Comme toutes les plantes de la même famille, le raifort perd une grande partie de ses propriétés, par la dessiccation aussi, faut-il, autant que possible, s'en servir à l'état frais.

Le raifort noir (*raphanus niger*), raifort des Parisiens, rave, radis rose, remolas, radis noir, gros radis, fréquemment employé dans l'alimentation, à titre d'assaisonnement, possède toutes les vertus rubéfiantes, stimulantes, expectorantes et antiscorbutiques du raifort sauvage. Cette plante, cultivée dans beaucoup de jardins, aime les terres profondes, substantielles et bien fumées. On peut la semer durant toute la belle saison.

251. Réglisse (*Glycyrrhiza glabra*). — Cultivée, en grand, dans l'Europe méridionale et dans plusieurs départements du Centre, cette Papilionacée, trop connue pour qu'il soit nécessaire d'en faire ici la description et dénommée, dans les campagnes, bois doux, racine douce, racine sucrée, racine bonne, affectionne tout particulièrement les terres de consistance moyenne, argilo-siliceuses, substantielles et profondes. On la multiplie, au printemps, par plantation de ses racines. On choisit de jeunes racines, munies de leur chevelu, que l'on met en terre, à une profondeur de 4 ou 5 centimètres et à environ 0 m. 50 les unes des autres.

Dès que les tiges qui partent de ces racines, sortent du sol, on bine modérément et, au fur et à mesure que la plante se développe, on procède à de nouveaux binages, pour éviter l'invasion des mauvaises herbes.

On coupe les tiges de la réglisse, à l'automne, lorsqu'elles commencent à jaunir et à se dessécher ; on les utilise d'ordinaire pour le chauffage des fours.

On ne récolte les racines que la troisième année après la plantation. Cette opération se pratique, le plus souvent, vers le mois d'octobre. La réglisse, arrachée par un temps sec et débarrassée, par des lavages, de la terre qui y adhère, est séchée rapidement au four ou à l'étuve, liée par bottes et conservée, ensuite, dans des caisses de bois, à l'abri de l'humidité.

La racine de la réglisse, très riche en sucre, est journellement employée, en médecine, pour ses propriétés pectorales, adoucissantes et légèrement diurétiques.

Mêlée avec l'orge et le chiendent, elle sert à préparer la tisane ordinaire des hôpitaux, dite « bonne à tout ».

Le sirop de réglisse, qui s'obtient en laissant macérer, durant 24 heures, à une température de 20 à 25°, 500 grammes de réglisse, réduite en poudre grossière, dans deux litres d'eau et en mélangeant le liquide obtenu, préalablement filtré, avec poids égal de sirop de sucre est, on le sait, très recommandé, contre la toux, le rhume, la bronchite et, en général, toutes les affections de la poitrine et du poumon. Il en est de même de la pâte de réglisse, désignée sous le nom de jujube et qui se prépare comme il suit : On fait dissoudre, dans

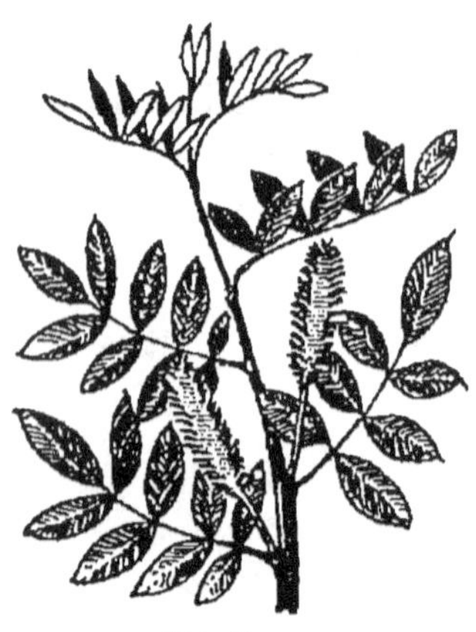

Réglisse.

500 grammes d'eau, 20 grammes de suc épaissi de réglisse, puis on ajoute à la liqueur 250 grammes de gomme arabique, 150 grammes de sucre et 1 décigramme d'extrait d'opium. On laisse réduire le mélange, jusqu'à consistance de pâte, puis on étend, en couche mince, sur une table de marbre huilée, et, après refroidissement, on divise, avec des ciseaux en petites pastilles.

L'eau de réglisse, constitue une boisson économique, agréable, saine, très rafraîchissante qui peut être donnée, avec avantage, aux travailleurs, durant la saison estivale.

252. Renoncule âcre (*Ranunculus acris*). — Des nombreuses variétés de renoncules, qu'on rencontre dans les campagnes, la renoncule âcre est la plus répandue et la plus familière. Cette plante, qui habite les prairies humides, les lieux boisés, donne son nom et sert de type à la famille des Renonculacées qui, déjà, nous a fourni un certain nombre de végétaux très actifs : l'aconit, l'actée, l'ancolie, l'anémone, la clématite des haies, l'ellébore noire, le pied-d'alouette, la pulsatille.

La renoncule âcre est facile à reconnaître à ses tiges

rondes, creuses, peu rameuses, hautes de 30 à 50 centimètres, qui partent d'une racine, presque horizontale et
sont garnies de feuilles palmées, à lobes incisés et à ses
fleurs, formées d'une corolle, à cinq pétales d'un jaune
éclatant, d'un calice à cinq sépales et d'étamines nombreuses,
qui se groupent autour d'un pistil, à loges multiples. Ces
fleurs s'ouvrent d'avril à juillet, et donnent naissance à
des akènes, renfermant de
nombreuses graines.

On a prodigué, à la renoncule âcre, les surnoms les plus
divers. On l'appelle, en effet,
suivant les régions : bouton-
d'or, patte de loup, grenouil-
lette, jauneau, herbe à la tache,
fleur des crapauds, clair-bas-
sin, codron.

La plante qui nous occupe,
cultivée dans les jardins, a
produit un grand nombre d'espèces, aux fleurs simples ou
doubles. Elle se propage, par
semis et plus communément
par division des touffes, au

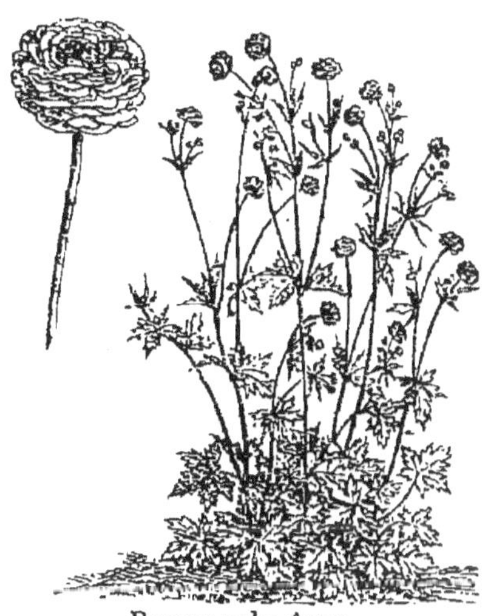

Renoncule âcre.

printemps et affectionne surtout les terres fortes et
humides.

La renoncule est très irritante. Son suc frais produit sur
la langue une sensation d'âcreté brûlante. Mais, comme la
plupart de ses congénères, elle devient complètement inerte,
après dessiccation. Pilée et posée sur la peau, elle produit de la rougeur, puis la vésication et enfin l'ulcération
de la partie avec laquelle on la met en contact.

Dans beaucoup de campagnes, on l'applique ainsi,
comme sinapisme, sur les points douloureux, pour soulager les rhumatismes, les névralgies et autour du poignet,
pour couper les accès de fièvres intermittentes.

Disons, en terminant, que la teinture de renoncule, qui
s'obtient, en laissant macérer longuement, dans un litre d'alcool à 90° ou de fort vinaigre, 250 grammes de feuilles
fraîches de bouton-d'or hachées, est un excellent sédatif.
Cette préparation s'applique, en compresses, et peut calmer
la migraine, quelques maux de tête nerveux, guérir les

points de côté, le lumbago ou mal des reins, les foulures, les contusions, etc...

253. Renouée (*Polygonum aviculare*). — Encore appelée trainasse, herniole, herbe des petits oiseaux, sanguinaire, herbe de passercau, centinode, courte-nouée, herbe des Saints-Innocents, la renouée appartient à la famille des Polygonées ou Polygonacées à laquelle nous devons, outre la bistorte, l'oseille, l'oxalide, la patience, la persicaire dont nous avons parlé plus haut, la rhubarbe et le blé noir ou sarrasin.

C'est une plante vivace, à tiges noueuses, étalées longues de 25 à 40 centimètres, à feuilles petites et verdâtres. Sa racine, très fibreuse, est de couleur rougeâtre. La renouée développe pendant toute la belle saison, ses fleurs, très petites, ordinairement roses, parfois purpurines, solitaires ou fasciculées.

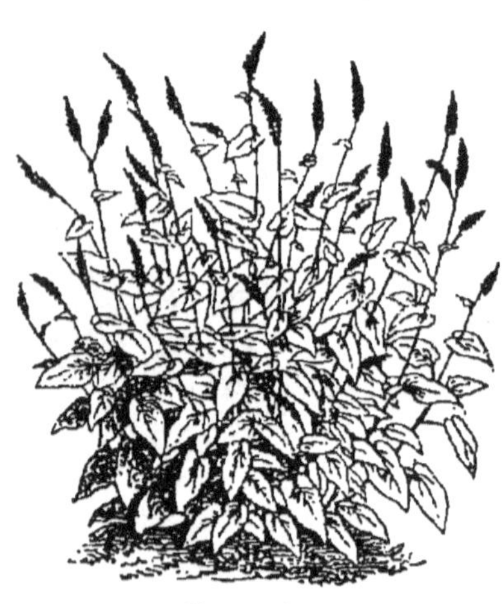

Renouée.

On la recueille, de préférence, au début du printemps. Pour la sécher, on la suspend, par bottes, au plafond d'un grenier sec.

La plante qui nous occupe est un astringent de premier ordre qui compte de nombreux succès dans les diarrhées, les dysenteries invétérées et les hémorragies de toute nature. On donne la décoction de ses feuilles et de sa racine, préparée, avec 25 à 30 grammes de plante, par kilo d'eau ou de vin. Cette tisane, mêlée à celle de mauve, de bouillon blanc ou de graine de lin, s'emploie, aussi, en lavements, pour combattre les flux muqueux chroniques.

Le suc exprimé de la renouée, seul ou mêlé à du vin rouge, pris à raison d'un grand verre, plusieurs fois dans la journée, est un remède très efficace contre les crachements de sang.

Ce suc, étendu d'eau, forme une lotion excellente, pour fortifier la vue et guérir l'inflammation des yeux.

Enfin, la plante fraîche pilée, et posée sur les plaies, les déterge et provoque leur cicatrisation rapide.

254. Reprise (*Sedum telephium*). — Deux mots touchant la reprise, plante vivace, très répandue dans les bois et les vignes et facilement reconnaissable, à ses feuilles épaisses et charnues, glabres, bordées de fines dents, qui partent d'une racine affectant une forme tubéreuse et à ses fleurs, d'un rouge pourpre, qui s'épanouissent durant toute la belle saison et sont disposées en corymbes terminaux.

La reprise est de la famille des Crassulacées qui comprend aussi la joubarbe, dont nous avons indiqué, précédemment les propriétés.

Cette plante n'a pas manqué de parrains. On la connaît sous les noms d'orpin commun, herbe de la Vierge, herbe à la coupure, joubarbe des vignes, tarli de forêt, fève grasse, grassette.

Il est à peu près inutile de faire provision des feuilles de reprise car la dessiccation leur enlève une partie de leurs propriétés.

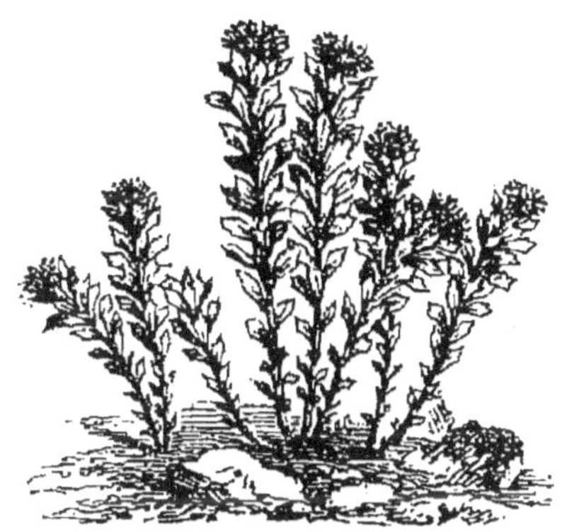

Reprise.

D'ailleurs, on peut, sans difficultés, se les procurer fraîches, en tout temps. Quant à la racine, on l'arrache à l'automne ou au début du printemps et on l'expose à la chaleur modérée d'un four; placée après dessiccation, à l'abri de l'humidité, elle conserve pendant plusieurs années, son énergie curative.

Les feuilles de notre crassulacée, s'emploient en médecine, comme rafraîchissantes. Leur infusion est particulièrement recommandée, dans les maladies inflammatoires.

A l'extérieur, ces mêmes feuilles contuses, en applications souvent renouvelées, calment l'irritation des dartres vives, des brûlures, des ulcérations, soulagent les maux de tête nerveux et forment un excellent topique des ulcères.

Pilées et mélangées avec du sel et du vinaigre, elles font un cataplasme qui, mis sur la région du foie, produit un effet aussi prompt que merveilleux, dans les fièvres ardentes.

L'huile, dans laquelle on a fait macérer longuement les

feuilles de reprise, s'applique, avec succès, sur les plaies, les contusions, les coupures.

Les tubercules de notre crassulacée, cuits avec de l'axonge ou graisse de porc fondue, forment un onguent, souvent employé, dans les campagnes, en frictions, pour apaiser la douleur et l'inflammation des hémorroïdes. Cet onguent, étendu sur les clous et les panaris, est d'un effet souverain.

255. Ricin (*Ricinus vulgaris*). — Originaire de l'Inde, le ricin est une jolie plante annuelle de la famille des Euphorbiacées qui, sous nos climats tempérés, dépasse rarement 4 mètres de hauteur, mais dans les contrées chaudes d'Asie ou d'Afrique, peut s'élever jusqu'à 12 ou 13 mètres.

Il suffit d'avoir vu une seule fois le ricin pour le reconnaître à sa tige droite, fistuleuse, teintée de rouge, portant des rameaux, d'un vert glauque, garnis de feuilles pétiolées, palmées, largement découpées, à ses fleurs monoïques, disposées en épis terminaux et qui s'ouvrent durant les mois de juillet et d'août. Les fleurs femelles sont remplacées par une capsule épineuse, de forme triangulaire qui renferme, ordinairement, trois graines ovales, lisses et brillantes, marquées de taches brunes ou rougeâtres.

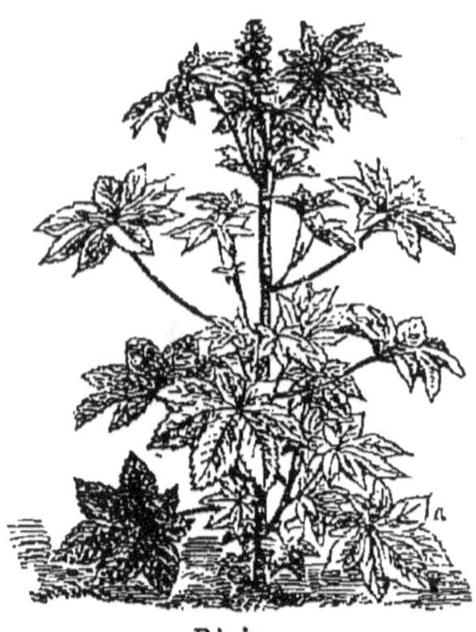

Ricin.

Le ricin croît spontanément sur les plages du littoral méditerranéen. On le cultive, en grand, dans quelques départements du Midi, en vue de ses semences qui fournissent une huile journellement employée en thérapeutique. Il aime les terres franches, riches et perméables et demande, durant les grandes chaleurs, de copieux arrosages ; il vient dlfficilement dans les sols légers ou trop secs.

On le sème en mars-avril, en lignes distantes de 2 à 2 m. 50, en tous sens.

On procède à la récolte des graines lorsque les capsules jaunissent et arrivent à maturité.

L'huile de ricin s'extrait des semences, par expression. Cette huile, incolore et visqueuse, possède une odeur fade et une saveur désagréable. Elle constitue l'un de nos meilleurs purgatifs indigènes ; son usage journalier peut triompher des constipations les plus opiniâtres. L'huile de ricin agit d'une manière très douce à la dose de 5 à 10 gr. chez les enfants et de 15 à 20 grammes pour les adultes.

Pour l'administrer, on peut la dissimuler dans du bouillon, du café, du thé additionné de jus de citron ou encore l'incorporer à du miel.

Trois ou quatre semences de ricin, écrasées et mêlées à un jaune d'œuf, forment un purgatif très énergique, mais dont on doit user rarement. Il ne faut pas oublier, en effet, que les graines de l'Euphorbiacée qui nous occupe, renferment un principe toxique et qu'à dose tant soit peu élevée, elles peuvent provoquer des accidents très graves.

256. Robinier (*Robinia pseudo-acacia*). — Le robinier, ainsi appelé, parce qu'il fut introduit en France, sous le règne de Louis XIII, par Jean Robin, simpliste du roi, peut atteindre de 20 à 25 centimètres de hauteur. Cet arbre qui fait l'ornement de nos parcs, de nos jardins et de nos avenues, se distingue par son port élégant et ses jolies grappes de fleurs blanches ou teintées de rose, qui apparaissent, dès les premiers jours du printemps et exhalent, un parfum pénétrant très agréable. La vague ressemblance de ces fleurs avec un papillon au repos, a fait classer le robinier dans la grande tribu des Papilionacées, chez laquelle nous avons eu l'occasion d'étudier plusieurs sujets dignes d'intérêt, entre autres le genêt, le haricot, la fève, la lentille, le mélilot, la réglisse.

Le robinier, désigné, plus communément, sous le nom de faux acacia, vient à toutes les expositions et dans tous les terrains, mais il a une préférence marquée pour les sols profonds frais et substantiels.

Son bois, très dur, est apprécié des tourneurs et des ébénistes ; il fournit, en outre, un excellent combustible. Ajoutons que l'art tinctorial retire de ce bois une belle couleur jaune.

Dans beaucoup de régions, on utilise les feuilles du robinier, pour l'alimentation du bétail.

Les fleurs du faux acacia fournissent à la parfumerie, une

eau de toilette très estimée et qui se prépare comme il suit:
On écrase dans un mortier, 10 kilo de fleurs fraîches de
robinier mondées, puis on laisse macérer la bouillie obtenue, pendant 24 heures, dans 12 litres d'eau et l'on distille,
à feu doux jusqu'à obtention de 4 litres de liquide.

Ces mêmes fleurs trouvent aussi des usages, en médecine
usuelle: recueillies avant leur complet épanouissement, sé-

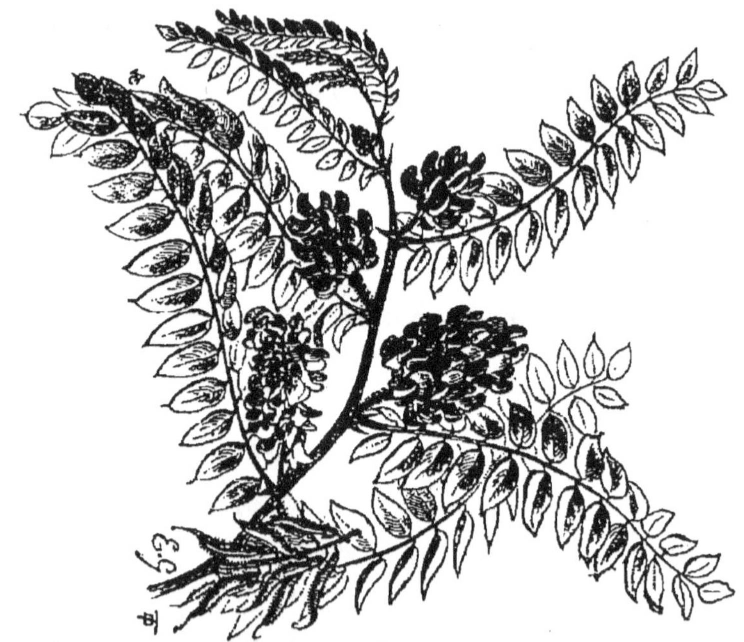

Robinier ou Faux acacia.

chées à l'ombre, conservées en lieu sec et employées en
infusion, elles sont calmantes et antispas modiques et peuvent
rendre des services, dans la migraine, les maux de tête
accompagnés de frissons fébriles, les indigestions, les
convulsions, les vomissements, les coliques venteuses et
une foule d'indispositions journalières.

Disons, en terminant, que la décoction de l'écorce de
faux acacia, dans de l'eau, est douée de propriétés astringentes, toniques et fébrifuges incontestables.

257. **Romarin** (*Rosmarinus officinalis*). — Le romarin,
vulgairement encensier, herbe aux couronnes, rose marine,
romarin des troubadours, est un arbrisseau de la famille

des Labiées, qu'on rencontre, à l'état naturel, dans le midi de
la France et qu'on cultive, dans la plupart de nos jardins.
Il demande une terre légère et sablonneuse ; on le multiplie par semis, boutures ou marcottes.

Le romarin dégage une odeur forte, agréable et très
aromatique. Ses tiges peuvent atteindre jusqu'à un mètre
de hauteur. Elles portent de nombreux rameaux, garnis de
petites fleurs sessiles, opposées, ridées, coriaces, luisantes,

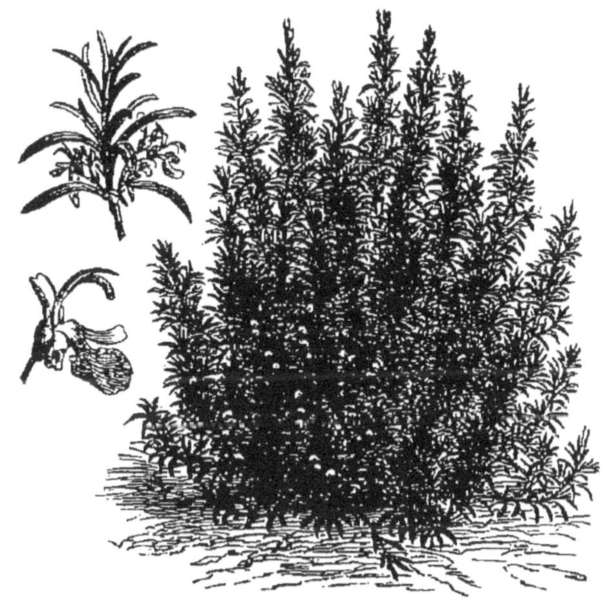

Romarin.

d'un beau vert en dessus et blanchâtres à leur partie inférieure. Les fleurs blanches, bleues ou de couleur purpurine, réunies en courtes grappes axillaires, s'épanouissent
d'avril à octobre.

Comme un grand nombre de végétaux de la même famille, le romarin possède des vertus stimulantes et stomachiques très actives. L'infusion de ses feuilles ou de
ses sommités fleuries — 20 à 30 grammes par kilogramme
d'eau — est fréquemment utilisée, dans la dyspepsie, les
faiblesses d'estomac, l'anémie, la chlorose ou pâles couleurs, les scrofules. Cette tisane, par ses propriétés antispasmodiques, est également très efficace dans les affections

nerveuses : palpitations, hypocondrie, vertiges, migraine, hystérie, etc... On l'emploie encore, avec succès, contre l'asthme, la bronchite, le catarrhe chronique du poumon.

D'après quelques auteurs, l'eau dans laquelle on a laissé macérer longuement quelques branches de romarin peut fortifier la mémoire. Ce qui est certain c'est que la décoction des feuilles de romarin rend de grands services, en lavements, dans les diarrhées atoniques, en injections dans la leucorrhée, en lotions ou fomentations, contre les plaies gangreneuses et en bains, dans les rhumatismes articulaires, les scrofules, le rachitisme.

Le vin dans lequel on a fait bouillir du romarin, s'emploie, pour fortifier la vue et forme un bon détersif des plaies de toute nature.

Ajoutons que l'on obtient un excellent vulnéraire, très conseillé à l'extérieur, en compresses, contre les contusions, les coups, les foulures, en faisant infuser, à froid, durant une quinzaine de jours, dans un litre d'alcool, 10 gr. de sommités de romarin, d'origan, de thym, de mélisse et de sauge, finement hachées. Cette préparation, à la dose de 2 ou 3 cuillerées, dans un demi-verre d'eau fraîche, est, en outre, souvent recommandée, dans les cas d'évanouissements, de syncopes, de défaillances.

Tout ce que nous venons de dire, au sujet du romarin, peut s'appliquer au tamaris (*tamarix anglica*) arbrisseau haut de 50 à 80 centimètres dont les diverses parties sont toniques, excitantes, emménagogues, diurétiques, antispasmodiques et fébrifuges.

258. Ronce des haies (*Rubus fruticosus*). — L'on nous dispensera de faire ici la description de cette Rosacée vivace, qu'on rencontre, communément, dans les buissons, les lieux incultes, les ruines et à laquelle on a prodigué, dans les campagnes, les qualificatifs populaires de meurons, ronce de Saint-François, mûrier de renard, éronde, mûrier sauvage.

Les rameaux longs et flexibles de la ronce sont employés dans la vannerie et servent à tresser des corbeilles, des paniers légers.

Toutes les parties de la plante qui nous occupe sont utiles en médecine. On récolte, dès le début du printemps, les sommités des jeunes tiges, que l'on réunit par paquets et que l'on suspend, au plafond d'un grenier sec. Lorsque leur dessiccation est complète, on les réduit en poudre grossière et on les conserve, dans des bocaux de verre ou des boîtes de fer-blanc.

Son action tonique, astringente et légèrement diurétique, fait employer journellement la décoction de la ronce, dans la dyspepsie, les diarrhées chroniques, les crachements de sang, les rétentions d'urine, la gravelle.

La ronce, bouillie dans de l'eau, donne une tisane très efficace, en gargarismes, contre l'angine ou mal de gorge et en injections vaginales, contre la leucorrhée.

La décoction des jeunes rameaux de ronce, dans du vin, agit comme détersif et cicatrisant et est d'un effet souverain, sur les ulcères atoniques et les vieilles plaies, rebelles à la cicatrisation.

Les feuilles fraîches, contuses, s'appliquent souvent, avec succès, sur les dartres, les tumeurs enflammées, les abcèschauds, les furoncles.

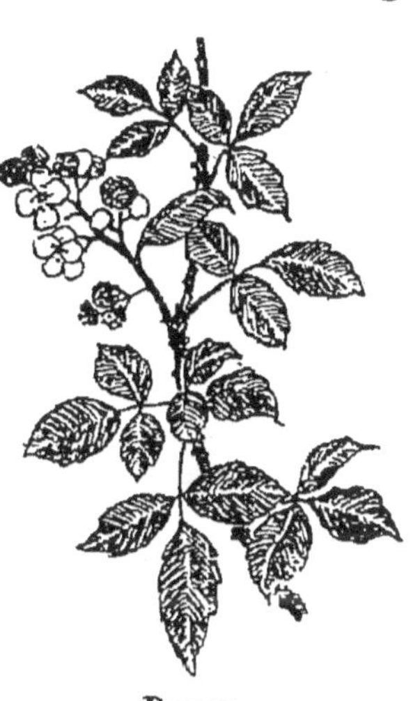

Ronce.

Le suc exprimé des jeunes pousses de ronce, battu avec de l'eau de rose et un blanc d'œuf, forme un bon collyre, dans l'ophtalmie.

Les fruits de notre Rosacée, appelés mûres, à cause de leur ressemblance avec ceux du mûrier, donnent, à la distillation, une eau-de-vie d'excellente qualité. Leur suc, soumis aux procédés ordinaires de fermentation, constitue, une fois clarifié, un vin agréable et très rafraîchissant, recommandé dans les maladies inflammatoires.

On fait, avec ces fruits, un sirop qui, pris à raison de 3 ou 4 cuillerées à bouche, plusieurs fois dans la journée, donne des résultats quasi merveilleux dans la dysenterie des bébés. Pour préparer ce sirop, on fait cuire, sur un feu doux, jusqu'à consistance sirupeuse, du suc exprimé de mûres, avec le double de son poids de sucre en pain, cassé en petits morceaux.

259. **Rosier** (Genre *Rosa*). — Cultivé dans tous les jardins, pour la beauté et le parfum de ses fleurs, le rosier

se plaît dans les terres substancielles, bien fumées et profondément labourées. On le multiplie ordinairement par boutures. Cette opération, se pratique de préférence, au début de l'hiver. On choisit de jeunes branches, bien saines et munies de bourgeons, que l'on coupe à une longueur de 80 centimètres environ. Ces branches sont mises en terre, dans un lieu ombragé. Si l'on a soin d'arroser tous les deux jours, ces boutures ne tardent pas à se munir de racines ; au printemps suivant, on peut les repiquer en pleine terre.

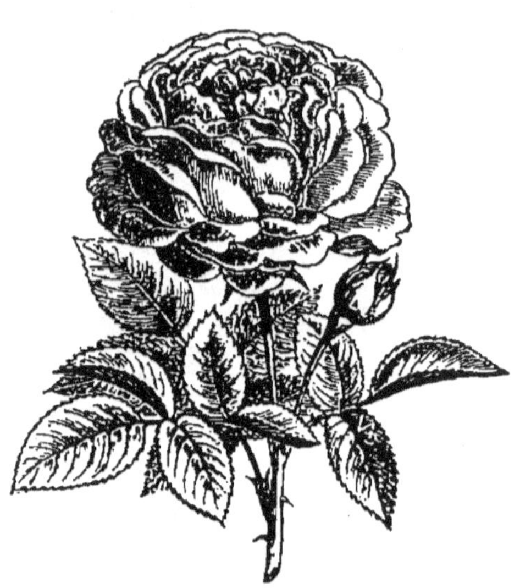

Branche de Rosier.

Le rosier, a produit par la culture, une multitude d'espèces aux pétales richement nuancés de carmin, de jaune ou de pourpre : au nombre de ces variétés, nous citerons le rosier pimprenelle, le rosier pompon, le rosier de Bengale, le rosier thé, le rosier de mai, le rosier à cent feuilles, cultivé en grand, dans quelques pays, pour la distillation de l'essence de roses, enfin le rosier de Provins (*rosa rubra*) appelé parfois rosier de Damas, dont la médecine utilise fréquemment les fleurs rouges.

On récolte les fleurs du rosier de Provins, vers le mois de juin, avant leur complet épanouissement. On effeuille les pétales, que l'on sèche promptement à l'étuve et qu'on conserve dans des boîtes hermétiquement closes.

Ces pétales sont astringents : leur infusion, 20 à 30 gr. par litre d'eau, s'emploie, avec avantage, à l'intérieur, contre la diarrhée, la dysentérie, l'hémoptysie, l'hématémèse, les maladies du poumon, et en lotions, injections, gargarismes, collyres, contre les plaies de mauvaise nature, les ulcères atoniques, la leucorrhée, les laryngites, les maux d'yeux invétérés. Ces mêmes cataplasmes, posés sur le front, guérissent la migraine et les maux de tête nerveux.

Le miel rosat, souvent employé contre l'angine, s'obtient en laissant infuser, durant 24 heures, dans 25 gr. d'eau bouillante, 20 grammes de pétales de roses rouges, en ajoutant à cette infusion filtrée, 30 grammes d'excellent miel et en laissant cuire le mélange, sur un feu doux, jusqu'à consistance de sirop épais.

Quant au vinaigre rosat, dont tout le monde connaît les propriétés antiseptiques, il suffit, pour le préparer, de faire macérer, pendant une huitaine de jours, dans un kilogramme de vinaigre fort, 100 grammes de roses de Provins sèches.

260. Rue fétide (*Ruta graveolens*). — La rue donne son nom à la famille des Rutacées, dont elle est le type. Ce sous-arbrisseau, qu'on rencontre dans toute l'Europe méridionale, en Asie Mineure, dans l'Inde, l'Amérique du Sud, croît spontanément sur les coteaux du centre et du midi de la France. Dans les jardins, on le sème, au printemps, en terrain sablonneux et sec et à une bonne exposition ; ses touffes ne redoutent pas le froid de nos hivers ordinaires et restent vertes, durant toute la mauvaise saison.

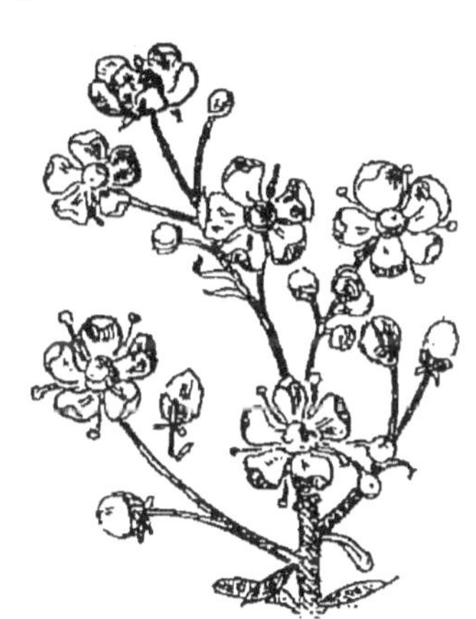

Rue fétide.

On a prodigué à la rue fétide, les surnoms de rue domestique, herbe de la rute, rono, ruda, rue des jardins, peganion, herbe de grâce.

Les tiges de la plante qui nous occupe peuvent atteindre jusqu'à 1 m. 25 de hauteur, elles portent des feuilles alternes, épaisses, décomposées, à folioles ovales, et parsemées çà et là, de glandes minuscules, qu'on peut observer aisément par transparence et qui renferment une huile essentielle, très odorante. Les fleurs, auxquelles succèdent des fruits secs, formés de quatre ou cinq capsules, se montrent, pendant les mois de juillet et d'août ; elles sont petites et jaunes et disposées en corymbes à l'extrémité des rameaux.

La rue fétide jouissait dans l'antiquité d'une grande réputation. Les Grecs la croyaient capable de préserver des maladies graves. Aujourd'hui encore, dans beaucoup de campagnes, les paysans suspendent ses rameaux, au plafond de leurs habitations, pour éloigner les maléfices...

En médecine, la rue rend de grands services.

On récolte, avant la floraison, ses tiges et ses feuilles, qui ne perdent rien de leur énergie par la dessiccation.

La rue renferme, dans toutes ses parties, un poison assez violent; prise à dose élevée, elle détermine de l'embarras gastrique, de la stupeur, des tremblements et enfin la mort dans le coma.

L'activité de cette plante, employée avec précaution, la rend très utile dans les accidents nerveux, l'hystérie, les vapeurs, l'hypocondrie, les coliques flatulentes, les scrofules, la goutte, l'hydropisie : elle est excitante, diurétique et sudorifique. On donne, dans les cas que nous venons de citer, l'infusion préparée avec 2 à 10 grammes de plante, par kilogramme d'eau, ou bien les feuilles pulvérisées, incorporées à du miel, à raison de 50 centigrammes à 4 grammes.

Le vin dans lequel on a fait bouillir, par litre, 5 grammes de rue fraîche ou sèche, pris à la dose d'un verre ordinaire, est un puissant emménagogue et peut, par suite, ramener les écoulements naturels brusquement supprimés.

D'après Chomel, il suffit, pour se préserver des maladies contagieuses, de boire, matin et soir, un verre de vin blanc, additionné d'une cuillerée à bouche de suc de rue.

Ajoutons que les feuilles de la plante qui nous occupe, infusées dans de l'huile d'olive, sont un remède très efficace contre les coliques.

En médecine externe, on met souvent à profit l'action rubéfiante et par conséquent dérivative des feuilles de rue contuses, dans les névralgies, la migraine, les douleurs sciatiques et rhumatismales. Les cataplasmes de rue pilée, posés sur le ventre, tuent les vers intestinaux des enfants.

La décoction de la plante fraîche, forme une lotion détersive, pour les ulcères de mauvaise nature et peut rendre aussi des services, comme antispasmodique, contre les poux, la gale, la teigne.

La même tisane, employée en lavements, stimule l'intestin, facilite la sortie des matières fécales et fait évacuer promptement les vers intestinaux. En gargarismes, elle guérit les granulations de la gorge; aspirée par les narines, elle est excellente contre la puanteur du nez, provenant du cerveau.

Lorsqu'on doit faire une marche prolongée, on évitera la fatigue en se frictionnant les pieds, avec un mélange de suc de rue filtré et d'huile d'olive. Les mêmes frictions, sont aussi recommandées pour préserver les pieds du froid.

Disons, en terminant, que la rue possède la propriété d'éloigner les rats ; il suffit de placer dans les appartements fréquentés par les rongeurs, quelques-unes de ses tiges, pour voir disparaître bientôt ces hôtes importuns.

261. Sabine (*Juniperus sabina*). — La sabine, dénommée vulgairement savinier, genévrier sabine, mélèze sabine, appartient à la famille des Conifères, dont tous les individus fournissent, à la médecine et à l'industrie, des produits importants.

Cet arbrisseau, dont le bois, d'un grain serré, incorruptible, sert à fabriquer une foule d'ustensiles, pousse à l'état naturel, dans les montagnes de la Suisse, de l'Italie et des départements méridionaux de la France. On le propage, facilement, par marcottes, boutures ou semis. Il se plaît, de préférence, dans une terre légère et

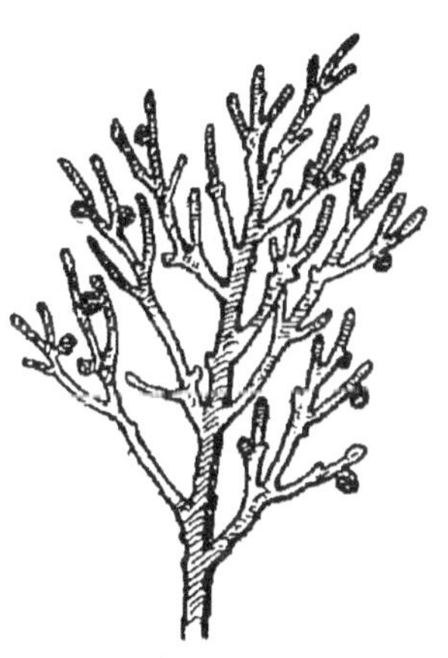

Sabine.

sablonneuse, à l'exposition du levant. Ses jeunes pousses sont un poison mortel pour les chevaux, les moutons et les vaches ; ces animaux, d'ailleurs, ne les mangent guère que poussés par la faim.

On reconnaît aisément la sabine à ses tiges, très rameuses, hautes de 2 à 4 mètres, recouvertes d'une écorce cendrée, teintée de rouge; à ses feuilles, très petites, alternes, qui offrent beaucoup de ressemblance avec celles du cyprès; à ses fleurs, composées de petites écailles et que remplacent des cônes, de la grosseur d'un pois, qui passent du vert au brun foncé à leur maturité.

Ces cônes possèdent, ainsi, du reste, que toutes les parties de la plante, une odeur forte, plutôt désagréable, une saveur amère, âcre et résineuse. Ils renferment une huile essentielle, abondante, dans laquelle réside leur principe actif ; leur action sur l'économie est excitante.

L'infusion des cônes et des feuilles de sabine, 2 à 10 gr. par kilogramme de liquide, prise à raison d'un demi-verre à la fois, est recommandée, pour donner de la vigueur, de la vitalité aux organes et compte de nombreux succès, dans les affections goutteuses et rhumatismales, les hydropisies simples, les engorgements de la rate et du foie, les maladies scrofuleuses. Cette infusion est douée de vertus emménagogues incontestables ; mais, comme toutes les préparations à base de sabine elle réclame la plus grande circonspection dans son emploi ; somme toute, il est à conseiller de ne jamais l'administrer, dans la médecine interne, autrement que sous la direction de l'homme de l'art ou d'une personne expérimentée.

A l'extérieur, la décoction des feuilles, des fruits ou de l'écorce de sabine rend de précieux services : on s'en sert, pour laver les ulcères indolents, déterger les plaies putrides, fongueuses et gangreneuses et les pousser à la cicatrisation. Elle s'emploie encore, avec succès, en lotions répétées, dans les affections vermineuses et pour faire périr les parasites de la tête.

262. Safran (*Crocus sativus*). — Le safran ou crocus, safran officinal, a été classé dans la famille des Iridées.

Voici les principaux caractères botaniques qui permettent de distinguer cette plante : racine bulbeuse, de la grosseur d'une noisette, recouverte d'une écorce brune ; feuilles linéaires, c'est-à-dire longues et très étroites ; fleurs grandes, jaunes, roses ou violettes, au pistil muni de longs stigmates, inclinés et pendants.

On distingue deux variétés principales de safran : le safran des montagnes, qui abonde dans les régions élevées des Alpes et des Pyrénées et le safran des jardins, originaire de l'Inde et cultivé partout, en vue de ses fleurs, dont l'industrie, l'art culinaire et la médecine utilisent les stigmates.

Le crocus des jardins vient de préférence dans un terrain meuble, exposé au midi, et se propage, soit par semis, soit, plus communément, par plantation des bulbes.

On recueille ses stigmates, durant toute la floraison, qui

a lieu d'août à octobre. On les sépare des fleurs et, pour les sécher, on les place dans un tamis de crin que l'on suspend, au-dessus d'un feu doux. Après dessiccation parfaite, on les conserve dans des boîtes en bois ou des sacs en papier; on peut aussi les mettre dans du sable stéariné.

Les stigmates du safran fournissent, à l'industrie, une belle couleur jaune; ils entrent aussi, comme assaisonnement, dans la préparation d'un grand nombre de mets.

La thérapeutique met à pro- fit leurs propriétés excitantes, antispasmodiques et emména- gogues, contre les faiblesses d'estomac, les digestions dif- ficiles, les coliques, les maux de tête, les cas de faiblesse générale, accompagnés de tristesse et de manque d'éner- gie, ainsi que dans les irré- gularités fonctionnelles qui, chez les femmes, dégénèrent souvent en hystérie. On peut donner, dans ces divers cas,

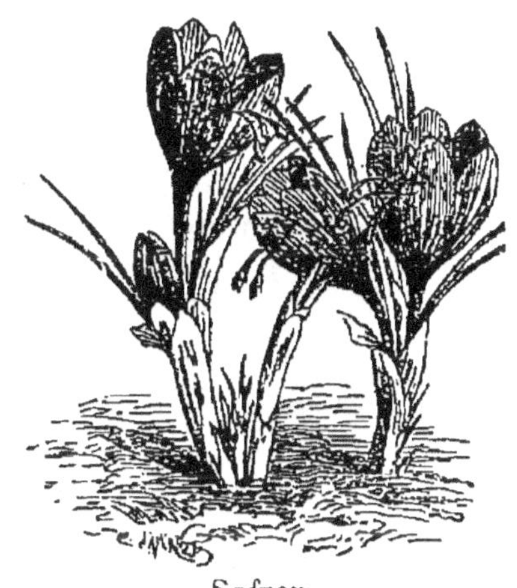
Safran.

une ou deux tasses de la tisane, obtenue en versant, sur un litre d'eau bouillante, une poignée de stigmates ou de bulbes de safran pulvérisés.

L'infusion de crocus, préparée avec du lait, jouit d'une grande efficacité dans les affections de la poitrine et du poumon.

Il en est de même du sirop de safran dont voici la for- mule : Faites bouillir, jusqu'à réduction de moitié, dans un litre d'eau, 15 grammes de poudre de safran ; retirez du feu, passez dans un linge fin et mettez cuire le liquide, avec 500 grammes de sucre.

263. **Sanguenie** (*Santolina chamæcyparissus*). — La san- guenie, autrement dite sanguenite, semen-contra du pau- vre, vient, à l'état naturel, dans tout le midi de la France. Cette plante, classée par les botanistes dans la grande fa- mille des Composées ou Synanthérées, qui nous a fourni un nombre respectable de « Plantes Bienfaisantes », peut atteindre jusqu'à un mètre de hauteur.

On la propage, dans les jardins, par semis, boutures ou éclats de pieds. Elle se plaît surtout dans les terrains secs et à une bonne exposition.

La sanguenie est facile à reconnaître à ses tiges, très rameuses, revêtues d'une écorce grisâtre, à ses feuilles nombreuses, très petites, de couleur verdâtre, à ses fleurs, bleues ou blanches, qui s'ouvrent de juin à octobre et sont disposées en épis axillaires.

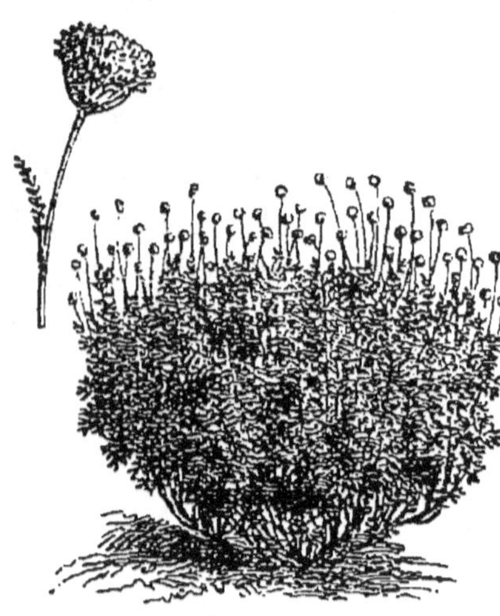
Sanguenie ou Santoline.

On recueille, au moment de la floraison, les feuilles et les sommités de la sanguenie et on les sèche avec soin. Elles conservent, après la dessiccation, leur odeur forte, aromatique et leur saveur amère et servent à préparer, avec de l'eau ou du vin, une infusion, dans laquelle on emploie, de 15 à 30 grammes de plante, par litre de liquide. Cette infusion est tonique, stimulante et antispasmodique. On recommande son usage dans les débilités des organes digestifs, les diarrhées chroniques, l'anémie, la chlorose, les spasmes, les accidents nerveux.

Les feuilles de la sanguenie, pulvérisées et administrées sous forme de pilules, constituent un excellent fébrifuge. On peut y adjoindre d'autres agents de la même classe, amers ou astringents, comme la poudre de camomille, de petite centaurée, l'écorce de chêne ou de saule.

Notre composée doit le surnom de « semen-contra du pauvre » à ses propriétés vermifuges : Pour faire périr les vers intestinaux, il suffit de donner, matin et soir, un grand verre de sa décoction ou, de préférence, 4 ou 5 grammes de ses feuilles pulvérisées, dans une tasse de lait chaud.

Ajoutons que la sanguenie pilée avec de l'ail et appliquée, sur le bas-ventre, produit le même résultat.

La décoction concentrée des feuilles ou des sommités, est un bon détersif, stimulant et antiseptique des plaies de mauvaise nature.

Disons, en terminant, que la sanguenie, placée dans les armoires, en éloigne les mites et autres insectes.

264. Sanicle (*Sanicula europæa*). — Cette petite Ombellifère, à tige simple et nue, haute de 30 à 50 centimètres, aux feuilles radicales, palmées, bordées de dents et supportées par un long pétiole, aux fleurs blanches, réunies en ombelles capitulées, croît, en abondance, dans les lieux ombragés, les bois. Elle est dénommée familièrement, herbe de Saint-Laurent, sanicle des montagnes, sanicle d'Europe, sanicle mâle.

La sanicle jouissait autrefois d'une grande réputation. Les anciens la considéraient comme une panacée universelle et la croyaient capable, ainsi qu'en témoigne son nom, tiré du latin *sanare* guérir, d'apporter un soulagement à tous les maux.

Mais, après avoir eu ses jours de succès, la sanicle est tombée, maintenant, dans un oubli aussi

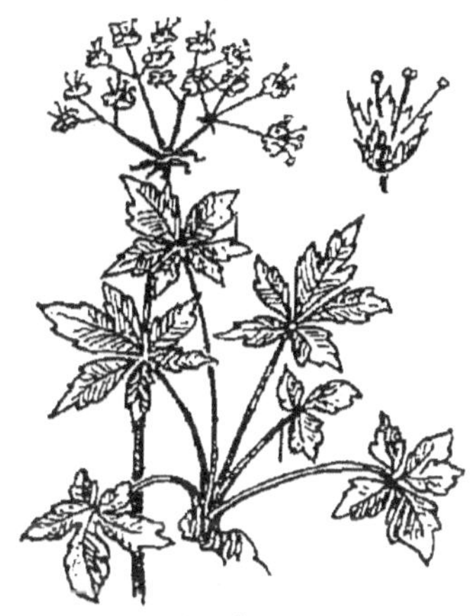

Sanicle.

injuste que les louanges, qu'on lui prodiguait jadis, étaient exagérées.

La plante qui nous occupe rend d'incontestables services, à l'intérieur, par ses propriétés apéritives et diurétiques, dans la goutte, la jaunisse, les hydropisies, les irrégularités de la circulation du sang, les engorgements des viscères. On administre, ordinairement, l'infusion, préparée avec 30 à 60 grammes de plante sèche, par litre de liquide, ou le suc exprimé des feuilles, à raison de 30 à 40 grammes.

Cette tisane est douée également de vertus astringentes et résolutives. On en use, avec succès, contre les crachements de sang, les hémorragies, les abcès internes.

Bouillies dans du lait, les feuilles de la sanicle donnent une décoction qui, édulcorée avec du miel, forme un gargarisme souverain, contre l'angine et les ulcérations de la gorge.

La sanicle est aussi vulnéraire. Ecrasée et appliquée fraîche, sur les plaies et les blessures, elle les assainit et provoque leur cicatrisation rapide.

Sa décoction est excellente, en compresses, sur les entorses, les contusions, les fractures. Prise, à raison de 3 ou 4 cuillerées, cette décoction est très efficace, contre la prostration qui succède d'ordinaire à une chute, à un choc violent, à une émotion vive.

265. Saponaire (*Saponaria officinalis*).— La saponaire appartient à la famille des Caryophyllées qui a pour type l'œillet des jardins et renferme, en outre, le mouron à fleurs blanches, dont nous avons parlé plus haut.

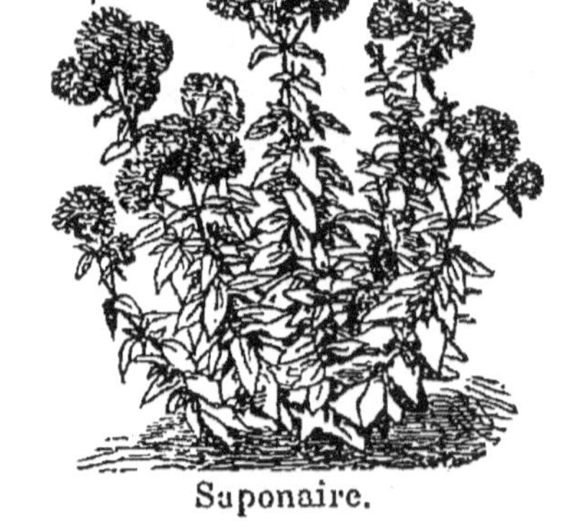

Saponaire.

Cette plante vivace qui croît en abondance le long des rivières et des ruisseaux, dans les lieux incultes, au pied des haies, au fond des fossés, dans les bois, a reçu les appellations populaires d'herbe à foulon, saponnière, herbe au savon, savon de fossé, savonnière.

Ses tiges droites, cylindriques, hautes de 40 à 80 centimètres, partent d'une racine rampante, allongée, de couleur jaunâtre et portent des feuilles opposées, ovales, lancéolées, lisses, d'un beau vert tendre. Les fleurs, qui se montrent durant les mois de juin, juillet et août et forment des corymbes terminaux, ombelliformes, sont blanches ou rosées.

La culture a produit deux variétés de saponaire, dont l'une est à fleurs simples et l'autre, à fleurs semi-doubles. Ces deux espèces ont une préférence marquée pour les sols frais et ombragés et réclament, durant la saison estivale, des arrosages fréquents et copieux.

Toutes les parties de la saponaire sont utiles en médecine. Mais on emploie surtout les feuilles et la partie souterraine. On récolte ces feuilles, au début de l'été, avant l'épanouissement des fleurs; si l'on veut qu'elles conservent leur énergie curative, il importe de les sécher promptement, à l'étuve. Les racines s'arrachent à l'automne; après les avoir fendues, dans le sens de la longueur, on les expose à la chaleur modérée d'un four et on les conserve, à l'abri de l'humidité.

La plante qui nous occupe est fondante, dépurative, apéritive, diurétique et vermifuge. On l'emploie, avec avantage, dans le traitement des dartres et autres affections cutanées, de la goutte, de la jaunisse, du rhumatisme, des scrofules.

Elle convient aux personnes anémiées ou atteintes de faiblesse des organes digestifs.

On administre la décoction ou l'infusion, préparée avec 15 ou 30 grammes de feuilles ou de racines sèches, par kilogramme d'eau, de bière ou de vin.

Le suc exprimé des feuilles, additionné de son poids de sucre, forme un sirop, très efficace contre la gale de lait, les affections vermineuses et qui possède, en outre, le mérite de faire périr les vers intestinaux, dont il est si difficile, d'ordinaire, de se débarrasser. Mêlé à du petit-lait, ce suc forme une bonne lotion, contre les dartres, les éruptions, les boutons du visage.

Les cataplasmes de feuilles de saponaire bouillies, posés sur les engorgements lymphatiques, amènent leur prompte résolution.

La saponaire n'est pas seulement utile en thérapeutique. On extrait de ses diverses parties et principalement de ses feuilles, une substance, connue sous le nom de saponine, qui s'emploie pour laver le linge et enlever les taches des vêtements.

266. **Sarrasine** (*Aristolochia clematitis*). — La sarrasine, encore désignée, sous les noms d'aristoloche, clématite des vignes, poirium, poire sauvage, sert de type à la famille des Aristolochiées.

Cette plante est très commune le long des chemins et des fossés, dans les haies, les bois, les terrains incultes.

D'une racine vivace, part une tige grêle, haute de 50 à 80 centimètres, garnie de feuilles un peu plissées, sur les bords, veinées à leur partie inférieure. Les fleurs jaunes, réunies par bouquets de 3 à 6, apparaissent, pendant les mois de juin et juillet. Les fruits qui leur succèdent ressemblent assez à une petite poire.

La seule partie de la plante, usitée en médecine, est la racine que l'on arrache, avant l'épanouissement des fleurs et que l'on fait sécher au four, pour la conserver ensuite en lieu sec.

On fait, avec cette racine, une infusion, de 15 à 20 grammes par litre d'eau, qui rend de grands services comme tonique,

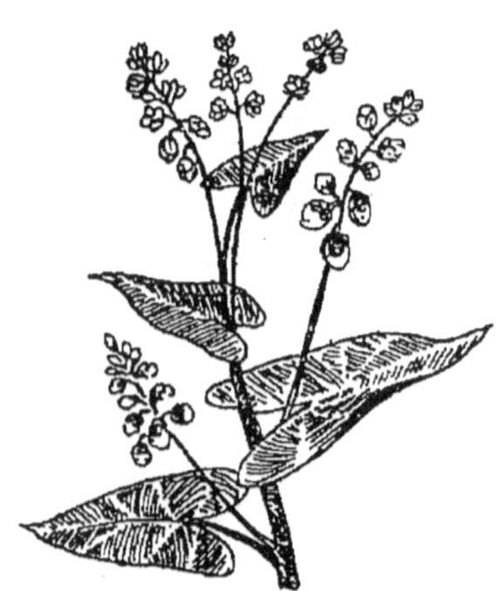

Sarrasine.

apéritive, sudorifique, expectorante, dans l'anémie, les pâles couleurs ou chlorose, les fièvres intermittentes, la goutte, le rhumatisme, la paralysie. Cette tisane est aussi excellente, pour régulariser le cours des urines et ranimer les fonctions de l'utérus. Disons toutefois, en passant, qu'elle serait nuisible aux personnes d'un tempérament nerveux et irritable.

La poudre de la racine, dissimulée dans du miel et prise à raison de 4 ou 5 grammes, peut, dans les nombreux cas que nous venons de citer, remplacer l'infusion.

A l'extérieur, la décoction de la partie souterraine, forme un bon détersif des plaies et ulcères.

La racine de l'aristoloche, râpée et cuite avec 50 fois son poids d'huile d'olive et de vin rouge vieux, constitue le « baume samaritain » journellement employé, en frictions, contre les douleurs.

267. Sarriette (*Satureia hortensis*). — Cette Labiée, trop connue pour qu'il soit nécessaire de la décrire, est souvent employée, en cuisine, comme condiment, pour relever le goût des mets trop fades. Placée dans les malles et les armoires, elle en chasse les mites et autres insectes. Les abeilles la recherchent et elle communique à leur miel un arome prononcé.

La sarriette, vulgairement herbe de Saint-Julien, sadrée, savourée, aime les terrains sablonneux. On la multiplie par semis ou par la séparation de ses nombreux rejetons enracinés.

On recueille ses sommités, au moment de la floraison, c'est-à-dire de juin en août et on les suspend, par paquets, au plafond d'un grenier bien aéré, ou leur dessiccation s'opère rapidement.

La sarriette doit, aux principes balsamiques qu'elle renferme, ses propriétés excitantes et stimulantes. Comme la plupart des Labiées, elle est prescrite, dans les faiblesses d'estomac, la dyspepsie, la chlorose, les scrofules et en général dans toutes les affections qui rendent les fonctions languissantes et affaiblissent les organes.

On donne l'infusion, préparée à raison de 25 à 50 grammes de plante, par litre d'eau. La même tisane est utile, en lotions, pour stimuler les ulcères atoniques et, en bains, pour soulager les douleurs ner-

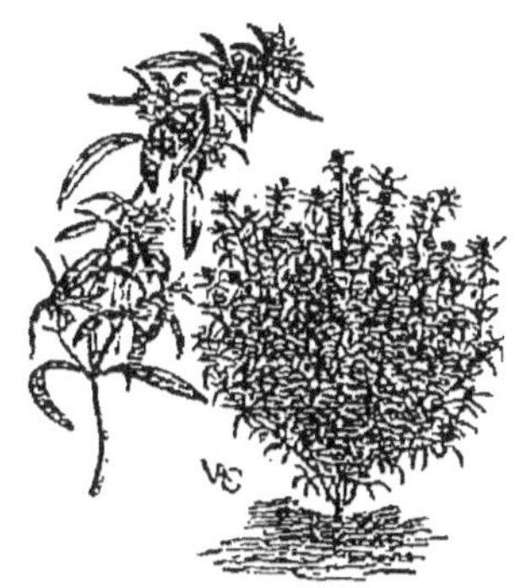

Sarriette.

veuses et rhumatismales des membres, raffermir les tissus et fortifier les enfants rachitiques et délicats.

268. Sauge officinale (*Salvia officinalis*). — De même que la sarriette, la sauge officinale, plus connue sous les qualificatifs populaires de sale, thé de Grèce, herbe sacrée, sage, thé de France, thé de Provence, appartient à la grande famille botanique des Labiées ou Lamacées. La sauge croît spontanément dans toute la France méridionale. Il suffit de l'avoir vue une seule fois pour la reconnaître à ses tiges carrées, pubescentes, d'un vert grisâtre, réunies en touffes et garnies de feuilles ovales, opposées, grisâtres, épaisses, cotonneuses. A l'extrémité de ces tiges apparaissent, pendant toute la belle saison, des épis de fleurs roses, blanches ou bleues.

Ses usages culinaires et médicaux font cultiver la sauge, dans un grand nombre de jardins. On la plante, ordinairement, en bordures, à une exposition méridionale. Elle affectionne, tout particulièrement, les terrains légers et secs et vient difficilement dans les sols argileux et froids. On doit l'arroser modérément et, seulement, durant les grandes sécheresses.

Le moment favorable pour la récolte est celui où les tiges commencent à fleurir. On étend la sauge sur des toiles et on la laisse sécher à l'ombre.

Toutes les parties de la plante, douées d'une forte odeur aromatique, possèdent une saveur chaude, piquante et légèrement amère et renferment un principe astringent et une huile essentielle camphrée.

La sauge s'emploie, avec succès, dans les nombreuses affections que nous avons déjà citées, comme cédant à l'action des Labiées et aucun autre végétal de cette famille ne paraît aussi efficace, contre les désordres provenant d'atonie de l'appareil digestif, les dyspepsies, les gastralgies, les flux chroniques, sans inflammation.

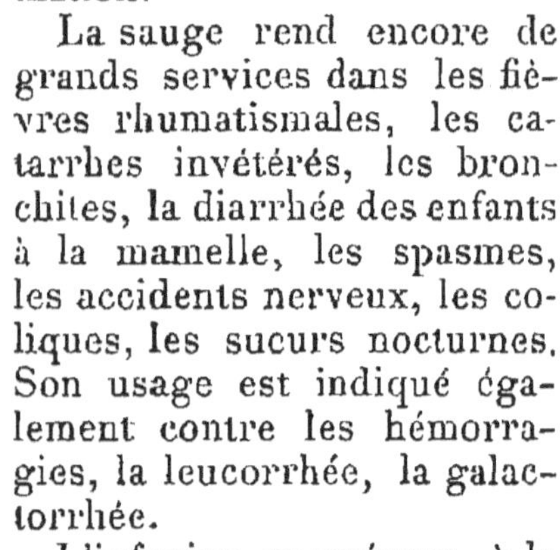

La sauge rend encore de grands services dans les fièvres rhumatismales, les catarrhes invétérés, les bronchites, la diarrhée des enfants à la mamelle, les spasmes, les accidents nerveux, les coliques, les sueurs nocturnes. Son usage est indiqué également contre les hémorragies, la leucorrhée, la galactorrhée.

L'infusion se prépare, à la dose moyenne de 30 grammes de plante fraîche, ou 15 gr.

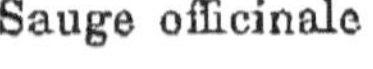

Sauge officinale

de plante sèche, par litre d'eau ou de vin.

Les cigarettes, faites avec des feuilles de sauge, séchées à l'ombre et pulvérisées, fumées en guise de tabac, conviennent aux asthmatiques.

La décoction concentrée de sauge dans du vin, est un bon détersif et cicatrisant des ulcères et des plaies rebelles. Elle forme une excellente lotion, contre les dartres, les boutons, les démangeaisons, les éruptions cutanées, les engelures, et est utile, en gargarismes, contre l'angine et les maladies ulcéreuses de la gorge.

Les lotions de la tête, avec de l'eau de sauge, arrêtent très bien la chute des cheveux, tonifient le cuir chevelu et font disparaître les pellicules.

Les bains de sauge conviennent aux rhumatisants et aux enfants scrofuleux et délicats.

On obtient un onguent très efficace, en frictions, dans la paralysie, en mélangeant à 500 grammes de beurre frais ou d'axonge, un demi-litre d'alcool dans lequel on a fait infuser, durant 24 heures, une poignée de feuilles de sauge grossièrement hachées.

La sauge des prés (*salvia pratensis*) possède toutes les vertus de la sauge officinale mais est moins énergique.

269. Saule blanc (*Salix alba.*)— Le saule blanc ou saule argenté, est le type de la famille des Salicacées ou Salicinées qui nous a fourni, avec l'osier et le peuplier, deux sujets d'études fort intéressants.

Cet arbre, très commun le long des fossés, des rivières et des étangs, dans les lieux humides, les marécages, dépasse rarement 15 mètres de hauteur. Ses rameaux, un peu retombants, revêtus d'une écorce rougeâtre, portent des feuilles ovales, lancéolées, vertes en dessus, blanchâtres à leur partie inférieure. Ses fleurs, mâles et femelles, qui se montrent dès le début du printemps, forment des chatons touffus, allongés.

Le bois du saule est excellent pour le chauffage. Après com-

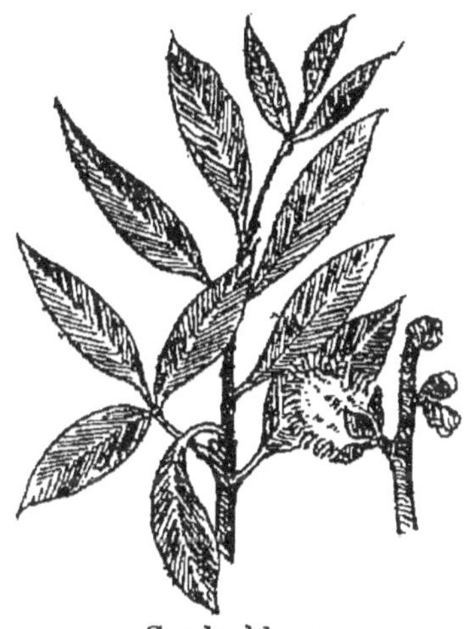

Saule blanc.

bustion, il donne un charbon léger, qui s'utilise pour la fabrication de la poudre à canon et dont on fait des fusains.

Les branches flexibles du saule servent, comme celles de l'osier, à fabriquer des claies, des paniers, des corbeilles. On en fait aussi des liens forts utiles dans les fermes.

Le saule blanc rend de grands services en médecine domestique. Son écorce, recueillie au printemps sur les jeunes branches de deux ou trois ans, est l'un de nos meilleurs toniques astringents indigènes. On en prépare une décoction, de 40 à 50 grammes par kilogramme d'eau ou de vin, qui compte de nombreux succès dans l'anémie, la chlorose et, en général, toutes les affections causées par l'appauvrissement du sang et qui est, en outre, recommandée, contre les flux de toute nature, les hémorragies internes, les vomissements pituiteux.

La même tisane, prise à raison d'un grand verre, deux heures environ avant le retour prévu de la crise, donne de bons résultats, dans les fièvres d'accès simples ; l'écorce en poudre, administrée à raison de 10 à 15 grammes, dans du vin, forme aussi un excellent fébrifuge.

On retire, du reste, des diverses parties du saule, une substance, connue sous le nom de salicine, qui semble capable de remplacer le sulfate de quinine, dans le traitement des fièvres ordinaires, de printemps et d'automne et des fièvres paludéennes intermittentes.

On donne, avec avantage, pour combattre la goutte et le rhumatisme, la décoction de 30 à 50 grammes de feuilles pour un kilogramme d'eau, par petites tasses, une heure environ après chacun des repas principaux.

La décoction préparée avec du lait frais, triomphe souvent des dysenteries les plus rebelles.

Le vin, dans lequel on a fait bouillir, longuement, des feuilles ou de l'écorce de saule, est très efficace, en fomentations, contre la goutte et les douleurs sciatiques.

Le charbon de saule s'emploie, en médecine interne, une fois pulvérisé, dans la dyspepsie, les flux muqueux chroniques ; à l'extérieur, il forme un bon antiseptique des plaies et blessures.

270. Scabieuse (*Scabiosa arvensis*). — La scabieuse est une plante de la famille des Dipsacées, qu'on rencontre communément dans les champs, les prairies et les lieux incultes où elle atteint une hauteur de 50 à 80 centimètres. Ses feuilles sont opposées et entières, ses fleurs rouges, bleues ou violettes, sont disposées en capitules à l'extrémité des tiges et des rameaux.

Dans les campagnes, on connaît la scabieuse sous les noms populaires de racine du diable, fleur de veuve, knautie arvicole, plante de cimetière, langue-de-bœuf, oreille d'âne.

Toutes les parties de la plante sont usitées en médecine. On recueille les feuilles et les fleurs, pendant les mois de juin et juillet et on les met sécher à l'ombre, dans un appartement sec. Quant à la racine, on la fend, dans le sens de la longueur, pour en faciliter la dessiccation.

La scabieuse est dépurative à un degré très prononcé. Son usage est indiqué, dans toutes les maladies de la peau. Elle est, aussi, douée de propriétés astringentes et sudorifiques incontestables. On l'emploie, en décoction ou en infusion, à la dose de 25 à 50 grammes par litre de liquide.

La liqueur de scabieuse, qui se prépare en laissant macérer, pendant une huitaine de jours, dans un litre d'eau-de-vie, 40 grammes de racine, coupée par petits morceaux et se prend, à raison d'une petite tasse, au début des repas principaux, est stomachique et très recommandée dans les cas de manque d'appétit, de *digestions pénibles, accompagnées* de ballonnement.

Le sirop de scabieuse, qu'on administre à la dose de 2 cuillerées à bouche, plusieurs fois dans la journée, pendant 4 ou 5 semaines consécutives, jouit d'une efficacité éprouvée, contre les dar-

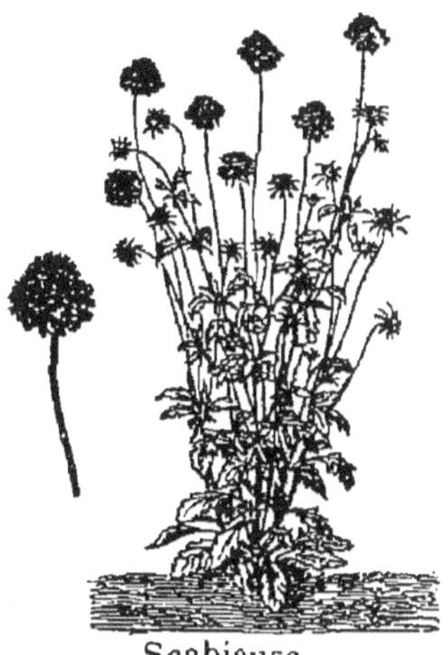

Scabieuse.

tres et autres affections de la peau. On l'obtient en mélangeant poids égal de sirop de gomme et de suc exprimé de la plante fraîche.

271. Sceau de Salomon (*Convallaria polygonatum ou polygonatum vulgare*). — On trouve souvent, dans les bois, les endroits frais et ombragés, cette plante vivace, que les botanistes ont classée dans la famille des Asparaginées et que les campagnards dénomment signet, herbe aux panaris, muguet anguleux, genouillet.

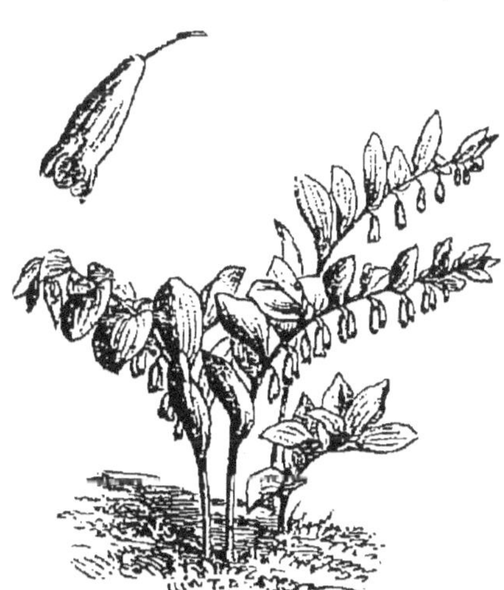

Sceau de Salomon.

On reconnaît le sceau de Salomon à ses tiges, hautes de 30 à 60 centimètres, garnies de larges feuilles, ovales et oblongues, à ses fleurs tubuleuses, d'un blanc tirant sur le vert, dépourvues de calices, qui se montrent de mars en mai, à l'aisselle des feuilles. La racine est un rhizome charnu, horizontal, muni de nombreuses radicelles et pouvant atteindre la grosseur du bras.

Cette racine, inodore, douée d'une saveur douceâtre, âcre et un peu amère, était employée, jadis, dans une foule d'affections, contre lesquelles elle n'avait, en réalité, aucune vertu.

Aujourd'hui, il est bien reconnu qu'elle ne peut guère rendre de services, comme remède interne, que par ses propriétés astringentes, dans les hémorragies, la diarrhée.

A l'extérieur, le rhizome du muguet anguleux, cuit sous la cendre et mélangé avec du saindoux ou de la graisse de porc fondue, s'applique, avec succès, sur les contusions, procure un certain soulagement, dans les accès de goutte et forme un excellent cataplasme maturatif pour les abcès, les clous, les panaris.

272. Scille (*Scilla maritima*). — La scille, ou urginée scille, est de la famille des Liliacées, dont nous avons étudié déjà, plusieurs individus, entre autres le lis et l'aloès, l'ognon et l'ail.

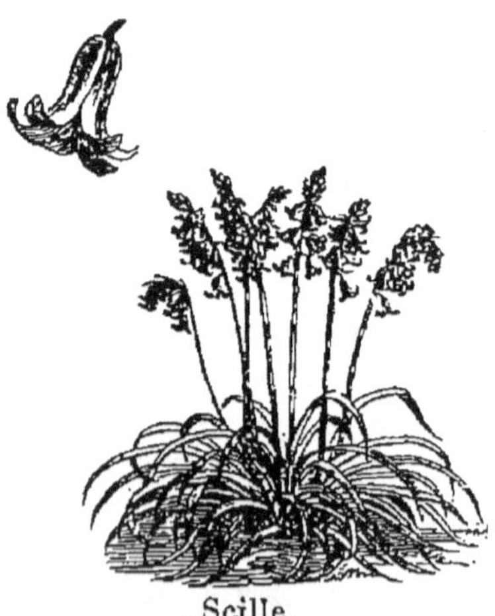
Scille,

Très commune en Espagne, en Sicile, en Syrie et sur les plages sablonneuses de l'ouest et du midi de la France, cette plante consiste, en un bulbe ovoïde, très volumineux (formé d'écailles épaisses appelées squames), qui porte des feuilles vertes, grandes, lancéolées et donne naissance à une hampe droite et lisse, haute de 0 m. 50 à 1 mètre.

A la partie supérieure de cette hampe, apparaît, à l'automne, une longue grappe de fleurs blanches ou violacées. Le fruit est une capsule à trois loges, renfermant des graines noirâtres et sèches.

On n'emploie guère, en médecine, que les écailles du bulbe. Ces écailles, remplies d'un suc visqueux, exhalent, lorsqu'on les coupe, une vapeur âcre et subtile, analogue à celle de l'oignon et, dès qu'on les met en contact avec la peau, déterminent la rubéfaction et la vésication.

On récolte les squames de la scille, de préférence au mois

de septembre ; pour les conserver, on les coupe par tranches minces et on les sèche, au soleil ou au four.

Notre liliacée renferme un principe tonique et il faut se garder de l'administrer sans l'avis du médecin.

Entre des mains habiles elle peut produire les plus heureux effets : Elle agit comme drastique, apéritive et diurétique et compte de nombreux succès, dans l'hydropisie, le rhumatisme, la goutte, les catarrhes, l'asthme humide.

On peut faire usage de l'infusion des squames — 3 à 5 grammes, par kilogramme d'eau ou du vin — préparée en laissant, macérer pendant 24 heures, dans un litre de bon vin blanc, 30 à 60 grammes de scille. Ce vin se prend à la dose journalière de 2 à 4 cuillerées à café.

273. Scolopendre officinale (*Scolpendrium officinale*). — La scolopendre officinale est un végétal, de la famille des Fougères, qui pousse communément dans les lieux humides et ombragés, au pied des murailles, dans les ruines les interstices des rochers, sur les parois des puits.

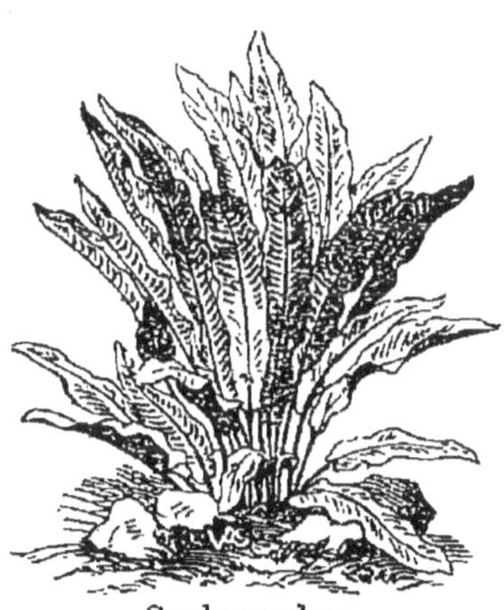

Scolopendre.

Ses racines sont petites et filamenteuses, ses grandes feuilles, lancéolées, luisantes et coriaces, sont portées par de longs pédicules et garnies, à leur partie inférieure, de petits corps jaunâtres, qui figurent vaguement les pattes d'un insecte : c'est du reste cette ressemblance qui a valu son nom, à la plante qui nous occupe.

La scolopendre a reçu les appellations populaires de scolopendre des boutiques, dorodille, langue de cerf, mille-pieds, herbe à la rate.

Ce dernier qualificatif fait allusion à ses propriétés bien reconnues, contre les maladies des viscères : Pour combattre les affections de la rate et du foie, il n'est peut-être pas de remède plus efficace que l'infusion, préparée avec 15 ou 20 feuilles de scolopendre, pour un litre d'eau ou de lait.

La même tisane, conseillée dans les maladies des voies

urinaires, jouit, en outre, de propriétés astringentes, très prononcées.

A l'extérieur, elle s'emploie fréquemment, en lotions, pour déterger les ulcères gangreneux, les plaies de mauvaise nature et hâter leur cicatrisation.

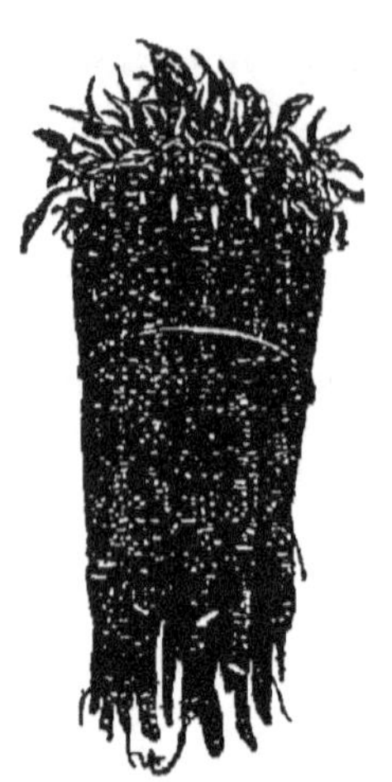

Scorsonère.

274. Scorsonère et salsifis (*Genre Tragopogon*). — Nous croyons superflu de décrire, ici, ces deux Composées, connues de tous et cultivées, dans tous les jardins potagers, pour leurs racines comestibles qui constituent un aliment peu nourrissant, mais aussi sain qu'agréable.

La scorsonère et le salsifis sont bisannuels. Ils se plaisent, l'un et l'autre, dans une terre meuble, argilo-siliceuse, profonde et substantielle. On les sème ordinairement, en lignes, de février en avril. On facilite la levée, par des arrosages légers. Si le plant est trop épais, on éclaircit, au bout de 10 ou 15 jours. On enlève les mauvaises herbes, par des binages ou des sarclages, répétés aussi souvent que cela est nécessaire.

Les racines de la scorsonère et du salsifis ne redoutent pas le froid de nos hivers ordinaires : aussi, peut-on les récolter au fur et à mesure des besoins.

Considérées au point de vue médical, elles ne sont pas moins précieuses que pour l'alimentation : Elles servent à préparer une excellente tisane sudorifique, diurétique et dépurative. Cette tisane, qui s'obtient en faisant bouillir, pendant une demi-heure, dans un litre d'eau, 15 à 60 grammes de racines de salsifis ou de scorsonère coupées et se prend, à raison d'une grande tasse, le matin à jeun et dans l'intervalle des repas, est très

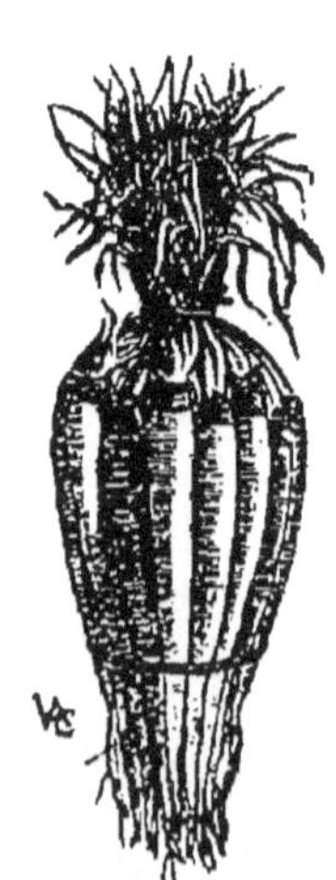

Salsifis.

utile, dans le catarrhe chronique du poumon, la goutte, le rhumatisme, les affections cutanées, les éruptions de mauvaise nature. Dans la plupart des cas que nous venons de citer, il est indispensable, si l'on veut obtenir des résultats vraiment satisfaisants, de continuer le traitement, pendant plusieurs semaines consécutives.

A l'extérieur, la même tisane, en lotions répétées, agit favorablement sur la teigne, les croûtes de lait, les boutons du visage, les excoriations superficielles.

Le salsifis sauvage (*tragopogon pratensis*) vulgairement ratabout barbe de bouc, qui croît naturellement, dans les prairies humides et les champs cultivés et, dont les feuilles se mangent en salade, peut rendre, en médecine, les mêmes services.

275. Scrofulaire (*Scrofularia nodosa*). — Cette plante, rangée, par les botanistes, dans la famille des Scrofulariacées ou Personées, qui comprend, outre la digitale, la gratiole et la linaire dont nous avons énuméré précédemment les propriétés, la véronique et la gueule de loup, pousse, en abondance, dans les endroits ombragés et humides et surtout au bord des étangs et des rivières.

Sa tige, raide et épaisse, atteint une longueur de 70 centimètres environ. Elle porte des feuilles grandes, ovales aiguës ; les fleurs, de couleur rougeâtre,

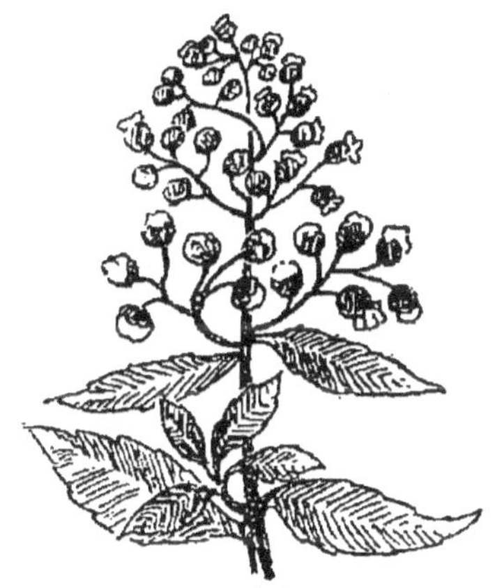

Scrofulaire

sont petites et disposées en épis allongés. — La scrofulaire, nommée parfois scrofulaire des bois, herbe aux hémorroïdes, herbe du siège, doit son nom à ses propriétés antiscrofuleuses. Il faut, autant que possible, l'employer fraîche, car la dessiccation diminue sensiblement son énergie curative Son infusion, 15 à 20 grammes de plante par kilogramme d'eau, est très efficace contre les vices du sang.

Les cataplasmes, faits avec ses feuilles pilées, s'appliquent, avec avantage, sur les écrouelles ou humeurs froides. Il en est de même de l'onguent obtenu en mélangeant intimement, parties égales de beurre frais et de racine de scrofulaire râpée.

Le même onguent s'emploie aussi, pour apaiser la dou-

leur des dartres vives et démangeantes, des hémorroïdes
enflammées.

Disons, en terminant, que le suc de la scrofulaire est
excellent, en compresses, contre les blessures, surtout celles
provenant d'une arme à feu.

276. Seneçon jacobée (*Senecio jacobœa*). — Encore
appelée herbe de Saint-Jacques, herbe de Jacob, cette

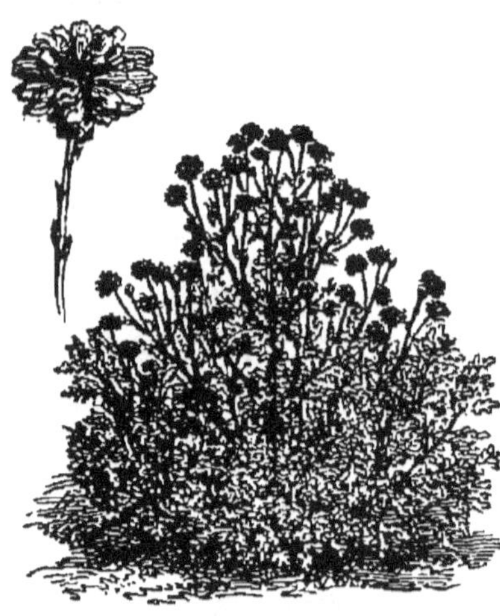

Seneçon.

plante vivace, de la famille
des Composées, tribu des
Radiées se rencontre dans les
lieux arides, les prés secs,
au fond des fossés, le long
des chemins.

Les principaux caractères
qui permettent de la différencier sont les suivantes :
Tige herbacée, haute d'un
mètre et plus, racine droite
et longue, de couleur blanchâtre ; feuilles alternes, d'un
beau vert, fleurs jaunes, disposées en capitules corymbiformes, à l'extrémité des
rameaux.

Toutes les parties du seneçon jacobée exhalent une
odeur forte et aromatique. Les feuilles, récoltées dans le courant de l'été, soumises à une dessiccation rapide et placées
en lieu sec, conservent, pendant plusieurs années, leurs
propriétés médicales.

On met à profit leurs vertus astringentes et expectorantes, dans la diarrhée, la dysenterie, les hémorragies,
l'asthme humide, le catarrhe chronique du poumon. La
décoction se prépare avec 15 à 30 grammes, par kilogramme
de liquide.

A l'extérieur, cette tisane forme un bon gargarisme contre
l'esquinancie et les ulcérations de la gorge. Mélée à de l'eau
de mauve, elle est excellente, en lavements, dans les inflammations intestinales et les cas de constipation opiniâtre.

Contre les engorgements laiteux, les phlegmons, les
érysipèles, les hémorroïdes, on recommande les cataplasmes de feuilles de seneçon jacobée, contuses.

Arnault de Villeneuve conseille, pour guérir les rétentions d'urine, d'appliquer, sur le pénis, une sorte de bouillie, obtenue en faisant cuire longuement, dans du vin, une poignée de feuilles de seneçon et de pariétaire et quelques gousses d'ail pilées.

L'onguent préparé en incorporant à de la graisse de porc fondue, des feuilles de seneçon jacobée, réduites en poudre impalpable, est très efficace, pour hâter la maturation des abcès et des furoncles.

Le seneçon commun (*senecio vulgaris*) ou barbe de vieillard, herbe des charpentiers, senicin, qui abonde dans les jardins, les vignes, les terres cultivées, était fort en faveur, dans l'ancienne pharmacopée.

On l'emploie, encore aujourd'hui, dans quelques campagnes, avec un succès, douteux du reste, contre la goutte, les rhumatismes, les scrofules.

Somme toute, sa seule propriété indiscutable, est de guérir les fièvres intermittentes.

Dans ce but, on donne, deux heures environ avant le retour présumé de l'accès, deux grandes tasses de la décoction de la plante, fraîche ou sèche.

Ajoutons que l'eau de seneçon, en mélange avec le petit-lait, forme une bonne lotion, contre les boutons de la peau.

277. Serpolet (*Thymus serpyllum*). — Le serpolet, ou encore, thym sauvage, poleur, poulieu, pilolet, poliet, serpoule, pouliet, serpoulet, affectionne les lieux incultes et les endroits secs. On le rencontre, sur le bord des chemins, au fond des fossés, sur les coteaux calcaires.

Ses tiges, presque rampantes, longues de 15 à 20 centimètres, sont garnies de feuilles ovales, très petites. Les fleurs, de couleur pourpre, disposées en épis terminaux, se montrent de mai à octobre.

On recueille, au moment de la floraison, les tiges et les sommités, qui perdent, par la dessiccation, leur odeur forte et aromatique, mais conservent leur saveur chaude et piquante. On trouve du camphre, dans l'huile essentielle qu'elles contiennent en assez grande quantité.

Le serpolet possède toutes les propriétés stimulantes, stomachiques, emménagogues, antispasmodiques de la menthe, de la sauge, du romarin, de la mélisse et des autres Labiées, dont nous avons parlé plus haut. Mais, il semble exercer plus spécialement son influence sur l'appareil digestif et les organes de la respiration. On l'emploie surtout, avec succès, dans les faiblesses d'estomac, les diges-

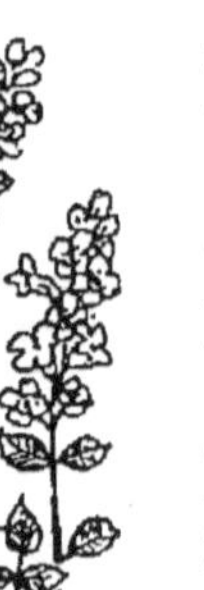

Serpolet.

tions laborieuses, le catarrhe pulmonaire chronique, l'asthme humide, les bronchites.

On administre d'ordinaire, l'infusion de la plante sèche, 20 à 40 gr. par litre d'eau.

Ajoutons que la tisane de serpolet est recommandée, pour rendre la parole aux personnes frappées d'apoplexie.

La poudre des feuilles est très efficace, dans les hémorragies utérines ; incorporée à du miel, elle soulage le rhume, la toux rebelle.

A l'extérieur, cette même poudre, prisée à la façon du tabac, arrête promptement les saignements de nez.

La décoction de la plante forme une bonne lotion antiparasitaire.

Les bains chauds, aromatisés avec du serpolet, conviennent aux enfants grêles et rachitiques, aux personnes épuisées et produisent d'excellents effets dans la paralysie, le rhumatisme, les affections cutanées.

L'huile de serpolet est souvent employée, en frictions, contre les douleurs sciatiques et névralgiques, ainsi que dans la paralysie restreinte.

Cette huile peut aussi calmer quelques maux de dents ; on l'introduit, à cet effet, dans l'organe malade, au moyen d'un tampon d'ouate.

278. **Souci** (*Calendula officinalis*). — Le souci appartient, est-il besoin de le dire, à la famille des Composées.

Cette plante vulgaire, qui se propage d'elle-même, dans nos jardins, nos champs et nos vignes, où elle montre, d'avril en septembre, ses grandes fleurs, d'un jaune orangé, est connue de tous ; il est donc inutile de la décrire ici.

Les feuilles du souci, dégagent, lorsqu'on les froisse, une odeur forte et pénétrante et possèdent, ainsi du reste,

que toutes les parties de la plante, une saveur âcre et
amère.

Le souci rend de grands services en médecine, mais on
ne doit l'employer qu'à l'état frais car la dessiccation lui fait
perdre ses propriétés ; il est doué de vertus toniques, stimulantes, emménagogues, sudorifiques, diurétiques, antispasmodiques, antiscrofu-
leuses.

L'infusion, préparée avec
10 à 15 grammes de feuil-
les, de fleurs ou de racines, par kilogramme d'eau,
est fort utile dans les cas
d'atonie des organes digestifs, d'inappétence, dans
les engorgements, les scrofules, la goutte, les hydropisies simples, les acci-
dents nerveux, les spasmes,
les retards des règles.

On peut remplacer la ti-
sane par le vin de souci
qui s'obtient en mélan-

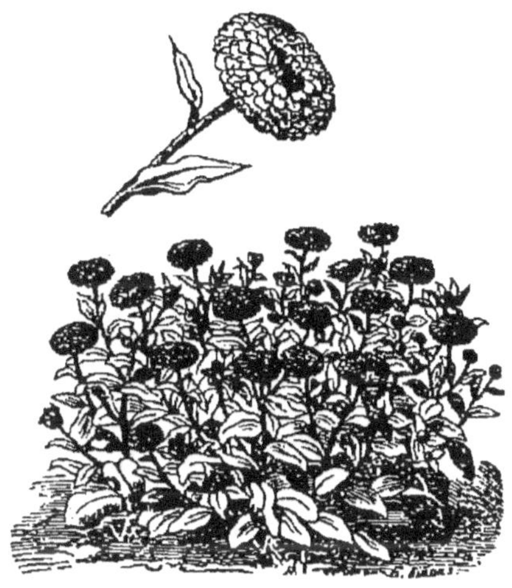

Souci.

geant, parties égales de vin blanc et de suc exprimé de
la plante.

Les fleurs pulvérisées, à la dose de 4 à 10 grammes, dans
du vin ou en pilules, constituent un excellent fébrifuge,
soit qu'on les administre seules, soit qu'on y ajoute de la
poudre de camomille ou de petite centaurée.

Les cataplasmes de feuilles de souci, pilées, exercent une
action favorable, sur les tumeurs scrofuleuses, les engorgements froids, les ulcères calleux. Ces mêmes feuilles, contuses, en applications souvent renouvelées, peuvent à la longue,
faire disparaître les verrues, les durillons, les cors et
autres callosités de la peau.

279. Stramoine (*Datura stramonium*). — La stramoine,
communément désignée dans les campagnes, sous les noms
multiples de datura, herbe aux sorciers, herbe aux taupes,
pomme épineuse, chasse-taupe, pommette, herbe du diable,
endormie, herbe aux magiciens, est une Solanée annuelle,
qui croît spontanément sur le bord des chemins, dans les

ruines, les décombres, les lieux secs et sablonneux, autour
des habitations rurales et que l'on cultive, dans beaucoup
de jardins, comme plante d'ornement.

Sa tige assez forte, ronde, rameuse, d'un vert pâle, est
haute de 0 m.60 à 1 m.20. Elle est garnie de grandes feuilles
molles, anguleuses, dentelées et porte, en juin-août, des
fleurs blanches ou violacées, en forme de cloche, isolées
sur chaque rameau et présentant cinq plis irréguliers.

A ces fleurs succèdent des capsules ovoïdes, à quatre

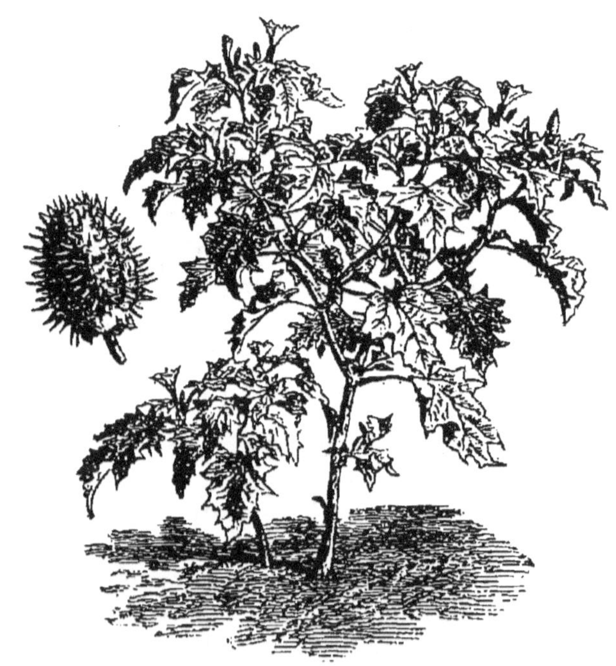

Stramoine.

loges, qui atteignent le volume d'une grosse noix et sont
recouvertes d'épines dures et aiguës.

Toutes les parties de la plante dégagent une odeur fortement vireuse et repoussante, lorsqu'elles sont fraîches,
beaucoup moins prononcée, après dessiccation ; leur saveur
est âcre, amère, nauséeuse.

La stramoine renferme un alcaloïde spécial : la daturine,
qui offre beaucoup d'analogie, quant à ses effets, avec
l'atropine.

Les praticiens mettent souvent à profit les vertus calmantes de notre solanée, dans les névralgies, la coqueluche, la toux nerveuse, les palpitations, les constrictions spasmodiques.

En médecine usuelle, la stramoine est surtout employée, à l'extérieur, en fumigations, dans les maladies des voies respiratoires.

Les cigarettes, faites avec ses feuilles séchées et réduites en poudre, fumées en guise de tabac, procurent un soulagement notable, dans l'asthme nerveux.

La teinture de *datura stramonium*, si efficace contre les douleurs et en particulier les névralgies faciales, se prépare, en laissant macérer, pendant une huitaine de jours, dans 500 grammes d'alcool et 500 grammes de vin d'Espagne, 6 grammes de semences de stramoine.

Pour obtenir un soulagement immédiat, il suffit de frictionner les parties atteintes, avec un tampon de flanelle, imbibé de cette teinture.

Les feuilles du *datura* sont sédatives. Contuses, elles s'appliquent, avec avantage sur les tumeurs douloureuses, les dartres enflammées et peuvent guérir la migraine, les points de côté, le lumbago ou mal des reins, la sciatique.

280. Sureau (*Sambucus nigra*).   Plus connu sous les appellations vulgaires de scü sambuc, smillet, saou, hautbois, solion, suin, seur, saniau, le sureau est un arbre de la famille des Caprifoliacées, très commun dans les haies, sur le bord des chemins, dans les terrains incultes et remarquable, par son tronc court et rugueux ; par ses rameaux droits, cannelés, longs de plusieurs mètres, recouverts d'une écorce grisâtre ; par ses feuilles composées, ovales, aiguës, dentées en scie et surtout par ses fleurs blanches, qui sont disposées en corymbes terminaux, ombelliformes et sont remplacées, au mois de juin, par des baies globuleuses, de la grosseur d'un grain de cassis, qui deviennent noires à leur maturité.

L'arbre qui nous occupe est propre à former des haies solides qui ont, sur les haies ordinaires, l'avantage de n'être attaquées par aucun des animaux domestiques.

Toutes ses parties sont utiles. Son bois fournit un assez bon combustible ; les tisserands font des cannettes avec ses jeunes rameaux.

La décoction concentrée des feuilles et des jeunes pousses de sureau, dans de l'eau, possède la propriété de détruire les insectes et, en particulier, les chenilles, qui causent tant de ravages dans nos potagers. On projette cette décoction sur les plantes ou les arbres envahis, au moyen d'un pulvérisateur.

Les baies, dont on ne tire aucun parti, peuvent donner, à la distillation, une eau-de-vie de bonne qualité.

Les fleurs sèches, macérées dans du vin, communiquent à ce vin, le parfum du frontignan. Placées, par couches alternées, avec des pommes, en boîtes hermétiquement closes, elles assurent la parfaite conservation de ces fruits et leur donnent, en outre, le goût de l'ananas.

C'est avec les fleurs du sureau que l'on prépare le vinaigre de toilette, dit *Surard*, dont tout le monde connaît les propriétés hygiéniques :

Voici la formule de ce vinaigre qui s'ajoute, d'ordinaire, à raison d'une cuillerée à bouche, à l'eau servant aux ablutions journalières : Faites macérer, dans une cruche de grès, pendant une quinzaine de jours, avec un litre de bon vinaigre, 10 grammes environ de fleurs sèches de sureau. Lorsque la macération est terminée, passez, d'abord dans un linge fin et ensuite au papier et conservez le liquide filtré, en flacons bien bouchés.

Le vinaigre surard s'emploie aussi comme médicament : pris à la dose de 4 à 10 grammes, dans un verre d'eau très chaude, légèrement sucrée, il excite toutes les sécrétions, notamment celles des urines et de la sueur et s'administre avec avantage, dans le traitement de la goutte et du rhumatisme, dans les pneumonies, les refroidissements.

Il en est de même de la décoction, préparée avec 10 à 15 grammes de fleurs, par litre d'eau.

En dehors de ses propriétés sudorifiques et diurétiques, la tisane de fleurs de sureau, constitue un remède excellent contre le rhume et la toux et à l'extérieur, en lotions répétées, fortifie la vue, fait disparaître la conjonctivite et guérit les ophtalmies chroniques.

Les feuilles du sureau, posées fraîches et contuses, seules ou additionnées de sel et de vinaigre, sur les tumeurs froides, les engorgements laiteux, forment un bon cataplasme résolutif. Bouillies avec du persil, elles s'appliquent, avec avantage, sur les dartres vives, les hémorroïdes enflammées

Leur suc est un topique détersif souverain contre les plaies de mauvaise nature, les ulcères cancéreux, on l'utilise aussi, en gargarismes, contre l'angine et les ulcérations de la gorge.

Les feuilles de sureau, réduites en poudre et prisées à la façon du tabac, arrêtent promptement les hémorragies nasales. Données à raison de 10 à 15 grammes, dans du miel, elles guérissent la diarrhée et la dysenterie.

La décoction de la seconde écorce, 60 à 90 grammes par litre d'eau ou de lait, constitue un excellent purgatif qu'il est facile de se procurer partout sans frais.

Le vin de sureau, qui se prépare en laissant infuser longuement, dans 1 kilogramme de vin blanc, 150 grammes de racine ou de seconde écorce et s'administre quatre ou cinq fois par jour, à doses croissantes de 25 à 100 grammes, a souvent été employé, avec succès, dans l'hydropisie.

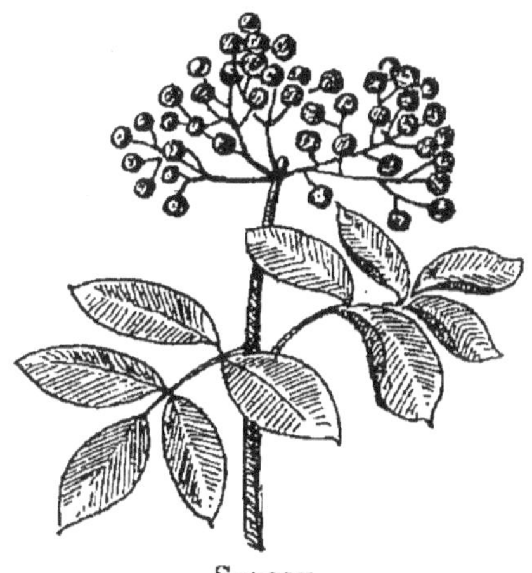

Sureau.

Enfin le sirop, obtenu en faisant cuire le suc exprimé des baies, avec poids égal de sucre, pris à la dose d'une cuillerée à bouche, avant ou après les repas, est recommandé contre les vomissements nerveux.

281. **Tabac** (*Nicotiana tabacum*). — Originaire d'Amérique, le tabac est cultivé, aujourd'hui, dans toutes les contrées chaudes et tempérées de l'ancien et du nouveau continent. Cette Solanée, introduite en France, vers le milieu du XVIe siècle, par Jean Nicot, a reçu une foule de surnoms populaire; les plus répandus sont les suivants : herbe à la reine, herbe à tous les maux, petun, herbe du grand prieur, nicotiane, jusquiame du Pérou, herbe sainte, herbe de l'ambassadeur, médicée.

Sa tige fistuleuse, rameuse, un peu velue, qui atteint jusqu'à 2 mètres de hauteur, part d'une racine forte et blanchâtre et porte de grandes feuilles, ovales, lancéolées, sessiles. Les fleurs, roses ou purpurines, se montrent, durant les mois de juillet et d'août et sont disposées en panicules terminales. Les fruits qui les remplacent, sont des capsules ovales, renfermant de nombreuses graines.

Le tabac aime les terres fortes, substantielles et abondamment fumées. On le sème, au printemps, en pépinière et, lorsqu'il a atteint un développement suffisant, on le transplante à environ 1 m. 50, dans tous les sens. Vers le milieu de l'été, on sectionne, le haut de la tige, pour concentrer la sève à la base de la plante et augmenter, par suite, le développement des feuilles inférieures. Celles-ci sont récoltées à l'automne, quand elles commencent à jaunir.

Séchées et soumises à des préparations spéciales, ces feuilles se transforment en tabac à fumer ou à priser.

Le tabac, par la substance toxique (nicotine) qu'il renferme, en minime quantité, agit à la façon des poisons narcotico-âcres : son usage immodéré détermine l'inflammation de l'estomac, diminue la mémoire, affaiblit l'intelligence, annihile les sens du goût et de l'odorat. Mais, employé modérément, il ne saurait être sensiblement nuisible à la santé. Toutefois, il vaut mieux s'en abstenir.

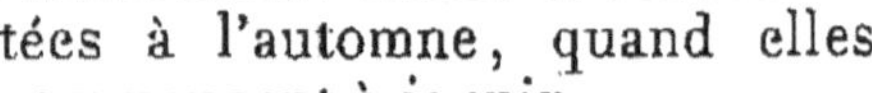

Tabac.

Passons, maintenant, en revue aussi succinctement que possible, les intéressantes vertus médicales de cette plante.

La décoction des feuilles, des semences ou de la racine est très utile, en lavements, dans les cas d'apoplexie, de léthargie, dans les coliques graves et pour expulser les vers de l'intestin. On l'emploie aussi, en lotions, contre la gale, les dartres, les affections parasitaires. Lorsqu'on a été piqué par une guêpe, une araignée ou tout autre insecte, il suffit, pour faire disparaître la douleur, de laver l'endroit atteint avec du jus de tabac.

Les feuilles de notre Solanée forment d'excellents cataplasmes contre les plaies gangreneuses, les engorgements glanduleux. On les applique encore, avec succès, sur les articulations gonflées, par la goutte. Ces mêmes feuilles séchées, mélangées à celles du fenouil, en fumigations, guérissent les fluxions des yeux.

Voici un excellent remède contre le lumbago, la sciatique, les points de côté. Dans un demi-litre d'eau-de-vie camphrée, on laisse macérer longuement, un paquet de tabac à fumer. Après quinze jours de macération, on passe et l'on met le liquide en bouteilles.

On trempe, dans cette teinture nicotinée, de la charpie que l'on étend sur les parties malades : la douleur diminue graduellement d'intensité et, règle générale, disparaît tout à fait, en moins de deux heures.

Le cérat de tabac, qui s'obtient en incorporant à de l'huile d'olive, dans laquelle on a fait infuser, pendant 48 heures, le $1/10$ de son poids de tabac, une quantité de cire jaune, suffisante pour former une pâte bien consistante et qui s'emploie en frictions répétées, est très efficace contre la gale, les dartres, les boutons de la peau.

Disons, en terminant, que le tabac à priser, en provoquant l'éternuement, peut soulager la migraine et les maux de tête invétérés.

282. Tanaisie (*Tanacetum vulgare*). — Nos lecteurs ne sont pas sans avoir remarqué, le long des chemins et des fossés, sur la lisière des bois, dans les haies, les endroits frais et incultes, cette Composée vivace, haute d'un mètre et plus, aux tiges dressées, nombreuses et réunies en touffes, aux larges feuilles, d'un vert foncé, divisées en segments étroits; aux fleurs jaunes, composées, comme celles de la marguerite, d'une agglomération de petits fleurons et réunies en corymbes terminaux. Ces fleurs, qui s'épanouissent de juin à septembre, sont remplacées par des akènes.

La tanaisie a produit, par la culture, une belle variété à feuilles frisées. On peut la semer en place, au commencement du printemps, ou la propager par éclats de pieds; elle se plaît en terre, profonde, meuble et légèrement sablonneuse, à bonne exposition.

La tanaisie n'a pas manqué de parrains. Les paysans la dénomment : suivant les régions, herbe Saint-Marc, althanase, herbe amère, barbotine ,indigène, balsamite amère, menthe-coq, tanaise, herbe du bon chasseur, herbe aux vers, athanasie. Toutes ses parties dégagent une forte

odeur aromatique et possèdent une saveur amère et nauséabonde.

Les propriétés de la plante qui nous occupe se rapprochent de celles de l'absinthe. Comme ce dernier végétal, la
tanaisie est douée de vertus toniques, excitantes, anti-spasmodiques, vermifuges.

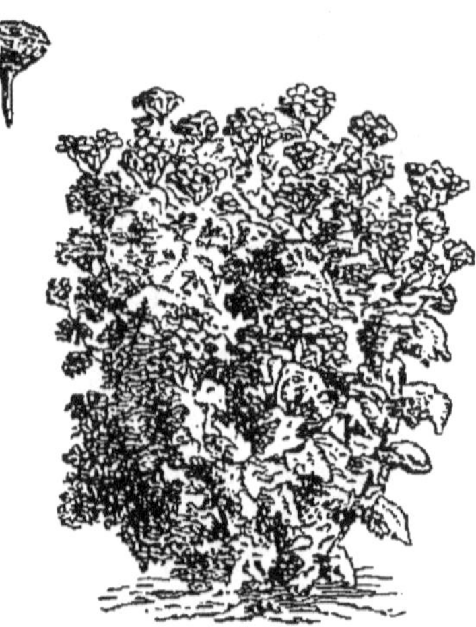

Tanaisie.

L'infusion des fleurs sè-
ches, à la dose de 20 à 30 gr.
par litre d'eau, convient dans
les faiblesses des organes
digestifs, les catarrhes et la
diarrhée chroniques, les convalescences, l'anémie, la chlorose, les spasmes, les accidents nerveux, l'hystérie, les
vertiges.

La poudre, à raison de 5 à
15 grammes, le vin (préparé
avec 1 partie de fleurs, pour
25 de vin blanc) sont fort
utiles, comme fébrifuges et s'administrent encore, avec
avantage, dans les hydropisies simples.

Les fruits de la tanaisie, pulvérisés et incorporés à du
miel, ou pris, dans du vin, à raison de 5 à 10 grammes,
constituent un excellent vermifuge.

On peut aussi, pour expulser les vers de l'intestin, appliquer sur le bas-ventre un cataplasme de feuilles cuites
additionnées d'ail pilé.

La décoction de tanaisie, fortement salée, est un puissant
détersif et antiseptique des plaies et ulcères qu'elle assainit
et cicatrise promptement.

Disons, en terminant, que, pour débarrasser les chiens
de leurs puces, il suffit d'étendre dans leurs niches comme
litière, des feuilles sèches de tanaisie.

283. **Thym** (*Thymus vulgaris*). — Cette Labiée, appelée
parfois,pote et frigoule et employée journellement, par les
cordons bleus, à titre d'assaisonnement, se reproduit par
semis et, plus communément, par division de ses touffes, au
printemps. Elle affectionne surtout les sols légers et pierreux et réclame, durant les grandes chaleurs, des arro-

sages répétés. Il est bon de le propager, dans le voisinage des ruches, car les abeilles sont très friandes de ses fleurs blanches, roses ou purpurines, qui apparaissent à l'extrémité des rameaux, pendant toute la belle saison.

Bien que le thym reste vert, en tous temps, on peut, à l'automne, recueillir ses tiges et ses sommités fleuries : Renfermées, après dessiccation, dans des bocaux de verre ou des boîtes bien closes, elles conservent, presque indéfiniment leur arome et leurs vertus.

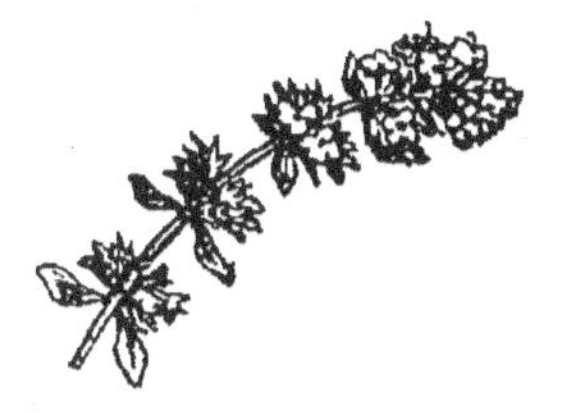

Les propriétés médicales du thym sont analogues à celles du serpolet et, en général, de toutes les Labiées :

L'infusion de la plante fraîche ou sèche se prescrit, dans l'atonie de l'appareil digestif, les flatuosités, les spasmes,

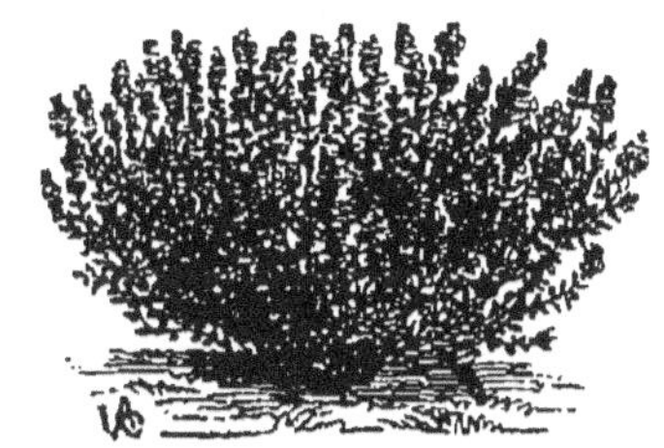
Thym.

la toux convulsive, les maux de tête, les frissons fébriles, la leucorrhée, le catarrhe chronique du poumon.

A l'extérieur, la décoction concentrée de la plante, en lotions répétées, tue l'acarus de la gale et les parasites de la tête.

Le thym produit d'excellents effets, en fumigations ou en bains, dans le lumbago ou mal des reins, les douleurs nerveuses et rhumatismales des membres, la goutte atonique, les scrofules, le rachitisme,

La teinture, préparée en laissant macérer, pendant deux ou trois semaines, dans un demi-litre d'alcool, 100 grammes de sommités de thym hachées, s'emploie, en gargarismes, contre les douleurs dentaires.

284. Tilleul (*Tilia europæa*). — Le tilleul ou tiliot, thé d'Europe, donne son nom et sert de type à la famille des Tiliacées.

Ce bel arbre, qui vient spontanément dans nos forêts et est cultivé, dans tous les parcs et les jardins, tant pour sa beauté que pour l'utilité de ses diverses parties, en médecine et en industrie, peut atteindre jusqu'à 20 mètres de hauteur.

Son tronc droit, revêtu d'une écorce grisâtre, porte des rameaux, longs, un peu retombants, très touffus. Les feuilles pétiolées, cordiformes, sont bordées de fines dents. Les fleurs nombreuses, d'un jaune clair, se montrent en mai-juin et sont disposées en corymbes ; leur pédoncule adhère à une large bractée membraneuse.

Ces fleurs dégagent un parfum suave et pénétrant. On les récolte aux environs de la Saint-Jean (24 juin) et on les sèche à l'ombre. Elles sont douées de propriétés diurétiques, diaphorétiques, calmantes et antispasmodiques et s'emploient, journellement, en infusion théiforme, dans la migraine, les vertiges, les lourdeurs de tête, les digestions difficiles, les vomissements, les courbatures, les frissons fébriles, les coliques, l'hystérie.

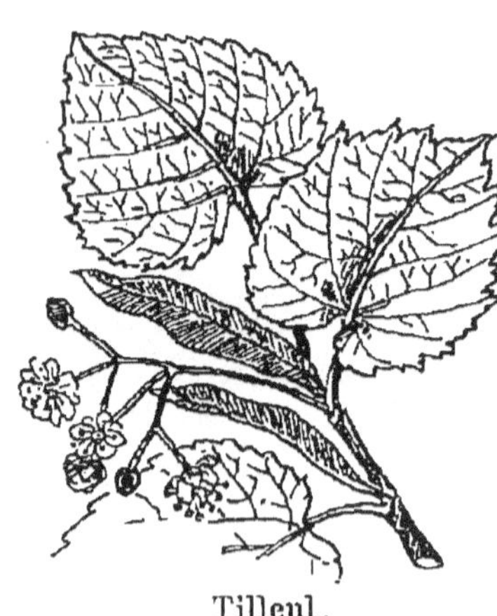

Tilleul.

L'infusion de fleurs de tilleul, en bains, est très recommandée aux personnes nerveuses et guérit les convulsions des enfants.

La seconde écorce, bouillie dans de l'eau, forme une émulsion, émolliente et rafraîchissante qui, administrée en boissons ou en lavements, donne souvent des résultats inespérés, dans les diarrhées chroniques, les maladies inflammatoires de l'estomac et de l'intestin.

Les feuilles, chargées d'un mucilage épais, constituent, une fois écrasées et réduites en bouillie, un bon cataplasme calmant, pour les brûlures, les plaies douloureuses, les hémorroïdes enflammées, les dartres vives.

Les fruits du tilleul possèdent toutes les propriétés adoucissantes de l'écorce et des feuilles. Leur amande, réduite en poudre impalpable et prisée, peut arrêter les saignements de nez.

Le charbon de tilleul a été employé comme fébrifuge. Il rend encore d'incontestables services, en thérapeutique, dans la dysenterie, la dyspepsie ; appliqué sur les brûlures, les ulcères gangreneux, il agit comme astringent et désinfectant.

Le bois de tilleul est d'un travail facile ; les layetiers, les tourneurs, les ébénistes, les sculpteurs, le recherchent.

La seconde écorce, macérée dans de l'eau, sert à confectionner, dans quelques régions, des sacs, d'emballage, des nattes, des tissus grossiers, mais d'une solidité à toute épreuve. On en fait aussi des cordes et des liens fort utiles.

285. Tomate (*Lycopersicum*). — Cette plante annuelle, de la famille des Solanées, dont les beaux fruits rouges, désignés vulgairement sous le nom de pommes d'amour, constituent un condiment excellent et sont d'un usage journalier, en cuisine, est cultivée dans tous les jardins.

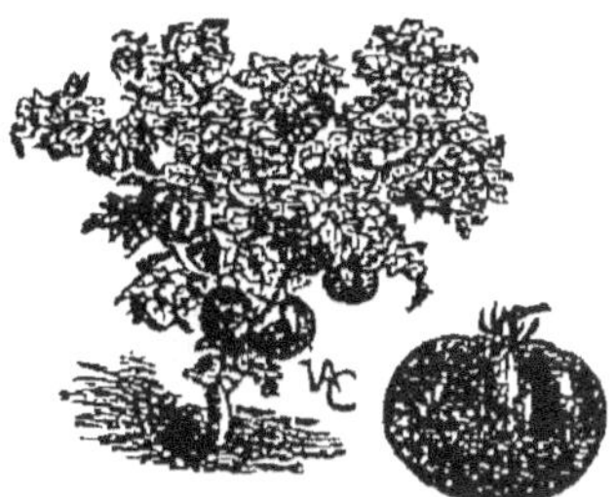
Tomate.

On la sème, d'ordinaire, sous châssis, au début du printemps. Le plant provenant de ce semis est repiqué, au commencement de mai, dans une terre meuble et bien fumée, à une exposition méridionale.

Dès que les tiges ont acquis un certain développement, on les munit de tuteurs, puis on coupe leur extrémité supérieure et on enlève les branches faibles ou stériles. Il est nécessaire d'arroser largement les tomates, pendant tout l'été.

A l'approche des gelées, on cueille les fruits qui n'ont pas atteint leur complète maturité et on les étend, dans un local sec, sur une couche de paille.

Voici un bon procédé pour conserver les tomates intactes d'une saison à l'autre : On choisit des fruits bien mûrs et parfaitement sains ; que l'on place, dans un récipient de verre ou de grès, avec un liquide composé de 8 parties d'eau, une partie de sel et une de vinaigre. Puis, on recouvre le tout d'une couche d'huile d'olive, peu épaisse.

Ajoutons qu'on prépare, avec les « pommes d'amour » une confiture, douée d'une saveur légèrement acide, et aussi saine qu'agréable. Nous croyons utile de donner ici la recette de cette conserve : On prend une dizaine de tomates vertes, que l'on coupe en quartiers et que l'on met, dans une bassine en cuivre, avec poids égal de sirop de sucre. Le mélange est, ensuite, placé sur un feu doux, où on le laisse cuire, pendant trois quarts d'heure environ. Lorsque la cuisson est près d'être obtenue, on ajoute à la masse, un citron, coupé en rondelles et une cuillerée à café de vanille pulvérisée. Puis on retire et l'on met la confiture dans des pots, qu'on bouche hermétiquement.

La tomate rend quelques services en médecine usuelle. Ses feuilles servent, comme celles de la pomme de terre, à préparer des cataplasmes émollients. L'infusion de la plante fraîche a été employée, avec un réel succès, comme fébrifuge. Enfin, le suc des fruits, pris à la dose d'un demi-verre, plusieurs fois dans la journée, forme un excellent diurétique.

286. Topinambour (*Helianthus tuberosus*). — Le topinambour ou hélianthe tubéreux, poire de terre, taratout, crompère, est une Composée vivace, originaire de l'Amérique méridionale et facile à reconnaître à sa tige, ordinairement simple, qui s'élève de 1 à 2 mètres, à ses feuilles rudes au toucher, triplinervées, acuminées, ovales ou cordiformes et à ses grandes fleurs jaunes, qui ressemblent à celles du souci.

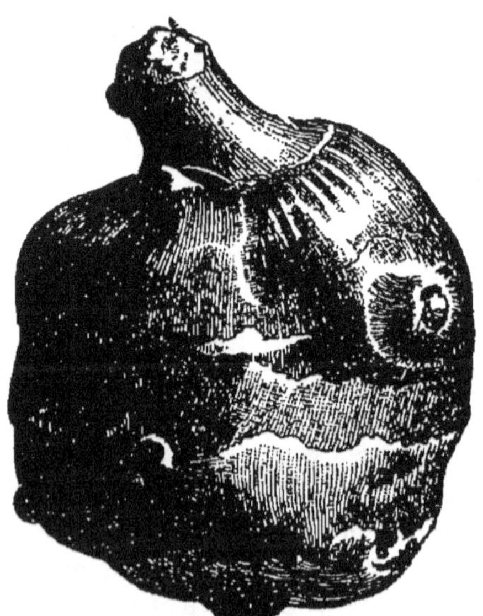

Tubercule de Topinambour.

Le topinambour, cultivé partout pour ses tubercules alimentaires, croît indistinctement dans tous les terrains. On plante ses racines tubéreuses au mois de mai, en lignes distantes de 1 mètre et à 0 m. 60 les unes des autres.

Les soins qu'il convient de donner à l'hélianthe tubéreux pendant le cours de sa végétation, se réduisent à un ou deux binages, suivis d'un buttage, qu'on pratique vers la fin de juillet.

Dans le courant de l'été, on coupe les fanes du topinambour que l'on utilise, une fois hachées, pour l'alimentation des animaux domestiques.

L'hélianthe tubéreux se reproduit indéfiniment sur le même terrain : c'est pourquoi, il est à conseiller de consacrer un enclos spécial, à la culture de cette plante, ce qui permet d'obtenir, sans presque de soins, un grand nombre de récoltes successives.

Les tubercules du topinambour résistent fort bien à la gelée ; aussi, ne les arrache-t-on, d'ordinaire, qu'au fur et à mesure des besoins. On les donne, crus ou cuits, coupés par petits morceaux, aux vaches, aux chevaux, aux chèvres et aux moutons qui s'en trouvent fort bien et les recherchent avec avidité.

Les distillateurs retirent, des racines de l'hélianthe tubéreux, un alcool de bonne qualité.

Quelques personnes aiment à manger les tubercules du topinambour qui possèdent, paraît-il, un léger goût d'artichaut.

D'aucuns prétendent que l'usage de ce légume, continué pendant quelques jours, peut très bien débarrasser d'un accès de goutte ou de douleurs rhumatismales. Les mêmes tubercules possèdent des propriétés diurétiques et apéritives incontestables.

Dans beaucoup de campagnes, on emploie les feuilles du topinambour, macérées dans du vin rouge, comme calmantes et résolutives. Enfin, l'infusion des fleurs est fébrifuge et antiophtalmique.

287. — Tournesol (*Helianthus annuus*). — De même que le topinambour, le tournesol, vulgairement dénommé grand soleil, hélianthe annuel, a été classé dans la grande famille des Synanthérées.

Cette plante, importée du Pérou, en France, vers la fin du xvie siècle, est cultivée, aujourd'hui, dans tous les jardins, pour la beauté de ses fleurs, qui atteignent jusqu'à 30 centimètres de diamètre. Ses larges feuilles, en forme de cœur, sont dentelées. Les tiges qui les portent, hautes de 2 mètres et plus, sont épaisses, dures et fibreuses ; soumises, comme celles du chanvre, au rouissage, puis au teillage et au peignage, elles fournissent, à l'industrie textile, une filasse aussi fine que solide.

On utilise les semences du tournesol pour l'alimentation des oiseaux de basse-cour ou de volière ; les faisans en sont particulièrement friands.

La décoction, préparée avec les graines du grand soleil, torréfiées et réduites en poudre, est employée, dans quelques campagnes, comme succédané du café. Cette même décoction, édulcorée avec du sucre, est d'un usage journalier, dans la migraine et les maux de tête nerveux.

Les feuilles de notre Composée sont vulnéraires.

Ajoutons qu'on obtient un remède excellent, contre les maux d'estomac, les pleurésies, les rhumes, les catarrhes, en laissant macérer, au soleil, en bouteille bien bouchée, 100 grammes de sommités de tournesol, coupées par petits morceaux, dans 200 grammes de bonne eau-de-vie. Après une macération d'environ 1 mois, on filtre et l'on conserve en

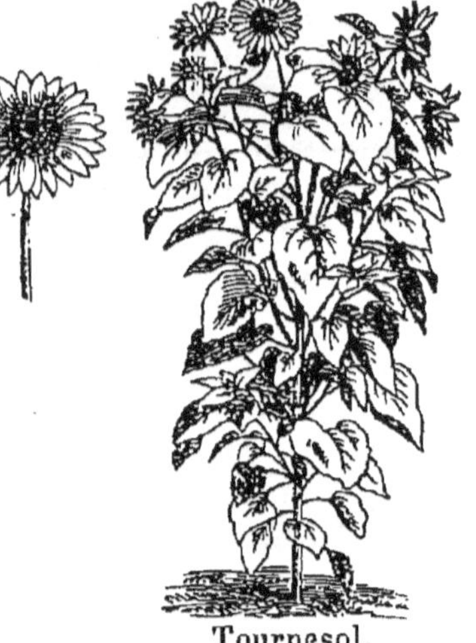

Tournesol.

flacons. Cette préparation se prend, mêlée à du vin blanc, à raison de 2 cuillerées à bouche, le matin à jeun et dans l'intervalle des repas, pendant 4 ou 5 jours consécutifs.

On l'emploie aussi, à l'extérieur, en compresses, pour déterger les ulcères et les plaies.

288. Trèfle d'eau (*Menyanthes trifoliata*). — Le trèfle d'eau, appelé aussi ményanthe, trèfle des castors, trèfle des marais, trèfle aquatique, appartient à la même famille que la gentiane et la petite centaurée et se rapproche beaucoup de ces deux végétaux, par ses propriétés.

Cette plante vivace est assez commune, dans les lieux humides et bourbeux, le long des rivières, des étangs, dans les marécages.

D'une racine articulée, écaillée, part une hampe grêle, haute de 30 à 40 centimètres, que termine, en avril-mai, une grappe simple de petites fleurs blanches ou rosées. Les feuilles sont radicales, pétiolées et composées de trois folioles, ovales, dentelées. On récolte ces feuilles, au début du printemps ; il faut les sécher promptement, ainsi que la racine qui s'arrache à la même époque. On recueille les sommités, au moment de la floraison et on les soumet, comme les feuilles et la partie souterraine, à une dessiccation rapide.

Le trèfle d'eau est doué, dans toutes ses parties, de propriétés, amères, toniques, fébrifuges et antiscorbutiques très actives. Il produit une très heureuse influence, dans les cas de faiblesse générale, causée par de mauvaises conditions hygiéniques, dans la dyspepsie, la goutte, les scrofules, la jaunisse, les affections cutanées, les fièvres paludéennes intermittentes et un grand nombre de maladies chroniques.

On donne la poudre des fleurs ou des feuilles et, plus communément, l'infusion, préparée avec 30 gr. de plante fraîche, ou 20 gr. de plante sèche, par litre d'eau.

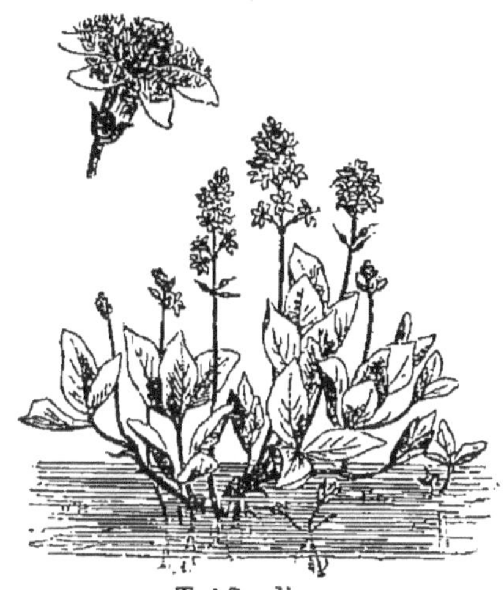

Trèfle d'eau.

Cette tisane est aussi employée, avec un réel succès, comme emménagogue et vermifuge.

En médecine externe, la décoction des feuilles forme une bonne lotion contre les dartres.

289. Troène (*Ligustrum vulgare*). — Ce modeste arbrisseau, auquel les campagnards ont prodigué les qualificatifs de trougne, trogne, drane, ligustre, herbe aux charrons, est bien trop connu, pour qu'il soit nécessaire de le décrire ici : On le rencontre partout et principalement dans les bois, les halliers, les taillis, les lieux frais et ombragés. Les botanistes l'ont rangé dans la famille des Oléinées ou Oléacées, qui nous a fourni plusieurs végétaux précieux, entre autres, le frêne, le lilas et l'olivier.

Le bois du troène, fibreux et flexible, est employé dans la vannerie : on en fait des paniers, des corbeilles, des claies, des chapeaux et autres ouvrages. Ce bois, calciné en vase clos, est l'un de ceux que l'on préfère pour la préparation de la poudre.

L'écorce fournit à l'art tinctorial une belle couleur

jaune ; les baies, d'un rouge violacé, servent à colorer le vin.

En médecine usuelle, on met souvent à profit les vertus astringentes des fruits du troène, dans la diarrhée, la dysenterie, les hémorragies. La décoction, qui se prépare avec 15 ou 20 grammes de baies fraîches, par litre d'eau, forme, à l'extérieur, un bon détersif des plaies gangreneuses et des ulcères de mauvaise nature.

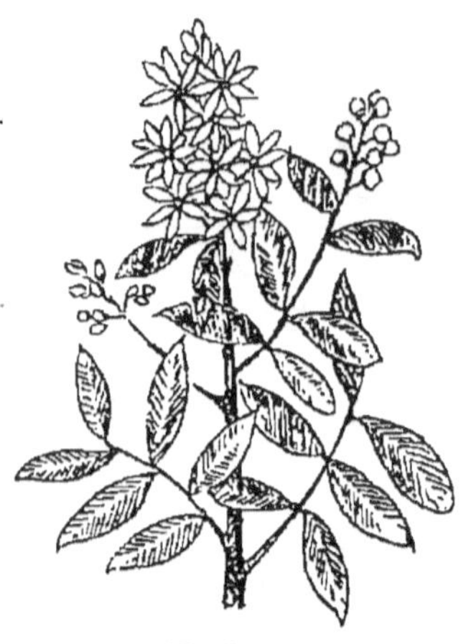

Troène.

Les feuilles possèdent toutes les propriétés astringentes et vulnéraires des fruits.

L'épiderme des jeunes rameaux constitue, à l'état vert ou après dessiccation, l'un de nos meilleurs fébrifuges indigènes.

On voit que l'humble troène, par ses multiples emplois en médecine et en industrie, mérite d'être admis au nombre de nos «Plantes Bienfaisantes».

290. **Tussilage** (*Tussilago farfara*). — Plus connu sous les noms familiers de pas-d'âne, herbe de Saint-Quirin, pas-de-cheval, taconnet, procheton, héliotrope d'hiver, herbe de Saint-Guérin, le tussilage est une plante vivace, de la famille des Composées, qui affectionne surtout les terres humides et marécageuses et qui croît, en abondance, au bord des fossés, des rivières et des étangs.

Le tussilage atteint de 15 à 20 centimètres de hauteur. Ses tiges, simples, duveteuses, garnies de nombreuses écailles, portent, pendant les mois de mars et d'avril, une fleur solitaire, d'un beau jaune d'or, que remplace un akène cylindrique, couronné par une aigrette. Les feuilles, radicales, en forme de cœur, supportées par un court pétiole, sont vertes en dessus, blanchâtres à leur partie inférieure et bordées de fines dents.

Le tussilage doit son nom — tiré du latin *tussis*, toux — à ses propriétés pectorales.

L'infusion des fleurs fraîches ou sèches, préparée avec de l'eau ou du lait, est un remède précieux, contre le rhume,

les catarrhes et, en général, toutes les affections de la poitrine et du poumon.

La décoction obtenue en faisant bouillir, pendant une
demi-heure, dans un litre d'eau, 30 à 60 grammes de feuilles
de tussilage, prise à raison d'une grande tasse, plusieurs
fois dans la journée, est toni-
que et dépurative. Elle rend
de grands services, dans les
affections de la peau, les scrofules et est très utile, dans les
maladies chroniques, comme
adjuvant du traitement spécial,
ainsi que dans les convalescences.

Les feuilles du tussilage, finement hachées et cuites avec
des œufs, forment une omelette qu'on donne, avec avantage, aux enfants scrofuleux et
rachitiques.

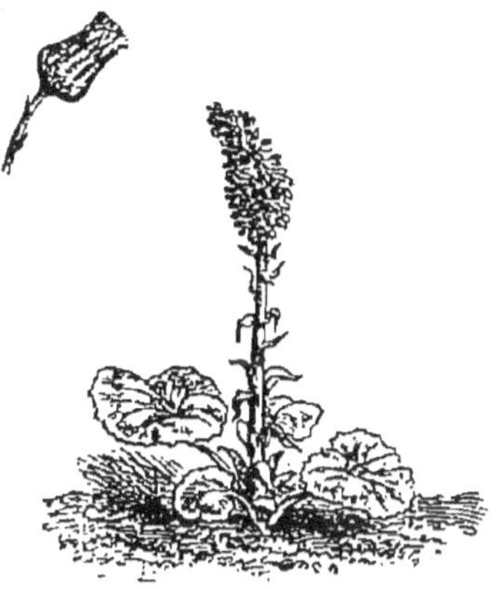

Tussilage.

Ces feuilles sont également très efficaces contre la bronchite chronique et l'asthme. Dans ces derniers cas, on en
fait — après dessiccation préalable — des cigarettes que
l'on fume, en guise de tabac, et dont on aspire la fumée,
pour bien la faire pénétrer dans la poitrine.

Disons, en terminant, que le suc du tussilage est fort
utile, en lotions, contre la gale, la teigne, les croûtes de
lait, les boutons de la peau, les efflorescences, les dartres
rongeantes et, en compresses, pour dissoudre les engorgements glanduleux.

291. Ulmaire (*Spirea ulmaria*). — Très commune dans
les bois, les prairies humides, sur le bord des rivières, dans
les lieux frais et ombragés, l'ulmaire ou encore reine des
prés, spirée, barbe de chèvre, ornière, grande potentille,
pied-de-bouc, vignette, herbe aux abeilles, est une Rosacée
vivace, haute d'un mètre et plus, à la racine grosse et noirâtre, aux grandes feuilles, composées, vertes en dessus,
pâles et duveteuses à leur partie inférieure, aux fleurs
petites et nombreuses, formant des panicules corymbiformes,
à l'extrémité des rameaux.

Ces fleurs, dont l'industrie retire une belle couleur jaune, se montrent, pendant les mois de juin et juillet, et sont douées d'une odeur agréable.

On doit les recueillir avant leur complet épanouissement et les faire sécher à l'ombre.

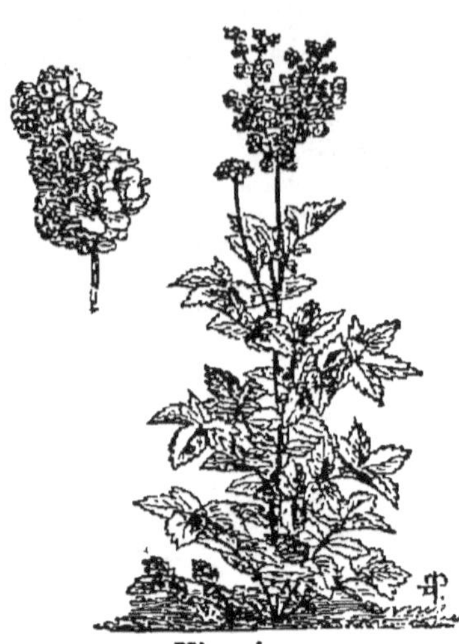

Ulmaire.

Les fleurs de la reine des prés possèdent des propriétés sudorifiques et diurétiques très prononcées. Elles s'administrent, avec avantage, en infusion théiforme, dans les refroidissements, les pneumonies, la goutte, la pierre, la gravelle, le rhumatisme chronique et surtout dans les infiltrations aqueuses et les diverses formes d'hydropisie. Pour cette dernière maladie, on se trouve ordinairement bien de l'usage d'un vin, préparé avec 500 grammes de fleurs d'ulmaire, réduites en poudre, et 2 litres de bon vin blanc, à la dose de 200 grammes environ, tous les matins à jeun.

Les feuilles et la racine de la reine des prés rendent quelques services en médecine. Leur décoction — 30 à 60 grammes par kilogramme d'eau — qui renferme une notable proportion de tannin, est tonique, astringente et fébrifuge.

292. **Valériane** (*Valeriana officinalis*). — La valériane, vulgo, herbe de Saint-Georges, valériane sauvage, herbe à la meurtrie, est le type de la famille des Valérianées.

On la rencontre fréquemment dans les bois et les lieux humides. Les tiges dressées, cylindriques, fistuleuses, peuvent atteindre jusqu'à 1 m. 80 de hauteur. Elles portent des feuilles opposées, ailées. Les petites fleurs blanches, bleues, jaunes et plus communément rouges, s'ouvrent de juin à octobre et sont disposées en cymes corymbiformes, à l'extrémité des rameaux. La racine fibreuse, à chair blanchâtre, est recouverte d'une écorce brune. Presque inodore à l'état frais, elle acquiert, par la dessiccation, une odeur forte, pénétrante, un peu nauséeuse ; sa saveur est âcre et amère.

Cette racine est la seule partie de la plante, usitée en médecine. On la recueille, dès le début du printemps, avant l'apparition des tiges. Il faut la sécher à l'étuve ou au four.

La racine de la valériane est souvent employée, comme calmante et antispasmodique. Son infusion — 15 à 30 grammes par litre d'eau — est le remède par excellence des affections ou accidents qui dépendent des centres nerveux ; névralgies, hypocondrie, épilepsie, danse de Saint-Guy, spasmes, convulsions, vertiges, vapeurs, bouffées de chaleur au visage, impatiences, brûlements d'entrailles, frissons fébriles, etc...

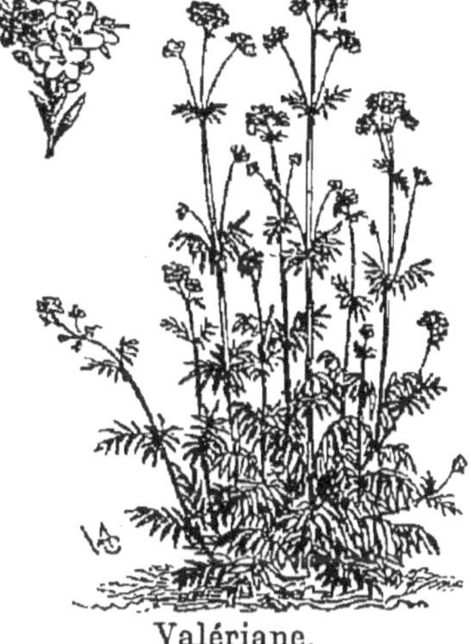
Valériane.

On peut, aussi, donner la poudre de la racine, à raison de 5 à 25 grammes, dans du miel ou du vin.

La valériane compte de nombreux succès, dans les fièvres intermittentes et putrides : elle est douée, en outre, de propriétés vermifuges incontestables.

On l'emploie également dans le traitement de la polydipsie, maladie caractérisée par une soif excessive et une sécrétion très abondante d'urine.

La plante qui nous occupe doit le nom d'herbe aux chats, sous lequel elle est communément désignée dans les campagnes, à la singulière attraction qu'elle exerce, sur les animaux de la race féline.

293. Vélar (*Sisymbrium officinale*). — Encore appelé herbe aux chantres, moutarde des haies, sinapi, tortelle, vélar alliacé, sisymbre, herisymum, le vélar est une Crucifère herbacée, annuelle, qui vient, à l'état sauvage, dans les lieux incultes, au bord des chemins, sur les coteaux calcaires.

Cette plante est facile à reconnaître à sa tige grêle, rameuse, d'un vert rougeâtre, rude au toucher, qui dépasse rarement une hauteur de 60 centimètres et part d'une racine dure, blanche et pivotante, à ses feuilles larges, d'un vert tirant sur le bleu, enfin à ses fleurs jaunes, très petites, qui se montrent pendant les mois de mai et juin et sont disposées en épis grêles, à l'extrémité des rameaux.

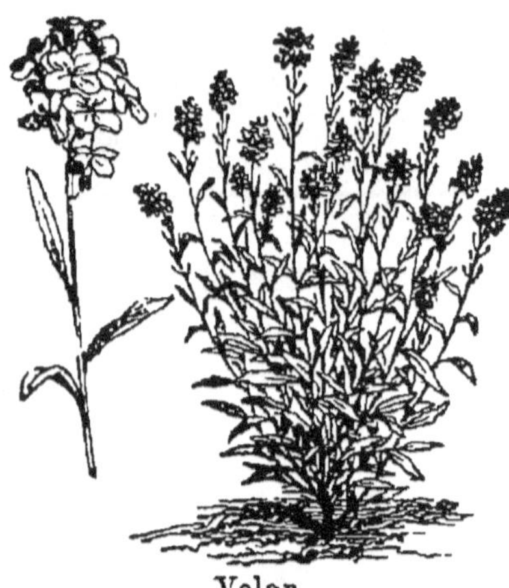

Velar.

La médecine usuelle fait usage des feuilles et de la racine.

Il faut, autant que possible, les employer fraîches, car la dessiccation leur enlève une partie de leurs propriétés.

L'infusion, préparée avec 30 à 60 grammes de feuilles par kilogramme d'eau ou de lait, édulcorée avec du miel et prise aussi chaude que possible, constitue un remède, très efficace, dans la bronchite chronique, les affections catarrhales et surtout dans l'enrouement et l'aphonie ou extinction de voix. C'est ce qui a valu, à la plante qui nous occupe, le surnom d'herbe aux chantres. — Ajoutons, qu'on peut remplacer l'infusion par le suc frais des feuilles ou par le sirop de vélar, qui se prépare exactement comme le sirop d'ache, dont nous avons donné, plus haut, la formule.

La racine du vélar possède toutes les propriétés rubéfiantes, apéritives, diurétiques et antiscorbutiques de celle de raifort.

294. Vermiculaire (*Sedum acre*).—Voir plus haut: Petite Joubarbe.

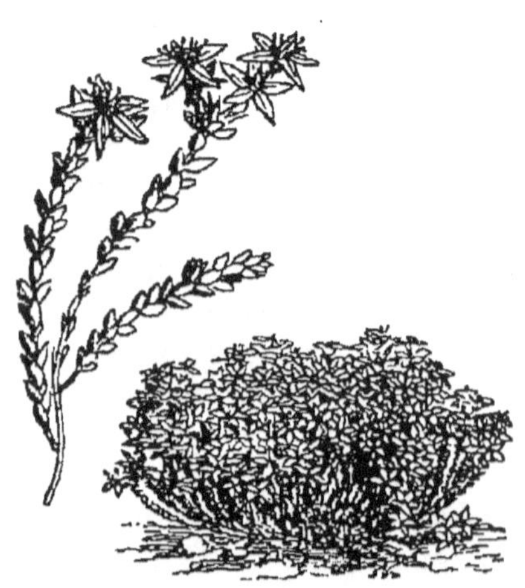

Vermiculaire.

295. Véronique officinale
(*Veronica officinalis*). — La véronique officinale est un membre de la famille des Scrofulariacées ou Personée s

chez laquelle nous avons étudié la digitale, la linaire, le muflier, la scrofulaire.

Très commune, dans les terrains secs et pierreux, les lieux arides, sur le flanc des collines calcaires, cette plante a reçu les appellations vulgaires de thé d'Europe, herbe aux ladres.

Ses tiges étalées, rampantes, rondes, pubescentes, sont longues de 25 à 30 centimètres et garnies de feuilles opposées, ve-lues, rudes au toucher, ovales, bordées de fines dents.

Les fleurs, qui forment des grappes axillaires et sont rempla-cées par des fruits cordiformes, s'épanouissent pendant toute la belle saison.

La véronique, inodore à l'état frais, possède, après dessiccation, une odeur agréable. On récolte la plante, au moment de la florai-son et on la sèche à l'ombre.

Elle sert à préparer une infu-sion tonique, excitante, antispas-

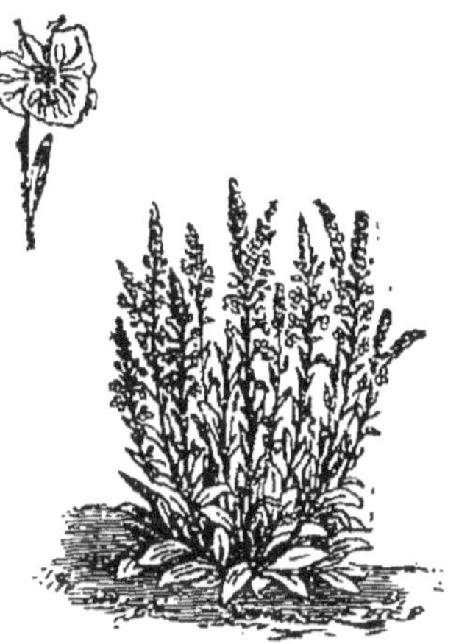

Véronique officinale.

modique, diurétique et pectorale, d'un usage fréquent, dans les campagnes, contre les faiblesses d'estomac, les digestions laborieuses, les diarrhées chroniques, l'ané-mie, les pâles couleurs, les lourdeurs de cerveau, la migraine, les maux de tête nerveux, les coliques venteuses, les convulsions, la goutte, la gravelle, la jaunisse, le rhume, le catarrhe chronique du poumon.

La même infusion facilite le travail intellectuel et peut rendre de réels services, aux littérateurs et aux personnes qui vont passer un examen.

La décoction des feuilles fraîches ou sèches, est un excel-lent détersif des plaies gangreneuses et rebelles à la cica-trisation ; mêlée à du miel, elle forme un bon gargarisme, dans l'angine et les irritations de la gorge.

Ce que nous venons de dire au sujet des propriétés de la véronique officinale, peut s'appliquer à celles de la véro-nique à épis et de la véronique germandrée, qui abondent, l'une et l'autre, dans les endroits incultes et boisés.

296. Verveine (*Verbena officinalis*). — La verveine croît spontanément, sur le bord des chemins, le long des fossés, au pied des haies. dans les champs, les prairies, les jachères ; elle sert de type à la famille des Verbénacées et se distingue par ses tiges triangulaires, cannelées, hautes de 50 à 70 centimètres, garnies de feuilles profondément découpées et par ses fleurs, disposées en épis terminaux, très allongés, qui s'ouvrent de juin en août.

La verveine figure dans tous les parterres. On la multiplie, soit par semis, pratiqués au début du printemps, soit de boutures ou de marcottes, faites au mois de septembre.

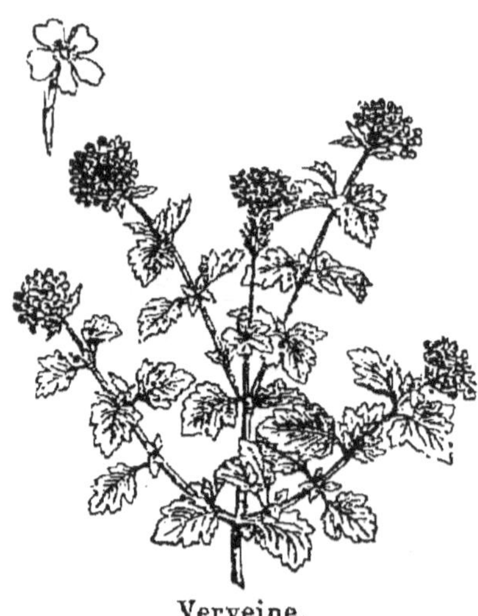

Verveine.

On lui a prodigué une foule de surnoms populaires: herbe aux sorcières, herbe du sang, herbe sacrée, herbe à tous les maux, herbe du foie, guérit-tout.

Après avoir joui, autrefois, en médecine, d'une réputation fort exagérée, la verveine est tombée, aujourd'hui, dans un oubli à peu près complet. Si cette plante ne possède pas les vertus diurétiques et fébrifuges qu'on lui attribuait jadis, elle n'en est pas moins douée de propriétés astringentes et révulsives incontestables.

Prise en infusion, elle triomphe souvent des diarrhées simples et peut arrêter les hémorragies. A l'extérieur, en lotions ou fomentations, elle assainit les ulcères et les plaies.

Ses feuilles fraîches, cuites dans du vinaigre, produisent une dérivation salutaire, dans le rhumatisme, les points de côté, la migraine, les maux de tête nerveux ; elles s'appliquent aussi, avec avantage, sur les contusions, les entorses.

La décoction chaude de verveine, dans du vin, additionnée d'un peu de lessive douce, est excellente, en fomentations, contre la chute du fondement. On guérit les fistules, par des applications répétées d'un mélange de feuilles de verveine pilées, d'une cuillerée de farine d'orge et de deux blancs d'œuf.

Enfin, le suc de la plante qui nous occupe est d'une efficacité éprouvée, contre les maux d'yeux invétérés.

297. Vigne. (*Vitis vinifera*). — Originaire de l'Asie et introduite en Grèce, en Sicile, en Italie et en Gaule, par les Phéniciens, la vigne est cultivée, dans toute l'Europe méridionale, pour son fruit, dont le suc fermenté constitue la boisson ordinaire de nos tables : le vin.

Le cadre restreint de notre ouvrage ne nous permettant pas de parler ici de la culture, de la taille, des nombreuses maladies de ce précieux arbrisseau, qui a été classé par les botanistes, dans la famille des Ampélidées ou Vinifères, nous nous contenterons d'énumérer les intéressantes propriétés et les usages multiples de ses diverses parties.

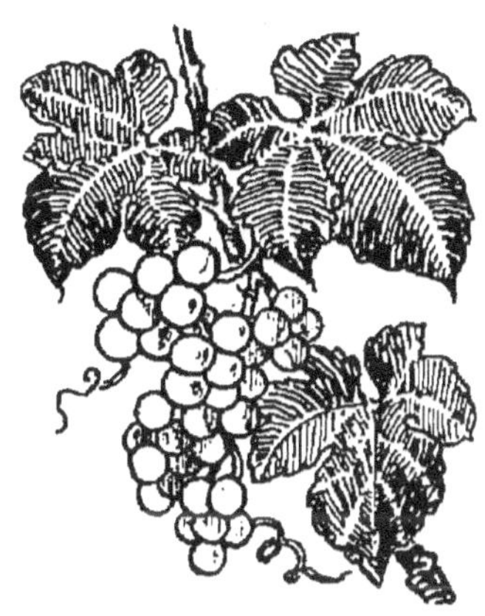

Vigne.

Le fruit de la vigne, ou raisin, est nourrissant, rafraîchissant et légèrement laxatif : il convient aux personnes d'un tempérament sanguin ou bilieux. Son usage est conseillé, dans l'hydropisie, le scorbut, les engorgements du foie et de la rate, les maladies inflammatoires, principalement la gastrite, l'entérite. Mangé le matin à jeun, en assez grande quantité, il peut triompher, en peu de jours, des constipations les plus opiniâtres.

Le verjus — suc exprimé du raisin vert — étendu d'eau et édulcoré avec du sucre, forme une limonade, très utile dans les cas d'irritation de l'estomac et de l'intestin, ainsi que dans les fièvres inflammatoires, typhoïdes ou bilieuses.

Le verjus, additionné de miel, s'emploie, avec succès, à l'extérieur, en gargarismes, contre l'angine, les ulcérations de la gorge, le ramollissement des gencives.

Les raisins secs, cuits longuement dans l'eau, donnent une décoction, très efficace, contre le rhume, la toux, les affections de poitrine.

On obtient une bonne pommade pour les lèvres en faisant cuire, dans un pot de terre vernissée, jusqu'à consistance d'onguent, avec 300 grammes de jus de raisin, 250 grammes de beurre frais, 125 grammes de cire jaune et 30 grammes d'orcanette et en passant ensuite dans un linge fin, sans presser.

On peut très bien couper les fièvres quotidiennes ou tierces, grâce au remède suivant : Broyez, dans un mortier, parties égales de raisin noir, imparfaitement mûr, de cônes de houblon et de sel de cuisine. Etendez sur un linge, le sirop que vous maintiendrez autour du poignet.

Le vin est, non seulement un aliment fortifiant, mais encore un précieux apéritif. On le prescrit dans toutes les maladies où la faiblesse n'est pas due à une inflammation. Son usage est surtout indiqué, dans les affections contagieuses, la période de prostration des fièvres typhoïdes.

A l'extérieur, le vin s'emploie, avec succès, en lavements, dans les maladies chroniques, les convalescences des maladies aiguës.

Nous avons vu, plus haut que le vin, mêlé à l'huile d'olive, est un bon détersif des plaies et ulcères. Le vin blanc éventé, en fomentations est très efficace, contre l'eczéma des mains.

Le vinaigre est utile, à l'intérieur, comme rafraîchissant. En médecine externe, on s'en sert, en gargarismes, dans l'esquinancie, en fomentations pour déterger les blessures, les plaies ; en frictions contre les douleurs, la migraine.

L'eau-de-vie possède toutes les propriétés du vin. L'eau-de-vie dans laquelle on a fait dissoudre, par 500 grammes, 100 grammes de camphre, s'applique souvent, en compresses, sur les contusions, les foulures, les efforts, ainsi que sur le siège des douleurs névralgiques ou rhumatismales.

Dans les campagnes on croit la sève cristalline qui découle, au printemps, des incisions, faites aux jeunes rameaux de la vigne, capable de guérir les ophtalmies et les affections cutanées. Malheureusement, il n'en est rien, car cette sève est tout à fait inerte.

Par contre, l'infusion des feuilles sèches, est un remède précieux dans les maux d'yeux invétérés.

La même tisane, par ses propriétés astringentes et diurétiques, compte de nombreux succès, dans la diarrhée, la dysenterie, les hémorragies passives, les rétentions d'urine, les obstructions viscérales, la goutte, la jaunisse, l'hydropisie.

Le vin, dans lequel on a laissé infuser des cendres de sarments, jouit de vertus identiques.

Les pépins, réduits en poudre et administrés dans du miel, sont d'une efficacité éprouvée, contre les crachements de sang et les écoulements de toute nature.

Pour faire disparaître instantanément la douleur des abcès chauds, des panaris, les engelures ulcérées, il suffit de plonger la partie atteinte, dans une décoction de cendre de vigne, préparée avec de l'eau.

298. Violette odorante (*Viola odorata*). — La violette odorante, appelée parfois ´évrier, violette de carême, appartient, comme la pensée, dont nous avons indiqué plus haut, les propriétés, à la famille des Violariées ou Violariacées.

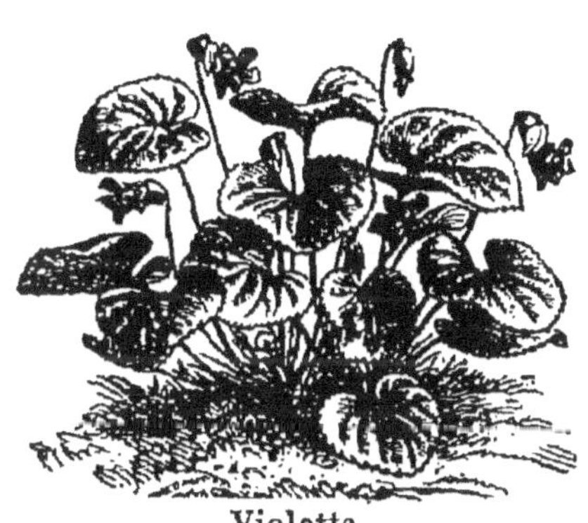

Violette.

Cette charmante petite plante, qui vient spontanément, au pied des haies, dans les bois, se distingue, par ses feuilles pétiolées, cordiformes, d'un beau vert, par ses fleurs radicales, qui apparaissent, dès le début du printemps, à l'extrémité d'un pédoncule mince et sont composées de cinq sépales soudés à la base, de cinq pétales inégaux, dont l'un est en éperon, de cinq étamines hypogynes, à anthères réunies. Sa racine est une souche, de la grosseur du pouce, recouverte d'une écorce noirâtre et rugueuse.

La culture a produit un grand nombre de variétés de violettes : la meilleure espèce à propager, est la violette de Parme remontante, qui fleurit, en abondance, au printemps et donne une nouvelle floraison, à l'automne.

La violette affectionne tout particulièrement les terres fraîches, argileuses, ombragées ; on la propage par semis ou par éclats de pieds.

On a classé la violette, parmi les plantes émollientes. L'infusion de ses fleurs — 8 à 10 grammes par kilogramme d'eau — est béchique, calmante, diaphorétique et constitue un remède excellent contre le rhume, la toux, la bronchite, les affections catarrhales, ainsi que dans la rougeole, la scarlatine, les fièvres éruptives.

Elle convient, en gargarismes, dans l'angine ou mal de gorge.

Le sirop, préparé en faisant cuire, jusqu'à consistance sirupeuse, avec 500 grammes de sucre, 100 grammes de fleurs de violettes coupées, dans 1 litre d'eau, possède toutes les vertus adoucissantes de l'infusion.

Les cataplasmes, faits avec les feuilles de violettes cuites dans de l'eau, sont recommandés, toutes les fois qu'il y a inflammation et très efficaces, contre les plaies vives, les brûlures, les gerçures des seins.

Le suc de ces mêmes feuilles, pris à la dose de 40 à 50 grammes, est purgatif.

La racine de la violette agit comme vomitif et peut très bien remplacer l'ipéca. On la donne, en poudre, dans du miel, ou de l'eau sucrée, à raison de 4 ou 5 grammes. Elle s'administre, avec avantage, dans la coqueluche, la dysenterie, le catarrhe chronique du poumon.

On peut récolter les racines de la violette au début du printemps. Après les avoir lavées, on les suspend, par petites bottes, au plafond d'un grenier bien aéré, afin d'en opérer promptement la dessiccation.

Quant aux fleurs, on les cueille par un temps sec, on retranche leur pédoncule, au niveau du calice, on les fait sécher à l'ombre et on les renferme, ensuite, dans des boîtes en bois ou en fer-blanc que l'on bouche hermétiquement. Dans cet état, elles conservent parfaitement leur arome, leur éclat et leurs vertus médicales.

299. Vipérine (*Echium vulgare*). — La vipérine, ou langue-d'oie, herbe aux vipères, doit son nom à ses prétendues vertus alexipharmaques et aussi à la ressemblance de ses tiges, marquées de larges taches noirâtres, avec la peau d'une vipère.

Cette Borraginée, haute de 40 à 50 centimètres, vient, à l'état sauvage, dans les lieux humides. Elle est cultivée, dans un grand nombre de jardins, pour la beauté de ses fleurs blanches, aux corolles irrégulières.

On la sème, au printemps, en terre fraîche, argileuse et bien ameublie.

Sa racine fournit à l'industrie, une belle couleur rouge.

On recueille, pendant toute la belle saison, les tiges fleuries de la vipérine, qui renferment un mucilage épais et

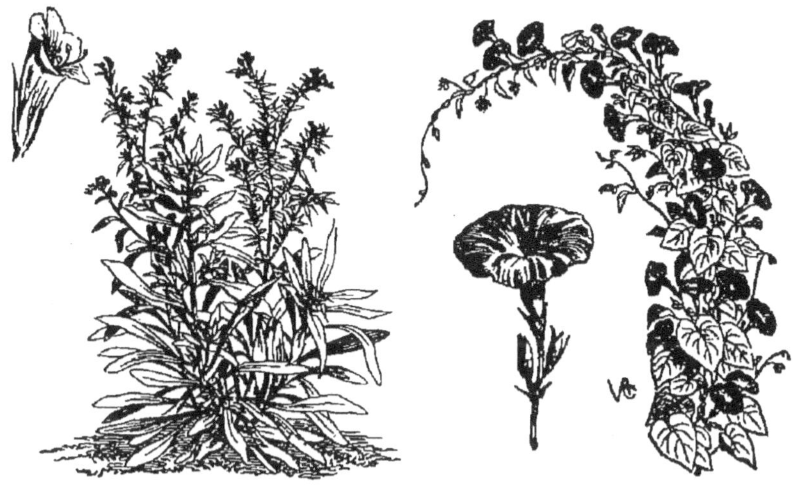

Vipérine. Volubilis

auxquelles la dessiccation n'enlève pas leurs qualités béchiques et émollicntes.

Ces vertus adoucissantes sont souvent mises à profit, dans les maladies inflammatoires.

On emploie surtout la décoction, qui se prépare avec 30 à 60 grammes de plante par kilogramme d'eau.

300. **Volubilis** (*Ipomea volubulis*). — Voir plus haut : Liseron.

FIN

VOCABULAIRE

Le lecteur trouvera dans ce vocabulaire, l'explication d'un certain nombre de mots employés dans ce volume et qui pourraient lui être étrangers.

Abcès. — Accumulation d'un liquide purulent, dans une cavité naturelle ou accidentelle, accompagnée de douleur, d'inflammation et de gonflement.

Acidules. — Médicaments rafraîchissants et tempérants, doués d'une saveur aigre.

Acné. — Eruption dartreuse qui apparaît principalement, sur le visage, les épaules et la poitrine.

Acotylédones. — Plantes dépourvues de cotylédons.

Acuminé. — Se dit des feuilles et des autres parties d'un végétal, qui se terminent en pointe acérée.

Aigrette. — Ce mot s'emploie pour désigner l'ensemble des poils qui surmontent les semences de certains végétaux, comme le pissenlit.

Aigreurs. — Renvois ou éructations avec régurgitation d'un peu de liquide *aigre*, survenant principalement aussitôt après les repas et occasionnés par le mauvais fonctionnement de l'estomac.

Aigu. — Synonyme d'acuminé: Voir ce mot.

Ailé. — Se dit d'un fruit ou d'une graine qu'entoure une membrane mince plus ou moins transparente.

Akène. — Fruit sec dont l'enveloppe n'est pas adhérente à la graine.

Alopécie. — Terme scientifique sous lequel on désigne la *chute* des cheveux.

Alternes. Se dit des feuilles situées de chaque côté de la tige à une hauteur différente.

Aménorrhée. — Suppression accidentelle des écoulements naturels (règles).

Anaphrodisiaques. — Se dit des agents employés pour calmer les ardeurs des passions voluptueuses.

Anasarque. — Forme d'hydropisie chez laquelle l'infiltration est générale.

Anthères. — Partie renflée de l'étamine qui surmonte le filet et renferme le pollen.

Anthrax. — Nom scientifique du charbon.

Antidote. — Contrepoison.

Anthelminthiques. — Médicaments capables d'expulser les vers intestinaux.

Antiparasitaires. — Médicaments qui possèdent la vertu de faire périr les parasites : poux, acarus de la gale et de la teigne, etc.

Antiseptiques. — Agents qui s'opposent à la putréfaction.

Antispasmodiques. — Remèdes employés contre les convulsions, les spasmes.

Apéritifs. — Médicaments qui excitent l'appétit en ouvrant les vaisseaux et en favorisant l'élimination des matières nuisibles à la santé.

Aphonie. — Terme scientifique, synonyme d'extinction de voix.

Aphrodisiaque. — Opposé d'anaphrodisiaque.

Aphtes. — Ulcères de la bouche.

Arthrite. — Inflammation d'une articulation.

Articulation. — Jointure des os.

Ascarides. — Petits vers blanchâtres, munis d'une queue de 5 à 6 centimètres de longueur, qui séjournent dans l'intestin, où ils déterminent de fortes démangeaisons.

Ascite. — Nom donné à l'hydropisie du bas-ventre.

Astringent. — Médicament qui resserre les tissus et s'oppose aux hémorragies et aux flux de toute nature.

Atrophie. — Etat de dépérissement excessif.

Aubier. — Partie tendre et blanchâtre d'un tronc d'arbre, située immédiatement au-dessus du bois proprement dit et au-dessous du *suber* et du *liber*.

Axillaire. — Se dit des fleurs qui se montrent à l'aisselle des feuilles et des tiges, ou des feuilles et des fruits qui naissent dans l'angle formé par les tiges et les rameaux.

Baie. — Fruit mou, charnu, succulent, dépourvu de noyaux et dont les semences, plus ou moins nombreuses, sont disséminées à travers la pulpe.

Béchique. — Remède propre à combattre la toux et les inflammations de poitrine.

Bilabié. — Se dit d'une corolle ou d'un calice qui se divise en deux parties.

Bisannuel. — Se dit d'un végétal qui vit deux ans et ne porte ses fruits qu'au cours de la seconde année de sa végétation.

Bourgeon. — Bouton qui renferme le rudiment des feuilles ou des rameaux et se montre, soit au sommet, soit le long de la tige.

Bractées. — Feuilles de formes spéciales, qui naissent habituellement dans le voisinage des fleurs et recouvrent souvent celles-ci, avant leur épanouissement.

Bronchite. — Inflammation des bronches, accompagnée de fièvre, frissons, toux, oppression.

Bulbe. — Partie souterraine de certaines plantes consistant en un oignon de forme allongée ou globuleuse, composé d'écailles superposées.

Cachexie. — Altération profonde des organes. Etat de dépérissement qui résulte le plus souvent d'une maladie grave et prolongée.

Calice. — Enveloppe externe des fleurs ordinairement verte et composée de plusieurs divisions, appelées sépales, tantôt libres, tantôt soudées entre elles.

Calmant. — Se dit de tout

remède qui apaise les douleurs, les rend moins vives.

Campanulé. — Qui a la forme d'une cloche.

Cannelé. — Ce terme s'emploie en botanique pour désigner une tige, une racine ou un fruit, sur lequel on remarque des stries ou rainures, plus ou moins profondes.

Capillaire. — Ténu comme un cheveu.

Capilligène. — Substance propre à favoriser le développement de la chevelure.

Capitule. — Inflorescence chez laquelle les fleurs petites, nombreuses, sessiles et soutenues par un court pédoncule, sont réunies sur le même réceptacle, qu'entoure un seul involucre.

Capsule. — Fruit sec qui se divise habituellement en plusieurs loges et s'ouvre de lui-même à la maturité pour laisser échapper les graines plus ou moins nombreuses qu'il renferme.

Carminatif. — Se dit d'un remède qui possède la propriété d'expulser les gaz de l'intestin.

Carreau ou tuberculose du mésentère. — Affection particulière aux enfants, caractérisée par une tension excessive du ventre, accompagnée de douleur.

Caryopse. — Ce terme scientifique s'emploie pour désigner un fruit sec, renfermant une graine unique à laquelle adhère le péricarpe.

Cathartique. — Synonyme de purgatif.

Céphaliques. — Médicaments propres à combattre les af-

fections du cerveau, à soulager la migraine et les maux de tête nerveux.

Chaume. — Tige ordinairement simple, munie, de distance en distance, de nodosités, d'où partent des feuilles engainantes.

Chatons. — Fleurs de certains arbres à étamines ou à pistil, assemblées sur un axe commun et dont les bractées sont comme imbriquées.

Chevelu. — Sous ce nom, l'on désigne en botanique, l'ensemble des filaments déliés qui croissent à la partie inférieure des racines d'un grand nombre de végétaux et sont destinées à absorber les sucs nourriciers.

Chlorophylle. — Matière verte des cellules des feuilles et des parties molles des rameaux et des tiges.

Chlorose. — Affection désignée plus communément sous le nom de « pâles couleurs » et dont les symptômes les plus saillants sont les suivants : pâleur de la peau, manque d'énergie, faiblesse générale, gêne de la respiration, mauvais fonctionnement de l'estomac.

Chorée. — Maladie nerveuse dénommée plus communément : Danse de Saint-Guy.

Chronique. — L'on dit qu'une maladie est chronique lorsqu'elle se prolonge et poursuit lentement sa période.

Cilié. — Garni de poils.

Collerette. — Ensemble des bractées qui se montrent au-dessous des fleurs d'un assez grand nombre de végétaux et tout particulièrement des plantes de la famille des ombellifères.

Collet. — Point de contact des parties souterraines et aériennes d'une plante.

Cônes. — Fleurs de certaines familles de végétaux, placées les unes à côté des autres et séparées par de grandes bractées ; fruits qui succèdent à ces fleurs.

Cordial. — Médicament stimulant et réconfortant. — Substances qui excitent les mouvements du cœur et le battement des artères.

Cordiforme. — Se dit des feuilles qui affectent la forme d'un cœur.

Corolle. — Deuxième enveloppe de la fleur, constituée par un ou plusieurs pétales de nuances variées. La corolle affecte les formes les plus diverses. Elle peut être bilabiée, campanulée, cruciforme, éperonnée, infundibuliforme, ligulée, papilionacée, personée, etc.

Corymbe. — Inflorescence, simulant une ombelle, composée d'un nombre variable de fleurons, que supportent des pédoncules, qui naissent sur des points différents de la tige ou des rameaux. — L'ensemble des fruits qui succèdent à ces fleurs, prend aussi le nom de corymbe.

Coryza. — Nom scientifique du rhume de cerveau.

Cotylédon. — Lobe charnu qui recouvre la radicelle des graines et assure la germination.

Cotylédones. — Plantes munies d'un seul ou de deux cotylédons.

Cruciforme. — Se dit d'une corolle dont les pétales affectent la forme d'une croix.

Cryptogames. — Végétaux dépourvus de fleurs et par suite de graines, qui se reproduisent par des organes spéciaux, appelés spores.

Dépuratif. — Médicament capable d'augmenter la pureté du sang en favorisant l'évacuation, l'élimination des principes préjudiciables à la santé.

Dérivatifs. — Agents qui possèdent la vertu de déplacer le sang, les humeurs : Les sinapismes, les purgatifs, les vésicatoires sont des dérivatifs.

Dessiccatifs. — Médicaments qui ont la propriété d'assécher les plaies et d'arrêter les écoulements.

Détersif. — Topique qui, posé sur les ulcères, les plaies, les nettoie et les assainit. L'on dit aussi détergent.

Diaphorétique. — Remède qui excite la sécrétion de la sueur.

Dicotylédones. — Végétaux qui naissent avec deux cotylédons.

Digité. — Se dit des feuilles découpées en plusieurs divisions, ressemblant aux doigts d'une main.

Dioïque. — Se dit d'un végétal dont les fleurs mâles et femelles sont portées par des individus différents.

Diurétiques. — Médicaments qui augmentent l'activité des reins et rendent plus abondante la sécrétion des urines.

Drastique. — Purgatif violent dont l'emploi est toujours dangereux : le jalap, l'ellébore, la coloquinte, l'huile de crotton, l'aloès, la scamonnée, sont des drastiques.

Drupe. — Fruit dont la graine unique est entourée d'une matière pulpeuse, plus ou moins succulente.

Dyspnée. — Difficulté de respirer.

Dyspepsie. — Maladie de l'appareil digestif.

Dysurie. — Ardeur d'urines.

Ecchymose. — Tumeur résultant habituellement d'une contusion, formée par le sang corrompu qui s'infiltre entre la chair et la peau.

Eclampsie. — Nom scientifique sous lequel on désigne les convulsions.

Eczéma. — Affection cutanée caractérisée par l'apparition de boutons vésiculeux qui se montrent tout près les uns des autres et causent souvent une très vive douleur.

Emétique.—Se dit d'un vomitif.

Emménagogue.—Médicament stimulant employé pour rappeler les écoulements naturels, accidentellement supprimés.

Emulsion. — Préparation liquide à laquelle se trouve intimement mélangé un corps gras.

Endocarpe. — Pellicule membraneuse qui tapisse l'intérieur du péricarpe et recouvre les graines.

Epicarpe. — Membrane externe du péricarpe.

Epilepsie. — Maladie nerveuse désignée vulgairement sous les noms de haut mal et de mal caduc.

Epistaxis.—Appellation scientifique du saignement de nez.

Erythème. — Inflammation superficielle de la peau, accompagnée de douleur et de tension.

Etamines. — Organe essentiel de la fleur, composé de l'anthère et du filet. — Les étamines sont dites suivant la place qu'elles occupent, par rapport à l'ovaire : épigynes, hypogynes et périgynes.

Fébrifuge. — Remède propre à combattre les fièvres.

Filet. — Filament mince et délié de l'étamine, qui supporte l'anthère.

Filiforme. — Mince et ténu comme un fil.

Fistule. — Ulcère qui communique avec une cavité naturelle.

Flatuosité. — Gaz accumulé dans les intestins.

Fleurons. — Petites fleurs tubuleuses, de la famille des composées, qui possèdent habituellement 5 lobes et sont réunis, en nombre variable, sur un commun réceptacle.

Folioles. — Nom donné aux petites feuilles dont l'ensemble constitue une feuille composée.

Follicule. — Sorte de capsule membraneuse, de forme allongée, qui succède aux fleurs de certains végétaux.

Fraîcheur. — Légère douleur rhumatismale.

Galactorrhée. — Sécrétion anormale du lait.

Gastralgie. — Crampes ou névralgies de l'estomac.

Géminé. — Se dit des parties d'un végétal, feuilles, fleurs, fruits, disposées deux à deux.

Glabre. — Ce terme s'emploie en botanique, pour désigner les parties d'un végétal, qui sont lisses et dépourvues de poils.

Glanduleux. — Qui offre l'aspect d'une glande. On dit aussi glandulaire.

Glauque. — D'un vert tirant sur le bleu ou le gris.

Globulaire. — Qui affecte la forme sphérique d'un globe.

Goitre ou grosse gorge. — Tumeur plus ou moins volumineuse, provenant du développement exagéré de la glande tyroïde.

Gourme. — Autre nom des croûtes de lait.

Hampe. — Pédoncule plus ou moins élevé qui, partant de la racine d'une plante, ressemble à une tige, mais ne porte pas de feuilles.

Hématémèse. — Vomissement de sang.

Hématurie. — Pissement de sang.

Hémiplégie. — Paralysie partielle n'occupant que la moitié du corps.

Hémostatiques. — Substances capables d'arrêter les hémorragies.

Hépatique. — Ce terme s'emploie pour désigner tout ce qui a rapport au foie.

Hydrothorax. — Nom donné par les savants à l'hydropisie de poitrine.

Hypocondrie. — Maladie nerveuse caractérisée par une tristesse vague, une préoccupation incessante de sa santé.

Hystérie. — Maladie nerveuse, particulière aux femmes.

Ictère — Nom scientifique de la jaunisse.

Incisifs. — Se dit des médicaments expectorants qui ont la propriété de diviser les humeurs contenues dans la poitrine.

Intermittentes. — Se dit des fièvres d'accès.

Involucre. — Ensemble des bractées disposées en collerette sous la fleur.

Lame. — Partie supérieure et élargie d'un pétale.

Lancéolé. — Cet adjectif s'applique aux feuilles, aux pétales qui se terminent en forme de lance.

Laxatif. — Purgatif d'une action douce.

Lentilles. — Taches du visage

Leucorrhée. — Ecoulement excessif des règles.

Liculène. — Sorte de diarrhée, dans laquelle les aliments sont rendus, par la voie rectale, sans être complètement digérés.

Limbe. — Lame verte des feuilles.

Linéaire. — Se dit surtout des feuilles longues et très étroites de certains végétaux : Les feuilles de pin sont linéaires.

Lobe. — Divisions de certains fruits.

Lobé. — Partagé en plusieurs lobes.

Lombrics. — Vers intestinaux, longs de 10 à 40 centimètres, de couleur jaune ou rougeâtre, dont le corps, lisse et brillant, est aminci à ses extrémités.

Loupe. — Tumeur qui peut apparaître sur toutes les

parties du corps et dont le volume est très variable.

Lumbago. — Mal de reins.

Lupus. — Dartre rongeante,

Lymphe. — Suc aqueux des plantes. — Ce mot s'emploie encore pour désigner le liquide incolore que des vaisseaux particuliers répandent dans le corps.

Mésocarpe. — Substance souvent charnue qui se trouve entre la membrane externe et la membrane interne de péricarpe.

Mucilagineux. — Se dit de certains médicaments émollients qui renferment en abondance, une matière grasse et visqueuse.

Narcotiques. — Médicaments qui jettent dans un état d'engourdissement plus ou moins profond, analogue au sommeil : la belladone, la jusquiame, l'opium sont des narcotiques.

Narcotico-âcres. — Se dit de certains agents énergiques qui agissent sur le système nerveux et, en même temps, déterminent l'inflammation des organes digestifs.

Néphrétiques. — Se dit des affections des reins et des remèdes employés pour combattre ces affections.

Nervures. — Fibres plus ou moins saillantes qu'on remarque sur les feuilles d'un grand nombre de plantes.

Oblong. — Cet adjectif s'applique aux parties d'un végétal, feuilles, semences, fruits, de forme ellipsoïdale.

Œdème. — Tumeur molle au toucher et non douloureuse,

qui apparaît sur les jambes, le cou, la face, les bras.

Ombelle. — Inflorescence dans laquelle les pédoncules partent d'un même point de la tige ou du rameau et s'élèvent au même niveau. Ensemble des fruits qui succèdent à cette inflorescence.

Onglet. — Partie inférieure des pétales d'une fleur.

Ophtalmie. — Nom donné à toutes les maladies inflammatoires de l'œil, en général.

Opposé. — Se dit des feuilles qui naissent, sur une tige ou un rameau, vis-à-vis les unes des autres.

Orgelet. — Petit furoncle du bord des paupières, désigné communément, sous le nom de compère-loriot.

Otite. — Inflammation de l'oreille.

Ovaire. — Partie renflée du pistil, qui renferme le rudiment des graines.

Ozène. — Les personnes atteintes *d'ozène* ont les narines obstruées par des croûtes et *mouchent* une humeur verdâtre, épaisse et fétide.

Palmé. — Se dit des feuilles qui ont l'apparence d'une main ouverte.

Panicule. — Sorte de grappe formée par la réunion d'un certain nombre de fleurs que supportent des pédoncules rameux, d'inégale longueur.

Pédoncule. — Petit rameau, dénommé vulgairement queue, qui sert de support aux fleurs et aux feuilles.

Persistant. — Cet adjectif s'applique aux feuilles qui

ne tombent pas aux approches de l'hiver et restent vertes durant plus d'une année.

Pétale. — Chacune des divisions de la corolle.

Pétiole. — Support de la feuille.

Pétiolée. — Se dit d'une feuille, munie d'un pétiole.

Pistil. — Organe essentiel de la fleur, composé de l'ovaire, du style et stigmate et destiné à devenir le fruit.

Pivotant. — Se dit des racines qui s'enfoncent perpendiculairement dans le sol.

Pneumonie. — Fluxion de poitrine.

Pollen. — Poussière jaune, renfermée dans l'anthère et qui, en tombant sur la partie supérieure du pistil, assure la fécondation.

Polype. — Tumeur chàrnue des fosses nasales, qui se développe parfois, au point d'obstruer totalement les narines.

Psoriasis. — Maladie de la peau, héréditaire et non contagieuse, caractérisée par l'apparition, sur le corps, d'écailles qui, une fois sèches, se détachent d'elles-mêmes.

Pubescent. — Garni de poils.

Pulpe. — Partie molle et charnue des racines, des tiges, des feuilles ou des fruits.

Quarte. — Se dit des fièvres qui reviennent tous les trois jours.

Radical. — Se dit surtout des feuilles qui partent directement de la racine.

Réceptacle. — Partie supérieure et renflée du pédoncule, sur laquelle sont fixés les organes essentiels de la fleur.

Régime. — Epi de certaines fleurs, à axe épais, recouvert d'une enveloppe, appelée spathe.

Résolutifs. — Médicaments qui ont la propriété de faire disparaître peu à peu, les engorgements, les tumeurs.

Rhizome. — Tige souterraine dont la surface est ordinairement rugueuse et recouverte d'écailles.

Rubéfiant. — Se dit de toute substance qui, maintenue sur la peau, détermine la *rougeur* de la partie avec laquelle elle est mise en contact.

Sagitté. — Qui a la forme d'un fer de flèche.

Sédatif. — Agent capable de calmer les douleurs.

Semen-contra. — Graine aromatique, douée de propriétés vermifuges très prononcées.

Sépales. — Divisions du calice.

Sessiles. — Ce mot s'applique aux feuilles qui, attachées directement à la tige, ne sont pas pétiolées, et aux fleurs dépourvues de pédoncules.

Silique. — Fruit sec, de forme allongée, à deux valves, renfermant un nombre variable de graines.

Spathe. — Bractée membraneuse, très ample, qui recouvre les fleurs de l'arum et de plusieurs autres végétaux, indigènes ou exotiques.

Squameux. — Ecailleux — En forme d'écailles.

Sternutatoires. — Médicaments capables de provoquer l'éternuement.

Stigmate.—Partie supérieure, renflée et visqueuse du pistil.

Stomachique. — Médicaments stimulants, employés pour fortifier l'estomac, combattre la torpeur de l'appareil digestif.

Strié. — Synonyme de canuelé.

Style. — Partie rétrécie du pistil, placée entre le stigmate et l'ovaire.

Sudorifique. — Remède qui active la circulation et augmente la sécrétion de la sueur.

Suppuratif. — Se dit des médicaments qui favorisent la suppuration des plaies et ulcères

Tempérants. — Médicaments doués, le plus souvent, d'une saveur acide, employés pour rafraîchir l'organisme, combattre la fièvre, les inflammations.

Thyrse. — Inflorescence en grappe composée, dans laquelle les pédoncules du milieu sont plus allongés que ceux des extrémités.

Tomenteux. Qui présente l'aspect du velours, du drap.

Tonique. — Médicament excitant, employé pour fortifier les tissus, stimuler l'économie, combattre les faiblesses.

Traçant. — Synonyme de rampant.

Verticille — Se dit des feuilles ou des fleurs disposées en anneau, autour d'un support commun.

Vésicant. — Remède qui, posé sur la peau, détermine, après contact plus ou moins prolongé, l'apparition de petits vésicules ou plaies.

Visqueux. — Synonyme de gluant.

Vivace. — Se dit d'une plante dont la racine, conserve sa vigueur, pendant plusieurs années.

Vulnéraires. — Médicaments employés pour favoriser la cicatrisation des blessures et des plaies de toutes sortes.

Chartres. — Imprimerie Ed. Garnier, 15, rue Noël-Ballay.

Hachette-BnF s'est donné pour mission de réimprimer à l'identique des œuvres issues du patrimoine historique et littéraire français puisées dans les collections de livres anciens et rares libres de droits de la bibliothèque en ligne de la BnF, Gallica.

Grâce à la technologie de l'impression à la demande, ce sont plus de 260 000 titres qui sont disponibles en fac-similés pour satisfaire les lecteurs éclairés, chercheurs, amateurs et passionnés.

Plus d'infos sur : http://www.hachettebnf.fr